Grigori Grabovoi

ZAHLENREIHEN ZUR PSYCHOLOGISCHEN NORMIERUNG

Die Arbeit „Zahlenreihen psychologischer Normierung,,
wurde von Grigori Grabovoi im Jahr 2003 fertiggestellt
und von Grigori Grabovoi ergänzt

Jelezky Publishing, Hamburg 2013

Jelezky Publishing, Hamburg
www.jelezky-publishing.eu

1. Auflage
Deutsche Erstausgabe, Dezember 2013
© 2013 der deutschsprachigen Ausgabe
Jelezky Publishing, Hamburg
SVET UG (Herausgeber)
Auflage: 2013-1, 14.12.2013, 10000 Exemplare

Übersetzung Russisch-Deutsch:
JULIA PETROV
TAISIA VICHNEVSKAIA

GRIGORI GRABOVOI®
Weitere Informationen zu den Inhalten:
SVET Zentrum, Hamburg
www.svet-centre.com, info@svet-centre.com

© SVET UG (haftungsbeschränkt),
Die Verwertung der Texte und Bilder, auch auszugsweise, ist ohne Zustimmung des Verlags urheberrechtswidrig und strafbar. Dies gilt auch für Vervielfältigungen, Übersetzungen, Mikroverfilmung und für die Verarbeitung mit elektronischen Systemen.

ISBN: 978-3-943110-87-6 © Г. П. Грабовой, 2003

Haftungsauschluß

Die hier zuvor gegebenen Informationen dienen der Information über Methoden zur Selbsthilfe, die auch für andere Menschen anwendbar sind. Die Methoden haben sich seit vielen Jahren bewährt, doch eine Erfolgsgarantie kann nicht übernommen werden. Die vorgestellten Methoden von Grigori Grabovoi sind mentale Methoden der Ereignissteuerung. Sie basieren auf der individuellen geistigen Entwicklung. Jeder, der diese Methoden für sich oder andere anwendet oder auch weitergibt, handelt in eigener Verantwortung.

Die Nutzung des hier vorgestellten Inhaltes ersetzt nicht den Arztbesuch und das ärztliche Tun in Form von Diagnose, Therapie und Verschreibungen. Auch die Absetzung verschriebener Medikamente darf aus dem Inhalt dieser Schrift nicht abgeleitet werden.

Wir möchten ausdrücklich darauf hinweisen, daß diese Steuerungen keine „Behandlung" im konventionellen Sinne darstellen und daher die Behandlung durch Ärzte nicht einschränken oder ersetzen sollen.

Im Zweifelsfall folgen Sie also den Anweisungen Ihres behandelnden Arztes, oder eines sonstigen Mediziners, oder Apothekers Ihres Vertrauens!
(Und erzielen dementsprechend die konventionellen Ergebnisse.)

Jelezky Publishing UG

INHALTSVERZEICHNIS

VORWORT 05
STEUERNDE ZAHLEN DER BEGRIFFE 12

VORWORT

Das Buch enthält Abschnitte über Psychodiagnostik, Psychotherapie, Sozialpsychologie, Arbeitspsychologie, Pathopsychologie, Psychophysik, Defektologie, Wahrnehmungspsychologie, Persönlichkeitspsychologie, Psychoanalyse, Motivpsychologie, Denkpsychologie, Gedächtnispsychologie, Emotionspsychologie, Psychologie der Gefühle und Beziehungen.

In dem Buch wurden mittels in der Psychologie verwendeten Termini oder Begrifflichkeiten bezogener Zahlenreihen, Möglichkeiten der Normierung der Ereignisse in dem Prozess der ewigen Entwicklung des Menschen vorgestellt.

In dem Fall, wenn ein Begriff eine Abweichung von der Norm darstellt, wird durch eine Zahlenreihe, die diesem Begriff entspricht, eine Norm erzielt, die eine ewige Entwicklung in der allgemeingültigen schöpferischen Richtung organisiert. Wenn der Begriff für eine Beschreibung von einem Prozess steht, dann können die Zahlenreihen dafür verwendet werden, diese Beschreibung in Richtung der Ewigen Entwicklung zu verwenden. Der beschriebene Prozess mittels Zahlenreihe kann für die Gewährleistung der ewigen Entwicklung angewandt werden.

Die Psychologie der ewigen Entwicklung unterscheidet sich dadurch, dass durch Methoden der Psychologie grundlegende Gesetze der Psychologie, wie das Nicht-Sterben der Lebenden, die Auferweckung und die Versorgung von diesen in dem Bereich der Lebenstätigkeit eines Menschen, realisiert werden. Dieser psychologische Aspekt, bei dem die Form der endgültigen Beziehung sich in die ewige verändert, lenkt die Psychologie zur Organisation dieses Übergangs und zur Funktionalität bei der Ausführung der Gesetze der ewigen Entwicklung hin.

Psychologie der ewigen Entwicklung formiert soziale Bindungen der Gesellschaft und Gesetze, die die reelle ewige Entwicklung des Menschen und

© Г. П. Грабовой, 2003

der Menschheit gewährleisten.

Es gibt folgende Möglichkeiten der Normierung und der Richtung der ewigen Entwicklung:

Zahlenreihen, die hinter einem Terminus oder einer Begrifflichkeit stehen, kann man lesen, gedanklich vorsprechen oder gedanklich singen in so einer Art und Weise, dass Sie den Klang des Gesangs in einem Abstand von Ihrem physischen Körper wahrnehmen. Die Melodie des Gesangs kann beliebig sein oder Sie können einfach nur wissen, dass ein Gesang geschieht, aber keine konkrete Melodie wahrnehmen. Der Bereich Ihrer Gedanken kann dabei unterschiedliche Form sphärischer Strukturen besitzen.

Es ist wünschenswert, die Form Ihres führenden Gedankens wahrzunehmen, irgendwo neben Ihrem physischen Körper und Kraft Ihres Willens diese Form zu bewegen oder ihr Aussehen zu verändern, um ein Ergebnis zu erzielen. Sie können fühlen oder wahrnehmen, dass irgendeine Form das Ergebnis Ihrer ewigen Entwicklung bedeutet.

Die Methoden der Psychologie der ewigen Entwicklung erlauben es, schon im Prozess der Erkennung der Technologien der ewigen Entwicklung, Ereignisse der Erreichbarkeit der ewigen Entwicklung zu erhalten. Indem man Handlungen mit solchen Formen durchführt, muss man bedenken, dass sie zur Verbesserung des gesundheitlichen Zustandes und zur Errettung angewandt werden können, wenn man neben ihnen sich selbst oder den Menschen vorstellt, dessen gesundheitlicher Zustand verbessert werden soll, oder der errettet werden soll. Indem man sich selbst zwischen den angegebenen Formen vorstellt, verjüngen Sie sich selbst. Je mehr führende Formen Sie während der Anwendung der Zahlenreihen der psychologischen Normierung in Ihrem Bewusstsein speichern können, desto schneller ist die Verjüngung.

Indem Sie sich vorstellen, dass die Gedankenformen der ewigen Entwicklung einen anderen Menschen berühren, verjüngen Sie diesen Menschen. Der Übergang zwischen der Selbstwahrnehmung zur Wahrnehmung eines anderen Menschen könnte eine gewisse Zeit, gesättigt mit dem Wissen eines großen Volumens an Information, in Anspruch nehmen, weil bei der ewigen Entwicklung sich das Volumen der Information über die Umgebung ständig vergrößert. Deshalb ist es notwendig, die Information ohne Anspannung wahrnehmen zu können und dafür den Gedanken zu fixieren.

Man kann eine Zahl als einen Gedanken annehmen, dann wird die Zahlenreihe (bei so einer Erkenntnis in ihrer Wahrnehmung) mit der Zeit ihre Handlung bei der Wahrnehmung der Realität (mit einem beliebigen Informationsvolumen) angleichen. So ein Training der Umwandlung eines Gedankens in eine Zahl erlaubt es, die Ereignisse in eine aus der Sicht der ewigen Entwicklung verständliche Form zu bringen. Indem Sie Ihre Aufmerksamkeit konzentrieren, können Sie sehen, welche Ereignisse sich in eine Zahl komprimieren lassen. Dabei können Sie erkennen, dass sich die Gestalt eines Menschen nicht in eine Zahl komprimieren lässt, die Gestalt eines Menschen entspricht keiner Zahl.

So eine Entwicklung der eigenen Wahrnehmung kann zu dem Gedanken führen, dass der Mensch außerhalb jeder Realität die endgültigen Eigenschaften besitzt, das heißt der Mensch ist ewig. In diesem Moment der Überlegung sollte man sich genau die Zahlenreihe 888 vorstellen, dann 898, dann die Zahl 1, dann die Zahl 2 und bei der Zahl 3 verstehen, dass es ein Informationsgebiet gibt, wodurch man die Realität durch eine Zahl ewig machen kann. Diese Realität der Ewigkeit nimmt ihren Anfang bei dem Menschen und umgekehrt trägt die Ewigkeit der Umgebung zur menschlichen Erkenntnis seiner Ewigkeit bei.

So ein Verständnis hilft zu erkennen, dass bei einer Wiederherstellung des Menschen durch Zahlenkonzentrationen der Mensch durch seinen Willen die Welt in die Richtung der ewigen Entwicklung verändert und dabei sein ursprüngliches ewiges Wesen öffnet, welches fähig ist, einen ewigen Körper zu erschaffen. Dadurch erlangen Sie durch das aus der Zahl gewonnene

Wissen einen geistigen Zustand, der Ihre Ewigkeit bezeichnet. Danach kann man aus so einem geistigen Zustand ähnliche gewinnen, sogar in den Fällen, wenn sie keine Zahl verwenden.

Durch die Logik der vielen Zahlen und ihrer Kombinationen nehmen Sie das Zeichen der Ewigkeit auf, das von einer bestimmten Zahl getrennt ist. Die Zeichenform, die in der Psychologie der Normierung durch eine Abfolge von Zahlen bestimmt ist, erlaubt es, die Varianten der zukünftigen Ereignisse zu erkennen, die in jedem Fall zur Ewigkeit führen. Die Phase der führenden Prognose bei Verwendung der Zahlenreihen der psychologischen Normierung muss mit der Information über eine in der Zukunft stattfindenden Handlung übereinstimmen, d.h. aller Elemente, welche ewig sind.

In den Technologien der ewigen Entwicklung können sich die Formen sehr schnell oder sofort verändern. Das heißt sie können eine schon veränderte Form wahrnehmen und die ursprüngliche Form erst später wahrnehmen. Das Prinzip des Aufbaus der physischen Materie des Menschen in Richtung der ewigen Entwicklung basiert auch darauf, dass die Ereignisse der zukünftigen Zeitmaterie schneller aufgenommen werden, als die Ereignisse der vergangenen Zeit.

Die psychologische Grundlage dieses Prinzips besteht darin, dass man für die Realisierung der inneren, von der Seele ausgehenden Aufgabe der ewigen Entwicklung, die physische Materie in der Zukunft steuern können muss. Dabei ist der Zeitabschnitt für das Treffen der Entscheidung begrenzt. Bezugnehmend auf die Informationen der Vergangenheit kann man gleichzeitig, ohne Eile eine Richtung für spezielle Handlungen mit der erforderlichen Zeit schaffen. In Bezug auf die Ereignisse der Zukunft ist es zweckmäßig, rechtzeitig eine normierende Steuerung zu erzeugen und, falls notwendig, die Situation in der realen Zeit zu korrigieren.

Die Handlungen des Schöpfers vereinigen in sich die vorübergehenden Intervalle im Ereignis des erreichten Ziels. In ähnlicher Weise können Sie sich mittels der Anwendung der Zahlenreihen der psychologischen Normierung den geistigen Zustand merken, der dem erreichten Ergebnis entspricht. Einen solchen geistigen Zustand kann man entweder dem Terminus entsprechend verwenden oder für die Normierung der Ereignisse und ihrer Weiterleitung ins Gebiet der ewigen Entwicklung zusammenfassen.

Für die komplexe Wahrnehmung, die die Steuerung des ewigen Lebens verstärkt, kann man das ganze Buch lesen. Das Wissen der Terminologie auf dem Gebiet der Psychologie lässt vieles vom Standpunkt der festgelegten Begriffe aus bewerten, was die Erlangung der objektiven Formen der ewigen Entwicklung vereinfacht und das Gebiet ausdehnt, das für das steuernde Verständnis verwendet wird, bei dem man anstreben muss, das Geschehene zu verstehen, um eine Faktologie zu erreichen, welche das Beherrschen der Methoden der ewigen Entwicklung bestätigt.

Beim Vorhandensein von Lücken in einer Reihe von Zahlen kann man für die Erzielung eines Ergebnisses bei einem Ziel zuerst die ganze Reihe verwenden und dann Teile der Reihe, die mit einer Lücke geteilt sind. An Stellen, wo sich Lücken befinden, kann man beim gedanklichen Aussprechen der Zahlenreihe kleinere Pausen machen. Wenn es keine Lücken in der Reihe gibt, ist es möglich, sich vorzustellen, dass es eine Lücke zwischen den Zahlen nach jeweils drei Zahlen gibt, um dieselben Handlungen zu erzeugen, wie mit den Reihen, die auch Lücken haben.

3. Die Zahlenreihe über die Zahlen des laufenden Datums positionieren und sich sofort auf zwei Reihen konzentrieren.

4. In dem man die Zahlenreihen gegenüberstellt, welche den verschiedenen Termini oder Interpretationen entsprechen, kann man das Zusammenfallen der Zahlen gemäß der Zwischenbeziehung und der Möglichkeit einer gegenseitigen Korrektur in Richtung der ewigen Entwicklung zwischen verschiedenen Objekten und Ereignissen bestimmen, die in diesen Termini und Interpretationen beschrieben werden.

© Г. П. Грабовой, 2003

Die Zahlenreihe kann man sich so vorstellen, dass aus dem Ebenbild der Zahl in den Handflächen, zum Beispiel Äpfel erscheinen, wobei verschiedene Zahlen und ihre Kombinationen verschiedenen Äpfeln einer Sorte entsprechen. Danach muss man eine willensstarke Bemühung machen und durch die Zahlen die in ewiger Entwicklung befindliche objektive Realität, einschließlich konkreter Gestalten, wahrnehmen. Die Zahlen steuern diese.

6. Den Prozess der Verjüngung kann man auf folgende Weise durchführen:

6.1. Sich vorstellen, dass sich die Zahlen, welche einem Terminus entsprechen, von der Schulter bis zum Handgelenk der rechten Hand befinden.

6.2. Sich vorstellen, dass sich die Zahlen, welche einem Terminus entsprechen, der dem Terminus wie im Punkt 6.1.beschrieben folgt, auf der Haut der linken Hand befinden.

Empfinden, wie von den Zahlen der linken Hand das Licht zu den Zahlen der rechten Hand überfließt. Im Moment des Durchfließens dieses Lichtes in der Gegend des Brustkorbs wahrnehmen, wie Sie für sich persönlich und dann für alle Sie Umgebenden den psychologischen Aspekt der ewigen Entwicklung gelöst haben.

Die Technologien der Wiedererweckung werden mittels der schnellen Zusammensetzung und des Durchgehens der Zahlenreihen (bestehend aus verschiedenen Termini oder Verständnissen) im Gedächtnis oder in der visuellen Wahrnehmung bis zur unbedingten Realisierung gebracht. Das Wichtige bei dieser Handlung ist, das Hauptziel im Gedächtnis zu haben und sich nach Möglichkeit bei der schnellen Zusammensetzung der Zahlenreihen nicht abzulenken. Mit der Zeit können Sie ein solches Niveau der Vollkommenheit erreichen, bei dem die Konzentration das Ziel (das sich in Ihrem Gedächtnis befindet) in die Realität umwandelt.

8. Die Prinzipien und die Praxis des Nicht-Sterbens werden auf folgende Weise realisiert:

8.1. Das Prinzip des Nicht-Sterbens wird im Zusammenhang mit der Praxis betrachtet und folgt nach der Logik der geschehenen Ereignisse. Da Ihre Wahrnehmung immer Informationen über irgendein Ereignis enthält, so kann man annehmen, dass das Prinzip der Ewigkeit im Ereignis selbst und das der Praxis in Ihrem weiteren Denken enthalten ist. Durch die Zahlenreihe verbinden Sie somit ein vergangenes Ereignis mit einem möglichen oder psychologisch wünschenswerten, zukünftigen und erhalten einen psychologischen Zustand des Daseins in einer bewussten Ewigkeit. Diesen psychologischen Zustand übertragen Sie auf die ganze unendliche Zukunft. Wenn Sie gelernt haben, dieses mit Leichtigkeit zu machen, werden Sie einen Zustand haben, der die ewige Entwicklung kontrolliert. Dieser Zustand gibt jene Eigenschaft des Geistes wieder, die Sie dem geistigen Selbststudium des ewigen Lebens im alltäglichen Leben zuteilen können.

8.2. Für das Nicht-Sterben können Sie sich vor jeder Reihe, die Sie verwenden, drei Achten, eine Neun und die Zahlen Eins und Neun, in Worten ausgeschrieben, vorstellen.

Heilung kann man durchführen, indem man nach der von Ihnen verwendeten Zahlenreihe der psychologischen Normierung die Zahl 319 und die Zahlen des laufenden Datums, in der Anordnung: Jahr, Monat, Tag, hinzufügt.

-A-

ABASIE (f. die) 814817 914212 31 - Eine Gehfähigkeitsstörung unter Beibehaltung der Fähigkeit der Ausführung der Bewegungen, die das Gehen bilden.

ABERGLAUBE (m. der) 58942131975 – Ein Vorurteil, das darin besteht, dass ein Individuum ungekannte Kräfte als Realität wahrnimmt, die fähig sind, Ereignisse vorher zu sagen und diese sogar zu beeinflussen. Enthält die Vermutung, oftmals eine unbewusste, dass man sich vor diesen Kräften schützen kann oder mit diesen einen Kompromiss eingehen kann. Deshalb äußert sich Aberglaube in der Regel auf dem Verhaltensniveau in reduzierten traditionellen Formen: das Tragen von Talismanen, Tätowierungen, in magischen Bewegungen und anderem. Einen besonderen Platz nehmen die Anzeichen an: bestimmten Ereignissen wird eine prognostizierende Bedeutung zugeschrieben.

ABHÄNGIGKEIT (f. die) 898716 068 714 – Bedingt durch medikamentöse Präparate oder Drogen. Kann auch physiologisch sein, wenn der Organismus einen gegebenen Stoff für (eher gewohnheitsmäßigen) das normale Funktionieren braucht, oder psychologisch, wenn dieses Bedürfnis einer affektiven Natur ist.

ABREAGIEREN (das / oder als Verb) 819 417 319 14 - Ein Prozess des Erscheinens von Emotionen nach außen hin; eine emotionale Entspannung, die mit einem traumatischen Ereignis in Verbindung steht.

ABSAGE (f. die) 31918 617 19 - Eine Tatsache (der Indikator), die davon zeugt, dass irgendein Bedürfnis nicht befriedigt werden kann.

ABSAGE ERZWUNGENE (f. die) 16178 19648161 - Der Akt und das Durchleben der Absage auf die Befriedigung von Bedürfnissen, die durch ungünstige innenpsychische oder äußerliche Umstände, oder ihre Kombination entstehen.

ABSAGE ERZWUNGENE REALE (f. die) 6178 191 519413 – Ein Sammelbegriff, der vielfältige negative Bedingungen und Faktoren bedeutet, welche das Erscheinen einer Erkrankung unterstützen. Dazu können folgende zählen: der Mangel an Liebe im Leben, ein materieller Mangel, familiäre Streitigkeiten, eine unglückliche Ehe, ungünstige soziale Bedingungen, sowie eine Strenge moralischer Forderungen an die Persönlichkeit.

ABSENCE (f. die) 518916 319717 81 - Eine kurzzeitige Bewusstseinsverdunklung, Blockierung des Bewusstseins.

ABSICHT (f. die) 519314 819 4 - Ein bewusstes Bestreben, eine Handlung entsprechend des geplanten Programms zu beenden, welches auf die Errungenschaft des vermuteten Ergebnisses ausgerichtet ist.

ABSTINENZ (f. die) 528419 319718 23 - Ein Zustand der entsteht, wenn die Wirkung von Alkohol oder Drogen, bei einer plötzlichen Pause in dessen Aufnahme, nachlässt.

ABSTINENZ SEXUELLE (f. die) 298714 318922 51 - (Die Enthaltung vom Sexualleben) - Der Zustand einer Person, die keine Möglichkeit hat ein Sexualleben zu führen.

ABSTRAKTION (f. die) 819314 919814 312 - Ein kognitiver Prozess - eine der Hauptvorgänge des Denkens; besteht in der Aussonderung bestimmter Merkmale des zu studierenden, ganzheitlichen Gegenstands und der Ablenkung von allen Übrigen.

ABULIE (f. die) 419316 019817 311 - Eine pathologische Störung der psychischen Regelung von Handlungen - psychopathologisches Syndrom, äußert sich in Schlaffheit, einer Störung des Impulses der Willensstärke, der Abwesenheit des Wunsches und Antriebes zu Tätigkeiten, der Unfähigkeit eine Entscheidung zu fällen und eine richtige Handlung auszuführen, obwohl dessen Notwendigkeit einem bewusst ist.

ADAPTATION (f. die) 519487917917 - 1. Die Anpassung des Ausbaus und der Funktionen des Organismus, seiner Organe und Zellen, an die Erhaltung der Homöostase. 2. Die Angewöhnung der Sinnesorgane auf die Besonderheiten der einwirkenden Stimuli für ihre optimale Wahrnehmung und den Schutz der Rezeptoren vor Überlastung.

ADAPTATION PSYCHOLOGISCHE (f. die) 591478918988912 - Die Anpassung des Menschen an die in der Gesellschaft existierenden Forderungen und Kriterien von Bewertungen durch die Aneignung von Normen und Werten der gegebenen Gesellschaft.

ADAPTATION SINNLICHE (f. die) 498016 714213 - Die Veränderung der Sensibilität des Analysators, dienend für seine Anpassung an die Intensität des Reizerregers; allgemein, angepasste Veränderung der Sensibilität an die Intensität des Reizerregers. Zeigt sich auch in vielfältigen subjektiven Effekten. Kann durch das Vergrößern oder Verkleinern der allgemeinen Sensibilität erreicht werden. Wird durch den Umfang der Veränderung der Sensibilität, der Geschwindigkeit dieser Veränderung und der Auswahl (der Selektivität) der Veränderungen bezüglich der adaptiven Einwirkung charakterisiert. Die physiologischen Veränderungen, die ursprünglich in der

Adaptation liegen, berühren sowohl die peripherischen, als auch die zentralen Glieder des Analysators. Die Kombination neurophysiologischer und psychophysischer Methoden hat allgemein eine große Bedeutung für die Erforschung von Mechanismen der sinnlichen Adaptation und der Prozesse der Wahrnehmung.

ADAPTATIONSFÄHIGKEIT (f. die) 319016 819728 – Tendenzen des Funktionierens des zielstrebigen Systems, bestimmt durch die Übereinstimmung oder Nichtübereinstimmung dessen Ziele und erreichbar im Verlauf der Tätigkeit der Ergebnisse. Die Anpassungsfähigkeit zeichnet sich in ihrer Übereinstimmung aus.

ADAPTATIONSFÄHIGKEIT SOZIOKULTURELLE (f. die) 891488319 712 - In Bezug auf Tests bedeutet es die Übereinstimmung der Testaufgaben und Testbewertungen, sowie daraus resultierende Besonderheiten der Kultur, entstanden in der Gesellschaft, wo der Test verwendet wird. Schließt sowohl die Veränderung der Testaufgaben, wie auch die Präzisierung der Testnormen mit ein. Diese Anforderung ist bei dem Ausleihen des Testes aus einem anderen Land wichtig.

ADAPTION SOZIALE (f. die) 548321819911 – Ein ständiger Prozess der Integration des Individuums in die Gesellschaft, der aktiven Anpassung des Individuums an die Bedingungen des sozialen Umfeldes, sowie das Ergebnis dieses Prozesses. Das Verhältnis dieser Komponenten, das den Charakter des Verhaltens bestimmt, hängt von den Wertvorstellungen und Zielen des Individuums und von den Möglichkeiten des Erreichens dieser Ziele im sozialen Umfeld ab. Daraus resultierend wird die Bildung des Selbstbewusstseins und des Rollenverhaltens, die Fähigkeit der Selbstkontrolle und der Selbstbedienung und die Fähigkeit zu adäquaten Beziehungen mit den umgebenden Menschen erreicht.

ADDIVITÄT (f. die) 591 668 889 319 – Eine Eigenschaft der Größen, bestehend darin, dass die Größe oder die Eigenschaft, entsprechend einem ganzen Objekt, immer der Summe der Größen oder der Eigenschaften, entsprechend seinen Teilen, wie auch immer das Objekt geteilt wurde, gleich ist.

ADRENALIN (das) 591 814 848 321 – Ein Hormon, das vom Gehirnstoff der Nebennieren produziert wird. Seine aktivierende Wirkung auf den Organismus ist mit der Wirkung des sympathischen Nervensystems vergleichbar.

AFFEKT - AKKUMULATION (f. die) 8071 319498 918 - Ein Prozess der langwierigen Ansammlung schwacher negativer Emotionen mit einer nachfolgenden Entladung in Form einer stürmischen und kaum steuerbaren Affektexplosion, welche ohne sichtbare Gründe eintritt.

AFFEKT (m. der) 598071 319498 - Eine starke und verhältnismäßig kurzzeitige neuropsychische Anregung; ein emotionaler Zustand, der mit einer plötzlichen Veränderung für die Person lebenswichtiger Umstände verbunden ist. Wird von ruckartigen motorischen Erscheinungsformen und Veränderungen in den Funktionen der inneren Organe, dem Verlust der willensstarken Kontrolle und dem stürmischen Ausdruck von Emotionen begleitet. Entsteht als Antwort auf ein bereits geschehenes Ereignis, so als ob an dessen Ende verschoben. Der Affekt entwickelt sich in kritischen Bedingungen bei der Unfähigkeit der Person, einen adäquaten Ausgang aus gefährlichen, meist unerwarteten Situationen zu finden.

AFFEKT UNANGEMESSENER (m. der) 071 319498 489 - Ein negativer emotionaler Zustand, der als Antwort auf Misserfolg oder Misslingen entsteht. Charakteristisch entweder durch eine Verneinung der Tatsache des Misserfolgs, oder der Verschiebung der Verantwortung dafür auf andere. Kann sich durch erhöhte Empfindlichkeit, Misstrauen, Vorsichtigkeit, Aggressivität und Negativismus äußern.

AFFEKTIV (Verb) 319 814518017 – gehört zu Zuständen der Zufriedenheit oder Unzufriedenheit; verbunden mit Empfindungen, Emotionen, Leidenschaften, Gefühlen, Gedanken.

AFFERENT (Verb) 498741 818 299 - Eine Charakteristik des Anstrebens des Zentrums der Prozesse nervlicher Anregung - ihre Ausrichtung nach dem Nervensystem von der Peripherie zum Zentrum, insbesondere zum Gehirn.

AFFERENZ (f. die) 459 714 899 081 - Ein ständiger Strom von Nervenimpulsen, die von den Sinnesorganen ins zentrale Nervensystem gelangen und Informationen sowohl von äußeren Reizerregern (Exterozeption), als auch von inneren Organen (Interozeption) wahrnehmen. Befindet sich in der direkten Abhängigkeit von der Kraft der Reizerreger und deren Sättigungsgrades der Umgebung, sowie vom Zustand – der Aktivität oder der Passivität – des Individuums.

AFFERENZ VERÄNDERTE (f. die) 314571089384 - Eine spezifische Reaktion des Organismus unter plötzlich veränderten, ungewöhnlichen Bedingungen. Äußert sich besonders deutlich bei einer Einwirkung durch Schwerelosigkeit, wenn sich die Afferenz des Vestibularapparats, des stützmotorischen Apparates, des Herz-Kreislaufsystem und anderer Systeme heftig verändern. Bei Testpersonen, die zum ersten Mal die Schwerelosigkeit erproben, entstehen die Empfindungen des Fallens, des nach-unten-Fallens, begleitet von negativen Emotionen.

AFFILIATION (f. die) 591 394 818 544 - Das Streben in der Gesellschaft anderer Menschen zu sein, das Bedürfnis nach Interaktion, nach der Verwirklichung emotionaler Kontakte, in den Erscheinungsformen der Freundschaft und der Liebe.

AGENT (m. der) 599047889310 - Bei Experimenten in der Extra-Sensorik - eine Person, die etwas übermitteln, etwas dem Perzipienten mitteilen soll.

AGGLUTINATION (f. die) 519048 71042819 – Eine der wesentlichen Charakteristiken von Wörtern, die in der internen Rede verwendet werden. Eine der Weisen der Bildung von Phantasiebildern. In einem Bild sind beliebige Eigenschaften, Qualitäten und Teile verbunden. Als Ergebnis könnte ein sehr sonderbares Bild entstehen, manchmal fern von der Realität.

AGGRAVATION (f. die) 316718916888 - Die Übertreibung durch das Individuum der Schwere von Symptomen oder des Krankheitszustandes einer wirklich existierenden Krankheit.

AGGRESSION (f. die) 528471 228911 - Ein individuelles oder kollektives Verhalten oder Handlung, gerichtet auf das Zufügen von psychischem oder physischem Schaden, oder sogar die Auslöschung eines anderen Menschen oder Gruppe.

AGGRESSION PHYSISCHE (f. die) 598755898055 - Aggressives Verhalten unter der Nutzung physischer Kraft, die gegen andere Person oder Gegenstand gerichtet ist.

AGGRESSION REAKTIVE (f. die) 489713519616 - Entsteht als eine Reaktion einer Person auf Frustration und wird von emotionalen Zuständen des Zorns, der Feindseligkeit, des Hasses und ähnlichem begleitet.

AGGRESSION VERBALE (f. die) 978316918 71 - Eine Form des aggressiven Verhaltens, in der eine Reaktion eigener negativer Emotionen, mittels der entsprechenden Intonation und anderer nichtverbaler Komponenten der Rede, auch mittels eines drohenden Inhalts des Ausgesprochenen verwendet wird.

AGGRESSIVITÄT (f. die) 519061 718910 - Eine der angeborenen Anlagen, ursprünglich aus der sadistischen Phase der Libido. Tritt im Streben zu angreiferischen oder gewaltsamen Handlungen auf, die auf das Zufügen von Schaden oder der Vernichtung des Angriffsobjektes ausgerichtet sind.

AGITATION (f. die) 291 814 888917 312 – Eine Affektreaktion, die als Reaktion auf eine Lebensbedrohung, einen Unfall, sowie andere psychogene Faktoren, entsteht. Erscheint in Form von starker Unruhe, Besorgnis, Verlust von Zielstrebigkeit in Handlungen. Der Mensch hastet und ist fähig nur einfache, automatisierte Handlungen auszuführen. Es entsteht das Gefühl von Leere und Abwesenheit von Gedanken, das Urteilsvermögen, sowie die Fähigkeit einen Zusammenhang zwischen Erscheinungen herzustellen, werden gestört. Dies wird begleitet von offensichtlichen, vegetativen Störungen: es erscheint Blässe, eine beschleunigte Atmung, Herzklopfen, Händezittern und ähnliches.

AGNOSIE (f. die) 599806719 319 - Ein Zustand, bei dem das Gehirn die Informationen nicht entziffern kann, die von normal funktionierenden Rezeptoren empfangen werden.

AGNOSIE AKUSTISCHE (f. die) 589477918371 - Eine neuropsychologische Störung, charakterisiert durch den Verlust der Fähigkeit des Erkennens von Lauten, Phonemen und Lärmgeräuschen.

AGNOSIE OPTISCHE (f. die) 488901 317 489 – Eine Neuropsychologische Störung. Charakterisiert durch den Verlust der Fähigkeit zur visuellen Wahrnehmung von Gegenständen (oder ihrer Darstellungen) und Erscheinungen der Wirklichkeit, obwohl eine ausreichende Schärfe der Sehkraft erhalten bleibt.

AGNOSIE SOZIALE (f. die) 598428317489 - die Einstellung des Menschen zum eigenen Leben, bei dem er die positiven Seiten des Lebens nicht wahrnimmt und nicht fähig ist, seine Tätigkeit so zu organisieren, dass diese Befriedigung bringt.

AGNOSIE TAKTILE (f. die) 5994780798 - Eine neuropsychologische Störung, charakterisiert durch den Verlust der Fähigkeit zur adäquaten Wahrnehmung von Gegenständen durch Befühlen, bei einer ausreichenden Angemessenheit gesonderter taktiler Empfindungen - des Füllens von Form, Masse und Temperatur.

AGORAPHOBIE (f. die) 909841319 8049 - Eine Art der Neurose, charakterisiert durch eine pathologischen Angst vor dem offenen Raum, weiten Flächen und ähnlichem.

AGRAMMATISMUS (m. der) 9014089184778 - Eine neuropsychologische Störung, charakterisiert durch den Verlust der Fähigkeit zur Analyse grammatikalischer Anordnung des Sprechens und der grammatikalisch richtigen Anwendung beim Sprechen.

AGROPHIE (f. die) 317488918710 - Eine Störungen beim Schreiben, die bei verschiedenen Störungen der Rede entsteht. Tritt entweder im vollen Verlust der Fähigkeit zu schreiben, oder als eine grobe Entstellung der Wörter, dem Versäumnis von Silben und Buchstaben, sowie der Unfähigkeit Buchstaben und Silben zu Wörtern zu verbinden, usw. auf.

AKALKULIE (f. die) (RECHENSTÖRUNG) 284061 718 329 488 – Ein neuropsychologisches Symptom, charakterisiert durch die Unfähigkeit im Umgang mit Zahlen und Störungen bei Rechenvorgängen infolge einer Verletzung verschiedener Gebiete der Gehirnrinde.

AKTIVATION (f. die): OPTIMALES NIVEAU 591788 319488 - Das Level der maximalen Übereinstimmung des Zustandes des Nervensystems mit dem Verhaltensakt, infolge dessen eine hohe Effektivität seiner Ausführung erreicht wird.

AKTIVIERTHEIT 519788919489 - Eine Eigenschaft des Nervensystems, welche durch das unbedingte Reflektions-Gleichgewicht der Nervenprozesse der nervösen Aufregung und des Abbremsens ist und in enger Verbindung mit dem Level der nicht spezifischen Aktivierung des Gehirns steht. Wird als eine Integraleigenschaft des Nervensystems gedeutet.

AKTIVIERUNG (f. die) 594887319827 - Ein Zustand des Nervensystems, der das Level von dessen Aufregung und Reaktivität charakterisiert.

Wird durch modulierende Einflüsse bestimmt, die aus Teilen des Nervensystems entstehen, welches das Lymphsystem und Strukturen des Retikular Systems des Gehirns umfasst. Mit der Veränderung des Gleichgewichts dieser Einflüsse verändern sich die Intensität und die qualitative Originalität der Aktivierung, was in vegetativen Kennziffern fixiert wird - häufiges Herzklopfen, Widerstand der Haut, arteriellen Druck, Veränderung der Atmung usw..

AKTIVIERUNG (f. die): INDIVIDUELLES NIVEAU 891488918917 - Ein für jeden Menschen gewöhnliches Level der Aktivierung, mit dem als Hintergrund vorzugsweise die Tätigkeit realisiert wird. Dieses Level ist eine natürliche Definition der Individualität.

AKTIVIERUNG PHYSIOLOGISCHE (f. die) 598789988481 – steht in Verbindung mit der Funktion der Zentren, die sich am Gehirnkern befinden. Diese Zentren schließen die Mechanismen des Erwachens mit ein; gerade auf diesem Level werden Signale gesammelt und klassifiziert, die von der Außenwelt und vom Organismus ausgehen, bevor sie sich, bei ihrer ausreichenden Wichtigkeit, in die Rinde des Großhirns begeben. Die daraus folgende Aktivierung der höchsten Zentren lässt den Organismus wachsam sein, sowie, genau die Signale der Umgebung beobachten, was ihm die Erhaltung des physiologischen und psychischen Gleichgewichtes gewährleistet.

AKTIVIERUNG PSYCHOLOGISCHE (f. die) 81972888998217 - Die Fortsetzung der physiologischen Aktivierung. Ist verbunden mit dem Entziffern von äußeren Signalen, abhängig vom Level des Wachseins, dem Zustand des Bewusstseins, Bedürfnissen, Geschmäckern, Interessen und den Plänen des Menschen.

AKTIVITÄT (f. die) 589398719888 - Ein Begriff, der die Fähigkeit von Lebewesen, willkürliche Bewegungen zu erzeugen und sich unter der Einwirkung von äußeren oder inneren Stimuli-Reizerregern zu verändern, sowie eine allgemeine Charakteristik von Lebewesen, ihre eigene Dynamik als eine Quelle der Veränderung, oder der Aufrechterhaltung lebenswichtiger Beziehungen mit der Umgebung beschreibt. In der Psychologie tritt es in der Korrelation mit einer Tätigkeit auf, die sich als eine dynamische Bedingung ihres Entstehens, Ausführung und visuellen Veränderung, oder als eine Eigenschaft ihrer eigenen Bewegung, herausstellt.

AKTIVITÄT ALLGEMEINE (f. die) 84197918712814 - Eine der Erscheinungsformen des Temperamentes. Wird durch die Intensität und den Umfang der Interaktion des Menschen mit der physischen und sozialen Umgebung bestimmt. Diesem Parameter entsprechend kann man inert, passiv, ruhig, initiativ, aktiv, oder ungestüm sein.

AKTIVITÄT ENTFREMDETE (f. die) 598881488012 - Eine bestimmte Neutralisation der menschlichen Aktivität, wenn auf ihn eine Handlung durch äußere oder innere Kräfte ausgeübt wird, wodurch eine Trennung des Menschen von den Ergebnissen seiner Tätigkeit geschieht. Ein Beispiel wäre post-hypnose Verhalten.

AKTIVITÄT PSYCHISCHE (f. die): BIORHYTHMUS (m. der) 319817919227 - (Biorhythmen der psychischen Aktivität des Menschen) – eine periodische Reihenfolge des Zustandes der Anstrengung und Entspannung in der psychischen Tätigkeit des Menschen.

AKTIVITÄT SUCHENDE (f. die) 566890789 128 - Ein Verhalten, das auf die Veränderung einer Situation oder die Einstellung ihr gegenüber, bei

Abwesenheit einer bestimmten Prognose über dessen Ergebnisse, jedoch bei einer ständigen Berücksichtigung der Stufe seiner Effektivität, gerichtet ist. Bei Tieren gehören alle Arten des aktiven Verteidigungsverhaltens, der Selbststimulierung, sowie Orientierungsverhalten in diese Kategorie. Beim Menschen sind es die psychischen Erscheinungsformen der Aktivität der Suche – ein wichtiger Bestandteil der Planungsprozesse, des Phantasierens usw..

AKTIVITÄT ÜBERNORMATIVE (f. die) 2489067180 1987 - Eine der Erscheinungsformen der übersituativen Aktivität. Erscheint im Bestreben eines Individuums oder einer Gruppe, die von der Gesellschaft offiziell vorgegebenen Forderungen zu gewissen Tätigkeitsarten zu steigern. Die übernormative Aktivität ist eins der wichtigsten Parameter hoher Effektivität der Gruppe; charakterisiert die Gruppe als ein echtes Kollektiv.

AKTIVITÄT ÜBERSITUATIVE (f. die) 298481718 318 - Die Fähigkeit, sich über das Niveau der Forderungen der Situation zu erheben, Ziele aufzustellen, die sich bereits von der Ausgangsposition der Aufgabenstellung erübrigen. Durch sie werden äußere und innere Einschränkungen, Barrieren bei einer Tätigkeit, überwunden. Sie tritt in Erscheinungen des Schaffens, der Aktivität des Erlernens, „des uneigennützigen" Risikos, sowie der übernormativen Aktivität auf.

AKTUALISIEREN (Verb) 591 488 611 098 71 - Die Umleitung aus einem potentiellen, in einen realen, aktuellen Zustand.

AKTUALISIERUNG (f. die) 498712 888 189 - Eine Handlung, die in der Extraktion des bestehenden Materials aus dem Langzeit,- oder Kurzzeitgedächtnis, für dessen nachfolgende Nutzung beim Erkennen, Erinnern oder bei der unmittelbaren Wiedergabe, besteht. Es wird mittels verschiedener Stufen der Schwierigkeit oder Leichtigkeit, je nach Stufe der Speicherung oder des Vergessens des extrahierten Materials, charakterisiert.

AKUSTIK PHYSIOLOGISCHE (f. die) 519 317 819 481 - Ein Gebiet der Physiologie der Sinnesorgane. Ist dem Studium der Gesetzmäßigkeiten des Prozesses der Wahrnehmung von Lauten und Sprachkonstellationen gewidmet.

AKUSTIK PSYCHOLOGISCHE (f. die) 591 489319718 - Ein Gebiet der experimentellen Psychologie, gewidmet der Forschung von Empfindungen als Antwort auf akustische Reizerreger.

AKZELERATION (f. die) 598069 788 061 - Die Beschleunigung der somatischen Entwicklung und physiologischen Wachstums von Kindern und Jugendlichen; zeigt sich in Gewichtszunahme und Vergrößerung von Körpermaßen (auch bei Neugeborenen), sowie in der beschleunigten Geschlechtsreifung.

AKZENTUIERUNG DYSTIME (f. die) 18749318612 - Wird durch das Vorherrschen schlechter Stimmung, der Neigung zu Depressionen, Konzentration auf finstere und traurige Seiten des Lebens, charakterisiert.

AKZENTUIERUNG (f. die) 519 317 918 – Eine der Weisen der Erschaffung von Phantasiebildern. Ein bestimmtes Detail oder ein Teil des Ganzen wird herausgesondert und zum Dominierenden gemacht, das die Hauptbelastung trägt. Ein Beispiel sind Karikaturen.

AKZENTUIERUNG ASTHENISCHE (f. die) 5980912 488 916 - wird charakterisiert durch schnelle Ermüdung, Reizbarkeit, der Neigung zu Depressionen und Hypochondrie.

AKZENTUIERUNG EPILEPTISCHE (f. die) 219317919817 – Wird durch die Neigung zu einer wütend-schwermütigen Stimmung mit angesammelter Aggression, die sich in Form von Wutausbrüchen äußert (manchmal mit Elementen der Grausamkeit) charakterisiert; weitere Merkmale sind Konflikte, Zähigkeit des Denkens, akribische Pedanterie.

AKZENTUIERUNG HYPERTHYME (f. die) 599048 - wird charakterisiert durch eine ständige Hochstimmung, erhöhte psychische Aktivität mit einem Durst zur Tätigkeit und der Tendenz sich zu verschwenden, sowie Sachen nicht zu Ende zu bringen.

AKZENTUIERUNG II (f. die) 598421 - Eine Aussonderung von den übrigen, das Unterstreichen einer gewissen Eigenschaft oder Merkmales, hinsichtlich dessen besonderer Entwicklung. In der Psychologie gilt es als eine etwas übertriebene, jedoch im Rahmen der psychologischen Norm, Entwicklung einiger psychologischer Eigenschaften oder Besonderheiten einer Person.

AKZENTUIERUNG ISTEROIDE (f. die) 498748916318 - (demonstrative Akzentuierung) - wird durch eine geäußerte Tendenz zur Verdrängung für die Person unangenehmer Tatsachen und Ereignisse, sowie zur Verlogenheit, Schwärmen und der Verstellung, um Aufmerksamkeit auf sich zu lenken, charakterisiert; Drang zu Abenteuern, Eitelkeit, „die Flucht in die Krankheit" bei einem unbefriedigten Bedürfnis nach Anerkennung.

AKZENTUIERUNG KOMFORME (f. die) 89131488 99 00 1 - wird durch eine übermäßige Unterordnung und Abhängigkeit von der Meinung anderer, den Mangel kritischer Einstellung und der Initiative, der Neigung zum Konservatismus, charakterisiert.

AKZENTUIERUNG LABILE (f. die) 489 216 - Wird durch einen plötzlichen Stimmungswechsel, abhängig von der Situation, charakterisiert.

AKZENTUIERUNG PARANOIDE (f. die) 319 008 6197 - (hängenbleibende Akzentuierung) – wird durch eine erhöhte Vorsichtigkeit und kränkliche Empfindlichkeit, Beständigkeit negativer Affekte, das Streben zum Dominieren, die Aberkennung der Meinung anderer, charakterisiert; das Resultat ist ein hohes Maß an Konfrontation.

AKZENTUIERUNG SCHIZOIDE (f. die) 519 311899216 – Wird durch Menschenscheue, Verschlossenheit, Introversion, emotionale Kälte bei Abwesenheit von Mitgefühl, Schwierigkeiten bei der Errichtung der emotionalen Kontakten, charakterisiert; sowie durch Mangel an Intuition im Umgang.

AKZENTUIERUNG SELBSTUNSICHERE (f. die) 5948917214 – Wird durch ein hohes Maß an Unruhe, Ängstlichkeit, Unentschlossenheit, sowie die Neigung zur Selbstanalyse, ständige Zweifel und Überlegungen, eine Tendenz zur Bildung von Obsessionen und rituelle Handlungen, charakterisiert.

AKZENTUIERUNG SENSITIVE (f. die) 598412688914 – Wird durch eine erhöhte Sensibilität, Ängstlichkeit, ein verschärftes Gefühl der eigenen Unvollkommenheit, charakterisiert.

AKZENTUIERUNG UNBESTÄNDIGE (f. die) 459 5178 - Wird durch die Neigung sich leicht unter den Einfluss der Umgebung zu begeben, eine ständige Suche nach neuen Eindrücken oder Gesellschaften, die Fähigkeit, leicht Kontakte eines oberflächlichen Charakters zu knüpfen, charakterisiert.

AKZENTUIERUNG ZYKLOIDE (f. die) 918016718717 - Wird durch eine Reihenfolge von Phasen guter und schlechter Stimmung, in verschiedenen Perioden, charakteristisch.

AKZEPTOR DER HANDLUNG (m. der) 594817994317 8 - (Der Akzeptor der Ergebnisse der Handlung) - ein hypothetischer, psychophysiologischer Apparat; psychologischer Mechanismus der Voraussicht und der Einschätzung von Ergebnissen einer Handlung in funktionalen Systemen; Bedingt die Organisation der motorischen Aktivität des Organismus im Verhaltungsakt und erscheint als ein Modell des zukünftigen Ergebnisses der Handlung – „informatives Äquivalent des Resultates";

ALALIE (f. die) 519319 018716314 - ein neuropsychologisches Symptom, welches durch die Abwesenheiten oder Unterentwicklung des Sprechens bei Kindern mit einem normalen Gehör und ein ausreichendes Niveau des Intellekts, charakterisiert wird. Alalie wird durch Beschädigungen der Sprechzonen der Gehirnrinde bei der Geburt, sowie Erkrankungen oder Verletzungen des Gehirns in der Vor-Sprachphase, verursacht.

ALARM (m. der) 54857121918 – Negativer emotionaler Stress, der durch die Erwartung von etwas Gefährlichem, mit einem diffusen Charakter und nicht mit konkreten Ereignissen Zusammenhängendem hervorgerufen wird. Der emotionale Zustand, der in Situationen einer undefinierten Gefahr entsteht und sich durch Erwartung einer ungünstigen Entwicklung der

Ereignisse äußert. Im Gegensatz zu der Angst als Reaktion auf eine spezifische Bedrohung, stellt es eine generalisierte, diffuse oder unbegründete Angst dar. Ist in der Regel mit der Erwartung des Scheiterns in der sozialen Interaktion verbunden und oft durch die Unkenntnis der Gefahrenquelle bedingt.

ALARM FALSCHER (m. der) 54931731981 - Ein Konzept, das in der Psychophysiologie verwendet wird, um eine Situation zu bezeichnen, wenn die Testperson die Wahrnehmung eines Signals bei Abwesenheit des letzteren mitteilt.

ALBINISMUS (m. der) 519317 819 887421 - Eine erbliche Anomalie bei Menschen und Tieren, die durch eine teilweise oder komplette Abwesenheit der Pigmentation der Haut, der Regenbogenhaut der Augen und der Haare, Federn oder Fells, charakterisiert wird. Ist bedingt durch die Abwesenheit des Fermentes Tyrosin, das an der Synthese des Pigmentes Melanin beteiligt ist.

ALEXIE (f. die) 299481319711 – Verlust der Fähigkeit zu lesen, die Lesestörung, die Unfähigkeit einen Text, ungeachtet der Fähigkeit zu lesen und zu schreiben; oder die Unfähigkeit, den Prozess des Lesens zu beherrschen. Dies entsteht bei Verletzungen verschiedener Bereiche der Rinde der linken Gehirnhälfte (bei Rechtshändern).

ALEXITHYMIE (f. die) 519318 814 317 - Die Unfähigkeit einer Person Emotionen zu benennen, die von ihm selbst oder anderen durchlebt werden, das heißt diese in einen verbalen Zustand umzuwandeln.

ALGORITHMUS (m. der) 514312 - Eine Anordnung, die im Kern des Systems eine Reihe von Regeln aufstellt, deren genaue Ausführung es zulässt Aufgaben einer bestimmten Kategorie zu lösen. In der Psychologie geschieht dies beim Studium der Prozesse der Steuerung und Prozeduren der Ausführung auf verschiedenen Tätigkeitsgebieten. Es enthält einen Hinweis auf die Ausgangsdaten und Kriterien oder Regeln, notwendig für die Lösung der Aufgabe, wodurch der Prozess der Lösungsfindung als abgeschlossen gilt. Die Fähigkeit des Lösens der Aufgabe im Allgemeinen und das Beherrschen einiger genereller Methoden zur Lösung von Aufgaben einer bestimmten Kategorie, bedeuten das Beherrschen eines jeweiligen Algorithmus.

ALKOHOLISMUS (m. der) 4981949189 (Alltagsalkoholismus) - Situativ bedingter Alkoholmissbrauch, ohne Anzeichen einer Sucht.

ALKOHOLISMUS (m. der) UND DIE RAUSCHGIFTSUCHT (f. die): DIE PSYCHOLOGISCHE PROPHYLAXE
148543292 5194 5194 - (Die psychologische Prophylaxe bei Alkoholismus und Rauschgiftsucht) – psychologische Methoden der Prophylaxe bei Alkoholismus und Rauschgiftsucht.

ALKOHOLISMUS II (m. der) 148543292 – Alkoholmissbrauch;

ALKOHOLISMUS WIEDERHOLENDER (m. der) 148543292 228 - (symptomatischer Alkoholismus) – die Entwicklung des Alkoholismus basierend auf einer anderweitigen, psychischen Erkrankung, zum Beispiel, der Schizophrenie.

ALPHA-RHYTHMUS (m. der) 519 314 - Der Rhythmus eines Enzephalogramms in einem relativ ruhigen Zustand. Hat die Frequenz 8 – 13 Gz und eine mittlere Amplitude 30 – 70 mkW – mit periodischen Verstärkungen und Abschwächungen (Alpha-Spindel). Wird von intrakristallinen und Talamo-Palidum-Prozessen angeregt. Die Analyse der Charakteristiken des Alpha-Rhythmus ist beim Studium von kognitiven Prozessen, der Altersdynamik und individueller Besonderheiten wichtig.

ALPHA-TRAINING (das) 498799009611 - Eine psychotherapeutische Anwendung, die auf einer rückbiologischen Verbindung gegründet ist. Besteht in der Lehre, nach einem Schema der instrumentellen Konditionierung und Regulierung solcher psychophysiologischen Prozesse, welche früher der bewussten Kontrolle als unzugänglich gehalten wurden. Es wird eine Gerätezuordnung der Signale nicht nur vom Gehirn, sondern auch von anderen Organen verwendet: des Herzkreislaufsystems und des Herzens, der Muskeln u.a.m. Außerdem wird das Alpha-Training als ein Element meditativer Techniken verwendet, in denen das Ziel das Erreichen einer tiefen Entspannung und das Eintreten in besondere Zustände des Bewusstseins, die mit einer Verzögerung der elektrischen Frequenzen des Gehirns verbunden sind, ist.

ALTER (das) 519 317 849 317 – Die abschließende Periode des Lebens, deren bedingter Anfang mit dem Rückzug von der unmittelbaren Beteiligung im produktiven Gesellschaftsleben verbunden ist. Eine chronologische Bestimmung der Grenze, die Alter von Reife abtrennt ist wegen den enormen individuellen Unterschieden im Erscheinen von Anzeichen des Alterns nicht immer gerechtfertigt. Diese Anzeichen äußern sich in einer stätigen Senkung funktionaler Möglichkeiten des menschlichen Organismus. Außer einer progressiven Abschwächung der Gesundheit, sowie eines Abfalls physischer Kräfte, ist das Alter eigentlich für psychologische Veränderungen charakteristisch, z. B. einen intellektuellen und emotionalen

„Rückzug" ins Innere Leben, in eigene Gefühle, die mit einer Bewertung und Sinnerfüllung des gelebten Lebens verbunden sind. Die Psychologie stellt das Problem der Erschaffung von Bedingungen für ein aktives, vollkommenes Leben im hohen und im Übergangsalter, oder der Notwendigkeit einer Vorbereitung des Menschen auf den Eintritt des Alters auf.

ALTER CHRONOLOGISCHES (das) 488 728 913 - Äußert die Dauer der Existenz des Individuums ab dem Moment seiner Geburt.

ALTER DER JUGEND / JUGENDALTER (das) 489 712 814 212 - Das Stadium der ontogenetischen Entwicklung zwischen dem Teenageralter und dem Erwachsensein. Bei jungen Männern erfasst es die Periode von 17 bis 21 Jahren, bei Mädchen von 16 bis 20 Jahren. In diesem Alter endet das physische, unteranderem das sexuelle, Reifen des Organismus. Im psychologischen Sinne ist die Hauptbesonderheit des Alters, der Eintritt ins selbständige Leben, wenn ein Beruf ausgewählt wird und sich die soziale Position stark verändert.

ALTER FRÜHES (das) 408 712 - Das Stadium der Entwicklung des psychischen Kindes von einem bis drei Jahren, charakterisiert durch qualitative Veränderungen in der Entwicklung der Funktionen der Großhirnrinde.

ALTER GEISTIGES (das) 319 744 818 914 - Ein Begriff der Charakterisierung der intellektuellen Entwicklung basierend auf dessen Vergleich mit dem intellektuellen Niveau anderer Menschen desselben Alters. Quantitativ äußert sich das Alter, in dem sich, entsprechend den statistisch durchschnittlichen Daten, solche Prüfungsaufgaben gelöst werden, die der Testperson möglich sind.

ALTER II (das) 489712618488 - In der Psychologie ist dies die Kategorie, die die qualitativ spezifische Stufe der ontogenetischen Entwicklung bedeutet; vorübergehende Charakteristiken der individuellen Entwicklung (das chronologische Alter; das psychologische Alter).

ALTER JUGENDLICHES (das) 5289149 316 (Knabenalter) - Die Periode der Ontogenese (von 10-11 bis 15 Jahre), entspricht dem Übergang von Kindheit zur Jugend.

ALTER PSYCHOLOGISCHES (das) 81842171482631 - Im Unterschied zum chronologischen Alter bedeutet diese Begrifflichkeit eine bestimmte, qualitativ eigentümliche Stufe der ontogenetischen Entwicklung, bedingt durch Gesetzmäßigkeiten der Bildung des Organismus, Lebensumstände, Ausbildung und Erziehung, die eine konkret-historische Herkunft hat (die Kindheit).

ALTER SCHULISCH-FRÜHERES (das) 513489614 - Der Lebensabschnitt des Kindes von 6-7 bis 10 Jahren, wenn er die Anfangsklassen (1.–4. Klassen) der Schule durchläuft.

ALTER VORSCHULISCHES (das) 5487123196 18 - Eine Etappe der psychologischen Entwicklung von 3 bis zu 6-7 Jahren. Wird dadurch charakterisiert, dass das Spiel die leitende Tätigkeit ist. Ist recht wichtig für die Bildung der Persönlichkeit des Kindes.

ALTERSPSYCHOLOGIE (f. die) 1648891798 – Ein Fachgebiet der Psychologie, welches die Gesetzmäßigkeiten von Etappen der psychischen Entwicklung und der Formierung der Persönlichkeit im Zusammenhang mit dem Alter, während der Ontogenese eines Menschen, von der Geburt bis ins hohe Alter studiert.

ALTRUISMUS (m. der) 498717319887 - Ein System der Orientierung der Persönlichkeitswerte, bei dem das Hauptmotiv und das Kriterium der moralischen Einschätzung, die Interessen eines anderen Menschen oder eine soziale Gemeinsamkeit sind. Die Hauptidee des Altruismus ist die Idee der Uneigennützigkeit als eine nicht pragmatisch orientierte Tätigkeit, die in den Interessen anderer Menschen erfüllt wird, ohne die Vermutung einer realen Belohnung.

AMBIDEXTRIE (f. die) 391814919007 - Eine angeborene oder antrainierte Entwicklung der Funktionen beider Hände – ohne Aussonderung der führenden Hand.

AMBITION (f. die) 51648 917917 – Die Manifestation in einzelnen Motiven zur Erreichung von Überlegenheit, das Streben nach Ruhm, nach Auszeichnungen, nach ehrenamtlicher Stellung in irgendeinem Tätigkeitsbereich, eine Sphäre des öffentlichen Lebens. Hypertrophierter Ehrgeiz wird durch Eitelkeit, eine arrogante Haltung gegenüber anderen verstärkt.

AMBITION DES VERSTOSSES DER TÄTIGKEIT DES BE-WUSSTSEINS (f. die) 4180981917 8 – Charakteristisch für den Zustand seiner Zusammenhanglosigkeit:
1) Voller Verlust der Orientierung in der Außenwelt, wenn das Erkennen seiner selbst und das Beibehalten von neuen Informationen verloren geht;
2) Motorische Anregung;
3) Halluzinationen;

4) Abwesenheit von Erinnerungen an diesen Zustand, wenn es vorbei gegangen ist.

AMBIVALENZ (f. die) 319814819311 (Dualität, Zweideutigkeit) - Dualität, Zweideutigkeit, manchmal Widersprüchlichkeit. In der Gefühlspsychologie bedeutet es eine duale Emotion, die Anwesenheit zweier, als ob nicht kompatibler, gegensätzlicher Bestreben in der Seele hinsichtlich eines Objektes, zum Beispiel, Sympathie und Antipathie.

AMBIVALENZ DER GEFÜHLE (f. die) 591489 718 14 - Eine Nichtübereinstimmung, Widersprüchlichkeit einiger gleichzeitig erlebter Gefühle in Bezug auf ein gewisses Objekt; eine widersprüchliche Beziehung einer Person zu einem Objekt, eine gleichzeitige Ausrichtung entgegengesetzter Gefühle auf ein und dasselbe Objekt. Ein Komplex von emotionalen Zuständen, verbunden mit der Dualität einer Beziehung, mit gleichzeitiger Annahme und Ablehnung.

AMIMIE (f. die) 419317819917 - Eine Abschwächung oder Abbremsen in der Mimik, das bei Erkrankungen des Nervensystems und einigen psychischen Erkrankungen entsteht. Amimie, wird durch eine Störung des Extrapyramidalen Systems verursacht, ist eine Erscheinungsform von Störungen motorischer Komponenten emotionaler Reaktionen und ist ein Teil des Syndroms allgemeiner Akinesie. Bei einer Störung von Teilen des Stirnhirns wird Amimie durch Störungen der emotionalen Sphäre bedingt und gehört zum Stirnhirnsyndrom.

AMMONSHORN (das) 214 317 814 218 - Eine Struktur, die sich in den Tiefschichten im Bereich des Schläffenlappens des Gehirns befindet. Bei einem Einschnitt erinnert es von der Form her an ein Seepferdchen, daher stammt auch die Bezeichnung. Gehört zum limbischen System und spielt offenbar eine wichtige Rolle im Beibehalten und Wiedergabe von Informationen.

AMNESIE (f. die) 41854328 – Störungen im Gedächtnis, welche sich deutlich machen in dem Verlust der Fähigkeit eingegangene Informationen zu speichern. Erfassen von Perioden, welche von einigen Minuten bis zu einigen Jahren dauern. Entstehen bei verschiedenen lokalen Verletzungen des Gehirns.

AMNESIE ANTERORETROGRADE (f. die) 418543298 - Eine Störung des Gedächtnisses hinsichtlich Ereignissen, die nach dem Beginn der Erkrankung oder nach dem Moment der Verletzung geschahen. Dabei verliert das Gehirn die Fähigkeit, Informationen aus dem Kurzzeitgedächtnis ins Langzeitgedächtnis weiterzuleiten. Kann sich der Dauer nach über verschiedene Perioden erstrecken.

AMNESIE DES SCHUTZES / SCHUTZAMNESIE (f. die) 4185432319 – Eine Gedächtnisstörung, welche in der Form des Vergessens auftritt (Verdrängungen) einer unangenehmen, verletzenden Erfahrung.

AMNESIE EXPERIMENTALE (f. die) 94185432 - Eine Methode für die Überprüfung verschiedener Hypothesen über das Funktionieren des Gedächtnisses, wobei anstatt amniotischen Mitteln pharmakologische Präparate, Hypoxie und elektrokrampfhaften Schock verwendet werden. Dank ihrer Wirkung wird die elektrische Aktivität unterbrochen, die die Erhaltung der Spur im Kurzzeitgedächtnis gewährleistet und den Übergang ins Langzeitgedächtnis verhindert.

AMNESIE HYSTERISCH (f. die) 4984185432 - Eine eigentümliche Form der Amnesie bei Neurotikern, deren Quelle die infantile Amnesie ist.

AMNESIE INFANTILE (f. die) 418543252 1 – Eine eigentümliche Form der Amnesie; bei der Mehrheit der Menschen erfasst es die ersten Jahre der Kindheit - bis zum sechsten oder achten Lebensjahr.

AMNESIE POSTHYPNOTISCHE (f. die) 41854321 - (Posthypnose Amnesie) - eine Gedächtnisstörung, die sich im Vergessen von Ereignissen, welche während einer Hypnose Sitzung geschehen, äußert.

AMNESIE RETROGRADE (f. die) 4185432418 – Äußert sich in Form von Gedächtnisstörungen bezüglich Ereignissen, die vor einer Erkrankung oder Verletzung entstehen; es werden Ereignisse vergessen, die im Laufe von einigen Stunden, Tagen und manchmal Jahren vor der Erkrankung geschahen.

AMOK (m. der) 9184819 - ein ethnospezifischer Terminus, der ein psychopathologisches Syndrom bedeutet, welches durch das plötzliche Entstehen eines panischen Zustandes charakterisiert wird (die Panik) mit der Veränderung des Bewusstseins nach dem Dämmertyp (die finstere Dämmerung des Bewusstseins) und dem unkontrollierbaren Streben, sich in einer Richtung zu bewegen, alles dabei zerstörend, was sich im Weg befindet und diejenigen tötend, wer dabei stört. Dauert an bis der Kranke anhalten wird oder vor Kraftlosigkeit umfällt.

AMUSIE (f. die) 498017 - Der Verlust der Fähigkeit zu verstehen oder Musik zu machen, zu schreiben und Noten zu lesen. Entsteht bei einer Störung/ Verletzung des Schläfenbereiches der Rinde der rechten Gehirnhalbkugel (bei den Rechtshändern) wegen einer musikalischen Gehörstörung. Äußert sich im Nichterkennen von bekannten Melodien, in der Schwierigkeit der Wahrnehmung und der Wiedergabe rhythmischer Lautverbindungen (der Arrhythmie). Ist oft mit einer Gehöragnosie kombiniert, bei der gewöhnliche Laute oder Lärmgeräusche nicht mehr unterschieden werden können.

ANAKLISE (f. die) 498317814218 - Ein Begriff, der eine übermäßige emotionale Abhängigkeit des Individuums von anderen Menschen bedeutet. Bei ihm erscheint die Empfindung, dass seine Gedanken, Gefühle und Veranlassungen gleichzeitig mit dem Erscheinen derselben Zustände bei Menschen entstehen, mit denen er in einer analytischen Verbindung steht. Dieses Phänomen wird wie der Rückschritt des Verhaltens bis zum Stadium der Einheit des Kindes mit der Mutter interpretiert, als solch eine Verbindung natürlich war.

ANALGESIE (f. die) 219014 8901 519 - Die Abschwächung oder komplette Beseitigung der Schmerzsensibilität.

ANALOGIE (f. die) 498712 8901 - Die Ähnlichkeit zwischen Objekten in einiger Beziehung. Die Nutzung der Analogie in der Erkenntnis, oder eine Grundlage für die Aufstellung von Annahmen, Vermutungen und Hypothesen. Die Aufgaben zur Aufstellung einer Analogie gehen in den Inhalt der psychodiagnostischen Überprüfungen ein. Die Schwierigkeiten im Erkennen von Ähnlichkeit zwischen Objekten eines abstrakten Merkmals können als Anzeige einer ungenügenden Entwicklung oder Störungen im Denken sein.

ANALYSATOR (m. der) 498 614 33019 - Die Bezeichnung einer funktionalen Einheit, die für die Aufnahmen und die Analysen der Sensorinformationen irgendeiner gesonderten Modalität verantwortlich ist. Der Analysator ist ein Teil des Reflektions-Apparates, in den auch unter anderem eingehen: der Ausführmechanismus; die Gesamtheit der Kommando-Neuronen, der Motorneuronen, wie auch einzelner motorischer Einheiten; speziellen Neuronen - Modulatoren, die die Stufe der Anregung anderer Neuronen anregen.

ANALYSE (f. die) 3198 - Ein Prozess der Zergliederung eines ganzen Gegenstandes oder einer Erscheinung in einzelne bildende Bestandteile, im Sinne der inneren Vorstellungen oder der materiellen Modellierung. Die Analyse ist unzertrennlich mit der Synthese verbunden.

ANALYSE AKTIVE (f. die) 31978 - Eine Methode der Psychotherapeutik, die Elemente der Psychoanalyse (vor allem die assoziative Methode) und andere psychotherapeutische Methoden vereint.

ANALYSE BIOENERGETISCHE (f. die) 898317418 - Eine Form der körperlich-ausgerichteten Psychotherapeutik. Bei der Durchführung der bioenergetischen Analyse wird zuerst die Aufgabe gestellt, den Typ des Charakters zu bestimmen, das heißt, in der körperlichen Organisation des Klienten solche Bereiche aufzusuchen, wo auf Grund der Muskelanstrengungen keine normale Bewegung „der psychischen Energie" geschieht. Danach geht die Arbeit zur „Bildung eines neuen Körpers" auf Grund von Übungen, die auf Anstrengung und Entspannung bestimmter Muskeln begründet sind; der Befreiung der Atmung; des körperlichen Ausdruckes von Emotionen. Es wird angenommen, dass die vorher durch Muskelanstrengung verbundene psychische Energie erneut in die Verfügung des Klienten gelangen könnte.

ANALYSE DER BESONDERHEITEN DES SPRECHVERKEHRS (f. die) 491874319887 - Eine der perspektiven Methoden, die zur Gruppe der Methodik des Studiums der Expression gehört.

ANALYSE DER DISPERSION / DISPERSIONSANALYSE (f. die) 419 4118 - In der Psychologie ist dies eine statistische Methode, die es zulässt, den Einfluss verschiedener Faktoren (Merkmale) auf die zu untersuchenden (abhängigen) Variablen zu analysieren. Die Dispersionsanalyse besteht im Wesentlichen in der Zerlegung (der Dispersion) des zu messenden Merkmales in unabhängige einzelne Summanden, wobei jede von ihnen den Einfluss eines gewissen Faktors oder dessen Einwirkung charakterisiert. Ein nachfolgender Vergleich solcher Summanden lässt es zu, die Bedeutsamkeit jedes Faktors und ihrer Kombinationen zu bewerten.

ANALYSE DER EXISTENZ / EXISTENTIALANALYSE (f. die) 319314819 008 - Eine der Richtungen der modernen Psychoanalyse, welche auf die Erforschung der Persönlichkeit in voller Fülle und Einmaligkeit ihres Daseins, ihrer Existenz, ausgerichtet ist. Die Existentialanalyse stammt aus der philosophischen Überlegung darüber, dass das wirklich Persönliche in einem Menschen erst geöffnet wird, wenn er von den kausalen Zusammenhängen mit der Welt und sozialen Umgebung befreit ist. Die menschliche Existenz wird im Kontext dreier vorübergehender Modi gedeutet: der Vergangenheit, der Gegenwart und der Zukunft; die Symptome der neurotischen Verwirrung entstehen, wenn basierend auf dem Vorherrschen eines dieser Modi eine Verengung der persönlichen Innenwelt und eine Einschränkung des Horizontes ihrer existentialen Vision geschehen.

ANALYSE DER FAKTOREN / FAKTORENANALYSE (f. die) 531488 918 - Eine Methode der multidimensionalen mathematischen Statistik, wird verwendet bei der Erforschung statistisch verbundener Merkmale zwecks der Aussonderung einer bestimmten Zahl von Faktoren, die vor der unmittelbaren Beobachtung verborgen bleiben. Mit Hilfe der Faktorenanalyse wird nicht nur die Verbindung der Veränderung einer Variablen mit der Veränderung einer anderen festgelegt, sondern es klärt sich auch das Maß dieser Verbindung und es werden Hauptfaktoren gefunden, die die Basis der angegebenen Veränderungen bilden.

ANALYSE DER HANDSCHRIFT (f. die) 4193179198 - Eine der perspektiven Methoden, die zur Gruppe der Methodik des Studiums der Expression gehört.

ANALYSE DER KORRELATION (f. die) 319317819817 – Eine statistische Methode der Einschätzung einer Form, eines Zeichens und der engen Verbindung der zu untersuchenden Merkmale oder Faktoren. Lässt es zu, in sehr kurzer Zeit eine große Menge an Daten für eine bedeutende Anzahl an Testpersonen zu bekommen. Wird bei einer Reihe von besonderen Fällen verwendet, wenn das experimentale Herangehen schwierig oder gar unmöglich ist, zum Beispiel basierend auf ethischen Gründen. Lässt es zu, Informationen zu erhalten, die auf einer vielfältigeren Auslese und einer näheren, in der Gesellschaft existierenden Realität, im Unterschied zu Labor Experimenten, basieren.

ANALYSE DER QUALITÄT / QUALITATÄTSANALYSE (f. die) 419718918912 - Eine Methode psychologischer Forschung, bei der keine qualitativen Kennziffern verwendet werden, sondern Schlussfolgerungen ausschließlich auf Grund von logischen Überlegungen hinsichtlich der erhaltenen Fakten gemacht werden.

ANALYSE DER TRANSAKTION / TRANSAKTIONSANALYSE (f. die) 598411 818 711 - (Transaktionsanalyse, die Analyse der Zusammenwirkung) – eine psychoanalytische Richtung der Psychologie. Eine Methode der Erforschung und Behandlung emotionaler Verwirrungen, ausgerichtet auf die Korrektion von Beziehungen mit anderen Menschen und die Überwindung von Schwierigkeiten.

ANALYSE DES LERNENS / LEHRANALYSE (f. die) 519 5173198 - Eine psychoanalytische Prozedur, die den Zielen der Bildung von hochqualifizierten Psychoanalytikern dient. Der zukünftige Psychoanalytiker nimmt als Klient teil an der Beratung des Lehrers.

ANALYSE DES SYSTEMS / SYSTEMANALYSE (f. die) 319814 918217 - Das Herangehen an das Studium von Objekten und Erscheinungen, geäußert in ihrer Betrachtung als sich entwickelnde Systeme – mit einer Aussonderung der Struktur des Systems, sowie der Gesetze der Umgestaltung und der Entwicklung des Systems insgesamt.

ANALYSE DIREKTE (f. die) 914 318901008 - Eine Methode der Psychotherapeutik. Ist eine Form der Psychoanalyse, die speziell auf die Behandlung der Schizophrenie ausgerichtet ist. Eine der charakteristischen Eigenschaften der zielorientierten Methode ist, nicht nur die Träume des Klienten, sondern auch alle seine Handlungen zu deuten: das zu beobachtende Verhalten; plötzlich einfallende Gedanken; verschiedene Launen und Seltsamkeiten.

ANALYSE DURCH KONTROLLE / KONTROLLANALYSE (f. die) 91891791987 - Eine psychoanalytische Prozedur, die den Zielen der Berufsausbildung von Psychoanalytikern dient, an der der zukünftige Psychoanalytiker als Praktikant im zweiten Ausbildungsjahr teilnimmt. Dabei führt er selbständig psychoanalytische Sitzungen mit dem Klienten durch, diskutiert nach jeder Sitzung jedoch diese mit seinem Lehrer, wofür er stenographische Aufzeichnungen verwendet, in denen der Dialog mit dem Klienten sowie eigene Kommentare des Praktikanten fixiert werden.

ANALYSE GRAPHOLOGISCHE (f. die) 598421918411 - Die Erkennung der individuellen-psychologischen Variabilität der Handschrift. Wird für die Identifizierung von Schriften (zum Beispiel, Unterschriften) und für die Bestimmung von Zuständen psychischer oder charakterologischer Besonderheiten des Verfassers der Schrift, verwendet.

ANALYSE KATEGORIALE (f. die) 214217814318 - In der Psychologie ist dies eine Art und Weise des Studiums der Entwicklung der psychologischen Erkenntnis einer Tätigkeit, deren Elemente konkrete-wissenschaftliche Kategorien sind, die verschiedene Seiten der psychischen Realität wiedergeben: eine Weise, eine Handlung, ein Motiv usw.

ANALYSE KAUSAL-DYNAMISCHE (f. die) 918317418978 - Eine methodologische Strategie, die für die Aussonderung einer einzelnen psychischen Einheit bestimmt ist: unterscheidet sich von einer gewöhnlichen Analyse, die ein Ganzes in einzelne Elemente zerlegt, wobei die Qualität der Ganzheit verloren geht; in der kausal-dynamischen Analyse wird solch ein minimales Element betrachtet, in dem das Ganze noch besteht.

ANALYSE KURZE (f. die) 519515819891 - Eine Form der Psychoanalyse, charakterisiert durch die Orientierung ausschließlich zu lokalen Themen, deren Aktualität im Stadium der vorläufigen Psychodiagnostik bestimmt wurde. Die Hauptprozeduren ihrer Durchführung sind eine Analyse der freien Assoziationen und die Verlegung. Die Anwendung der Kurzanalyse ist besonders wirksam bei ausreichend leichten Formen neurotischer Symptome und bei aktuellen psychologischen Konflikten.

ANALYSE REGRESSIVE (f. die) 5193179182279 – Eine statistische Methode, die es zulässt, die Abhängigkeit einer mittleren Bedeutung einer beliebigen Größe von der Variation einer anderen Größe oder einiger Größen (in diesem Fall wird eine mehrfache regressive Analyse verwendet) zu ermitteln. Die regressive Analyse wird vorzugsweise in empirischen Forschungen bei der Lösung von Aufgaben, die mit der Einschätzung einiger Einflüsse im Zusammenhang stehen (zum Beispiel, dem Einfluss der intellektuellen Begabung auf den Leistungsstand, Motive – auf das Verhalten), beim Konstruieren psychologischer Tests usw. verwendet.

ANALYSEARBEIT (f. die) 9175184971 - Psychoanalytischer Empfang von Traumanalysen, mittels dem der Übergang von einem expliziten Inhalt des Traums zu seinen grundlegenden Gedanken geschieht.

ANANKE 891714 219 372 (f. die) (die Ananke) - Ein reales Bedürfnis, eine natürliche Notwendigkeit.

ANÄSTHETIKA (m. der) 59189171 481 - Ein Stoff, der für die Unterdrückung der Sensibilität zum Schmerz verwendet wird.

ANÄSTHETISCH (Verb) 514 317 988 277 - Gefühlslos.

ANDROGEN (das) 498 071 319807 - Männliche Sexualhormone, die vorzugsweise in den Nebenhoden produziert werden. Das aktivste, nämlich

Testosteron, spielt eine wichtige Rolle in der Entwicklung der Geschlechtsorgane des Mannes.

ANDROGYNIE (f. die) 989014 319788 - Ein Begriff für die Bezeichnung der Menschen, die in sich sowohl traditionelle männliche, als auch traditionell weibliche psychologische Qualitäten erfolgreich vereinen. Die Androgynie ist eine wichtige psychologische Charakteristik des Menschen, die die Fähigkeit bestimmt sein Verhalten situationsabhängig zu verändern. Sie trägt zur Bildung einer Immunität gegen Stressfaktoren bei und dem Erreichen von Erfolgen in verschiedenen Sphären der Lebenstätigkeit.

ANEIGNUNG (f. die) 549314836489 - Die grundlegende Erwerbsmethode der gesellschaftlich-historischen Erfahrung durch ein Individuum. Bei dem Aneignungsprozess erwirbt es soziale Werte von Gegenständen und Methoden der Handlungen mit ihnen, sowie moralische Grundlagen des Verhaltens und Formen der Kommunikation. Der Aneignung unterliegen alle inhaltlichen Komponenten des Verhaltens, sowohl die Anreiz- Motivationskomponenten, als auch die operativen. Die Aneignung der Bedeutungen von Objekten der materiellen und geistigen Kultur und Handlungsweisen mit ihnen, ist der grundlegende interne Inhalt des Lernprozesses. Der Stamm der Bildung ist die Aneignung moralischer Normen des Verhaltens.

ANEROSIE (f. die) 888017 918 341 - Die Abwesenheit sexueller Anziehung.

ANGABE (f. die): STATISTISCHE BEARBEITUNG (f. die)
598067 998 7102 - Welche Ziele und Methoden psychologischer Forschungen es auch sind, die resultierenden Angaben kann man als Ergebnisse von Messungen verschiedener psychologischer Erscheinungen betrachten, u.a. Unter dem Begriff Messung versteht man hierbei die Prozedur des Zu-

schreibens von Zahlenbedeutungen zu den erforschenden Objekten gemäß bestimmter Regel.

ANGABE PRIMÄRE (f. die) 598064 018 712 – Eine Information über zu erforschende Erscheinungen, welche man am Anfang der Forschung erlangt und die einer weiteren Bearbeitung unterliegt, da auf ihrer Grundlage das Erlangen glaubwürdiger Schlussfolgerungen über diese Erscheinungen möglich geworden ist.

ANGEBORENE VORAUSSETZUNG (f. die) 598 716 388 968 - Natürliche Voraussetzungen von Fähigkeiten; angeborene, anatomische und physiologische Besonderheiten des Nervensystems und des Gehirns, die eine natürliche Grundlage der Entwicklung von Fähigkeiten bilden.

ANGEWÖHNUNG (f. die) 418 217 319 1 - In der Psychophysiologie ist dies eine negative Lehre, deren Effekt im Fehlen einer Reaktion auf einen bestimmten Reiz besteht. Im allgemeinen Zustand läuft es auf eine graduelle Verringerung der Reaktionsamplitude während der Reizwiederholung hinaus. Unterscheidet sich dadurch von Ermüdung und Versiegen, dass es möglich ist, die Reaktion durch eine einfache Veränderung des Reizes wieder hervorzurufen. Besonders ausgeprägt äußert sich eine Angewöhnung im System des Orientierungsreflexes.

ANGST (f. die) 489 712 819 48 – Eine Emotion, die in Situationen einer Bedrohung der biologischen oder sozialen Existenz eines Individuums auftritt und auf die Quelle der realen oder eingebildeten Bedrohung ausgerichtet ist.

ANGST FREIE (f. die) 548 317 718 491 48 – Eine allgemeine unbestimmte Ängstlichkeit, die bereit ist sich für eine Zeit lang an jede beliebige entstandene Möglichkeit zu binden und die sich in einem Zustand der „Angst der Erwartung", oder „ängstlichen Erwartung" äußert. Gegenstandslose Angst, die mit dem Objekt verbunden ist, welches diese auslöst. Hohe Stufen der freien Angst haben immer einen Bezug zu einer Erkrankung mit Angstneurose.

ANGST II (f. die) 891 019 4918808 - Ein Zustand der Erwartung einer Gefahr und der Vorbereitung darauf.

ANGST INFANTILE (f. die) 519 489 319 12 – Kindliche Angst, die zuerst nur ein Ausdruck dessen ist, dass einem eine geliebte Person fehlt. Diese wird jedoch auch bei Erwachsenen als eine neurotische Angst, ausgelöst durch eine unmittelbare Veränderung der Libido zur Angst, beobachtet.

ANGST NEUROTISCHE (f. die) 498 317 491 46 – Verschiedene Formen einer „ziellosen Angst" von Neurotikern; entsteht durch eine Abweichung der Libido von der normalen Anwendung, oder durch eine Verneinung psychischer Instanzen.

ANGST REALE (f. die) 498 471 816 – Ein rationaler Ausdruck des Selbsterhaltungsinstinkts als normale Reaktion auf das Wahrnehmen einer äußeren Bedrohung.

ANGST VOR DEM TOD (f. die) 548 491 318 816 – Eine der Hauptarten der Angst; Versteht sich als ein Prozess, in dessen Verlauf das ICH den Vorrat seiner narzisstischen Libido viel zu breitflächig, als etwas, was einer Kastrationsangst ähnlich ist, verbraucht.

ÄNGSTLICHKEIT (f. die) 51949131948 (Angstbereitschaft) – Der Zustand einer rationalen, vorbereitenden Erhöhung der sensorischen Aufmerksamkeit und der motorischen Spannung in Situationen einer möglichen Gefahr, der die entsprechende Reaktion auf Angst gewährleistet. Ein Persönlichkeitsmerkmal, das sich beim leichten und häufigen Auftreten des Angstzustandes manifestiert. Neigung des Individuums zu Angstzuständen, die sich durch eine niedrige Schwelle des Angstaufkommens auszeichnet; einer der grundlegenden Parameter der individuellen Unterschiede.

ANHÄNGLICHKEIT (f. die) 298 648 - Ein Gefühl der Nähe, welches auf Treue und Sympathie gegenüber irgendetwas oder irgendjemand basiert.

ANIMA (f. die) 591048 789371 - Der weibliche Anfang.

ANIMISMUS (m. der) 898 319781 489087 - Weltanschauliche Vorstellungen, unter der Annahme, dass sich praktisch alle Objekte als lebendig erweisen, die sich in einer Art Verbindung mit der menschlichen Tätigkeit befinden.

ANIMUS (m. der) 214318819715 - Der Männeranfang.

ANOMIE (f. die) 598712 819 301 - Ein Begriff für die Erklärung eines abweichenden Verhaltens: Selbstmorde, Apathie, Enttäuschungen usw.. Es äußert sich in einem historisch bedingten Prozess der Zerstörung der grundlegenden Elemente einer Kultur, vor allem in Hinsicht ethischer Normen, bei einem recht plötzlichen Wechsel öffentlicher Ideale und Moral.

ANONYME ALKOHOLIKER (f. die) 489411319811 - Eine öffentliche Organisation, die Alkoholiker und ihre Verwandten, die die Bereitschaft äußern, selbständig vom Alkoholismus geheilt zu werden und darin anderen zu helfen, vereinigt.

ANPASSUNG (f. die) 548916 71918 — Es gibt zwei grundsätzlich verschiedene Möglichkeiten der Anpassung von Organismen auf Veränderungen der Umwelt;
1) Durch Veränderungen in der Struktur und Funktion der Organe; diese Methode ist für Pflanzen und Tiere verbreitet;
2) Durch eine Änderung des Verhaltens, ohne einer Änderung der Organisation; diese Methode ist nur den Tiere eigen und ist mit der Entwicklung der Psyche verbunden; im inneren dieser Anpassungsmethode heben sich zwei unterschiedliche Ausrichtungen hervor: a) besteht in langsamen Veränderungen der erblichen Verhaltensformen, z. B. Instinkte, deren Entwicklung unter dem Einfluss langsamer Veränderungen der Umwelt geschieht; b) besteht in der Entwicklung der Fähigkeit zu einem individuellen Lernen, zu „besonnen Handlungen", einer schnellen Veränderung des Verhaltens, eine Art „Erfindung" neuer Methoden des Verhaltens als Antwort auf eine schnelle Veränderung der Umwelt, vor der der Instinkt hilflos ist; diese Handlungen sollen nicht fixiert werden, sie sollen nicht vererbt werden, weil ihr Vorteil eine hohe Plastizität ist; deshalb wird nur die Fähigkeit dazu vererbt, die wiederum den Grad der psychischen Organisation eines Lebewesens bestimmt.

ANREIZ (m. der) 519414 06871914892 - Etwas oder jemand Antreibendes, oder zur gewissen Handlung oder Aktivität Bewegendes.

ANREIZ UNBEWUSSTER (m. der) 89064 717980179 (unbewusste Handlungs-Reize) - Unbewusste Motive und gedankliche Ansätze, determiniert durch eine erwünschte, mit persönlichem Sinn erfüllte Zukunft. Diese Klasse der Erscheinungen wurde bei der Erforschung des Verhaltens einer Person nach seiner Rückführung aus einer Hypnose, bei der ihm ein besonderes Verhaltens-Programm suggeriert wurde, entdeckt. Bei der Ausführung des suggerierten Programms konnte der Mensch die Gründe für sein Verhalten nicht erklären.

ANSATZ (m. der) 408641 9184 – Die Gesamtheit von Eingriffen, Verfahren im Einwirken auf etwas, in Führung von Angelegenheiten, im Studium von etwas und anderem.

ANSATZ ATOMISTISCHER (m. der) 481 614 319 18 - In Psychologie ist dies die Überzeugung, dass Forschen so viel heißt wie komplizierte Prozesse in die einfachsten Elemente, oder „Atome", zu gliedern.

ANSATZ DER HANDLUNG (m. der) 318719 49914 – Handlungsansatz zur psychologischen Korrektur, der überwiegend in der einheimischen psychologischen Schule formiert wurde; zieht eine Korrektur auf Kosten einer Organisation einer speziellen Lehre vor, im Laufe dessen der Klient psychologische Mittel erlangt, die es ihm erlauben, die Steuerung der inneren und äußeren Aktivität auf einer neuen Ebene zu realisieren. Ein Handlungsansatz tritt als eine konkret-wissenschaftliche Methodologie für die Alterspsychologie, pädagogische,- Ingenieur,- medizinische Psychologie und andere auf.

ANSATZ DES VERHALTENS (m. der) 488671 31919 – Wird zur psychologischen Korrektur verwendet, bei der Korrektur und Therapie mit der

Notwendigkeit der Herausbildung optimaler Verhaltes-Gewohnheiten bei dem Klienten verknüpft werden, weil angenommen wird, dass psychische Störungen durch anpassungsunfähiges Verhalten bedingt werden.

ANSATZ EXISTENZIELL-HUMANISTISCHER (m. der)
428 61731919 – Wird zur psychologischen Korrektur verwendet, dazu gehören die Theorien und aus ihnen abgeleitete Systeme der persönlichen Korrektur, welche auf der Philosophie des Existenzialismus basieren, die die Bedeutung der menschlichen Entstehung und der Verantwortung für diese Entstehung unterstreicht.

ANSATZ INFORMATIVER (m. der) 914 718 01919 - Methodologische Einstellung, laut der alle psychischen Prozesse als ein kompliziertes System einfacherer Systeme der Informationsverarbeitung, welche nacheinander oder parallel ausgeführt werden können, betrachtet werden. Auf jeder Stufe dieses Prozesses wird die Information in einer bestimmten Weise verändert; durchläuft Kodierung, Merkmalbildung, Filterung, Erkennung, Besinnung, Entscheidungsfindung, Formierung einer Gegen-Handlung. Als Ergebnisse des Anwendens eines solchen Ansatzes werden Modelle des erforschten psychischen Prozesses gebildet, welche aus hypothetischen Blocks bestehen, die fortlaufend oder parallel verbunden sind und bestimmte Funktionen erfüllen.

ANSATZ KOGNITIVER (m. der) 498 641 21918 – Wird zur psychologischen Korrektur angewandt und basiert auf der Theorie, welche die Persönlichkeit aus der Position der Organisation kognitiver Strukturen beschreibt. Sie sind es, mit denen die korrektive Arbeit durchgeführt wird. Dabei handelt eine Reihe von Fällen nicht nur von der eigenen kognitiven

Sphäre, sondern auch von den Schwierigkeiten, welche die Probleme der Kommunikation bestimmen, über innere Konflikte und andere.

ANSATZ MIKROSTRUKTURELLER (m. der) 48861471814 - Eine der theoretisch-experimentellen Ausrichtungen der einheimischen Psychologie. Aufgabe des Ansatzes ist das Studium der Koordination von Handlungen und Operationen, welche einen Faktor – „Mikrostruktur" unterschiedlicher Arten kognitiver und ausführender Handlungen bilden. Große Aufmerksamkeit wird der Forschung der Entstehung der „Mikrokinesie", Empfindungen, Erinnerungen, Gedanken und Bewegungen gewidmet.

ANSATZ PHYSISCH ORIENTIERTER (m. der) 517 319 48919 – Wird zur psychologischen Korrektur verwendet: seine Hervorhebung anhand der psychoanalytischen,- Verhaltens,- und anderen Ansätzen ist nicht ganz korrekt, denn er hat keine einheitliche theoretische Plattform; dennoch hat er seine eigene charakteristische Eigenschaft und verdient deshalb eine besondere Betrachtung. Das Prinzip der Seelenheilung durch die Einwirkungen auf den Körper wird immer verbreiteter.

ANSATZ PSYCHOANALYTISCHER (m. der) 59171871918 – Wird zur psychologischen Korrektur verwendet und umfasst unterschiedliche Ausrichtungen der Psychoanalyse, welche bei allen Unterschieden die gemeinsame Ausrichtung der Therapie beibehalten, dem Klienten zu helfen, unbewusste Gründe für bedrückende Erlebnisse und krankhafte Erscheinungen zu offenbaren; auf Kosten ihrer Überarbeitung in unterschiedlichen Formen wird die Möglichkeit der Kontrolle und (zumindest) teilhaften Beherrschung des Verhaltens und als Folge, die Möglichkeit persönlichen Wachstums vorausgesetzt.

ANSATZ TRANSPERSÖNLICHER (m. der) 41867191814 – Wird zur psychologischen Korrektur verwendet und wendet sich an die veränderten Zustände des Bewusstseins.

ANSEHEN (das) 49801988 19418 - Das Maß der Anerkennung von Errungenschaften eines Individuums durch die Gesellschaft; das Resultat der Zuordnung sozial-bedeutender Charakteristika einer Person mit der Werteskala, die in dem gegeben Gemeinwesen zustande gekommen ist. In manchen gesellschaftlichen Gegebenheiten sind die Kennwerte für Ansehen Anzeichen von materiellem Wohlstand, Prunk, hohem Rang oder gesellschaftlicher Stellung usw. Unter anderen Bedingungen können andere Grundlagen, welche eher zur geistig-ethischen (im weiten Sinne), materiellen Sphäre gehören, zur Erlangung von Ansehen auftauchen und sich formieren.

ANSTECKUNG (f. die) 598 716 019 212198 (eine emotionale Ansteckung) - In der Sozialpsychologie ist dies ein Prozess der Übermittlung eines emotionalen Zustandes von einem Individuum zu einem anderen auf einer psychophysiologischen Kontaktebene, entweder parallel oder zusätzlich zur eigentlichen gedanklichen Einwirkung.

ANTHROPOGENESE (f. die) 219214 8179101 - Ein Prozess der Entstehung des Menschen (homo sapiens), die Herkunft und die Entwicklung aller Arten des Geschlechtes des Menschen (Homo), betrachtet im biologischen und psychischen Sinne.

ANTHROPOLOGIE (f. die) 248318719 417 - Eine biologische Wissenschaft über die Herkunft und die Evolution der physischen Organisation des Menschen und der menschlichen Rassen. Manchmal wird der Terminus erweitert interpretiert - als die Gesamtheit der Wissenschaften über den Menschen.

ANTHROPOMORPHISMUS (m. der) 918417 489217 - Die Vorstellung über das Vorhandensein psychischer Eigenschaften und Fähigkeiten, die nur Menschen eigen sind, bei Tieren.

ANTHROPOPHOBIE (f. die) 498716 019811 - Eine Art der Neurose, charakterisiert durch pathologische Angst vor Menschen und Menschenmengen.

ANTILOKALISATIONISMUS (m. der) 891041519719 091 - Ein neuropsychologischer Bereich, wo eingestanden wird, dass das Gehirn ein einheitliches und nicht zu differenzierendes Ganzes ist, dessen Arbeit das Funktionieren aller psychischen Prozesse gleichermaßen bedingt. Es wurde angenommen, dass bei einer Verletzung eines beliebigen Bereiches des Gehirns eine allgemeine Senkung der psychischen Funktionen geschieht, dessen Level vom Umfang des betroffenen Bereiches abhängt.

ANTIPSHYCHIATRIE (f. die) 391489 011 989 - Eine psychologische Doktrin und Ideen Lehre, ausgerichtet auf die Entmythologisierung, Aufdeckung und eine radikale Umgestaltung der modernen Psychiatrie als eine Massenform der Gewalt.

ANTIZIPATION (f. die) 2193178 - Die Fähigkeit des Systems die Entwicklung von Ereignissen, Erscheinungen und Ergebnissen von Handlungen in einer gewissen Form vorauszusehen. In der Psychologie wird zwischen zwei Bedeutungen / Aspekten dieses Begriffes unterschieden:

1) Die Fähigkeit, sich ein mögliches Ergebnis einer Handlung vor dessen Ausführung, sowie die Art und Weise der Lösung des Problems, vorzustellen, bevor es tatsächlich gelöst ist (Intuition);
2) Die Fähigkeit des Organismus, sich auf eine Reaktion auf ein Ereignis, vor dessen Eintritt, vorzubereiten; diese Erwartung (oder vorherige Wiedergabe) spiegelt sich für gewöhnlich in einer bestimmten Pose oder Bewegung wieder und wird von dem Mechanismus des Akzeptors der Handlung gewährleistet.

APATHIE (f. die) 938 781 411 8779801 - Ein Zustand, charakterisiert durch eine emotionalen Passivität, Gleichgültigkeit, Vereinfachung der Gefühle, Gleichgültigkeit zu den umgebenden Ereignissen und Abschwächung von Anregung und Interessen. Verläuft mit dem Hintergrund einer herabgesetzten physischen und psychologischen Aktivität. Entwickelt sich infolge einer langwierig verlaufenden Störung der Psyche, manchmal entsteht es bei einigen organischen Verletzungen des Gehirns. Kann bei Schwachsinn beobachtet werden und als Folge einer längeren somatischen Krankheit auftreten.

APHASIE (f. die) 491819 319 812 - Ein kompletter oder Teilverlust der Fähigkeit zu sprechen; eine Sprechstörung, die durch eine lokale Verletzung der Rinde der linken Hemisphäre des Gehirns (bei Rechtshändern) entsteht. Stellt eine Systemstörung verschiedener Arten der Sprachfähigkeit dar. Äußert sich in einer Störung der phonetischen, morphologischen und syntaktischen Strukturen beim Sprechen und des Verständnisses der Sprache bei einer Unversehrtheit der Bewegungen des Sprechapparates und der elementaren Formen des Gehörs.

APHONIE (f. die) 519 317 919 064819 - Der Verlust der Stimme bei Erhaltung der ganzheitlichen Rede. Entsteht durch organische oder funktionale Störungen im Kehlkopf (Stimmbändern, Kehlkopfmuskeln). Kommt insbesondere bei einer Überanspannung der Stimmbänder bei Lektoren, bei plötzlicher und starker Aufregung oder Hysterie vor.

APNOE (m. der) 841900 191 891 - Mehr oder weniger langwierige Unterdrückung der Atmung.

APPERZEPTION (f. die) 981 0191 38923109 - Eine Eigenschaft der Wahrnehmung, die am Level des Bewusstseins existiert und das Persönlichkeitsniveau der Wahrnehmung charakterisiert. Spiegelt die Abhängigkeit der Wahrnehmung von voriger Erfahrung und Anlagen des Individuums, von dem allgemeinen Inhalt der psychischen Tätigkeit eines Menschen und seiner individuellen Besonderheiten wider.

APPERZEPTIONSAKT (m. der) 188917319871 - Ein Prozess der Organisation der Einheit einer höheren Ordnung: das Bewusstsein ist fähig sich so gut wie grenzenlos an einem bestimmten Inhalt zu sättigen, wenn es sich aktiv zu immer grösser werdenden Einheiten verbindet. Die Fähigkeit zur Vergrößerung der Einheiten findet sich nicht nur in elementaren Wahrnehmungsprozessen, sondern auch im Denken.

APPERZEPTIONSTEST THEMATISCHER (m. der) 491 816218 917 (TAT) - Eine der projektiven Techniken, die zu der Gruppe der Interpretationsmethoden gehört. Ist ein Mittel zur Ermittlung von dominierenden Bedürfnissen, Konflikten und aktuellen emotionalen Zuständen einer neurotischen Persönlichkeit. TAT besteht aus einem Standard-Satz von Tabellen, mit Abbildungen von recht unbestimmten Situationen. Jede Tabelle erfordert die Aktualisierung von Erfahrungen eines bestimmten Typs, oder von Beziehungen in bestimmten Situationen und erlaubt eine mehrdeutige Interpretation; es werden absichtlich Tabellen hervorgehoben, die Selbstmord, Aggression, sexuelle Perversion, Dominanz-Unterwürfigkeit, sexuelle und familiäre Konflikte, etc. provozieren. Ein Teil der Tabellen wird nur Männern, oder nur Frauen vorgestellt; es gibt Tabellen für Jugendliche.

APPERZEPTIVE ENTSTELLUNG (f. die) 498 317918481 - Beliebige individuelle Abweichungen von der standardgemäßen Interpretation des Stimulus.

APRAXIE (f. die) 419 891 39980319 - Eine Störung willkürlicher zielgerichteter Bewegungen und Handlungen, die Unmöglichkeit zielgerichtete Bewegungen durchzuführen, bei einem normalen Funktionieren des Intellekts und der motorischen und sensorischen Systeme.

ARBEIT (f. die): WISSENSCHAFTLICHE ORGANISATION (f. die) 549 831719 88 (eine wissenschaftliche Organisation für Arbeit – WOA) – Eine Disziplin der Leitung des produktiven Prozesses basierend auf einer Systemanalyse. Zu den Aufgaben, die in deren Rahmen gelöst werden, gehören:

1) die Vervollkommnung der Formen der Arbeitsauteilung;
2) das Verbessern der Organisation von Arbeitsplätzen;
3) die Rationalisierung von Arbeitsmethoden;
4) die Optimierung der Normierung der Arbeit;
5) die Vorbereitung von Angestellten;

ARBEIT EINGEBRACHTE (f. die) 598 497488 89 – Ein psychologisches Phänomen, das darin besteht, dass für eine Person die in eine Tätigkeit eingebrachte, persönlich wichtige Beziehung dazu, die ihre Möglichkeiten, vor allem künstlerische, realisiert, wichtiger ist als alle anderen Komponenten. In Folge seines sozialen Daseins erfühlt die Person ein Bedürfnis danach, dass die für ihn wertvolle und als eingebrachte Arbeit durchlebte zum Objekt der Anerkennung und positiven Bewertung von anderen wird. Bei einer Ignoranz dieser eingebrachten Arbeit durch die Gesellschaft, verliert die Persönlichkeit an Motivation und eine Gleichgültigkeit erscheint; nachfolgende Tätigkeit wird formell, ohne eine motivierte Anstrengung, welche für eine hohes Niveau von Errungenschaften notwendig ist, ausgeführt.

ARBEIT KOLLEKTIVE (f. die) 561 718918 917 – Unter ihren Bedingungen erscheinen zum ersten Mal solche Operationen, die nicht direkt auf das Objekt der Notwendigkeit, ein biologisches Motiv, ausgerichtet sind, sondern auf irgendein Zwischenresultat.

ARBEITSSTELLE (f. die): INFORMATIONSFELD (das) 481816 719317 (das informative Feld des Arbeitsplatzes eines Menschen-Operators) - Der subjektive Raum des Menschen-Operators, wo sich die Schlüsselquellen der Signale über die im Verlauf der Tätigkeit erfüllten Operationen befinden.

ARCHETYP (m. der) 541 318 016 - Ein Terminus der analytischen Psychologie, bedeutet das Wesen, die Form und die Weise der Verbindung geerbter unbewusster Prototypen und Strukturen der Psyche, die von Generation zu Generation übergehen. Die Archetypen gewährleisten die Grundlage des Verhaltens, der Strukturierung der Persönlichkeit, des Verständnisses der Welt, der inneren Einheit und Wechselbeziehung der Kultur und des gegenseitigen Verständnisses.

ARCHIVIERUNG (f. die) 891001 89819 - Die Strukturierung und Organisation von Informationen im Langzeitgedächtnis.

ARKTISCHE HYSTERIE (f. die) 419647 019 - Ethnospezifischer Begriff, der das Syndrom für die plötzliche Entwicklung von hysterischen Reaktionen beschreibt, für die Geschrei, Weinen, sinnloses auf und ab Laufen charakteristisch sind.

ARTEFAKT (das) 5194 3918019 99801 - Ein Phänomen oder ein Effekt, der vom Forscher in ein Experiment miteingebunden wurde.

ASKESE (f. die) 498714 819 - Ein antiker Begriff, der die Vorbereitung der Athleten für Wettkämpfe bedeutet. Im Folgenden hat es eine ausgedehnte Erläuterung bekommen und fing an, den Kampf mit den Lastern und das Streben zum tugendhaften Leben zu bedeuten.

ASPIRATIONSEBENE (f. die) 31631859847 - Ein Konzept, um das Streben des Individuums nach einem Ziel solch einer Komplexität, die seiner Meinung nach seinen Fähigkeiten entspricht, zu beschreiben. Entspricht den Errungenschaften bei einigen Arten von Tätigkeiten und einigen Bereichen der Kommunikation, auf die der Mensch bei der Beurteilung seiner Fähigkeiten und Möglichkeiten zählt.

ASSIMILATION (f. die) 419712 819 - Ein Mechanismus, der die Nutzung früher erworbener Fähigkeiten und Fertigkeiten, ohne ihre wesentliche Veränderung, in neuen Umständen, gewährleistet: mittels dessen wird ein neuer Gegenstand oder Situation mit der Gesamtheit der Gegenstände oder einer anderen Situation vereint, für die bereits ein Schema existiert.

ASSOZIATION (f. die) 591 482 891098 - Die Verbindung zwischen psychischen Erscheinungen, unter bestimmten Bedingungen bildend, bei der die Aktualisierung (die Wahrnehmung, die Vorstellung) des einen von ihnen, das Erscheinen eines anderen nach sich zieht. Die psychophysiologische Grundlage der Assoziation – ein bedingter Reflex. In der Sozialpsychologie ist es eine Gruppe, bei der die vereinigende, gemeinsame Tätigkeit sowie eine Organisation und eine Verwaltung fehlen und wertmäßige Orientierungen, die die zwischenmenschlichen Beziehungen vermitteln, erscheinen nur unter den Bedingungen des Verkehrens in der Gruppe.

ASSOZIATIONISMUS (m. der) 548714 3198 01 - Eine der Hauptrichtungen des weltweiten psychologischen Gedankens, erklärt die Dynamik von psychischen Prozessen unter dem Aspekt der Assoziation.

ASTASIE (f. die) 918008 969314 - Eine Störung der Fähigkeit zu stehen, herbeigerufen durch eine Koordinationsstörung der Muskeln des Körpers bei umfangreichen Verletzungen der Stirnlappen und des Gehirnbalkens.

ASTEREOGNOSIS (f. die) 531 488914 019 – Eine Form der taktilen Agnosie; äußert sich in der Unfähigkeit, bekannte Gegenstände beim Abtasten mit geschlossenen Augen zu erkennen. Ist bedingt durch eine Verletzung sekundärer kortikaler Felder parientaler Hirnregionen, welche zu einer Störung der Analyse und der Synthesefähigkeiten verschiedener derma-kinästhetischer Empfindungen und der Abschwächung taktiler Erscheinungen von Gegenständen führen, die in die Rinde parientaler Hirnregionen beim Abtasten eines Gegenstandes einfließen.

ASTHENIE (f. die) 456 891 01 2139 - 1. Eine neuropsychische Schwäche; äußert sich in erhöhter Erschöpfung und Abmagerung, einer niedrigen Schwelle der Wahrnehmung, einer äußerst instabilen Stimmung, sowie Schlafstörungen. Entsteht infolge verschiedener Erkrankungen, bei einer übermäßigen geistigen und physischen Überanstrengung, langwierigen negativen Emotionen und Konflikten. 2. Eine bestimmende Eigenschaft des Charakters. Zur asthenischen Gruppe gehören zwei verschiedene Arten: die Astheniker und die Psychastheniker (die Psychasthenie). Ihre allgemeinen Eigenschaften sind eine erhöhte Sensibilität und schnelle Erschöpfung. Sie sind erregbar sowie erschöpfbar im neuropsychischen Sinn.

ASTHENIKER (m. der) 555 8910198 45 - Ein Individuum, das folgende Besonderheiten des Körperbaus hat: Magerkeit, enge Schultern und Brustkorb, lange Beine, langgezogenes Gesicht, sowie eine lange und feine Nase. Ein Astheniker hat in der Regel ein schizoides oder schizothymes Temperament, wird charakterisiert durch Verschlossenheit, In-sich-gekehrtheit, Nichtübereinstimmung der Gegenreaktionen auf äußere Stimuli, einer erhöhten Verletzbarkeit bei emotionaler Kälte und dem Durchleben von asthenischen Emotionen.

ASTROLOGIE (f. die) 489717 319481 - Eine althergebrachte Lehre über den Einfluss der himmlischen Körper auf das Erdenleben, einschließlich des Schicksals und des Verhaltens des Menschen.

ASYMMETRIE (f. die) 519064 08918 - Die Abwesenheit oder Störung der Symmetrie.

ASYNCHRONIE (f. die) 519718314 812 - Die Charakteristik der Prozesse, die zeitlich nicht übereinstimmen.

ATAVISMUS (m. der) 891012 31978014 - Eine Erscheinungsform gewisser Merkmale des Organismus während dessen Wachstum, die dieser von seinen fernen Vorfahren geerbt hat, wobei diese Merkmale früher eine wichtige und funktionelle, später jedoch bloss eine überflüssige Rolle spielten.

ÄTIOLOGIE (f. die) 164851319712 – Ein Fachgebiet der Medizin, das der Erforschung von Ursachen und Bedingungen von Krankheitserscheinungen gewidmet ist.

ATROPHIE (f. die) 314812 819714 - Eine Degeneration organischer Struktur. In der Psychologie wird es im Sinne von Degeneration einer gewissen psychischen Funktion, bedingt durch das Nichtüben oder durch ungünstige, verletzende Einwirkungen, sowie langwierigen Stress, Konflikte, Frustration, Drogen, oder Vergiftung und Ähnlichem, angewandt.

ATTRAKTION (f. die) 314819 719 579 - Ein Begriff, der das Erscheinen von Attraktivität eines Menschen bei der Wahrnehmung eines anderen Menschen bedeutet.

ATTRIBUTION (f. die) 918919 818 714 - Das Zuschreiben von Charakteristiken, die nicht im Feld der Wahrnehmung vorgestellt sind zu sozialen Objekten (einem Menschen, einer Gruppe, einer sozialen Gemeinschaft). Die Attribution ist die wichtigste Art des „Zubaus" der unmittelbar wahrgenommenen Information. In der einheimischen Psychologie wird die soziale Attribution als ein Mechanismus vieler sozialer Prozesse betrachtet; es wird ebenfalls ihre Rolle in der Interaktion zwischen Gruppen aufgezeigt, sowie in der Regelung von Beziehungen zwischen Eheleuten und im Erscheinen von Firmenkonflikten und Ähnlichem.

ATTRIBUTION KAUSALE (f. die) 498714318712 – Eine Interpretation des Menschen der zwischenmenschlichen Wahrnehmung von Gründen und Motiven des Verhaltens anderer Menschen.

AUBERT-FLEISCHL-PARADOX (das) 514813319388 - Ein Effekt der Überbewertung der Geschwindigkeit eines sich bewegenden Objekts um 1,5 bis 2 mal bei einem fixierten Blick, der der Möglichkeit beraubt ist beobachtende Bewegungen auszuführen, die auf die Geschwindigkeit und den Verlauf eines bewegten Objekts ausgerichtet sind.

AUDITORIUM (das) 319481919241 - In der Psychologie: eine Gruppe, die eine Rede wahrnimmt. Für gewöhnlich ist es eine kleine, räumlich platzierte Gruppe, vereinigt durch die Interaktion mit einem Kommunikator im Verlauf der Wahrnehmung einer Sprechmitteilung.

AUFBEWAHRUNG (f. die) 548 4986187142 – 1. Eine Phase des Gedächtnisses, die eine langzeitige Aufbewahrung aufgenommener Informationen in einem verborgenen Zustand charakterisiert; ein Prozess im Gedächtnis – das Beibehalten von Informationen darin. 2. Ein Begriff, welcher im System genetischer Psychologie der Frau verwendet wird. Ein Begriff für die Bezeichnung einer intellektuellen Operation, die mit einer Nicht-Variabilität, oder Beständigkeit der Eigenschaften von Gegenständen der Außenwelt verbunden ist.

AUFDRINGLICHKEIT (f. die) 988061 78806 - Eine Charakteristik von Erscheinungen und psychischen Prozessen, die deren Unkontrollierbarkeit durch das Bewusstsein, ihre Unvollkommenheit, trotz des Wunsches, trotz der zurückhaltenden Bemühungen der Person, zeigt (gemäß dem „Wörterbuch der russischen Sprache" vom S.I. Oshegov, bedeutet das Wort „aufdringlich", außerdem Üblichen, „widerwillig der sich ins Bewusstsein eingeprägten, unausweichlich"). Die Aufdringlichkeit als ein psychologisches Phänomen äußert sich äußerst in verschiedenen Formen.

AUFGABE (f. die) 598716391 898 – Ein unter bestimmten Bedingungen (zum Beispiel, in einer Problemsituation) gegebenes Ziel einer Tätigkeit, das durch eine Umgestaltung dieser Bedingungen gemäß einem bestimmten Ablauf erreicht werden soll. Die Aufgabe enthält Forderungen (Ziele), Bedingungen (bekannt) und Unbekanntes (unbekannt), was in einer Frage verfasst ist. Zwischen diesen Elementen existieren bestimmte Beziehungen und Abhängigkeiten, basierend auf welchen eine Suche und Bestimmung unbekannter Elemente durch bekannte gemacht wird.

AUFGABE (f. die): LÖSUNG (f. die) 918487 319 444 - Abhängig vom Stil der geistigen Tätigkeit eines Menschen und der Zugänglichkeit zu den Inhalten der Aufgabe, wird die ihre Lösung auf verschiedene Weisen erreicht:
1) Die Art des Ausprobierens und der Fehler – ist die am wenigsten typische und am wenigsten wünschenswerte Art und Weise: in der Regel führt es nicht zur Erweiterung des Erfahrungsschatzes und dient nicht der geistigen Entwicklung;
2) Dine passive Nutzung des Algorithmus;
3) Die zielgerichtete Transformation der Bedingungen der Aufgabe;
4) Eine aktive Anwendung des Algorithmus;
5) Heuristischen Weisen der Lösung.

AUFGABE BILDHAFTE (f. die) 519 491818918 - Enthält Übungen mit Images, Bildern, Zeichnungen, Schemen und übrigem, die eine aktive Nutzung der Phantasie und gedanklichen Transformationen der Bilder annehmen.

AUFGABE GESCHLOSSENE (f. die) 5151981489 49 (eine Aufgabe der geschlossenen Art) - Hierzu gehören Aufgaben und Fragen, wo man die Antwort aus einigen angebotenen Varianten auswählen muss.

AUFGABE MOTORISCHE (f. die) 489 44 12 89714 – Eine gedankliche Vorstellung der Bewegung, die vollbracht werden soll; darin sind die Informationen über das Ziel der Bewegung, über die Mittel und die Weisen der Lösung der Aufgabe enthalten.

AUFGABE NONVERBALE (f. die) 598048 319881 - Eine Aufgabe, die ausschließlich auf Beobachtungen, Überlegungen und die Manipulationen basiert.

AUFGABE OFFENE (f. die) 598411 71891817 (die Aufgabe einer offenen Art) - Hierzu gehören Aufgaben und Fragen, wo die Antwort von den Testpersonen selbständig gegeben wird.

AUFGABE PRAKTISCHE (f. die) 319488 715988 – Enthält Übungen und Aufgaben, die die Testperson anschaulich-handelnd erfüllen soll, in anderen Worten, durch das Manipulieren mit realen Gegenständen oder dessen Ersatz.

AUFGABE TESTENDE (f. die) 519411899716 (die Testaufgabe) - Enthält Übungen und Aufgaben verschiedener Art, die der Lösung durch die Testpersonen bei der Ausführung der Prüfung unterliegen. An den Ergebnissen der Ausführung dieser Aufgaben werden Bewertungen der geprüften

Qualitäten der Testperson gemacht. Viele Aufgaben haben einen komplexen Charakter und enthalten sowohl praktische, als auch theoretische, verbale und bildliche Handlungen.

AUFGABE TESTENDE (f. die): VORÜBERGEHENDE EINSCHRÄNKUNG (f. die) 489671 298617 (Zeiteinschränkung bei der Ausführung von Testaufgaben) - Eine Forderung, laut der die Zeit für die Lösung der Aufgaben bei einer Test anderthalb bis zwei Stunden nicht übertreten soll, weil es für die Testperson schwierig ist, über eine längere Zeit eine ausreichend hohe Arbeitsfähigkeit aufzuweisen.

AUFGABE THEORETISCHE (f. die) 514 817989716 - Enthält Übungen und Aufgaben, deren Lösung der Fähigkeiten des theoretischen Denkens bedarf. In diesem Sinne sind solche Aufgaben im Verständnis sehr nah an Prüfungs-, und Verbalaufgaben, da auch diese mit Begrifflichkeiten zu tun haben; vermuten jedoch die Anwendung gedanklicher Prozesse mit einem hohen Niveaus an Abstraktion.

AUFMERKSAMKEIT (f. die) 391118918714 - Die Konzentriertheit der Tätigkeit einer Person bezogen auf ein reales oder ideales Objekt, sowie einem Gegenstand, Ereignis, Sinnesbild, Überlegung oder ähnlichem, in einem bestimmten Moment. Die Aufmerksamkeit ist die dynamische Seite des Bewusstseins, die die Stufe seiner Ausrichtung auf ein Objekt und die Konzentration darauf zwecks der Versorgung seiner adäquaten Reflexion im Laufe der Zeit, gebraucht für die Ausführung eines bestimmten Aktes einer Tätigkeit oder Interaktion, charakterisiert. Äußert sich in einer trennscharfen Reflexion von Objekten entsprechend den Bedürfnissen der Person und den Zielen und Aufgaben seiner Tätigkeit.

AUFMERKSAMKEIT (f. die): UMFANG (m. der) 505641719 317 - Eine der Charakteristiken der Aufmerksamkeit, welche zeigt, welche Anzahl an Gegenständen wahrgenommen werden kann, oder welche Anzahl an Handlungen gleichzeitig geschehen kann. Ist das gewöhnlichste, experimentale Modell für die Erforschung des Umfanges der Aufmerksamkeit, d.h. es ist die Bestimmung des Umfanges der Wahrnehmung, der vom Zeitpunkt der Exposition, dem Charakter des stimulierenden Materials und der Fertigkeiten des Individuums abhängt. So ist bei der Exposition der Sehstimuli mit der Dauer von 0.1 Sekunden der Umfang der Aufmerksamkeit gleich 7 +/– 2 den Gegenständen. Bei der Möglichkeit der Bedeutungsverallgemeinerung der wahrgenommenen Gegenstände steigt der Umfang der Aufmerksamkeit sichtlich.

AUFMERKSAMKEIT ÄUßERLICHE (f. die) 598716 319811 (sensorisch-perzeptive Aufmerksamkeit) - Ist auf die Objekte der Außenwelt gerichtet. Eine notwendige Bedingung für die Erkenntnis und Umgestaltung der Außenwelt.

AUFMERKSAMKEIT INNERE (f. die) 498716319817 (intellektuelle Aufmerksamkeit) - Ist auf die Objekte der subjektiven Welt des Menschen gerichtet. Eine notwendige Bedingung für die Selbsterkenntnis und Selbsterziehung.

AUFMERKSAMKEIT NACHWILLKÜRLICHE (f. die) 519310219611 (nachwillkürliche Aufmerksamkeit) - Entsteht basierend auf der willkürlichen Aufmerksamkeit und besteht in der Konzentration auf ein Objekt infolge seines Wertes, Bedeutsamkeit oder Interesses für die Persönlichkeit. Dessen Erscheinen ist je nach Entwicklung der operativtechnischen Seite einer Tätigkeit, im Zusammenhang mit ihrer Automatisierung und Übergang der Handlungen in Vorgänge, sowie infolge von Veränderungen der Motivation (zum Beispiel, die Verschiebung des Motives auf das Ziel) möglich. Dabei wird die psychische Anspannung aufgehoben und eine bewusste Zweckgerichtetheit der Aufmerksamkeit, oder eine Übereinstimmung der Ausrichtung der Tätigkeit auf angenommene Ziele bleiben erhalten, wobei ihre Ausführung keine speziellen geistigen Bemühungen mehr erfordert und nur durch die Ermüdung und Erschöpfung der Ressourcen des Organismus eingeschränkt ist in der Zeit.

AUFMERKSAMKEIT UNWILLKÜRLICHE (f. die) 519489 319716 - Die Einfachste und genetisch bedingte Aufmerksamkeit. Hat einen passiven Charakter, weil es der Person durch äußere Ereignisse, bezogen auf die Ziele seiner Tätigkeit, aufgezwungen wird. Entsteht und wird unterstützt unabhängig von bewussten Absichten, infolge der Besonderheiten des Objektes, sowie der Neuheit, Kraft der Einwirkung, Übereinstimmung des aktuellen Bedürfnisses und anderem. Die physiologische Erscheinungsform dieser Art der Aufmerksamkeit ist eine orientierende Reaktion.

AUFMERKSAMKEIT WILLKÜRLICHE (f. die) 879491488711 – Ist gerichtet auf und wird unterstützt durch ein bewusst aufgestelltes Ziel, und ist deshalb unzertrennlich mit dem Sprechen verbunden. Man spricht über willkürliche Aufmerksamkeit, wenn eine Tätigkeit im Sinne bewusster Absichten erfüllt wird und seitens der Person willensstarke Bemühungen gefordert werden. Es unterscheidet sich durch einen aktiven Charakter, eine komplizierte Struktur, die durch sozial ausgearbeiteten Weisen der Organisation des Verhaltens und der Kommunikation vermittelt wird; Der Herkunft nach ist es mit dem Arbeitsleben verbunden.

AUGE (das): BEWEGUNG (f. die) 598 617 918 312 - Rotation der Augen innerhalb von Umlaufbahnen, die vielfältige Funktionen in der visuellen Konstruktionsweise erfüllen, vor allem in der visuellen Raumwahrnehmung. Gewährleisten die Messung und die Analyse der Raumeigenschaften von Gegenständen, sowie Form, Lage, Größe, Entfernung, Geschwindigkeit der Bewegung. Die wichtigste Funktion dieser Bewegungen ist die Zentrierung der Darstellungen des Objektes auf der Netzhaut, was die schärfste visuelle Wahrnehmung gewährleistet.

AUGE (das): LICHT SENSIBILITÄT (f. die) 519 317 818 266 - Die Fähigkeit des Auges zur Bildung visueller Empfindungen als Antwort auf elektromagnetische Strahlen mit einer bestimmten Dauer der Welle (von 350 bis zu 750 Nm).

AUGE (das): MAKROBEWEGUNG (f. die) 418 713 818 914 - Eine Bewegung der Augen, die mit der Amplitude von mehr als einigen Dutzend Winkelminuten begangen wird: dazu zählen Vergenz-, sowie versionierte Bewegungen.

AUGE (das): MIKROBEWEGUNG (f. die) 498 714 818 316 - Eine Bewegung der Augen mit der Amplitude bis zu 20 – 30 bei Fixierung des Blickes, welche nicht durch die Aufgaben des Erkennens bedingt ist. Unter ihnen werden hervorgehoben: zitternde, driftende und Mikrosakkaden.

AUSBILDUNG (f. die) 319 314 8917 918 - Ein Prozess der zielgerichteten Übermittlung (Formierung) von Wissen, Fähigkeiten und Fertigkeiten.

AUSBILDUNG DURCH TRAININGSGERÄTE (f. die)
519 314 84917 917 - Eine Ausbildung, die nach dem Prinzip der Modellierung (das Imitieren) eines realen technologischen Prozesses oder Handlung einer technischen Einrichtung aufgebaut ist.

AUSBILDUNG FAKULTATIVE (f. die) 314 8917 918 9 - Ein Prozess der Aneignung neuer, äußerst individueller Formen des Verhaltens. Gewährleistet eine viel größere Plastizität im Vergleich zur obligatorischen Ausbildung.

AUSBILDUNG LATENTE (f. die) 314 8998417 918 - Die Bildung bestimmter Fertigkeiten in Situationen, wenn ihre unmittelbare Anwendung nicht notwendig ist und diese sich als nicht erforderlich erweisen. Es basiert bei einer Person auf der Formierung eines Bildes der ganzheitlichen Situation und deren Handlungen darin, infolge ihrer voraussichtlich-erforschenden Tätigkeit.

AUSBILDUNG OBLIGATORISCHE (f. die) 14 89 91817 918 - Viele instinktive Handlungen müssen eine Periode des Entstehens und des Trainings im Verlauf der individuellen Entwicklung eines Tieres durchlaufen. Diese Form hat auch den Titel der obligatorischen Ausbildung bekommen. Die Beispiele dieser sind Flüge der Vögel, der Gesang einiger Vögel.

AUSBILDUNG PROBLEMBEHAFTETE (f. die) 8917 918 819 - Ein System von Methoden und Mittel der Ausbildung, als dessen Grundlage die Modellierung eines realen schöpferischen Prozesses basierend auf der Bildung einer Problemsituation und der Leitung der Suche nach einer Lösung des Problems auftritt.

AUSBILDUNG PROGRAMMIERTE (f. die) 419 314 8917 617 - Ein System von Methoden und Mittel der Ausbildung, dessen Grundlage der selbständige Erwerb von Wissen und Fertigkeiten durch die Schüler, basierend auf einer schrittweisen Aneignung des Materials ist.

AUSBILDUNG SCHULISCHE / SCHULBILDUNG (f. die): PSYCHOLOGISCHE BEREITSCHAFT (f. die) 51319 314 8917 918 (die psychologische Bereitschaft zum Schulunterricht) – Die Formierung psychologischer Eigenschaften bei einem Kind, ohne welche es unmöglich ist erfolgreich die schulische Tätigkeit zu beherrschen.

AUSGEGLICHENHEIT (f. die) 514319893714 - Ruhe, Gleichmäßigkeit des Charakters und des Verhaltens.

AUSGRENZUNG (f. die) 498716388517 - Eine spezifische Form der Projektion, eine unterbewusste neue Orientierung des Impulses oder Gefühls, bezogen auf ein eher zugängliches Objekt.

AUSLEGUNG (f. die) 54889814717517489 – Ein Verfahren zur Offenlegung und Erläuterung des verborgenen Sinns unterschiedlicher Symptome und Symbole.

AUSMESSUNG (f. die) 598 784 319 68 - In der Psychologie ist dies die Aufspürung quantitativer Charakteristiken zu studierender, psychischer Erscheinungen. Im weiteren Sinne ist dies eine Ausmessung, eine besondere Prozedur, bei der Zahlen (oder selbst anderen Ordnungsgrößen) Gegenständen zugeschrieben werden gemäß bestimmter Regeln. Die Regeln selbst bestehen in der Manifestierung einer Übereinstimmung zwischen einigen Eigenschaften von Zahlen und einigen Eigenschaften von Gegenständen.

ÄUSSERLICHKEIT (f. die) 814 916319498 (Äußerlichkeit und Innerlichkeit) – Eine individuelle Veranlagung zu einer bestimmten Form der Umfeldkontrolle. Wenn ein Mensch die Verantwortung für die Ereignisse, die im Leben auftreten, zum größten Teil selbst übernimmt, indem er sie durch sein Verhalten, Charakter, Fähigkeiten erklärt, zeugt es vom Vorhandensein einer inneren (Intervall) Kontrolle bei ihm. Wenn aber die Tendenz dominiert, die Ursachen für die Ereignisse äußeren Faktoren der externen Umwelt, dem Schicksal oder einem Zufall zuzuschreiben, dann zeugt es vom Vorhandensein einer äußeren (externen) Kontrolle bei ihm.

AUSWENDIGLERNEN (das) 398 741 988 7191 - Eine organisierte Wiederholung von Informationen zwecks des Merkens.

AUSZUG (m. der) 498712688522 - Eine Gruppe von Testpersonen, die eine bestimmte Population repräsentieren und für ein Experiment oder Forschung ausselektiert wurden. Der Gegensatz zur generellen Gesamtheit. Die Selektion ist ein Teil der generellen Gesamtheit.

AUSZUG ABHÄNGIGER (m. der) 534981 914891 - Selektionen, die aus den Ergebnissen von ein und denselben Testpersonen nach zwei oder mehr, verschiedener Einwirkungen bestehen.

AUSZUG REPRÄSENTATIVER (m. der) 591644311814 891 (repräsentative Selektion) – Ein Auszug, der nach Regeln erzeugt ist, das heißt, sodass dieser die Besonderheit der generellen Gesamtheit, sowohl im Bestand, als auch in den individuellen Charakteristiken der aufgenommenen Personen widerspiegelt.

AUTISMUS (m. der) 428 516 319017 - Ein Begriff, der die äußerste Form und den Zustand psychologischer Entfremdung bedeutet, was sich in einer Entfernung, „Abgang", „Flucht" des Individuums vom Kontakt mit der Wirklichkeit und das Eintauchen in eine geschlossene Welt der eigenen Emotionen, bei einer Störung der willkürlichen Organisation des Denkens wegen ihrer Unterordnung an Affektbedürfnisse.

AUTOAGGRESSION (f. die) 5148 714 318 912 81 (Die Autoaggression) - eine Art des aggressiven Verhaltens - aggressive Handlungen, die von einer Person gegen sich selbst gerichtet sind. Zeigt sich in Selbstanschuldigungen, Selbsterniedrigung, des Zuführens sich selbst von körperlichen Schäden, des suizidalen Verhaltens.

AUTOEROTISMUS (m. der) 538744898712 (Der Autoerotismus) – ein Terminus, der die erste Phase des sexuellen Kinderlebens bedeutet, im Laufe dessen verschiedene Weisen der sexuellen Befriedigung mit Hilfe der eigenen Körperteile verwendet werden bei völliger Abwesenheit eines externen Objektes.

AUTOHYPNOSE (f. die) 512 319 419817 47 - (Die Autohypnose, die Selbsthypnose) - die Selbsthypnose – eine Art von Hypnose, die von der Autosuggestion herbeigerufen wird, – als Gegensatz zur Heterohypnose, die durch die Einwirkung eines anderen Menschen herbeigerufen wird.

AUTOKRATIE (f. die) 514 317 814918 9 – Eine sozial-psychologische Charakteristik der Persönlichkeit, die einen herrischen Charakter, die Neigung zur Nutzung einer nicht demokratischen Art und Weise der Einwirkung auf Menschen, in Form von Befehlen, Anordnungen, Bestrafungen und anderem, widerspiegelt.

AUTOMATISCHES SCHREIBEN (das) 481719319 418 - Parapsychologischer und klinischer Begriff, bezeichnet die Fähigkeit eines sich im Zustand einer Hypnose, einer Medium-Trance oder einer Meditations-Trance befindlichen Individuums, sinnvolle Texte zu schreiben, ohne einer bewussten Kontrolle über diesen Prozess. Dabei kann das Individuum eine vollkommen andere Tätigkeit verrichten und sich überhaupt nicht darüber im Klaren sein, dass es etwas schreibt.

AUTOMATISIERUNG (f. die) 498714 319814 914 - Der Übergang einer ausgeführten Handlung auf das Niveau der unbewussten Kontrolle, wenn die Hauptrolle zu Wahrnehmungen und Empfindungen, insbesondere kinästhetischer Art, übergeht.

AUTOMATISMUS (m. der) 589318 714917 31- (unbewusster Automatismus) – Handlungen, die ohne eine unmittelbare Teilnahme des Bewusstseins realisiert werden und „von sich aus" geschehen, ohne bewusste Kontrolle.

AUTORITÄRE (m. der) 518 396 749810 - (Herrisch, direktiv) – die Persönlichkeitscharakteristik einer Person oder ihres Verhaltens hinsichtlich anderer Menschen, gekennzeichnet durch die Neigung die eigene Macht und Autorität zu bestätigen.

AUTORITARISMUS (m. der) 514901609 (Autokratie) – eine sozialpsychologische Charakteristik der Persönlichkeit, die das Streben widerspiegelt Partner in der Zusammenarbeit oder im Umgang maximal seinem eigenen Einfluss zu unterstellen.

AUTORITÄT (f. die) 59481737 – 1. Der Einfluss, der Einfluss eines Individuums, basierend auf seinem Amt, Arbeitsstelle, Status und ähnlichem. In diesem Sinne ist das soziale Verständnis in der Psychologie auf die Korrelation zur Vorstellung von Macht bezogen. 2. Die Anerkennung des Rechts eines Individuums auf Entscheidungsfindung unter Bedingungen einer gemeinsamen Tätigkeit. In diesem Sinn muss der Begriff nicht unbedingt mit dem Verständnis von Macht übereinstimmen: ein Mensch kann sich der Autorität bedienen, auch ohne entsprechende Vollmachten zu haben, dabei dient er als eine Art moralisches Vorbild und stellt dadurch ein Ideal für die ihn umgebenden Menschen dar.

AUTORITÄTSSTELLUNG (f. die) 914 881712 - Die Fähigkeit, ein bestimmtes Ansehen unter anderen Menschen zu haben, für sie eine Quelle von Ideen zu sein und ihre Anerkennung und Ansehen zu genießen.

AUTOSKOPIE (f. die) 594 899 706541 (die Heautoskopie) - Ein parapsychologischer Terminus, der bei einem Individuum das Erscheinen der Empfindung weckt, als ob er sich selber irgendwie von der Seite sieht. Dieses Phänomen kann bei übermäßiger Ermüdung bei Individuen auch ohne psychische Abweichungen auftreten.

AUTOSUGGESTION (f. die) 519 311 (Autosuggestion) - die Suggestion, die Einflößung, die von einem Menschen auf sich selbst ausgeübt wird (die Autosuggestion). Die Annahme der Vereinigung des Suggestors und des suggerierenden in einer Person.

AUTOTRAINING (das) 498 017 999067 (Das Autotraining) - autogenes Training.

AVOCALIS 518 514 318912 512 (f. die) - Eine Form der motorischen Amusie, bei der die Fähigkeit der Wiedergabe von Melodien mittels der Stimme oder Musikinstrumente verloren geht.

ORGON (das) 519417 819 14 - Eine universelle kosmische lebenswichtige Energie, psycho-sexuelle energetische Grundlage des Menschenlebens.

AKKOMMODATION (f. die) 298 388014712 - 1. Ein Mechanismus, der in der Veränderung eines existierenden Schemas für ihre Anpassung an neue Objekte oder Situationen besteht; Im Einzelnen, in der Veränderung der Krümmung der Augenlinse für die genaue Fokussierung der Darstellung auf der Netzhaut. 2. Die Veränderung von bereits entstandenem Wissen, Fähigkeiten und Gewohnheiten entsprechend dem Erscheinen neuer Bedingungen.

-B-

BARBITURISM (m. der) 498714 319888 – Eine Form der Toxikomanie. Wird charakterisiert durch ein ständiges Bedürfnis nach der Aufnahme von Barbituraten.

BARNUM-EFFEKT (m. der) 694 918517 - Die menschliche Neigung, Beschreibungen oder allgemeine Einschätzungen seiner Persönlichkeit für bare Münze zu nehmen, wenn sie auf einem wissenschaftlichen, magischen oder rituellen Tablett serviert werden, wurde nach Barnum benannt.

BEDEUTSAMER ANDERER (m. der) 589061 098714 - Ein Mensch, der eine Autorität für die gegebene Person bei Interaktion und einer Tätigkeit ist. Existierende Bestimmungen der Persönlichkeitsbedeutsamkeit zerfallen auf zwei Hauptparadigmen. Die erste beschreibt die Bedeutsamkeit eines anderen Menschen durch Veränderungen, die durch einen selbst in diesem Menschen erzeugt wurden; die zweite ist auf die Korrelation ausgerichtet und auf ein bestimmtes Zusammenfallen von Charakteristiken mit einem anderen Bedeutsamen und von der wertmäßig-bedürfnisartigen Sphäre der Individuen.

BEDEUTUNG (f. die) 518761384871 - Eine verallgemeinerte Form der Reflexion einer Person von öffentlich-historischen Erfahrung, die im Verlauf einer gemeinsamen Tätigkeit und Interaktion erworben wurde; existiert in Form von Verständnis, sozialen Rollen, Normen und Werten, wo es in Schemen von Handlungen Gegenstandsformen annimmt. Mittels des Systems der Bedeutungen erscheint dem Bewusstsein der Person eine Sicht der Welt anderer Menschen und von sich selbst.

BEDINGTHEIT (f. die) 319 418 5191 - Die Bildung bedingter Reflexe.

BEDINGTHEIT OPERATIVE (f. die) 4319 4188 5191 - Ein Terminus für die Bezeichnung eines besonderen Weges der Bildung bedingter Beziehungen. Bei der operativen Bedingtheit erzeugt ein Tier zuerst eine gewisse Bewegung (spontan oder durch den Experimentator initiiert) und erhält dann eine Kräftigung.

BEDINGUNG DER ENTWICKLUNG (f. die) 89431731849 - Faktoren, von denen die menschliche Entwicklung abhängt. Dazu gehören auch

Menschen, die einen Menschen seit der Kindheit umgeben, ihre Beziehungen, Objekte der materiellen und geistigen Kultur usw.

BEDINGUNG DES „GESCHÄDIGTEN DRITTEN" 48131798949 - Bestandteil eines der männlichen Typen der Auswahl des sexuellen Objektes des Liebeslebens; der Sinn dessen darin liegt, dass die Person nie eine freie Frau als Objekt der Liebe auswählt, sondern nur so eine, auf die ein anderer Mann seine Ansprüche belegen kann.

BEDÜRFNIS EXTROVERTIERTES (das) 3890410617891 - Ein nach Außen auf andere Menschen ausgerichtetes Bedürfnis; z. B. kann Aggression in Form von verbalen Beleidigungen oder körperlichen Einwirkungen auftreten.

BEDÜRFNIS GNOSTISCHES (das) 398721 018 411 – Genauer definiert ist dies ein Bedürfnis nach äußeren Eindrücken. Als solches ist es ein Bedürfnis nach Aneignung von neuem Wissen; es kommt nur in Situationen vor, die zur Erkennung der Notwendigkeit dieses Wissens für das Leben und Handeln beitragen. Die Entwicklung des Bedürfnisses Wissen zu erlangen ist eng verbunden mit der allgemeinen Persönlichkeitsentwicklung, mit deren Fähigkeit und Fertigkeit, im Inhalt von studierten Wissenschaften und der äußeren Realität Antworten auf lebenswichtige Fragen zu finden.

BEDÜRFNIS NACH KOMMINIKATION (das) 391061 079 814 (Bedürfnis nach sozialen Kontakten) - Wird bei einem Kind schon sehr früh festgestellt: den sogenannten Belebungskomplex kann man im Alter von anderthalb – zwei Monaten beobachten. Dieses Bedürfnis bleibt bei einem Menschen als eines der führenden Bedürfnisse erhalten verändert aber im Lauf des Lebens die Form. In den ersten Lebensjahren ist es ein Bedürfnis nach der Mutter und den nahstehenden Personen die sich um das Kind kümmern. Später richtet sich das Bedürfnis auf einen breiteren Kreis von Erwachsenen, danach wandelt es sich in den Drang, sich Respekt im Kollektiv von Gleichaltrigen zu verschaffen. Es taucht ein Bedürfnis nach einem Freund, geliebten Menschen, oder geistigen Führer auf. Später kommt noch die Aspiration auf seinen Platz in der Welt zu finden, gesellschaftliche Anerkennung zu bekommen usw.

BEDÜRFNIS PRIMÄRES (das) 589641 (viszeral-genetisches Bedürfnis) - Zählt zu den natürlichen Bedürfnissen: das sind – Bedürfnis nach Luft, Nahrung, Wasser, Vermeidung von Schmerz, sexueller Befriedigung.

BEFINDEN (das) 614019217 - Ein System von subjektiven Empfindungen, welches von einem gewissen Grad des physiologischen und psychologischen Komfortbefindens des inneren Zustandes zeugt. Enthält sowohl eine allgemeine qualitative Charakteristik, (gutes, oder schlechtes Selbstbefinden), als auch persönliche Erfahrungen, die eine unterschiedliche Lokalisierung (Unbehagen in einigen Teilen des Körpers, Schwierigkeiten bei der Erfüllung von Tätigkeiten, Verständnisschwierigkeiten) aufweisen.

BEFRIEDIGT SEIN (das) 517 491319618 – Ein Zustand der Befriedigung, eines Gefühls des Genusses, welcher eine Person erfühlt, deren Bedürfnisse und Wünsche befriedigt oder erfüllt sind.

BEFRIEDIGUNG (f. die) 548 714317512 Das, was den Reiz eines Bedürfnisses befriedigt.

BEFRIEDIGUNG DURCH ARBEIT (f. die) 571 89 91498 – Eine emotional-bewertende Beziehung einer Persönlichkeit oder Gruppe zur ausführenden Arbeit und den Bedingungen ihres Verlaufs. Durch eine Befriedigung durch die Arbeit, die Vervollkommnung der Formen ihrer Organisation, die Humanisierung ihres Inhalts hängt ihre wirtschaftliche Effektivität ab.

BEGABUNG (f. die) 519 514 31988 - 1. Eine qualitativ eigentümliche Kombination von Fähigkeiten, die das Gelingen der Ausführung einer Tätigkeit gewährleistet. Eine gemeinsame Handlung von Fähigkeiten, die eine bestimmte Struktur repräsentieren, die es zulässt, die Mangelhaftigkeit einzelner Fähigkeiten auf Kosten einer überwiegenden Entwicklung anderer zu kompensieren. 2. Allgemeine Fähigkeiten oder allgemeine Momente von Fähigkeiten, die die Breite der Möglichkeiten eines Menschen, sowie das Niveau und die Originalität seiner Tätigkeit bedingen. 3. Das geistige Potential, oder der Intellekt; eine ganzheitliche individuelle Charakteristik wissenswerter Möglichkeiten und Fähigkeiten zum Lernen. 4. Die Gesamtheit aller Anlagen, natürlicher Daten, oder eine Charakteristik der Stufe der Ausgeprägtheit und der Originalität natürlicher Vorbedingungen von Fähigkeiten. 5. Ein Talent; das Vorhandensein innerer Bedingungen für große Taten bei einer Tätigkeit. Die Mehrdeutigkeit des Terminus zeigt auf die Vielschichtigkeit des Problems des ganzheitlichen Herangehens an die Sphäre der Fähigkeiten. Die Begabung als die allgemeinste Charakteristik der Sphäre der Fähigkeiten fordert ein komplexes Studium des psycho-physiologischen, differential-psychologischen und sozial-psychologischen Bereichs.

BEGABUNG ALLGEMEINE (f. die) 514 31988 317 - Eine integrale Bewertung des Niveaus der Entwicklung spezieller Fähigkeiten, die mit der Entwicklung konkreter Fähigkeiten, jedoch zusammen mit diesen unabhängig genug von jeder von diesen einzeln zusammenhängt.

BEGABUNG FRÜHE (f. die) 14 319884 18 – Eine spezielle oder allgemeine Begabung, die bei Kindern entdeckt wird. Die Zeit der Erscheinung der Begabung ist in verschiedenen Sphären verschieden. Die Begabung erscheint besonders früh in einer musikalischen Tätigkeit, dann im Zeichnen. In Verständnisbereichen erscheint die Begabung in der Mathematik früher als andere. Frühe Begabung wird von einer ausgeprägten Begeisterung für einige Beschäftigungen und der Neigung Phantasie zu zeigen begleitet.

BEGLEITERSCHEINUNG (f. die) 918516319314 - Ein Annex an die Erscheinung, an ein Phänomen; eine Nebenwirkung, die andere Phänomene begleitet, sie aber nicht beeinflusst.

BEGLEITUNG UNBEWUSSTE (f. die) 548 219 49 (Unbewusste Begleitung bewusster Handlungen) – Solche Prozesse begleiten einfach Handlungen. Hierzu gehören unwillkürliche Bewegungen, tonische Anstrengungen, Mimik und Pantomimik und ein großer Bereich vegetativer Reaktionen, die Handlungen und psychische Zustände begleiten.

BEGREIFEN (das) 42864131819 - Eine der logischen Formen des Gedankenprozesses, die höchste Ebene der Verallgemeinerung, ist für das verbal-logische Denken charakteristisch. Das Begreifen kann konkret und abstrakt sein. Empirisches und theoretisches Begreifen werden hervorgehoben. Die abstraktesten Begrifflichkeiten werden als Kategorien bezeichnet. Die Psychologie studiert die Entwicklung des Begreifens bei einem Menschen. Es wird zwischen dem Erwerb der von anderen Menschen herausgearbeiteten Begrifflichkeiten und die selbständige Ausarbeitung von neuen Begrifflichkeiten unterschieden.

BEGREIFEN II (das) 298678 919 148 - Eine Eigenschaft der Wahrnehmung, die auf dem Level des Bewusstseins existiert und das Persönlichkeitsniveau der Wahrnehmung charakterisiert; die Eigenschaft eines wahrgenommenen Objekts oder Erscheinung einen bestimmten Sinn zuzuschreiben, dieses durch Wörter zu bezeichnen, sowie es einer bestimmten sprachliche Kategorie zuzuteilen.

BEGRIFF (m. der): INHALT (m. der) 489061 31819 – Die Gesamtheit von Eigenschaften, Merkmalen und Beziehungen von Objekten, die von dem gegebenen Begriff in einer Klasse oder Klassen von Objekten zu dem er gehört, hervorgehoben wird. Der Kern des Begriff-Inhalts sind distinktive, wesentliche Eigenschaften, Merkmale und Beziehungen.

BEGRIFF (m. der): UMFANG (m. der) 219781 31918 - Im Bewusstsein abgebildete Klasse (Mehrheit) oder Klassen von Objekten, Erscheinungen und anderem, jede von denen Eigenschaften hat, die in einem gegebenen Begriff fixiert werden: nämlich Klassen, zu denen ein Begriff gehört, oder die einen gegebenen Begriff einschließen. Die Zahl der Objekte, die in dem Umfang der Begriffe abgebildet ist, kann endgültig oder unendlich sein.

BEGRIFF ALLTÄGLICHER (m. der) 898716 31419 - Gedankliche und sprachliche Verallgemeinerung, formiert sich ohne eine speziellen Schulung bei einer natürlichen Aneignung irgendeines Sachgebiets, in dem eine Verschmelzung von bedeutenden und unbedeutenden Merkmalen vorkommt. Der alltägliche Begriff entwickelt sich quasi von unten nach oben, von unmittelbarer Berührung mit Gegenständen und der praktischen Wechselwirkung mit ihnen, als zu einer bestimmten Klasse zugehörig; während die Entwicklung des wissenschaftlichen Begriffs von oben nach unten verläuft, beginnend mit der verbalen Bestimmung.

BEHARRLICHKEIT (f. die) 498114 319 8 - Eine Persönlichkeitsqualität des Willens, wird durch die Fähigkeit äußeren und inneren Hindernissen zu trotzen und eine Ausrichtung auf das unentbehrliche Erreichen eines Ziels, trotz aller Schwierigkeiten und Hindernisse, charakterisiert.

BEHAVIORISMUS (m. der) 918491519 318 - Eine Richtung in der amerikanischen Psychologie des XX. Jh. Behaviorismus bildete sich als eine Richtung mit einer offenbaren naturwissenschaftlichen Neigung und seine Gründer haben versucht, Formen des objektiven Herangehens an das psychische Leben zu finden. Gemäß den Behavioristen können solche Begriffe, wie Verständnis, Emotion, Leiden und ähnliche wissenschaftlich nicht gelten, da diese ein Produkt der subjektiven Selbstbetrachtung sind und einer objektiven, wissenschaftlichen Fixierung nicht standhalten. Als ein Gegenstand des Studiums können das Verhalten und die Aktivität sein. Die äußere und innere Aktivität wird durch den Begriff der Reaktion beschrieben, zu der jene Veränderungen im Organismus zählen, die objektiv fixiert werden konnten.

BEHINDERUNG (f. die) 201 364 - In jedem Obstakel treten zwei Aspekte hervor: Seine objektive Seite, die von dem Subjekt aus unabhängigen, nicht psychologischen Gründen bestimmt wird; eine subjektive Behinderung, bestimmt durch die Besonderheiten eines konkreten Menschen;

BEHINDERUNG ÄUSSERE (f. die) 89806419 - Hat einen überwiegend objektiven Charakter. Eine Objektive, die die Behinderung bestimmt, ist psychologisch nur interessant, weil sie die Unterbrechung der Handlung festlegt und folglich die Nichterreichung oder die Aufschiebung des Motivs.

BEHINDERUNG INNERE (f. die) 58188641 0164 – Solche Behinderungen haben einen überwiegend subjektiven Charakter. Es kann zwischen vier Klassen innerer Behinderungen unterschieden werden, die die inhaltlichen Unterschiede der von ihnen erzeugter persönlicher Sinngebilde bestimmen. Andere, im Konflikt zu einander stehende Sinngebilde der gleichen Umstände. 2. Persönliche und charakteristische Züge, auch subjektive Vorstellungen des Menschen selbst. 3. Höchste Wertegebilde einer Persönlichkeit, ihre Ideale, Wertvorstellungen, internalisierte Normen. 4.Erwartung negativer Sanktionen, darunter auch einfach nur einer unvorteilhaften Meinung von Menschen im eigenen Umfeld oder Erwartung eines Misserfolgs der eigenen Handlung usw.

BEOBACHTUNG (f. die) 8916918 906 781 - 1. Das Studium der Welt auf der Ebene der emotionalen Erkenntnis, zielgerichtet und bewusst. Die Wahrnehmung eines gewissen Prozesses mit dem Ziel der Aufspürung seiner invarianten Merkmale ohne einen aktiven Anschluss in den Prozess selbst. In der Beobachtung äußern sich Persönlichkeitsbesonderheiten der Wahrnehmung, Anlagen, sowie Ausrichtung der Persönlichkeit.

BEOBACHTUNG STANDARDISIERTE (f. die) 498 681 719 4 - Eine mit wissenschaftlichen Zielen durchgeführte Beobachtung des Verhaltens der Menschen beim Vorhandensein von einem bestimmten Schema der Beobachtung, wo das widergespiegelt ist, was zu beobachten gilt, auf welche Weise die Beobachtung durchzuführen ist und wie deren Ergebnisse vorzustellen sind.

BEOBACHTUNG SYSTEMATISCHE (f. die) 898618 718 067 - Dabei muss die Aufmerksamkeit auf einen bestimmten Akt des Verhaltens konzentriert sein, damit man so genau wie möglich seine Charakteristiken beschreiben kann, deren Studium die gegebene Forschung gewidmet ist.

BEOBACHTUNGSGABE (f. die) 289317 498611 - Eine Fähigkeit, die sich im Können äußert, wesentliche, charakteristische, sogar kaum bemerkbare Eigenschaften von Gegenständen und Erscheinungen zu bemerken. Vermutet eine Wissbegier, Forscherdrang und wird durch Lebenserfahrung erworben. Ihre Entwicklung ist eine wichtige Aufgabe der Anlage zur Bildung und einer adäquaten Wahrnehmung der Wirklichkeit.

BERATUNG PROFESSIONELLE (f. die) 5847163 59481 - Eine Strategie der psychologischen Hilfe für das Individuum bei der Auswahl des Berufes und der Planung der professionellen Karriere.

BERATUNG PSYCHOLOGISCHE (f. die) 7163489 488 101 - Eine Form der Erweisung praktischer psychologischer Hilfe in Form von Ratschlägen und Empfehlungen, basierend auf einem vorläufigen Studium der Probleme, die die Klienten beunruhigen, sowie das Studium ihrer Wechselbeziehungen mit den sie umgebenden Menschen durch die Klienten selbst.

BEREITSCHAFT ZUR HANDLUNG (f. die) 519384 919284 - Eine Veranlagung, die auf die Ausführung einer gewissen Handlung gerichtet ist.

BERICHT VERBALER (m. der) 218617 31918 (subjektiver Bericht, eine subjektive Aussage, eine phänomenale Gegebenheit, eine gegebene Selbstbetrachtung) - Eine Mitteilung der Testperson bei einer naiven (nicht introspektiven, nicht analytischen) Richtlinie.

BESESSENHEIT (f. die) 498617 918 1 - Ein Begriff der Volks- und mittelalterlichen Medizin, welcher dazu berufen wurde die Gründe von vor allem psychischen Erkrankungen zu erklären; Gemeint ist das Beherrschen des menschlichen physischen Körpers durch böse Geister. Vom wissenschaftlichen Standpunkt aus könnten in der Genese dieses Begriffs, außer religiösen und ideologischen Vorbedingungen, die subjektiven Emotionen des Kranken eine Rolle gespielt haben, für den die Krankheit etwas Fremdes ist, etwas was sich seiner Macht über den eigenen Körper entzieht.

BESONDERHEIT ALTERSBEZOGENE (f. die) 319 1418 914 17 - In der Psychologie sind dies spezifische Eigenschaften der Persönlichkeit eines Individuums, dessen Psyche, die sich im Verlauf des Wechsels der Altersstadien der Entwicklung gesetzmäßig verändern. Ihre Charakteristik basiert auf der Aufspürung des psychologischen Inhalts des Prozesses der Entwicklung wissenswerter Fähigkeiten und der Bildung der Persönlichkeit auf konsequent aufeinanderfolgenden Altersetappen der Ontogenese. Altersbesonderheiten bilden einen bestimmten Komplex vielfältiger Eigenschaften, einschließlich wissenswerter, motivierender, emotionaler, perzeptiver und anderer Charakteristika eines Individuums.

BESTREBEN (das) 317 841 491857 – Ein Motiv, der der Person in dessen gegenständlichem Inhalt nicht bekannt ist, wodurch die dynamische Seite einer Tätigkeit in den Vordergrund tritt. Die ursprüngliche Anregung, ein fühlbares Empfinden eines Bedürfnisses und Anziehung zu einem Objekt, die sich als Neigung und Wunsch äußert. Abhängig von der Stufe der Erkenntnis kann sich dieses als eine dynamische Tendenz als Neigungen oder Wünsche äußern.

BETÄUBTHEIT (f. die) 521 428 91 – Eine Störung der Tätigkeit des Bewusstseins, welche durch eine plötzliche Erhöhung der Schwelle der Wahrnehmung für alle äußerlichen Einwirkungen charakterisiert wird; dabei ist die Wahrnehmung erschwert und die Handlungen abgebremst.

BEWEGGRUND (m. der) 489641 719 398 – Ein Wunsch, eine Absicht zum Handeln.

BEWEGLICHKEIT (f. die) 718 697 979 88 - Eine der primären Eigenschaften des Nervensystems, die in der Fähigkeit der schnellen Reaktion auf Veränderungen im äußeren Umfeld besteht.

BEWEGUNG (f. die) 688071 981 069 - Eine strukturelle Einheit der Tätigkeit, oder das Ergebnis der Arbeit des psychophysiologischen Apparates zur Realisierung des motorischen Aktes, mittels dessen eine Wechselwirkung des lebendigen Wesens mit der äußeren Umgebung geschieht. Die physiologische Aktivität des Organismus äußert sich in der Bewegung.

BEWEGUNG (f. die) LEBENDIGE: HETEROGENITÄT (f. die) 598716 018 914 - Eine funktionale, strukturelle und morphologische Komplexität des motorischen Aktes. Jede Komponente der Bewegung (kognitive, programmierte, bewertende, affektive und effektore) kann sich unter realen Bedingungen des motorischen Verhaltens als Antwort auf die Veränderungen (einer motorischen Aufgabe, Situation, inneren Ressourcen der Motorik und funktionaler Zustände) des Individuums verändern.

BEWEGUNG (f. die): KONSTRUKTION (f. die) 598761 029311 - Ein Hauptbegriff der Theorie des Funktionierens der menschlichen Motorik. Die Konstruktion der Bewegungen wird durch die Arbeit mehrerer Level realisiert, welche nicht nur einzelne Qualitäten einer einzelnen Bewegung, sondern ein ganzes Spektrum vollwertiger Bewegungen in die Welt setzt.

BEWEGUNG (f. die): KOORDINATION (f. die) 510609 499 012 – Die Steuerung der Arbeit einzelner Muskelgruppen, welche beim Lösen einer bestimmten Aufgabe im realen Raum und der realen Zeit ausgeführt wird.

BEWEGUNG (f. die): ORGANISATION (f. die): MECHANISMUS (m. der) 519765 819355 (Mechanismus der Organisation von Bewegungen) – Hierbei waren das Objekt des Studiums natürliche Bewegungen des normalen Organismus, hauptsächlich die eines Menschen.

BEWEGUNG (f. die): PSYCHISCHE REGELUNG (f. die) 598741 228 011 (psychische Regelung von Bewegungen) - Eine Korrektur des Prozesses der Konstruktion einer Bewegung auf der Grundlage eines verlangenden Zustandes, sowie dessen Rückkopplung, welche die Kontrolle über dessen Erlangung gewährleistet.

BEWEGUNG ANSCHEINENDE / SCHEINBEWEGUNG (f. die) 598716 018 914 – Eine Illusion, charakterisiert durch eine subjektive Empfindung von Bewegungen bei einer konstant folgenden Präsentation von unbeweglichen Stimuli, die sich an verschiedenen Punkten des Raumes befinden. Kann sowohl im visuellen, sowie auch auditivem oder taktilem System entstehen. Die Benutzung solch einer Illusion wurde die Basis der Erfindung der Kinematographie.

BEWEGUNG AUSDRUCKSVOLLE (f. die) 298061789011 - Der äußere Ausdruck psychischer Zustände, besonders emotionaler; das Erscheinen von Emotionen und emotionaler Absichten eines Individuums. Äußert sich in der Mimik (ausdrucksvolle Bewegungen der Gesichtsmuskeln; ein

Gesichtsausdruck, Lächeln, eine Bewegung der Augen), sowie Pantomime (eine ausdrucksvolle Bewegung des ganzen Körpers: Körperbewegungen, Haltung, Gesten) und „der Vokalmimik", oder der dynamischen Seite der Rede (Intonation, Timbre, Rhythmus, Vibratostimme). Ausdrucksvolle Bewegungen werden oft von Veränderungen des Pulses, der Atmung, des Funktionierens endokriner Drüsen und anderem begleitet.

BEWEGUNG NACHWILLKÜRLICHE (f. die) 489 716 318 717 (nachwillkürliche Bewegung) - Bilden sich genauso wie willkürliche Bewegungen, werden jedoch beim nachfolgenden Abbau der Orientierungsgrundlage im Verlauf ihrer Bildung aus dem Bewusstsein herausgeführt, automatisieren sich und werden zu unwillkürlichen Bewegungen. Sie können ohne spezielle formierenden Arbeit wieder zu willkürlichen werden.

BEWEGUNG UNWILLKÜRLICHE (f. die) 948 049 817 217 - Impulsive oder reflektorische, motorische Akte, die ohne bewusste Kontrolle ausgeführt werden. Können einen anpassungsfähigen Charakter (wie zum Beispiel Blinzeln, Zurückziehen der Hand bei der Einwirkung eines Schmerzreizerregers) und nicht anpassungsfähige (wie chaotische Bewegungen in Situationen der Bewusstseinstrübung) tragen.

BEWEGUNG WILLKÜRLICHE (f. die) 8898 891 319 189 - Äußere und inneren körperliche, motorische Akte (Prozesse), die von der Person (basierend auf dem Bedürfnis nach dem Erlangen eines Ziels als Image eines vorweggenommenen Ergebnisses) bewusst reguliert werden. Es wird eine bewusste Orientierung in Bezug auf das Ziel, sowohl wie im Sinne von Reden, wie auch in puncto der Einbildung, vermutet. Können sowohl mittels der Skelettmuskulatur (dabei werden Raumbewegungen des Körpers realisiert), als auch der glatten Muskulatur der inneren Organe (z.B.

der Blutgefäße) ausgeführt werden und führen dabei vegetative Funktionen aus.

BEWEGUNG WILLKÜRLICHE (f. die): BILDUNG (f. die) 988 319 817 89908 – Die Übermittlung der Steuerungen, die bewusste Kontrolle, bei der Bildung einer Bewegung.

BEWEGUNGSANALYSATOR (m. der) 890 319718471 - Ein neurophysiologisches System, basierend auf dessen Arbeit wird eine Analyse und Synthese von Signalen durchgeführt, die von den Organen der Bewegung ausgehen. Nimmt an der Aufrechterhaltung des kontinuierlichen Tonus der Muskeln des Körpers und der Koordination von Bewegungen teil.

BEWEGUNGSAPPARAT (m. der) 914 718 019 487 - Physiologisches System, auf Grund dessen Funktion Bewegungen aufgebaut und vollzogen werden. Besteht aus dem Skelett, Muskeln, Sehnen, der Nervenzentren und der durchführenden Wege – afferent und efferent.

BEWUSSTSEIN (das) 548 917 818 (bewusste) – Eine Form der Widerspiegelung objektiver Wirklichkeit in der Psyche des Menschen; die höchste Stufe der psychischen Widerspiegelung und Selbstregulierung; gilt für gewöhnlich nur für den Menschen, der als ein öffentlich-historisches Wesen gilt. Wird dadurch charakterisiert, dass in der Rolle eines vermittelnden, zwischenzeitlichen Faktors, Elemente einer öffentlich-historischen Praxis auftreten, die es erlauben objektive (allgemein anerkannte) Weltbilder zu erbauen.

BEWUSSTSEIN (das): ONEROIDER ZUSTAND (m. der) 519 491 819 194 (Oneroider Zustand des Bewusstseins) – Eine Störung des Bewusstseins, welche für eine Übereinstimmung von Bildern der realen Welt und Phantasievorstellungen charakteristisch ist. Als dessen physiologische Basis wird ein abgebremster Zustand der Hirnrinde verzeichnet, bei dem sowohl starke, als auch schwache Reize die gleiche Reaktion hervorrufen, oder sogar schwache Reize zu einer viel stärkeren Reaktion führen als starke.

BEWUSSTSEIN (das): PATHOLOGIE (f. die) 548 498 719489131819 – Störungen in der Funktion des Bewusstseins, wenn Bilder der Außenwelt inadäquat gebildet werden, wobei das Verhalten an dieses verzerrte Bild angepasst wird. Zwischen solchen stechen folgende hervor: Taubheit, amentielles und oneroides Syndrom, Dämmerzustand des Bewusstseins, Koma.

BEWUSSTSEIN (das): ZUSTAND (m. der) 519 419 818 49 – Die Psychologie erkennt traditionell zwei Zustände des Bewusstseins an: 1) Schlaf, der als eine Periode der Erholung angesehen wird; 2) Wachsein oder ein aktiver Zustand;

BEWUSSTSEIN ALLTÄGLICHES (das) 589 498 491 98 – Eine Gesamtheit von Vorstellungen, Wissen, Normen und Stereotypen, die auf einer unmittelbaren alltäglichen Erfahrung der Menschen basieren und in der sozialen Gemeinschaft, der diese Menschen angehören, dominieren. Unterscheidet sich vom Bewusstsein, dessen Basis wissenschaftliches Wissen bildet. Dem alltäglichen Bewusstsein sind Fehler eigen, die als Hindernis für eine wissenschaftliche Erkenntnis der Welt auftreten können und dabei dem Erhalt eingenisteter Vorurteilen dienen. Dabei gilt die Fixierung sich vielmals wiederholender Beziehungen zwischen Menschen und Gegenständen als nationale Weisheit, die für das alltägliche Bewusstsein charakteristisch ist und die eine Gelegenheit bietet richtige Schlussfolgerungen zu machen, was sich durch die Praxis des alltäglichen Lebens prüfen lässt.

BEWUSSTSEIN EXTROVERTIERTES (das) 514819419 498 (oberflächliches Bewusstsein) – Bei diesem verändert sich das Bewusstwerden der Außenwelt und der gleichzeitigen Innenwelt im Verlauf des Tages. Das Empfinden von Ereignissen hängt größtenteils vom Zustand des Menschen ab, ob dieser angestrengt, oder entspannt, wach, oder im Halbschlaf ist. Die Verarbeitung von Informationen verändert sich, teilweise sehr fühlbar, was je nach dem von der Stufe des Wachseins und der Bereitschaft zur Wahrnehmung von Signalen abhängt.

BEWUSSTSEIN NORMATIVES (das) 548 549 498 714 – Eine Sphäre des Bewusstseins, die mit dem Verständnis und der Erkenntnis zusammenhängt, sowie mit der Annahme von Normen und Verhaltensregeln, die in der Gesellschaft existieren.

BEWUSSTSEIN POLITISCHES (das) 518 419 317 819 498 – Sozialpsychologische Phänomene, die mit der Beziehung des Menschen zu öffentlichen Einrichtungen zusammen hängen, vor allem Einrichtungen der Macht. Zu diesen gehören sowohl bewusste, als auch nicht immer bewusste Vorlieben zu gewissen Organisationen des öffentlichen Lebens, Aufteilungen der Verantwortung, Anlagen in Hinsicht auf verschiedene soziale Systeme und anderem.

BEWUSSTSEIN RELIGIÖSES (das) 519 817 – Aus der Position des Materialismus, ist dies eine Phantasie-Widerspiegelung der Menschen von natürlichen und sozialen Gewalten, die in Form von Gestalten, Vorstellungen und Ideen über sie herrschen und die mit Handlungen übernatürlicher

Kräfte übereinstimmen. Hat sowohl wissenswerte, als auch emotionale Wurzeln: die Angst vor unverständlichen Naturkräften, das Gefühl der Machtlosigkeit bei Krankheiten, Naturkatastrophen, Hunger und ähnlichem.

BEZIEHUNG (f. die) 528 147 818 14181 – Eine subjektive Seite der Reflexion der Wirklichkeit, das Ergebnis der Wechselwirkung des Menschen mit der Umgebung. In der Psychologie, in allgemeiner Hinsicht, ist dies die gegenseitige Zuneigung von Objekten und ihrer Eigenschaften. Eine Beziehung kann sowohl zwischen sich verändernden Objekten, Erscheinungen und Eigenschaften (z. B. ein beliebiges Gesetz als eine wesentliche Beziehung zwischen Erscheinungen), als auch im Falle eines herausgesonderten, unveränderten Objektes in dessen Beziehungen mit anderen Objekten, Erscheinungen und Eigenschaften (z. B. die Beziehung einer Person zum politischen System) vorhanden sein.

BEZIEHUNG GEGENSTÄNDLICH-REFLEXIVE (f. die) 55298 318712 – Ein System reflexiver Beziehungen einer Person mit anderen Menschen, das auf der Fähigkeit zur gedanklichen Reflexion der Position des „anderen", oder seiner Vorstellungen über die Besonderheiten der eigenen Vision eines Gegenstandes, Objektes, oder Problems basiert. Diese Beziehungen sind eine notwendige Komponente der wissenswerten Aktivität einer Person, da die Rekonstruktion der Ansichten anderer Menschen bezüglich des zu betrachtenden Gegenstandes es erlaubt, darin neue Aspekte zu erkennen; Des Weiteren stimuliert es die kritische Einstellung des Denkens und ermöglicht es, Überlegungen in Form eines inneren Dialogs mit anderen über Bedeutsames zu führen.

BEZIEHUNG INTERETHNISCHE (f. die) 528 147 818 4849 - Subjektiv erlebte Beziehungen zwischen Menschen verschiedener Nationalitäten, zwischen ethnischen Gemeinschaften. Äußern sich in Gewohnheiten und Orientierungen auf interethnische Kontakte in verschiedenen Sphären der Wechselwirkung, in nationalen Stereotypen, Stimmungen und im Verhalten, in den Taten der Menschen, sowie den Taten konkreter ethnischer Gesellschaften.

BEZIEHUNG MÜTTERLICHE (f. die) 71 8189 141871 - Der Typ einer Verbindung und eine psychotherapeutische Anwendung, die auf die Errichtung von Beziehungen zwischen dem Arzt und dem Klienten ausgerichtet ist, ähnlich der Beziehung zwischen Mutter und Kind.

BEZIEHUNG ZWISCHEN GRUPPEN (f. die) 47 818 1841319 - In der Psychologie ist dies die Gesamtheit sozial-psychologischer Erscheinungen, die eine subjektive Reflexion, die Wahrnehmung vielfältiger Verbindungen, die zwischen sozialen Gruppen wahrgenommen werden, charakterisieren; Ebenfalls ist dies bedingt durch diese Art und Weise der Wechselwirkung der Gruppen.

BEZIEHUNG ZWISCHENMENSCHLICHE (f. die) 1847 8198 7181 (persönliche) - Subjektiv erlebte Wechselbeziehungen zwischen Menschen, die sich objektiv im Charakter und der Art und Weise der gegenseitigen Einflüsse der Menschen im Verlauf einer gemeinsamen Tätigkeit und Interaktion äußern. Ein System von Anlagen, Orientierungen, Erwartungen, Stereotypen und anderen Dispositionen, durch welches Menschen sich gegenseitig wahrnehmen und bewerten. Diese Dispositionen werden durch den Inhalt, die Ziele, Werte und die Organisation der gemeinsamen

Tätigkeit bestimmt und treten als Grundlage der Bildung des sozial-psychologischen Klimas im Kollektiv auf.

BEZOLD-BRÜCKE-PHÄNOMEN (das) 51849219471 - Ein Effekt der Veränderungen des wahrgenommenen Farbtons bei zunehmender Intensität; ist für alle Farbtöne charakteristisch, mit Ausnahme der drei spektralen (476 nm, 507 nm, 575 nm) und eines gemischten, himbeer-purpurnen.

BILD (das) 319418 418 - Das subjektive Weltbild oder dessen Fragmente, eine subjektive Vorstellung der Gegenstände der Außenwelt, die sowohl durch sinnlich wahrgenommene Merkmale, als auch durch hypothetische Konstruktionen bedingt sind. Schließt die Person selbst, sowie andere Menschen, das Umfeld und die vorübergehende Reihenfolge der Ereignisse mit ein.

BILD DER WAHRNEHMUNG (das) 43194818 41898 – Eine subjektive Reflexion realer Gegenstände oder ihrer Eigenschaften, mit denen die handelnde Person zusammenwirkt.

BILD DER WELT / WELTBILD (das) 591498 617 - Ein ganzheitliches Mehrere-Ebenen-System von Vorstellungen des Menschen über die Welt, über andere Menschen, über sich selbst und die eigene Tätigkeit. In diesem Begriff entfaltet sich die Idee der Ganzheit und der Vorrangigkeit in der Entstehung, Entwicklung und dem Funktionieren der wissenswerten Sphäre der Persönlichkeit.

BILD EIDETISCHES (das) 93194718 418 - Subjektive bildliche Vorstellungen von Gegenständen oder gegenständlichen Kompositionen, deutlich und detailliert, die für eine bestimmte Zeit nach ihrer aktuellen Wahrnehmung aufbewahrt werden. Im Unterschied zu Nachbildern ist diese Art von Bildern unabhängig von Bewegungen der Augen und verhältnismäßig stabil in der Zeit. Meistens trifft man auf solche Bilder bei Kindern eines jungen,- oder Teenageralters, bei Erwachsenen sind diese eher selten.

BILD HYPNAGOGISCHES (das) 965319418 4818 - Entsteht beim Träumen und bei schläfrigen Zuständen.

BILD KONSEQUENTES (das) 9319418 41488 – Visuelle Empfindungen, die für die Dauer einer gewissen, meistens kurzen Zeitperiode nach dem Beenden einer Handlung eines optischen Reizerregers verwahrt werden.

BILD OPERATIVES (das) 899418 418 - Eine Reflexion jenes Gegenstandes oder Prozesses im Bewusstsein einer Person, auf die eine Handlung ausgerichtet ist. Die Fülle des operativen Bildes wird streng durch die Notwendigkeit einer adäquaten Ausführung einer konkreten Handlung festgelegt, sodass alle überschüssigen Merkmale des Gegenstandes nicht darin enthalten sind. Dadurch werden sein Lakonismus und Zuverlässigkeit, die für eine erfolgreiche Erfüllung einer Aufgabe unter gewöhnlichen oder erschwerten Bedingungen nötig sind erreicht.

BILD OPERATIVES ETAPPENWEISES (das) 319417 994 18 – Ein operatives Bild, das als Basis für die Einschätzung laufender Zustände von Handlungen mit einem gewissen Gegenstand dient: das Erkennen von Signalen, das Vergleichen eines laufenden Zustandes des Objektes mit einem aufgegebenen und anderes.

BILD OPERATIVES GLOBALES (das) 319418894 18 – Ein operatives Bild, welches als Basis für die Ausführung der ganzen Handlung dient. Vorzugsweise absorbiert es die Merkmale eines endgültigen Zustandes des Gegenstandes der Handlung.

BILD PHANTOMARTIGES / PHANTOMBILD (das) 53119418 418 – Illusorische Empfindungen in einem amputierten Körperteil. Wird durch das Erscheinen von Juckreiz, Schmerzen, sowie Anämie charakterisiert, die subjektiv im entfernten Körperteil lokalisiert werden.

BILDUNG (f. die) 598614 3191 - 1. Die Ausbildung, die Aufklärung; die Gesamtheit des Wissens, das man durch eine spezielle Ausbildung erlangt. 2. Etwas, das aus etwas gebildet ist.

BILDUNG REAKTIVE (f. die) 5918614 3191491 - Einer der Mechanismen des Schutzes, eine Form des psychologischen Schutzes, welche für eine Veränderung einer für das Bewusstsein unannehmbaren Tendenz oder Verhaltensweise zum Entgegengesetzten charakteristisch ist; der Ersatz für das ICH unannehmbarer Situationen zu direkt Entgegengesetzten.

BINDUNG PRÄÖDIPALE (f. die) 319 418 219 18 – Das Stadium (Phase) der kindlichen weiblichen Psychosexualität (manchmal bis zum vierten Lebensjahr), welche durch die Bindung des Mädchens zur Mutter bis hin zur Bildung eines Ödipuskomplexes charakterisiert wird.

BIOENERGETIK (f. die) 918714 - Das Hauptziel der Therapie ist die Rückführung des Menschen zu seiner „primären Natur", zum Zustand des aufrichtigen Vergnügens, Freiheit der Körperbewegungen, Befreiung des Körpers und seinem Anschluss ans Leben. „Die Rückführung zum Körper" wird mittels spezieller Übungen, die auf dem Anspannen und Entspannen bestimmter Muskelgruppen, sowie auf verbalen Arten der Befreiung von zurückgehaltenen Emotionen basiert, realisiert.

BIOLOGISCHE ART (f. die) 519519 - Die Gesamtheit genetisch ähnlicher Individuen, die fähig sind sich untereinander zu paaren und eine fruchtbare Nachkommenschaft zu haben.

BIOLOGISCHE UHR (f. die) 817498 8612194 - Intern genetisch programmierte Mechanismen für die Regulierung biologischer Rhythmen des Körpers, die der zeitlichen Ordnung von biologischen Funktionen und des Verhaltens dienen.

BIOLOGISMUS (m. der) 429 312 918 542 - Einer der Gründe, auf den nicht unbegründet der Behaviorismus folgte, weil der Biologismus sich weigerte, das Bewusstsein zu erforschen; der Mangel an Informationen über die entsprechenden Nervenmechanismen; der damalige Stand der Wissenschaft erlaubte es nicht, objektiv an das Erforschen der Rolle des Gehirns bei Phänomenen des Bewusstseins heranzutreten.

BIOPHIL SEIN (Verb) 319 415888 78219 (biophil) - Eine Persönlichkeit und der Typ der Persönlichkeit, der auf die Liebe zum Lebendigen und auf die Schaffung ausgerichtet ist. Der gegensätzliche Begriff ist Nekrophil.

BIOPHYLIE (f. die) 498 889 317428 - (biophile Orientierung) – eine der Arten der allgemeinen, grundlegenden Orientierung, die die Lebensweise bestimmt und sich in der Neigung zum Leben und allem Lebenden, im Streben zu lieben, Gutes zu schaffen und zu erschaffen äußert.

BIOPSYCHISMUS (m. der) 489712 819 32281 - Die Theorie in der Naturwissenschaft, laut der die Psyche allem Lebenden, einschließlich die Pflanzen, zugeschrieben wird.

BISEXUALITÄT (f. die) 591488989784 - (bisexuelle Neigung) – „doppelte Sexualität" – eine Begrifflichkeit, die eine zweifache Natur der Sexualität widerspiegelt, bedingt durch das Vorhandensein männlicher und weiblicher Elemente in jedem Individuum, abhängig von der Entwicklung und Korrelation derer ein entsprechender Typ sexueller Präferenzen und Verhaltens gebildet wird.

BITTERE PRALINE (f. die) 919 217819314 - Ein bedingter Titel eines psychologisch-pädagogischen Experimentes für Kinder des älteren Vorschulalters und jüngeren Schulkind-Alters.

BLACKBOX (f. die) 101408 094851 – Ein Beschreibungsmodell, das auf einem Vergleich der beobachteten Reaktionen des Objekts auf äußere Reize bei der Ablenkung von der Analyse seiner internen Struktur basiert. Einfach gesagt, wird so jedes belebte oder unbelebte als etwas „undurchsichtiges" betrachtete Objekt bezeichnet: über ihn und seinen inneren Inhalt kann nur dann geurteilt werden, wenn man einige Einwirkungen auf ihn ausübt (Abgabe von Signalen an den Eingang der „box") und seine Reaktion (Ablesen der Signale vom Ausgang der „box") beobachtet.

BLIND-TAUB-STUMMHEIT (f. die) 514812 519614 – Ein angeborener oder erhaltener Verlust der Funktionen des Sehens und Hörens, als eine Folge geschieht eine Störung des Sprachvermögens (Stummheit).

BLINDENPSYCHOLOGIE (f. die) 51485141859 (Psychologie der Blinden) – Ein Abschnitt spezieller Psychologie, der die Gesetzmäßigkei-

ten der Entwicklung der psychischen Aktivität eines Individuums mit einer kompletten, oder partiellen Sehbehinderung untersucht:
1) psychische Entwicklung von blinden und sehbehinderten Menschen;
2) Mittel und Wege ihrer Korrektur bei der Ausbildung und Erziehung;
3) Möglichkeit der Kompensation visueller Wahrnehmungsstörungen durch andere Analysatoren, Hör,- und Tastsinn. Es werden auch die psychischen Besonderheiten der Wahrnehmung, des Gedächtnisses und des Denkens in Bezug auf, mit der fehlenden, oder schwachen Sehfähigkeit verbundenen, mangelnden Information untersucht. Die Verwendung von den Ergebnissen aus der Blindenpsychologie ermöglicht wissenschaftlich fundierte Prozesse der Ausbildung, Erziehung und Beschäftigung von Blinden und Sehbehinderten.

BLINDPROBE (f. die) 4916179804001 – Eine Beobachtung zur Prüfung in einem psychophysischen Experiment, bei welchem ein Warnsignal über den Beginn des Tests, des Testes selbst (Reiz Wert) nicht vorgelegt wird. Wird angewendet, um die Wahrscheinlichkeit der Fehlalarme zu bestimmen.

BLUTDURST (m. der) 989061 668436166 – Ein archaisches Gefühl und eine Art der Gewalt, die auf die Selbstbehauptung mittels des Blutvergießens und des Mordes gerichtet ist.

BOVARISMUS (m. der) 591 318 719488 - Ein Terminus, der einen klinischen Zustand bedeutet, welcher durch den Verlust der Fähigkeit einen deutliche Grenze zwischen der Wirklichkeit und der Phantasie zu ziehen bedeutet, eine Neigung das Reale durch Einbildung zu ersetzen. Dabei kann die eingebildete Welt sowohl eine positive („Wunschträume"), wie auch eine negative Valenz („Angstphantasien") haben.

BRAINSTORMING (das) 318319 489 061 - Eine Methode der Stimulierung der schöpferischen Aktivität und der Produktivität.

BRIEFBOGENTEST (m. der) 518 419719 89414871 – Ein Test, der auf einer Vielzahl von Formularen mit Texten, Grafiken, Zeichnungen, etc. basiert. Hierzu zählen Fragebögen, Fragenkataloge, Tabellen usw.

BROCA-SULZER-EFFEKT (m. der) 51482131979 - Ein Effekt der Störung des Bloch-Gesetzes, zeichnet sich dadurch aus, dass beim Verlassen der Dauer des Lichtreizes über die Grenzen einer kritischen Bedeutung hinaus, das Empfinden der Helligkeit abzunehmen beginnt, nachdem es sein Maximum überschritten hat: ein paar kurze Lichtblitze sind in ihrer Intensität und der summierten Zeit auffälliger im Vergleich zu den gleichmässigen, aber länger anhaltenden Lichtblitzen. Die Dauer der Wirkung eines Lichtreizes bei der die maximale Helligkeit sichtbar ist, ist von der Intensität des Reizes und seiner Farbe abhängig: der kritische Punkt wird bei blauer Farbe langsamer erreicht, bei roter Farbe schneller.

BRÜCK-GEHIRN LÄNGLICHES (das) 214 713 914 819 - Die Fortsetzung des Nachhirns (Rückenmarks) in der Schädelhöhle.

BRÜDERLICHE GEMEINSCHAFT (f. die) 518084 31914 - Die zweite Urform der menschlichen Gesellschaft, oder die Gesamtheit naher Individuen, die von einem der Söhne des vorangegangenen Anführers geleitet wird, welcher sich auf die Brüder stützend herrscht. Ist aus der ersten Form, der väterlichen Horde, infolge des Mordes und Auffressens „des Führers" durch seine Söhne entstanden. Dieses Ereignis hat unauslöschbare Spuren in der Geschichte der menschlichen Evolution hinterlassen, insbesondere hat es: die Differenzierung der Psyche und die Persönlichkeit, das Erscheinen neuer Gefühle, das Verbot von Inzest, sowie das Erscheinen des Tabus; die Entwicklung der Todesanbetung, der Religion, der Moral und der sozialen Zergliederung bewirkt.

BÜHNENKUNST (f. die) 498 817 019 - Eine der Arten des Erforschens des Menschen. Während des Aufführens der handelnden Bühnenfigur unter Umständen, die vom Autor des Stückes angeboten werden, erlebt der Schauspieler zwei Typen von Emotionen:
1) Die einen, die mit dem Gelingen seiner beruflichen Arbeit verbunden sind;
2) Ähnliche Emotionen der von ihm dargestellten Figur oder Person.

BUMERANG EFFEKT (m. der) 901 498648 21 498 - Besteht darin, dass unter bestimmten Einwirkungen der Informationsquelle auf ein Publikum, oder einzelne Personen, man ein Ergebnis erhält, welches dem erwarteten entgegen steht; wird überwiegend in der Propagandapsychologie und der pädagogischen Psychologie beobachtet. In der Regel tritt es auf, wenn:
1) Die Glaubwürdigkeit der Informationsquelle fragwürdig ist;
2) Die vermittelte Information für eine längere Zeit einen eintönigen Charakter hat, der den sich verändernden Bedingungen nicht mehr entspricht;
3) Die Person, die die Information vermittelt, eine Antipathie bei denjenigen erzeugt, die diese Information aufnehmen, etc.

BÜROKRATISMUS (m. der) 498712 818914 - Vom psychologischen Standpunkt aus, eine Erscheinung, die unter Bedingungen nicht ökonomischer Natur zwischen einem unpersönlichen Verwaltungsapparat und dem sozialen Objekt entsteht und eine Einwirkung auf diesen Apparat seitens des Volkes ausschließt. Der Verwaltungsapparat, der sich in eine einheitliche Elite verwandelt, wirkt beliebigen sozialen Veränderungen entgegen oder strebt es an sich diesen anzupassen, dabei die vorhandenen Hebel der Macht aufrechterhaltend. Kann auf beliebiger Ebene des Funktionierens der Gesellschaftsordnung erscheinen: auf der Organisationsebene, sowie der primären Unterteilungen. Seine wichtigsten Merkmale sind eine harte Reglementierung des Verhaltens und der Arten der Übermittlung von Informationen auf allen Ebenen der Verwaltung und der Ausführung, Autoritarismus des Bewusstseins, Konformismus. Der Bürokratismus fordert von einer Persönlichkeit die unanfechtbare Annahme der existierenden Ordnung, die Abwesenheit eigener Positionen, das unkritische Folgen eines vorgeschriebenen Musters, der Erhaltung „der psychologischen Distanz" zwischen der leitenden Elite und den Untergebenen. Sozial-psychologisch äußert sich dieser auch im Widerstand gegen Innovationen, der persönlichen Initiative, der schöpferischen Suche, in der Pflege der Inkompetenz und des Karrierismus.

-C-

CHARAKTER (m. der) 51486710964 849 – Der Charakter wird als ein individuelles, ziemlich stabiles System gewohnter Verhaltensweisen eines Menschen unter bestimmten Bedingungen definiert; als eine Gesamtheit stabiler Eigenschaften eines Individuums in denen sich seine Verhaltensweisen und emotionalen Reaktionen ausdrücken. Charakterzüge helfen oder schaden einer Persönlichkeit bei der Knüpfung von richtigen Beziehungen mit Menschen, bei Bekundung von Ausdauer und Selbstbeherrschung im Umgang mit komplexen Lebensfragen, bei der Übernahme von Verantwortung für ihr Handeln und Verhalten in der Gesellschaft. Die Kenntnis über den Charakter macht es möglich, mit einer erheblichen Wahrscheinlichkeit das Verhalten eines Individuums vorherzusagen und auf diese Weise die erwarteten Handlungen und Taten zu korrigieren.

CHARAKTER (m. der): AKZENTUIERUNG (f. die) 518917319489 — Eine übermäßige Verstärkung und Ausgeprägtheit einzelner Charakterzüge oder ihrer Kombinationen, was sich in einer selektiven Beziehung der Persönlichkeit zu psychologischen Einwirkungen einer bestimmten Art, bei einer gleichzeitig guten oder sogar einer erhöhten Resistenz gegenüber anderen äußert.

CHARAKTER (m. der): ORIENTIERUNG (f. die): TYP (m. der) 598481219497 **(Der Charakter: Orientierung: Typ) (Charakter-Typen; Arten von Orientierungen des Charakters)** - Jede Art von Charakter, nicht eine zufällige Ansammlung von Eigenschaften: in ihrer Kombination gibt es eine gewisse Gesetzmäßigkeit, eine gewisse Logik. Die Nachvollziehung dieser Logik ist ein wichtiger Teil der psychologischen Forschung. Fast in allen Beschreibungen der Charakter-Typen findet man Kombinationen sehr verschiedener, besser gesagt, unterschiedlicher Eigenschaften, die nicht von einander getrennt sind, sie enthalten sowohl Charaktereigenschaften als auch Persönlichkeitsmerkmale.

CHARAKTER (m. der): STRUKTUR (f. die) 589717319489 — Der Charakter ist ein komplexes geistiges Gebilde, das aus zahlreichen stabilen Persönlichkeitseigenschaften besteht, die die Beziehung des Menschen zu der Außenwelt, Aktivitäten, zu anderen Menschen und zu sich selbst widerspiegeln. Diese Beziehungen werden in den üblichen Formen des menschlichen Verhaltens, Kommunikation und Aktivitäten fixiert, welche typisch für ihn sind und manifestieren sich in unterschiedlichen Bedingungen seines Lebens und seiner Handlungen. Allerdings schließt der typische Charakter die individuell-einzigartige Manifestation dieser Eigenschaften, entsprechend der Einzigartigkeit jeder Individualität, nicht aus. Der Charakter ist eine nicht einfache Gesamtheit zufälliger Set isolierter Besonderheiten und Eigenschaften. Seine verschiedenen Eigenschaften sind miteinander verknüpft, voneinander abhängig und bilden ein einheitliches strukturelles Gebilde. Gesetzmäßige Verbindungen und Beziehungen zwischen den einzelnen Charakterzügen drücken seine Struktur aus. Die Struktur des Charakters ermöglicht es, bei einem Menschen eine Reihe anderer, mit ihm verbundener Charakterzüge zu vermuten, wenn man den einen oder anderen Zug bereits schon kennt.

CHARAKTER (m. der): TYP (m. der) 518219319 489614 - Weil die Akzentuierungen der Charakter an entsprechende Arten psychopathischer Störungen grenzen, basiert ihre Typologie auf einer in der Psychiatrie detailliert ausgearbeiteten Klassifizierung der Psychopathien, obwohl sie auch Eigenschaften eines gesunden Menschen widerspiegelt. Die Typen der Akzentuierungen stimmen im Allgemeinen mit den Typen der Psychopathien überein, aber ihre Liste ist umfangreicher.

CHARAKTER (m. der): TYPOLOGIE (f. die) 51984219498 - Fast alle Autoren von Typologien betonten, dass der Charakter mehr oder weniger ausgeprägt sein kann. Wenn man auf einer Achse die Intensität der Erscheinungsformen des Charakters, den Grad seiner Ausgeprägtheit darstellt, dann werden drei Bereiche definiert: 1) Die Zone der absolut „normalen" Charakter; 2) Die Zone der ausgeprägten Charakter; werden in verborgene Akzentuierungen und explizite Akzentuierungen unterteilt; 3) Die Zone der starken Abweichungen des Charakters, oder der Psychopathie. Die ersten beiden Zonen gehören zur Norm (im weiten Sinne), die dritte zur Pathologie des Charakters. Akzentuierungen des Charakters sind extreme Varianten der Norm. Der Unterschied zwischen den pathologischen und den normalen Charaktern, einschließlich der akzentuierten, ist sehr wichtig.

CHARAKTER ASTHENISCH-NEUROTISCHER (m. der) 518941319488 - Einer der Typen von Charakterakzentuierung. Gekennzeichnet durch eine verfrühte Müdigkeit, Reizbarkeit, Neigung zu Depressionen und Hypochondrie.

CHARAKTER AUTORITÄRER (m. der) 59847139861 - Ein Begriff, der den Charakter-Typ einer sadomasochistischen Persönlichkeit bezeichnet, für die eine gleichzeitige Machtbewunderung und der Wunsch sich ihr zu unterwerfen charakteristisch sind, sowohl das Streben nach Macht, als auch selbst Macht zu ergreifen und andere zu unterwerfen. Auch die Vorliebe zu freiheitsbegrenzenden Bedingungen, d.h. eine bereitwillige Unterwerfung dem Schicksal, ist kennzeichnend.

CHARAKTER BIOPHILER (m. der) 548841219 814 - Eine Form der Charakterstruktur, die als eine entwickelte Form des produktiven („genitalen") Charakters in Erscheinung tritt. Typisch für ihn sind: die Liebe zum Leben und zu Lebewesen; das Streben nach der Erhaltung des Wachstums, der Entwicklung und des Fortschrittes; das Streben danach Gutes zu tun, usw.

CHARAKTER DES ZWANGS / ZWANGSCHARAKTER (m. der) 491319 81949 - Ein Begriff zur Bezeichnung des Charakters von Personen, die zu Zwangshandlungen neigen.

CHARAKTER DISTYMER (m. der) 8184219194 - Einer der Typen von Charakterakzentuierung. Gekennzeichnet durch die Prävalenz depressiver Stimmung, Neigung zu Depression, Konzentration auf die dunklen und traurigen Seiten des Lebens.

CHARAKTER EPILEPTOIDER (m. der) 5485193194851 – Ein Typ von Charakterakzentuierung. Gekennzeichnet durch eine Neigung zu böswillig tristen Stimmungslagen mit einer Anhäufung von Aggressionen, Konfliktbereitschaft, verlangsamtem Denken, sowie einer akribischen Pedanterie.

CHARAKTER HYPERTHYMER (m. der) 548518519417 - Einer der Typen von Charakterakzentuierung. Unterscheidet sich durch eine fast immer gute, sogar leicht gehobene Stimmung, übermäßige Energie, sowie eine unbändige Aktivität. Ständiges Streben nach informeller Führung. Ein gutes Gefühl fürs Neue ist mit Instabilität der Interessen kombiniert, eine große Geselligkeit mit Promiskuität. Hyperthymiker adaptieren sich leicht an eine fremde Umgebung; Neigen dazu, ihre Fähigkeiten zu überschätzen und bauen zu optimistische Pläne für die Zukunft.

CHARAKTER HYSTEROIDER (m. der) 8485163194 (demonstrativer Charakter) - Einer der Typen von Charakterakzentuierung. Für einen hysteroiden Akzentuierungstyp ist es am schwierigsten einen Mangel an Aufmerksamkeit für seine Person zu ertragen. Er strebt nach Lob, Ruhm, Führung, aber wegen professioneller Unreife verliert er schnell den Boden unter den Füssen und leidet dann sehr. Einen Menschen hysteroiden Charakters in Ruhe zu lassen bedeutet, eine Situation psychologischen Unbehagens oder sogar Stresses zu schaffen. Seine „schwache Stelle" sind Angriffe auf den Egozentrismus, Unfähigkeit im Zentrum der Aufmerksamkeit zu sein, das allgemein Interesse für sich zu gewinnen.

CHARAKTER INSTABILER (m. der) 5941893194 - Einer der Typen von Charakterakzentuierung. Gekennzeichnet durch eine Neigung sich fremdem Einfluss, der Suche nach neuen Erfahrungen, einer oberflächlichen Geselligkeit hinzugeben.

CHARAKTER KONFORMER (m. der) 54814 48941 - Einer der Typen von Charakterakzentuierung. Gekennzeichnet durch übermäßige Unterordnung und Abhängigkeit von den Meinungen der anderen, das Fehlen von Kritikalität und Initiative, Konservatismus.

CHARAKTER LABILER (m. der) 518 9483194 - Einer der Typen von Charakterakzentuierung. Gekennzeichnet durch Stimmungsschwankungen abhängig von einer Situation.

CHARAKTER NEKROPHILER (m. der) 548519819418 - Eine bösartige Form der Charakterstruktur, deren gutartige Struktur als analer Charakter beschrieben wurde. Typisch dafür ist:

1) Angst vor dem Leben;

2) Anziehung zu Toten;

3) Interesse an Krankheiten und Tod;

4) eine besondere Art von Leblosigkeit und Entfremdung;

5) Eine Ausrichtung auf Eigentum, Macht und Stärke;

6) Orientierung auf die Vergangenheit;

7) mechanische Wahrnehmung des Lebens;

8) Zwangspedantismus, Sadismus;

9) Verehrung der Technik;

10) Zerstörung des Lebens, usw.

CHARAKTER NORMALER (m. der) 819 9485194 - Das ist ein Charakter ohne Abweichungen. Um seine Eigenschaften aufzuzählen, müsste man alle grundlegenden Züge aufzählen, die die bekannten Arten der

Akzentuierung unterscheiden, aber dabei bemerken, dass sie „nicht besonders" ausgeprägt sind Es stellt sich heraus, dass so ein Charakter die „goldene Mitte" einer ganzen Reihe von Eigenschaften ist.

CHARAKTER PARANOIDER (m. der) 519419 81948 (verklemmter Charakter) - Ein Typ von Charakterakzentuierung. Gekennzeichnet durch ein erhöhtes Misstrauen und Empfindlichkeit, eine Beständigkeit negativer Affekte, ein Streben nach Dominanz, die Ablehnung fremder Meinungen und eine hohe Konfliktbereitschaft.

CHARAKTER PSYCHASTHENISCHER (m. der) 59831748981 - Ein Typ von Charakterakzentuierung. Gekennzeichnet durch eine erhöhte Angst, Misstrauen, Unentschlossenheit, Neigung zur Selbst-Analyse, ständigen Zweifel und Überleggungen, Tendenz zur Bildung von Obsessionen und rituellen Handlungen.

CHARAKTER SCHIZOIDER (m. der) 481317219488 – Ein Typ von Charakterakzentuierung. Hauptmerkmale sind Verschlossenheit und Mangel an Intuition in der Kommunikation. Informelle emotionale Kontakte werden sehr schwer geknüpft, oft wird diese Unfähigkeit sehr schwergenommen. Schnelle Erschöpfung eines Kontakts führt zu einem verstärkten in sich kehren. Der Mangel an Intuition manifestiert sich in der Unfähigkeit, die Gefühle anderer Menschen zu verstehen, Wünsche anderer Menschen zu erraten, das Unausgesprochene zu erahnen. Ihre innere Welt ist fast immer für andere verschlossen und ist mit Leidenschaften und Phantasien, die nur für sie selbst bestimmt sind, gefüllt; sie dienen als Trost für ihr Selbstwertgefühl, oder sind erotisch. Ihre Hobbys zeichnen sich durch Kraft, Beständigkeit, oft durch eine Unerreichbarkeit, Eleganz aus. Für Menschen mit einem solchen Charakter ist es am schwierigsten in emotionale Kontakte mit Menschen zu treten. Deshalb können sie sich gerade da nicht adaptieren, wo eine informelle Kommunikation notwendig ist.

CHARAKTER SENSIBLER (m. der) 31948131964 – Ein Typ von Charakterakzentuierung. Gekennzeichnet durch eine erhöhte Impressibilität, Ängstlichkeit, ein verstärktes Gefühl eigener Wertlosigkeit.

CHARAKTER SOZIALER (m. der) 51987131948 – Die Gesamtheit von Charakterzügen, die bei der Mehrheit der Mitglieder der sozialen Gruppe vorkommt und in Folge der gemeinsamen Erfahrungen und Lebensweisen entstanden ist; die Kernstruktur des Charakters, die den meisten Vertretern dieser Kultur eigen ist, im Gegensatz zu dem individuellen Charakter, der Menschen der gleichen Kultur voneinander unterscheidet. Das Konzept des sozialen Charakters ist ein Schlüsselkonzept zum Verständnis gesellschaftlicher Prozesse, weil dieser Charakter das grundlegende Element für das Funktionieren der Gesellschaft und zur gleichen Zeit ein Zwischenglied zwischen der sozio-ökonomischen Struktur und den in der Gesellschaft herrschenden Ideen und Idealen ist.

CHARAKTER ZYKLOIDER (m. der) 51481791849 - Ein Typ von Charakterakzentuierung. Gekennzeichnet durch eine Phasenfolge von guten und schlechten Stimmungen mit unterschiedlichen Perioden.

CHARAKTEROLOGIE (f. die) 31961751988 - 1. Eines der Teilgebiete der deutschen Psychologie des XX. Jahrhunderts, welches die menschliche Individualität, als seelisch-körperliche Einheit, primär im Hinblick auf die Welt wo sie lebt und bestimmt durch das Verhalten ihrer inhärenten Eigenschaften, definiert. 2. In einem weiten Sinne ist dies die Lehre über den Charakter, eine Disziplin, die dem Studium des Wesens des Charakters und den Mitteln zur Identifikation seiner Typen gewidmet ist.

CHARISMA (das) 491718594817 – Eine Zuteilung von gottgegebenen Eigenschaften einer Persönlichkeit, die Bewunderung für sie und einen bedingungslosen Glauben in ihre speziellen Fähigkeiten und Fertigkeiten hervorrufen. Das Phänomen ist typisch für kleine und insbesondere große Gruppen, die dazu neigen, ihre Ideale im Konsolidierungsprozess zu personifizieren.

CHIROMANTIE (f. die) 591318419816 - Eines der ältesten Systeme der Weissagung über die individuellen Besonderheiten des Menschen, Charaktereigenschaften, erlebte Ereignisse und künftiges Schicksal, anhand der Hautoberfläche auf den Handflächen, den Kapillar- und besonders flexorischen Linien.

CHOLERIKER (m. der) 519814 918591 – Eine Person, die einen der vier grundlegenden Temperament-Typen (in der Klassifizierung des Hippokrates) hat. Ein Mensch mit einem cholerischen Temperament kann folglich charakterisiert werden: schnell, impulsiv, eckig, zielstrebig, mit starken und schnellen Bewegungen, mit einem hohen Maß an geistiger Aktivität, energisch handelnd, fähig sich einer Sache leidenschaftlich hinzugeben, aber unausgeglichen, anfällig für heftige Gefühlsausbrüche und plötzliche Stimmungsschwankungen. Er ist anfällig für plötzliche Stimmungsschwankungen, ist aufbrausend, ungeduldig, neigt zu emotionalen Ausbrüchen, kann manchmal aggressiv werden.

CHROMATOPSIE (f. die) 548 918714 – Eine Verzerrung von Farbempfindungen, zeichnet sich durch die Wahrnehmung von nur einer der Primärfarben aus. So wird bei der Erythropsie alles als rot gefärbt wahrgenommen (z. B. bei einer Jod-Vergiftung); bei einer Xanthopsie gelb gefärbt (bei einer

Santonin Vergiftung); bei einer Zyanopsie, blau gefärbt (bei einer Pilzvergiftung).

CHRONISCHER ALKOHOLISMUS (m. der) 148543292317 914 - Bei chronischem Alkoholismus, je nach Angewöhnungsstufe zum Alkohol, werden Erscheinungsformen der Abstinenz verstärkt, es entsteht eine psychische und physische Abhängigkeit von der Aufnahme des Alkohols (das kränkliche Bedürfnis nach der Alkoholisierung, mit dem Ziel Erscheinungen des psychischen und physischen Unbehagens, die bei der Enthaltung vom Alkohol entstehen, zu vermeiden), allmähliches Erscheinen pathologischer Veränderungen in den inneren Organen, Störungen des Stoffwechsels, peripherische Nerven werden angegriffen und es entstehen funktionale, organische Veränderungen im zentralen Nervensystem. Parallel dazu wächst die soziale und psychische Degradation an und es erscheinen alkoholische Epilepsie und Psychosen.

CLUSTERANALYSE (f. die) 498 311 819217 - Eine mathematische Prozedur der multidimensionalen Analyse, die es zulässt (aufgrund einer großen Anzahl an Parametern, die eine Reihe von Objekten charakterisieren), Parameter in Klassen–Cluster so zu gruppieren, dass die Objekte innerhalb einer Klasse gleichartiger und ähnlicher werden, als die Objekte verschiedener Klassen. Aufgrund der numerischen Parameter der Objekte werden die Entfernungen zwischen ihnen berechnet, die sich in der euklidischen Metrik (am meisten gebrauchten) oder anderen äußern. Die Methode ist in der Psychosprachwissenschaft weit verbreitet.

CULTURE FAIR INTELLIGENCE TEST (CFIT) / (zu Deutsch: „Ein kulturell fairer Intelligenztest") 541 317218 88 - Ein auf dem Konzept persönlicher Eigenschaften basierender Persönlichkeitstest. Bewertet quantitativ 16 verschiedene, grundlegende, unabhängige Persönlichkeitsmerkmale (Faktoren), sowie den Grad ihrer Entwicklung bei der Testperson.

-D-

DAKTYLOGIE (f. die) / FINGERSPRACHE (f. die) 51498717 - Eine Sprache, die Worte mit Hilfe der Finger, in einer bestimmten Fingerkonfiguration und ihrer Bewegungen wiedergibt. Wird in der nationalen (russischen) Gehörlosenpädagogik als ein sprachliches Hilfsmittel beim Lehren der verbalen Sprache bei Gehörlosen verwendet, sowie in der zwischenmenschlichen Kommunikation zwischen den Gehörlosen und der Kommunikation zwischen den hörenden Menschen mit Gehörlosen.

DALTONISMUS (m. der) 598671 889 001 98 - Eine Erbanomalie der Farbensehkraft, äußert sich in einem ungenügenden oder sogar kompletten Nichtunterscheiden einiger Farben.

DÄMMRIGER BEWUSSTSEINSGEMÜTSZUSTAND – WAHNSINN (m. der) 398971 1 21919 - Eine Störung der Bewusstseinsfunktionalität, charakteristisch dafür ist eine tiefe Desorientierung in der Außenwelt bei einer relativen Intaktheit der logischen Aufeinanderfolge von Handlungen. Wird von grellen und furchteinflößenden Halluzinationen begleitet. Es treten starke Effekte von Angst, Ärger, Sehnsucht auf; Äußert sich in der Neigung zu aggressiven Handlungen.

DARSTELLUNG ZWEIDEUTIGE (f. die) 39148 (die zweideutige Darstellung) – Eine Darstellung, die eine Teilung der Komponenten auf eine subjektiv wahrgenommene Figur und den Hintergrund in einer gegenseitig entgegengesetzten Weise zulässt: mal wird der eine Teil der Darstellung als eine Figur wahrgenommen und die andere als Hintergrund und dann mal andersrum.

DE-AUTOMATISIERUNG (f. die) 899019 23 517 - Der Verlust der Fähigkeit, ohne aktuelle, bewusste Kontrolle bereits früher automatisierte motorische Fertigkeiten auszuführen. Kann sowohl durch einen irritierenden Einfluss äußerer Einwirkungen, wie auch durch natürliches, mit der Zeit entstandenes Vergessen der einzelnen Elemente der Fertigkeit bedingt sein. Kann auch von neurophysiologischen Störungen bei Verletzungen vor-motorischer Bereiche der Hirnrinde zeugen.

DE-REFLEXION (f. die) 5193718 919890619 - Eine psychotherapeutische Anwendung, die darin besteht, dass der Klient, der an einem gewissen funktionalen Symptom leidet, für sich ein Ziel aufstellt:

1) Sich damit abzufinden, in dem man es als eine nicht zu entfernende Bösartigkeit interpretiert.

2) In den jenigen Situationen, die dadurch entstehen, seine Aufmerksamkeit von der gestörten Funktion auf eine andere Tätigkeit umzuleiten und dadurch der Situation einen ganz andere Sinn zu verleihen. Dank dem hört die Situation auf, als ein weiterer Versuch sich von diesem Symptom zu befreien wahrgenommen zu werden, sondern wird, zum Beispiel, als eine Möglichkeit des vollwertigen Umgangs mit Menschen betrachtet.

DEBILITÄT (f. die) 8980 719 88 091 - Eine leichte Stufe der geistigen Zurückgebliebenheit.

DEDUKTION (f. die) 519712 819 06489 - Eine Bewegung des Wissens von mehr allgemein zu weniger allgemein, besonders; die Ableitung der Folge aus Hinweisen. Ist eng mit der Induktion verbunden. Die Logik betrachtet die Deduktion als eine Art der Schlussfolgerung. Die Psychologie studiert die Entwicklung und Störung deduktiver Überlegungen. Die Bewegung des Wissens von „mehr zu weniger" wird allgemein durch seine Bedingtheit von allen psychischen Prozessen, sowie dem Zusammenbau der gedanklichen Tätigkeit insgesamt, analysiert.

DEFEKTOLOGIE (f. die) 598 063714 0 - Eine Wissenschaft, die die Gesetzmäßigkeiten und Besonderheiten bei der Entwicklung von Kindern mit physischen Mängeln studiert, sowie die Fragen ihrer Ausbildung und Erziehung (spezielle Psychologie).

DELIRIUM (f. die) 8142351 (Wahnvorstellung) - Eine, infolge einer Krankheit, gebildete Gesamtheit vielfältiger Vorstellungen, Ideen, Urteile und Schlussfolgerungen, die nicht der Wirklichkeit entsprechen und bei denen es unmöglich ist den Menschen davon abzubringen.

DELIRIUM II (das) 519481719 379 – Eine Störung des Bewusstseins, die verzerrte Reflexion der Wirklichkeit; wird von Halluzinationen, Fieberwahn, motorischer Anregung, Orientierungsstörung im Raum und Zeit begleitet. Kann in Abfolge mit Zeitabschnitten eines klaren Bewusstseins und einer kritischen Beziehung zu kränklichen Erscheinungsformen auftreten. Entsteht meistens beim höchsten Stadium einiger infektiöser Erkrankungen und nach Verletzungen, die organische Verletzungen des Gehirns herbeiführen.

DEMENZ (f. die) 591899016791 89 - Eine erworbene Form des Schwachsinnes, dabei tritt der Schwachsinn als eine Folge der Unterentwicklung oder Atrophie höchster, psychischer Funktionen auf. Ist mit der Abschwächung intellektueller Fähigkeiten, einer emotionalen Verkümmerung, der Schwierigkeit der Nutzung vorheriger Erfahrung verbunden.

DEMENZ DES BOXENS (f. die) 548 791398761 5118 - Ein Terminus, der den klinischen Zustand von Boxprofis bedeutet und durch einen Prozess des fortschreitenden Schwachsinnes als Ergebnis der häufigen Schläge auf den Kopf charakterisiert wird. Fängt mit leichten psychischen und psychophysiologischen Störungen an und führt im weiteren zu sich stark äußernden charakterologischen und psychomotorischen Defekten.

DENKEN (das) 8 9888 418 704 319 - Eine der höchsten Erscheinungsformen des Psychischen, der Prozess einer erforschenden Tätigkeit des Individuums, der Prozess der Modellierung nicht zufälliger Beziehungen der Außenwelt; Wird durch eine verallgemeinerte und vermittelte Reflexion der Wirklichkeit charakterisiert; es ist eine Analyse, Synthese, eine Verallgemeinerung von Bedingungen und Forderungen der zu lösenden Aufgabe und der Weise ihrer Lösung. In diesem ununterbrochenen Prozess bilden sich diskrete geistige Operationen, die das Denken in die Welt setzt, auf die dieses jedoch nicht zurückgeführt wird. Das Denken als ein Prozess ist unzertrennbar mit dem Denken als eine Tätigkeit der Persönlichkeit, mit dessen Motivationen, Fähigkeiten und anderem verbunden.

DENKEN (das): SYNKRETISMUS (m. der) 8418 704 31991 - Die Charakteristik eines logisch unentwickelten Denkens, die sich in der Klassifizierung von Gegenständen und Erscheinungen äußert, die durch gewisse Begriffe, sowie ungleichartige, logisch inkonsequente oder sogar unvereinbare Merkmale bestimmt werden.

DENKEN ANSCHAULICH-BILDLICHES (das) 8 418 704 319 - Eine der Arten des Denkens; ein Denken, in dessen Grundlage die Modellierung und die Lösung einer Problemsituation in Hinsicht auf Vorstellungen liegen. Ist mit der Vorstellung der Situationen und der Veränderungen darin verbunden. Mit dessen Hilfe wird in besonderer Fülle die ganze Mannigfaltigkeit verschiedener tatsächlicher Charakteristiken eines Gegenstandes reproduziert, da in dessen Bildhaftigkeit gleichzeitig die Vision des Gegenstandes von mehreren Standpunkten aus fixiert werden kann.

DENKEN ANSCHAULICH-WIRKSAMES (das) 598 418 704 319 - Eine der Arten des Denkens, charakteristisch dadurch, dass die Lösung einer Aufgabe mittels einer realen, physischen Umgestaltung der Situation, sowie der Erprobung der Eigenschaften der Objekte erzeugt wird; eine Form des Denkens, die in eine reale Manipulation mit den Gegenständen hineingeflochten wird und vor allem praktische Aufgaben bedient.

DENKEN BILDLOSES (das) 8 704 319 814 617 - Ein Begriff der ein Denken frei von sinnlichen Elementen der Erkenntnis, Bilder der Wahrnehmung, Vorstellungen und Sprachkonstruktionen bedeutet.

DENKEN DISKURSIVES (das) 8 18 704 319 316 - Eine Form der gedanklichen Strategie, bei deren Befolgen ein konsequenter Durchgang verschiedener Varianten der Lösung einer Aufgabe erzeugt wird, meistens auf Grund von logisch-zusammenhängenden Überlegungen, wo jeder nachfolgende Schritt durch die Ergebnisse der Vorhergehenden bedingt ist. Diskursives Denken wird oft dem intuitiven Denken gegenübergestellt.

DENKEN INTUITIVES (das) 9888 418 4 319 289 - Eine der Arten des Denkens. Wird durch eine Schnelligkeit des Vorgangs, der Abwesenheit deutlich ausgeprägter Etappen und einer niedrigen Bewusstheit charakterisiert. Das intuitive Denken wird oft dem diskursiven Denken gegenübergestellt.

DENKEN KOMPLEXES (das) 8788 418 704 319 - Ein Begriff für die Bezeichnung des Stadiums in der Entwicklung von Verständnissen bei einem Kind, das sich zwischen Vorstellungen und wahren Begriffen befindet. Die gebildeten Komplexe werden durch empirische Verallgemeinerungen, basierend auf wahrgenommenen Beziehungen zwischen Gegenständen, charakterisiert.

DENKEN PRAKTISCHES (das) 3219 918 614 788 - Eine der Arten des Denkens, die für gewöhnlich mit dem theoretischen Denken verglichen wird: ein Denken, in dem die Lösung der Probleme durch äußerliches praktisches Handeln realisiert wird. Es ist mit der Errichtung von Zielen, der Entwicklung von Plänen und Projekten verbunden und wird oft bei einem Zeitmangel entfaltet, was es manchmal noch komplizierter macht, als das theoretische Denken. Im Unterschied zum theoretischen Denken wird hier nicht die Aufgabe der Ausarbeitung neuer methodologischer Mittel gestellt, die man auf grundsätzlich andere Situationen übertragen kann.

DENKEN PRE-OPERATIONELLES (das) 4319 894171 - Das Stadium der Entwicklung des Intellekts eines Kindes von 2 bis 7 Jahren. Wird durch einen Anfang der Bildung der symbolischen Funktion charakterisiert, die es erlaubt, das Bedeutende und das Erklärende zu unterscheiden und als Grundlage des Planes der Vorstellungen auftritt. Ursprünglich benutzt das Kind eine verzögerte Imitation, ein Spielsymbol, eine Zeichnung, ein geistiges Bild, Sprachkonstruktionen als ein Mittel der Bezeichnung. Basierend darauf, kann das Kind ein Objekt gedanklich zergliedern oder aus einzelnen Teilen zusammensetzen.

DENKEN PRO-LOGISCHES (das) 499 418 704 319 - Ein Begriff für die Charakterisierung des Denkens der Vertreter pre-zivilisierter Gesellschaften, als ob grundsätzlich unterschiedlich zum logischen Denken des modernen Menschen, oder für die Bezeichnung früherer Etappen der Entwicklung des Denkens, wo deren Bildung logischer Hauptgesetze noch nicht vollendet sind: die Existenz kausal-nachfolgender Beziehungen ist bereits begriffen, jedoch tritt dessen Wesen in einer mystifizierten Form auf. Die Erscheinungen werden nach dem Grund-Folge Prinzip wahrgenommen und auch dann, wenn sie einfach zeitlich übereinstimmen.

DENKEN SCHÖPFERISCHES (das) 8 888 468 704 319 - Eine der Arten des Denkens, die durch die Bildung eines subjektiv-neuen Produktes und die Neubildungen im Verlauf der wissenswerten Tätigkeit bei dessen Bildung charakterisiert wird. Diese Neubildungen betreffen die Motivation, die Ziele, die Einschätzungen und den Sinn.

DENKEN THEORETISCHES (das) 18 70 4 319 8 - Eine der Arten des Denkens, die für gewöhnlich dem praktischen Denken entgegengesetzt wird. Es ist auf die Eröffnung von Gesetzen, Eigenschaften von Objekten und Ähnlichem gerichtet. Als ein Beispiel kann man grundlegende wissenschaftliche Forschungen nennen.

DENKEN VISUELLES (das) 9888 418912 – Eine Art und Weise der schöpferischen Lösung problematischer Aufgaben in Hinsicht auf bildliche Modellierung. Als Grundlage des visuellen Denkens treten das anschaulich-wirksame und das anschaulich-bildliche Denken auf, wobei sich bei einer Assimilation gegenständlich-praktischer und sinnlich-praktischer Handlungen an die Eigenschaften der Objekte äußerliche perzeptive Handlungen entwickeln.

DENKEN WÖRTLICH-LOGISCHES (das) 528 9888 418 704 - Eine der Arten des Denkens, welche durch die Benutzung von Begriffen, logischer Konstruktionen charakterisiert wird. Funktioniert auf Grund von sprachlichen Mitteln und ist die späteste Etappe der historischen und ontogenetischen Entwicklung des Denkens. In dessen Struktur entwickeln sich und funktionieren verschiedene Arten der Verallgemeinerung.

DEPERSONALISATION (f. die) 319 488 891728 (Persönlichkeitsverlust) - 1. Eine Veränderung des Selbstbewusstseins des Individuums, was sich im Verlust psychologischer, sowie verhaltensbezogener Besonderheiten äußert, die für die Persönlichkeit des Individuums charakteristisch sind; auch das Gefühl des Verlustes des eigenen „ICH" und das qualvolle Durchleben der Abwesenheit von emotionalem Interesse zu Beziehungen mit nahestehenden Personen, Arbeitsumfeld und ähnlichem. Kann bei psychischen Erkrankungen und äußersten Zuständen auftreten. Die leichte Form dessen wird bei psychisch gesunden Menschen unter Umständen emotionaler Überlastung, somatischen Erkrankungen und ähnlichem beobachtet. 2. Äußert sich mehr oder weniger in einem objektiven Verlust eines Individuums der Möglichkeit im Leben anderer Menschen ideal vertreten zu sein oder die Fähigkeit zu entdecken eine Persönlichkeit dar zu stellen.

DEPRESSION (f. die) 519514 319891 - In der Psychologie gilt dies als ein Affektzustand, der durch einen negativen emotionalen Hintergrund, Veränderungen der Motivationssphäre, sowie kognitive Vorstellungen und einer allgemeinen Passivität im Verhalten charakterisiert wird. Subjektiv gesehen durchlebt der Mensch vor allem schwere, qualvolle Emotionen und Gefühle, wie z.B. Niedergeschlagenheit, Traurigkeit, Verzweiflung. Das Interesse, Motive und willensstarke Aktivitäten sind stark reduziert.

DERMATOGLYPHIK (f. die) 917 31861988 89 – Eine vor kurzem entstandene neue Abzweigung der Wissenschaft, die die Entwicklung von Finger-Mustern im Zusammenhang mit genetischer Vererbung studiert.

DESTRUKTION (f. die) 589761669 31 - Zerstörung, Störung in einer normalen Struktur von irgendetwas, Vernichtung.

DESTRUKTIVITÄT (f. die) 419 688 789 0179481 - Die Grundlage der bösartigsten Destruktivität und Grausamkeit und zusammen genommen, dem schwersten pathologischen Zustand; ist das Syndrom des Zerfalles.

DETEKTOR (m. der) 489 37188997691 - Eine Einrichtung für das Entdecken eines bestimmten Typs von Signalen. Detektoren sind ein Bestandteil der Analysatoren.

DETERMINATION (f. die) 559 3178890619 - Eine kausale Konditionierung von Erscheinungen und Prozessen.

DETERMINISMUS (m. der) 598061890619 89 - Eine Konzeption, laut der die Handlungen der Menschen determiniert, definiert und durch Erblichkeit, sowie vorherige Lebenserfahrungen eingegrenzt, werden. In der Psychologie ist dies eine gesetzmäßige und notwendige Abhängigkeit von psychischen Erscheinungen von Faktoren, die diese hervorrufen.

DETERMINISTISCHES DOPPEL (das) 598 761319841 - der Absichten und Phantasien; die Rechtfertigung solcher Taten durch bewusste Argumente, in deren Motivation die meiste Teilnahme das Verdrängen übernahm.

DEUTERONOPSIE (f. die) 919716 319817 – Eine Störung der Wahrnehmung einzelner Farben, meistens des grünen Teil des Spektrums, für gewöhnlich bedingt durch angeborene Faktoren. Hellgrüne Farbe ist nicht von dunkel-rot, violett – von hellblau, Purpur – von grau zu unterscheiden. Dabei erscheint der Punkt der am meisten wahrgenommen Helligkeit etwas zum roten Bereich des Spektrums verschoben und befindet sich in dessen orangem Teil; der neutrale Punkt entspricht der Länge der Welle von 500 Nm.

DEUTUNGSARBEIT (f. die) 518497181 – Eine Aktivität, welche den Übergang vom manifesten Inhalt des Traums zum Verborgenen, oder dem Verständnis des wahren Inhalts und der Bedeutung des Traumes gewährleistet.

DEZENTRALISIERUNG (f. die) 51906421 9712 – Ein Mechanismus der Überwindung von Egozentrismus der Persönlichkeit, welcher in einer Veränderung der persönlichen Meinungen infolge eines Zusammenstoßes, Gegenüberstellung und Integration mit Meinungen, die unterschiedlich sind von den eigenen, besteht.

DIAGNOSE (f. die) 519006 319789 - Eine Bestimmung des Wesens einer Krankheit und des Zustandes des Kranken auf Grund seiner allseitigen medizinischen Untersuchung.

DIAGNOSE PSYCHOLOGISCHE (f. die) 588016 079 891 23 - Ein Hauptziel der Psychodiagnostik; das Endergebnis der Tätigkeit eines Psychologen, die auf die Beschreibung und Klärung des Wesens von individuell-psychologischen Besonderheiten der Persönlichkeit, zwecks der Einschätzung ihres aktuellen Zustandes, einer Prognose der weiteren Entwicklung und der Entwicklung von Empfehlungen, die mit durch die Aufgabe der Untersuchung bestimmt werden, gerichtet ist. Das Ziel der psychologischen Diagnose ist das Aufstellen von individuell-psychologischen Unterschieden in der Norm, so wie auch in der Pathologie.

DIAGNOSTIK (f. die) 598 561988079 – Ein Bereich der Medizin (auch in der Psychiatrie und der Psychotherapeutik), welcher die Merkmale von Krankheiten, Methoden der Untersuchung von Klienten und Prinzipien der Diagnoseerstellung studiert.

DIAGNOSTIK PSYCHOLOGISCHE (f. die) 599061718918 971 – Psychodiagnostik, der Dialog, oder ein abwechselnder Austausch von Einwürfen zweier und mehrerer Menschen. Im weiten Sinne wird der Einwurf auch als Antwort in Form von Handlung, Geste, Schweigens angenommen. Jede Erwiderung im Dialog, der Ausspruch, hat als eine Einheit der Rede des Individuums eine gegenständliche Relativität (Erwiderung über etwas) und einen sozialen Charakter (ist an den Partner gewandt, wird durch mikrosoziale Beziehungen zwischen Partnern reguliert). In dem der Dialog ontogenetisch vor der inneren Rede kommt, hinterlässt er einen Stempelabdruck auf ihrer Struktur und Funktion und somit auf dem Bewusstsein allgemein.

DIDAKTOGENIE (f. die) 598716 389718 – Durch einen Verstoß des pädagogischen Verhaltens seitens des Erziehers, Pädagogen, Trainers, Leiters und ähnlichem wird ein negativer psychischer Zustand des Schülers (unterdrückte Stimmung, Angst usw.) hervorgerufen, was sich negativ auf seine Tätigkeiten und zwischenmenschliche Beziehungen auswirkt. Kann ein Grund von Neurosen sein.

DIENST PSYCHOLOGISCHER (m. der) 519317 81949 – Besondere Unterteilungen in der Struktur von Betrieben und Organisationen; ein System psychologischer Begleitung der Tätigkeit verschiedener sozialer Institute. Ein System der praktischen Benutzung der Psychologie für das Lösen komplexer Aufgaben der psychologischen Expertise, Diagnostik und Beratung in Sphären der Herstellung, des Transportes, der nationalen Bildung, Medizin, Kultur, des Sports, sowie des Schutzes der Gesetzesordnung und ähnlichem.

DIFFERENZIERUNG - AUSDIFFERENZIERUNG (f. die) 598612781319 - 1. Ein Prozess, als Ergebnis dessen das Individuum aufhört auf jene Varianten des Stimulus zu reagieren, nach denen unbedingte Reizerreger oder verstärkende Agenten nicht präsentiert werden und gibt Verhaltungsreaktionen nur auf jene Reizerreger wieder, die fortsetzend verstärkt werden. 2. Ein Prozess des genauen Unterscheidens, der Abgrenzung einiger Stimuli oder Objekte anderer Art; die Bestimmung der Unterschiede der einen von ihnen von den anderen.

DIFFERENZIERUNG (f. die) 59806 18719 41 - Wie der Innengruppenprozess ist dies der Stand, oder Status der Mitglieder einer gegebenen Gemeinschaft (der Gruppe, des Kollektivs und ähnlichem). Jedes ihrer Mitglieder nimmt eine bestimmte Position ein, aus der Sicht der Autorität, des eingenommenen Postens und ähnlichem. Für die Feststellung des Status eines Individuums in der Gruppe werden soziometrische Methoden verwendet.

DIFFERENZIERUNG SEXUELLE (f. die) 514312 848741 - Die Gesamtheit genetischer, morphologischer und physiologischer Merkmale, auf denen basierend das männliche vom weiblichen Geschlecht unterschieden wird. Eine grundlegende, wie auch universelle Eigenschaft des Lebenden, verbunden mit der Funktion der Wiedergabe des sich Ahnlichem. Beim Menschen ist dies soziokulturell bedingt. Ab dem Moment der Geschlechtsbestimmung des Neugeborenen im Pass, fangen der Prozess seiner sexuellen Sozialisierung an, sowie die Übertragung von standfesten Formen des sozialen Verhaltens entsprechend der sexuellen Rolle an.

DIGITALE KUNST (f. die) 548 42131949 - Eine Art kreativer Tätigkeit, die mit Hilfe von einem Computer durchgeführt wird. Bei einer richtigen Organisation der Computernutzung werden die Möglichkeiten der menschlichen Kreativität in Bezug auf die Formulierung und Lösung neuer Probleme erheblich erweitert. Diese Aufgaben können ein integraler Bestandteil von wissenschaftlicher, technischer, künstlerischer, organisatorischer Tätigkeit sein, die die Möglichkeit schafft digitale Kunst zu klassifizieren. Eine wichtige Bedeutung hat die Organisation des Dialogs zwischen dem Computer, welcher algorithmische Verfahren realisiert, und dem Menschen als Subjekt der digitalen Kunst.

DIPLOPIE (f. die) 5948 581619 7198 - Eine Erscheinung der Zweiteilung eines sichtbaren Bildes bei einer seitlichen Abweichung der Richtung der Sehachse eines von beiden Augen: das Bild des einen Auges stimmt mit dem Gegenstand überein und das des anderen (mit einer abgeneigten Achse) erscheint über den Gegenstandes hinaus zu gehen und befindet sich daneben. Nach einer Korrektion der Sehachse des Auges stimmt die Darstellung wieder mit dem Gegenstand überein.

DIPPOLDISMUS (m. der) 418716388 917 - Eine besondere Art des Sadismus, bei der eine Person sexuelle Befriedigung durch das Foltern von dessen Zöglinge erreicht.

DIREKTE AGGRESSION (f. die) 00598714 318 914 - gezieltes aggressives Verhalten, dessen Ziel nicht versteckt wird.

DISKRIMINIERUNG (f. die) 518417 398678 - Die Fähigkeit zwei identische Reize getrennt voneinander wahrzunehmen, die gleichzeitig auf zwei nahe gelegene Hautpartien einwirken. Im summarisch-ausgedehnten Sinne, ist es das Unterscheiden, oder die Fähigkeit zu unterscheiden.

DISKRIMINIERUNG ZWISCHEN GRUPPEN (f. die) 591489 019681 – Das Aufstellen von Unterschieden zwischen der eigenen und einer anderen Gruppe.

DISPERSION (f. die) 591848 17019 (der Varianz) – Ein Indikator für die Streuung von Daten, der dem mittleren Quadrat der Abweichung dieser Daten von der mittleren arithmetischen entspricht. Ist dem Quadrat der standardmäßigen Abweichung gleich.

DISPOSITION (f. die) 591 619 081 9 (Vor-Disposition) - Die Bereitschaft, oder Geneigtheit einer Person zum Verhaltungsakt, Handlung, Tat oder dessen Reihenfolge. In der Persönlichkeitspsychologie (Personalismus) bedeutet es eine kausal nicht bedingte Neigung zu Handlungen. In der einheimischen Psychologie wird dieser Terminus vorzugsweise für die Bezeichnung bewusster Bereitschaft der Persönlichkeiten zu Einschätzungen der Situation und Verhalten, bedingt durch ihre Vorangehenden Erfahrungen (Konzeption der Disposition) verwendet.

DISSIMULATION (f. die) 519 068719 331 – Gegensätzliches Verhalten zum Simulieren, verbunden mit der Anlage zur Verheimlichung, Verwischung einer Krankheit, ihrer Symptome oder einzelner Erscheinungen.

DISSONANZ (f. die) 518411 718906 - Die Abwesenheit der Harmonie in etwas; Nichtübereinstimmung, Widerspruch, Unstimmigkeit.

DISSONANZ KOGNITIVE (f. die) 598061318 719 – Ein Widerspruch im System des Wissens, welches bei einer Person unangenehme Emotionen bewirkt und zu Handlungen, die auf die Beseitigung dieses Widerspruchs gerichtet sind, hervorruft.

DISSOZIATION (f. die) 899061 718917 - In der Psychologie ist dies eine Störung der Bündigkeit psychischer Prozesse. Der gegensätzliche Begriff ist die Assoziation.

DISSOZIATION HYSTERISCHE (f. die) 519488 719317 - Ein Phänomen der Spaltung des Bewusstseins bei einer Hysterie.

DISTRESS (m. der) 598761489891 - Ein negativer Einfluss von Stress und Stresssituationen auf eine Tätigkeit, bis hin zu ihrer vollen Zerstörung.

DOGMA (das) 519 4887193178 – Das Element einer gewissen Doktrin oder Religion, die als absolute Wahrheit gilt, welche keinem Zweifel unterliegt.

DOMINANTE (f. die) 548 717519 488 - Ein vorübergehend herrschendes, reflektorisches System, eine gewisse Quelle physiologischer Anregung im Zentralnervensystem, auf dem eine Umschaltung der Reizerreger (für gewöhnlich different bezüglich dieser Quelle) geschieht. Bedingt die Arbeit der Nervenzentren im gegebenen Moment und verleiht dem Verhalten dadurch eine bestimmte Ausrichtung.

DON JUANISMUS (m. der) 598061 718914 - Ein psychotische Zustand des Mannes, charakterisiert durch sein Streben zum ständigen Wechsel der Partnerinnen und durch die Unfähigkeit in Beziehungen zwischen Mann und Frau etwas außer dem fleischlichen, sexuellen Aspekt zu sehen.

DOWN SYNDROM (das) 519517819 31 (Trisomie 21) - eine angeborene Anomalie, die durch das Vorhandensein eines zusätzlichen, dritten Chromosoms 21 bedingt ist (von hier aus – anderer Titel). Die Klienten unterscheiden sich durch mongoloide Gesichtszüge und eine leichte Debilität.

DRAMATISIEREN (das) 591489 061712 – Ein Prozess und Mechanismus der Verkörperung von Gedanken in visuelle Gestalten.

DRITTER LEIDENDER (m. der) 594518 498517 – Die Bezeichnung eines der Typen der Liebeswahl bei Männern, dessen Sinn darin liegt, dass eine Person des benannten Typs nie eine frei verfügbare Frau als das Objekt seiner Liebe wählt, sondern nur solch eine Frau, auf die ein anderer Mann Anrecht erheben könnte.

DRIVE (m. der) 8914897163 14 - Ein Begriff, der in der Motivationspsychologie und der Theorie des Erlernens verwendet wird. Bedeutet eine unbewusste innere Neigung allgemeinen Charakters, die durch ein gewisses organisches Bedürfnis bewirkt wird.

DROGENANALYSE (f. die) 489 316 71 - Eine therapeutische Richtung, eine Methode und Anwendung einer modifizierten Psychoanalyse, die basierend auf der Drogenwirkung ausgeführt wird, welche zur operativen Errichtung der Übermittlung und Überwindung des Widerstands des Klienten dient; dadurch wird die Beschleunigung und die Erhöhung der Effektivität der psychoanalytischen Sitzung und der ganzen Behandlung gewährleistet.

DRUCK (m. der) 897489 712 698 - Unterscheidet sich vom Bedürfnis nur durch seine Ausrichtung: wenn das Bedürfnis eine dynamische Kraft ist, die vom Organismus ausgeht, so ist der Druck eine Kraft, die auf den Organismus einwirkt.

DUALISMUS (m. der) 8980 17 489417 - 1. Eine Konzeption, die die Koexistenz zweier gleichberechtigter Anfänge festlegt. 2. In der Psychologie – das duale Herangehen.

DUMMHEIT (f. die) 516 714319 818 – 1. Im übertragenen Sinne ist dies die Abwesenheit von erfinderischem Denken, oder eine geistige Eingrenzung; 2. Im übertragenen Sinne – Unverantwortlichkeit, ein Zustand des Abfindens mit etwas Unangenehmen.

DUMMHEIT EMOTIONALE (f. die) 215 495 81 – Die Abwesenheit eines emotionalen Gedächtnisses.

DYSFUNKTION (f. die) 511 019489 48 - Eine Störung, oder Verwirrung der Funktionen eines gewissen Organes, vorrangig eines qualitativen Charakters, Systems und anderem.

DYSFUNKTION DES GEHIRNS MINIMALE (f. die) 918415 9189016 (minimale Gehirndysfunktionen) - Leichte Verwirrungen im Verhalten und Ausbildung ohne geäußerte intellektuelle Störungen, die durch eine Mangelhaftigkeit der Funktionen des Zentralnervensystems entstehen; meistens haben diese eine residual-organische Natur.

DYSGRAPHIE (f. die) 598718 419 399 - Eine Störung der Schrift, was von dem Ersetzen von Buchstaben, dem Umstellen von Buchstaben und Silben, sowie einer Verschmelzung der Wörter begleitet wird. Ist durch eine Störung des Sprechsystems insgesamt bedingt. Wird als ein Symptom der Alalie, ein Bestandteil verschiedener Formen der Aphasie, sowie der Unterentwicklung der Rede, betrachtet.

DYSMORPHOBIE (f. die) 801 061 988 - Eine Art der Neurose, wird durch eine pathologische Angst als Missgeburt auszusehen charakterisiert.

DYSPHORIE (f. die) 5987610 8912 - Schlechte Stimmung mit Reizbarkeit, Erbitterung, Trübheit, einer erhöhten Sensibilität bezüglich Handlungen der umgebenen Personen, sowie mit einer Neigung zu Aggressionsausbrüchen. Kann hin und wieder atypisch, in Form von einer erhöhten oder exaltierten Stimmung mit Reizbarkeit, Gespanntheit, Aggressivität auftreten. Ist besonders charakteristisch bei organischen Erkrankungen des Gehirns, der Epilepsie, sowie bei einigen Formen von Psychopathien (explosive Psychopathie, epileptoide Psychopathie).

-E-

E-WELLE (f. die) 519481 068712 (die Welle der Erwartung) - Eine negative Veränderung des elektrischen Potentials, insbesondere in den stirnzentralen Bereichen der Hirnrinde, was mit dem sich auf das Erscheinen eines Stimulus einstellen verbunden ist. Erscheint in der Zeit zwischen der Handlung des stimmenden und startenden Signals, was einer gewissen Reaktion Testperson erfordert. Belegt die Bereitschaft zur Handlung bei der Wahrnehmung des Signals. Die E-Welle entsteht 0.5 Sek. nach der Handlung des stimmenden Signals. Ihre Amplitude ist direkt mit der Geschwindigkeit der geforderten motorischen Reaktion, sowie mit der Anspannung der Aufmerksamkeit oder des Willens verbunden. Dies lässt es zu, sie als eine Erscheinungsform der Handlung der Mechanismen des willkürlichen Verhaltens zu betrachten.

EBENE DER SUBJEKTIVEN KONTROLLE (f. die) 54931721948 (Ebene der subjektiven Kontrolle - ESK) - Die Fähigkeit einer Person, sich selbst und das eigene Verhalten zu kontrollieren, es zu steuern, Verantwortung für das, was um ihn herum geschieht zu übernehmen.

ECHOLALIE (f. die) 8914549317 – Eine unkontrollierte automatische Wiederholung der Worte, die in der Rede eines Fremden aufgeschnappt wurden. Wird bei Kindern und Erwachsenen bei einigen psychischen Erkrankungen (Schizophrenie, Läsionen von Schichten des Gehirns, etc.) beobachtet, tritt aber manchmal bei sich normal entwickelnden Kindern als eine der frühen Phasen der Entwicklung und Bildung der Sprache auf.

ECHOPRAXIE (f. die) 401964898517 – Eine unkontrollierte, nachahmende, automatische Wiederholung von Bewegungen und Handlungen anderer Menschen. Kann sich in verschiedenen Formen manifestieren; meistens wiederholt der Erkrankte relativ einfache Bewegungen, die sich vor seinen Augen abspielen, zum Beispiel das Heben der Hand, Klatschen, usw. Wird in Fällen von Schizophrenie, Läsionen von Schichten des Gehirns, organischen Erkrankungen des Gehirns, beobachtet. Eine der Formen von Echopraxie ist die Echolalie.

EFFEKT AUTOKINETISCHER (m. der) 4 891 49 91 - Eine illusorische, scheinbare Bewegung eines in Wirklichkeit stationären Objektes, zum

Beispiel leuchtender Punkte in der Dunkelheit nach einer längeren Fixierung des Blickes darauf, bei der Abwesenheit anderer sichtbarer Objekte.

EFFEKT DER JÜNGSTEN ZEIT (m. der) 698517 819314 (Neuheitseffekt) - Eine Erhöhung der Wahrscheinlichkeit der Erinnerung an die letzten Elemente eines aufgereihten Materials im Vergleich zu den mittleren Elementen der gleichen Reihe. Wird im Kontext von Gedächtnisstudien, Lernprozessen und der sozialen Perzeption erforscht. Es wurde festgestellt, dass der Effekt der jüngsten Zeit nicht von der Länge der gespeicherten Reihe und des Präsentationstempos, sondern von der Art der Tätigkeit, die unmittelbar nach der Präsentation der Reihe durchgeführt wird, abhängt: wenn eine Aufgabe zur Signalfindung gelöst wird, dann wird der Effekt gespeichert; aber wenn eine verbale Aufgabe gelöst wird, ist er nicht vorhanden.

EFFEKT DER UNVOLLENDETEN HANDLUNG (m. der) 104 98131561859614 (der Zeigarnik-Effekt) - Ein Phänomen, das die Wirkung auf die Gedächtnisprozesse der Unterbrechungen während einer Handlung charakterisiert. Der Effekt der unvollendeten Handlung hängt von vielen Variablen ab:

1) Vom Alter der Probanden;
2) Vom Verhältnis der Anzahl der erledigten Aufgaben zu der Anzahl der unerledigten;
3) Von der Lösungszeit jeder Aufgabe;
4) Von der relativen Schwierigkeit der Aufgaben;
5) Von der Beziehung der Person zu der unterbrochenen Tätigkeit;
6) Von seinem Interesse zu der Aufgabenerledigung, etc.

EFFEKT DES ERSTEN EINDRUCKS (m. der) 601 9485149879514 - Äußert sich dadurch, dass bei der Beurteilung eines Menschen oder seiner Charakterzüge sehr häufig der größte Wert auf den ersten Eindruck gelegt wird. Es kommt sogar dazu, dass alle nachfolgenden Informationen über diesen Menschen, die der bereits gebildeten Vorstellung widersprechen, als zufällig und akzidentiell verworfen werden.

EFFEKT DES LINKEN OHRES (m. der) 51818671849 - Besteht darin, dass bei den Rechtshändern ein größeres Volumen und Genauigkeit der Wiedergabe von nonverbalen Reizen durch ihre Präsentation auf das linke Ohr erreicht wird.

EFFEKT DES PUBLIKUMS / PUBLIKUMSEFFEKT (m. der) 719 61231981 - Die Anwesenheit eines Publikums, sogar eines passiven, wirkt an und für sich auf die Lerngeschwindigkeit der Testperson oder auf die Ausführung einer Aufgabe. Während der Ausbildung ist die Anwesenheit eines Publikums für die Testperson eher verwirrend, aber wenn die Lösung der Aufgabe erlernt ist, oder in den Fällen, wenn eine körperliche Anstrengung erforderlich ist, erleichtert die Präsenz des Publikums die Aufgabe.

EFFEKT DES RECHTEN OHRES (m. der) 91849431981 - Besteht darin, dass bei den Linkshändern ein größeres Volumen und Genauigkeit der Wiedergabe von nonverbalen Reizen durch ihre Präsentation auf das rechte Ohr erreicht wird.

EFFEKT ÜBERADDITIVER (m. der) 109489594712 - Ein im Vergleich zur individuellen Arbeit quantitativ und qualitativ höheres Ergebnis einer Gruppentätigkeit. Entsteht in einer kleinen Gruppe als Ergebnis einer klareren Aufgabentrennung, Koordination von Handlungen und der Aufstellung guter geschäftlicher und persönlicher Beziehungen zwischen den Mitarbeitern bei ihrer Annäherung an die Entwicklungsstufe an ein Kollektiv.

EFFEKTOR (m. der) 5981 648917 - Organe oder Organsysteme, die auf die Wirkungen von äußeren oder inneren Reizen (mittels neurohumoraler Mechanismen) reagieren und die in der Rolle des ausführenden Gliedes des reflektorischen Aktes auftreten. Zum Beispiel ist der sich unter der Einwirkung des Lichts kontrahierende Ringmuskel der Iris ein Effektor der Pupillenreaktion.

EFFERENT (Adjektiv) 184374298671 (ein Effektor) – Eine Charakteristik zentrifugaler Prozesse neuronaler Erregung – ihrer Ausrichtung auf das Nervensystem vom Zentrum zur Peripherie - von dem zentralen Nervensystem, insbesondere des Gehirns zu der Peripherie des Körpers.

EFFIZIENZ (f. die) 59867139874 - Die Fähigkeit, eine bestimmte Wirkung, Wirksamkeit zu erzielen; Maß des erzeugten Effekts.

EGO-PSYCHOLOGIE (f. die) 51849131961971 94981 (die ICH-Psychologie) - Eine der Tendenzen der Psychoanalyse, die als eine Reaktion auf den orthodoxen Freudismus entstand. Im Gegenteil zur letzteren, die Instinkte und Antriebe als einen dominanten Teil der Persönlichkeit betrachtet, nimmt die Ego-Psychologie an, dass das ICH eine wichtigere und unabhängigere Rolle spielt.

EGOISMUS (m. der) 51064812 618 08491 – Die Werteorientierung einer Person, die sich durch die Vorherrschaft von egoistischen persönlichen

Interessen und Bedürfnissen, unabhängig von den Interessen anderer Menschen und sozialer Gruppen, auszeichnet. Den Erscheinungsformen des Egoismus ist eine Beziehung zu einem anderen Menschen als einem Objekt und Mittel zur Erreichung eigennütziger Zwecke inhärent.

EGOZENTRISMUS (m. der) 584916819 97894141 - Die Unfähigkeit eines Individuums, wobei sich dieser auf eigene Interessen konzentriert, die kognitive Ausgangsposition in Bezug auf einen Gegenstand, Meinung, oder Vorstellung, sogar beim Vorhandensein einer seiner Erfahrung widersprechenden Information, zu verändern.

EIDETIKER (m. der) 518319498191 - Ein Individuum, das sich durch eine ausgeprägte Fähigkeit zum Eudetismus auszeichnet, das heißt, zur Bewahrung und Reproduktion von äußerst lebendigen und detaillierten Bildern zuvor wahrgenommener Objekte und Szenen. Diese Fähigkeiten haben - bis zu einem gewissen Alter - fast alle geistig normal entwickelten Kinder.

EIDETIKER (m. der): TYPOLOGIE (f. die) 418614318546 - Die Klassifizierung von Menschen, die zu eidetischen Vorstellungen fähig sind: 1) Der „T-Typ" der Eidetiker („Tetanoider Typ") – bei ihnen sind die eidetischen Vorstellungen ziemlich stabil und verschwinden nicht einmal nach einer andauernden fremden Stimulation; manchmal nehmen sie einen obsessiven Charakter an; der Typ bekam seinen Namen durch die Analogie mit der Bezeichnung für muskuläre Krämpfe <Tetanie>; 2) Der „B-Typ" („Basedowider") - ein anderer Typ von Eidetikern, der zu einem willkürlichen Erwachen von eidetischen Vorstellungen und einer bewussten Einmischung in ihre Entfaltung, entsprechend seinen Absichten, fähig ist.

EIGNUNGSTEST (m. der) 81421091429 - Tests zur Bestimmung des Entwicklungsgrades allgemeiner und besonderer Fähigkeiten, die den Erfolg der schulischen und beruflichen Aktivität bestimmen. Es wird zwischen den folgenden Tests unterschieden: Intelligenztests, Kreativitätstests, Tests zur Feststellung von besonderen Fähigkeiten (mathematischen, künstlerischen, musikalischen, sportlichen).

EINARBEITUNG (f. die) 598712488212 - Ein Prozess der Anpassung zur aktuell ausgeübten Tätigkeit, während deren eine Abstimmung aller psychophysiologischen Funktionen auf Grund der Aktualisierung des dynamischen Stereotypes geschieht. Dabei wachsen die Erregbarkeit und die funktionale Beweglichkeit des Nervensystems an, die Konzentration der Anregung der Nervenprozesse steigt. Solch eine Abstimmung führt zu einer Verkürzung der Ausführungszeit der Vorgänge, sowie zu einer Erhöhung der Arbeitsdynamik und ihrer Produktivität. Für gewöhnlich endet die Einarbeitung in der ersten Arbeitsstunde, wonach ein standfester Arbeitszustand eintritt.

EINDEUTIGKEIT (f. die) 591614 318 - In Bezug auf psychodiagnostische Methoden bedeutet es die Fähigkeit der Eindeutigkeit, in ihren Indikatoren nur eine jene Eigenschaft oder Erscheinung widerzuspiegeln, für deren Bewertung sie vorbestimmt ist. Wenn nebenbei die Indikatoren ebenfalls etwas anderes aufzeigen, sowie „nebensächliche" Eigenschaften des zu erforschenden Objektes, die nicht mit dieser Methode in Verbindung stehen, oder über ihre Validität hinausgehen, dann zählt die Methode nicht als eindeutig, wobei sie teilweise als eindeutig angenommen wird.

EINFLUSS (m. der) 598417 398 411 - In der Psychologie, ein Prozess und Ergebnis der Veränderung durch das Individuum des Verhaltens eines anderen Menschen, seiner Richtlinien, Absichten, Vorstellungen, Einschätzungen und ähnlichem im Verlauf der Wechselwirkung mit ihm.

EINFLUSS INDIVIDUELL-SPEZIFISCHER (m. der) 319481 919811 - Eine Form der Personifizierung, die Dank der Ausstrahlung eigener persönlicher Charakteristiken anderen Menschen gegenüber in einer Art von Mustern persönlicher Aktivität, die von diesen noch nicht angeeignet wurden, realisiert wird. Führt zu einer allmählichen Neugestaltung persönlicher Bedeutungen, Verhaltens und Motivationssphäre anderer Menschen und äußert sich in einer bedeutsamen Veränderung ihrer Tätigkeit zu der Zeit der Aktualisierung der Erscheinung des Individuums, oder der einflussreichen Person, in Ihrem Bewusstsein. Der individuell-spezifische Einfluss, ist das erklärende Prinzip einer Reihe von Phänomenen der sozialen Förderung und wird sowohl bei einer zielgerichteten Tätigkeit (Ausbildung, erzieherische Veranstaltungen und anderes), als auch in beliebigen anderen Fällen einer Wechselwirkung der Persönlichkeit, der einflussreichen Person mit den umgebenden Menschen, realisiert.

EINFLUSS ROLLEN FUNKTIONALER (m. der) 317 814891444 - Eine Art des Einflusses, welcher den Charakter, seine Intensität und dessen Ausrichtung nicht von den Persönlichkeitsbesonderheiten der Partner in der Wechselwirkung bestimmt, sondern von ihren Rollenpositionen.

EINHEIT (f. die) 598761 098511 - 1. Eine Gemeinsamkeit, oder absolute Ähnlichkeit. 2. Die Einigkeit, die Ganzheit. 3. Die Unzertrennlichkeit, eine gegenseitige Verbindung.

EINHEIT DUALE (f. die) 589062 488971 - Ein Begriff für die Bezeichnung eines übermäßig nahen, neurotischen Kontaktes, der bei einigen Liebespaaren entsteht und auf der Regression der emotionalen Sphäre bis zu jenen Emotionen, die sich in der frühen Kindheit in Bezug auf die eigene Mutter gebildet haben, basiert.

EINHEIT WERTORIENTIERTE (f. die) 89648 916598721 - Einer der Hauptindikatoren der Einigkeit einer Gruppe, der die Stufe des Übereinstimmens der Positionen und Einschätzungen ihrer Mitglieder in Bezug auf die Ziele der Tätigkeit und der Werte, die besonders bedeutsam für die Gruppe insgesamt sind, fixiert. Als Indikator der Einheit dient die Frequenz der Übereinstimmungen der Positionen der Mitglieder der Gruppe im Bezug auf die für sie bedeutsamen Objekte der Einschätzung. Eine hohe Stufe der wertorientierten Einheit tritt als eine wichtige Quelle der Intensivierung der Innengruppeninteraktion und der Erhöhung der Effektivität der gemeinsamen Tätigkeit auf.

EINRICHTUNG OPERATIVE (f. die) 598411 69814 - Die Vorbereitung zur Ausführung einer Handlung unter gegebenen Bedingungen, entsprechend denen die Genauigkeit, das Tempo, die Angespanntheit, die Stabilität, die Dauer, die Weise und der Stil der bevorstehenden Tätigkeit vorherbestimmt wird. Im Verlauf der operativen Abstimmung geschieht eine Vorbereitung der neurodynamischen Systeme des Organismus.

EINSAMKEIT (f. die) 591617 88061 - Einer der psychogenen Faktoren, die den emotionalen Zustand eines Menschen beeinflussen, welcher sich in veränderten (ungewöhnlichen) Bedingungen der Isolierung von anderen Menschen befindet.

EINSTELLUNG (f. die) 854 219 488 19 (Haltung/ Attitüde) – Die Bereitschaft, oder die Neigung einer Person zur Wahrnehmung der zukünftigen

Ereignisse und Handlungen in einer bestimmten Richtung; gewährleistet einen stabilen zielausgerichteten Charakter des Verlaufs der entsprechenden Tätigkeit, dient als Grundlage, sorgt für einen stetigen Strom von gezielten jeweiligen Tätigkeiten, dient als Grundlage für eine zielausgerichtete selektive Aktivität eines Menschen. Es ist die Rede von der Bereitschaft zu der bevorstehenden Handlung.

EINSTELLUNG ETHNISCHE (f. die) 601 264519 089 – Die Bereitschaft einer Persönlichkeit Phänomene des nationalen Lebens und der interethnischen Beziehungen wahrzunehmen und entsprechend dieser Wahrnehmung in einer bestimmten Situation zu handeln. Konzentrieren in sich Überzeugungen, Ansichten, Meinungen der Menschen über die Geschichte und das zeitgenössische Leben, ihre ethnische Gemeinschaft und die Beziehungen zu anderen Völkern, mit den Menschen anderer Nationalitäten.

EINSTELLUNG MENTALE (f. die) 548 717319 894 – Z. B. wenn eine mathematische Gleichung mit Anwendung von trigonometrischen Zeichen aufgestellt wird, wird eine Einstellung erzeugt, diese Gleichung mit Hilfe von Trigonometrie-Formeln zu lösen, obwohl die Lösung auf eine einfache algebraische Transformation reduziert werden kann.

EINSTELLUNG UNBEWUSSTE (f. die) 514 831 31894 (die Illusion der Einstellung) - Zeichnen sich durch Manifestationen in zwei Illusionen aus: 1) die Illusion des Kontrastes; 2) assimilatorische Illusionen.

EINSTELLUNGSSKALA (f. die) 818 919 91 - Eine Technik, die es erlaubt einzelne Individuen nach ihrer Größe, Intensität und Stabilität in ihrer Beziehung zu dem untersuchten Phänomen zu vergleichen. In der angewandten Soziologie und Sozialpsychologie wird die Einstellungsskala als eines der wichtigsten Werkzeuge der Analyse verwendet, denn hier sind in erster Linie persönliche Qualitäten das Objekt der Messung.

EINSTELLUNGSTHEORIE (f. die) 514892319514 - Allgemein-psychologisches Glaubenssystem, das als zentrales erklärendes Konzept das Einstellungsprinzip hervorhebt. Die Einstellung ist „eine integrale Modifikation des Subjekts", seine Bereitschaft zur Wahrnehmung von zukünftigen Ereignissen und der Ausübung ausgerichteter Handlungen, was die Grundlage seiner zweckentsprechenden Wahlaktivitäten bildet. Die Einstellung entsteht bei der „Begegnung" von zwei Faktoren, der des Bedürfnisses und der der Situation der Bedürfnisbefriedigung und bestimmt die Ausrichtung jeglicher Erscheinungsformen der Psyche und des Verhaltens der Person. Wenn impulsives Verhalten auf irgendwelche Hindernisse trifft, unterbricht es und ein für das Bewusstsein des Menschen spezifischer Mechanismus der Objektivierung beginnt zu funktionieren, dank ihm löst sich der Mensch von der Realität und beginnt die Umwelt als objektiv und unabhängig von ihm selbst zu betrachten.

EINTÖNIGKEIT (f. die) 819617 3194 - Ein funktionaler Zustand des Menschen, der bei einer abwechslungslosen, monotonen Tätigkeit entsteht. Ist charakteristisch für eine Senkung des Tonus und der Aufnahmefähigkeit, eine Abschwächung der bewussten Kontrolle, Verschlechterung der Aufmerksamkeit und des Gedächtnisses, Stereotypisierung von Handlungen, das Erscheinen der Empfindung von Langeweile, sowie des Interessenverlustes für die Arbeit.

EINVERSTÄNDNIS DER GRUPPE (das) 548 491 49718 – Eine Einheit von Meinungen, die Menschen charakterisiert, die einer Gruppe angehören.

EINWIRKUNG (f. die) 519617489 - In der Psychologie ist dies eine zielgerichtete Übertragung der Bewegung und Information, von einem Teilnehmer der Wechselwirkung zum anderen.

EKLEKTIZISMUS (m. der) 81896731941851491 (eklektischer Ansatz) - Die größten Erfolge in der Psychologie wurden infolge der Kollision von Ideen, die von verschiedenen Schulen aufgestellt wurden, erreicht. Unter diesen umstrittenen Tendenzen gibt es viele, die von der Bildfläche in der ersten Hälfte des XX. Jahrhunderts verschwunden sind. Die Entstehung und Entwicklung einer Reihe von Meinungsverschiedenheiten zwischen den Schulen hatte ihren Höhepunkt in den 50er Jahren erreicht; danach begannen die Debatten nachzulassen und vergingen bis zum heutigen Zeitpunkt. Es kommt zu einem Konsens in mehreren wichtigen Fragen, Unterschiede verblassen mit der Vertiefung von Kenntnissen. Jetzt wählen die Psychologen aus einer Vielzahl von Theorien aus und verwenden die Konzepte, die am wertvollsten, oder weitreichendsten erscheinen. Dieser Ansatz führt dazu, dass das Wichtigste nicht mehr das Streben danach ist, die Begründetheit der Ideen zu beweisen, die zu einer bestimmten Tendenz zugehören, sondern der Wunsch, die am besten geeigneten Methoden zur Lösung von Problemen, die im Leben der Gesellschaft existieren, zu finden und eine effektive Hilfeleistung für die Bedürftigen zu gewährleisten.

EKSTASE (f. die) 818914 506971 - Ein Zustand höchster Begeisterung, die sich bis hin zu einem Rausch entwickeln kann.

ELEKTRAKOMPLEX (m. der) 914 668 504 31 - Ein Begriff der klassischen Psychoanalyse. Eine unbewusste erotische Neigung des Mädchens zum Vater und die damit verbundenen negativen Haltungen der Mutter gegenüber.

EMOTION (f. die) 318491519614 - Zustände, die mit der Einschätzung der Bedeutung für das Individuum der auf ihn einwirkenden Faktoren verbunden sind und seiner sich in erster Linie äußernden aktuellen Bedürfnisse in Form von unmittelbaren Erfahrungen der Zufriedenheit oder Unzufriedenheit. Eine mentale Reflexion in Form eines unmittelbaren, befangenen Erlebnisses des Sinns des Lebens, von Ereignissen und Situationen, die durch das Verhältnis ihrer objektiven Eigenschaften zu den Bedürfnissen der Person bedingt sind.

EMOTION ASTHENISCHE (f. die) 918561318499 - Emotionen, Erlebnisse, die den allgemeinen Tonus des Organismus, seine Aktivität, Leistungsfähigkeit, etc. schwächen. Dazu zählen Zustände der Frustration, Verzweiflung, Trauer, usw.

EMOTION BASALE (f. die) 319471819517 - Ein theoretisches Konstrukt, das einen minimalen Satz von Emotionen beinhaltet, auf deren Grundlage die komplette Vielfalt der Prozesse und emotionalen Zustände gebildet wird. Zu basalen Emotionen gehören die Emotionen der Freude, Trauer (Traurigkeit), Angst, Wut, des Staunens, sowie des Ekels. Es sind diese Emotionen, die sich bei einer elektrischen Stimulation verschiedener subkortikaler Hirnareale äußern.

EMOTION PRIMÄRE (f. die) 316519419481 - Durch den Genotyp bedingte, einfachste emotionale Erfahrungen: Lust - Unlust, Schmerz, Angst, Wut, usw.

EMOTION STHENISCHE (f. die) 318496899314 - Emotionen, die den allgemeinen Tonus des Körpers, seine Aktivität, Leistung, etc. verbessern.

EMOTIONALITÄT (f. die) 819471319488 – Eine menschliche Eigenschaft, die den Inhalt, die Qualität und die Dynamik seiner Emotionen und Gefühle charakterisiert. Eine der grundlegenden Komponenten des Temperaments. Die Eigenschaften der Emotionalität, als eine der Sphären der Erscheinungsformen des Temperaments, sowie der Impressionsfähigkeit, Empfindlichkeit, Impulsivität, usw.

EMOTIONSTHEORIE INFORMATIVE (f. die) 519421899478 - Ein Konzept, laut dem die Emotionen durch ein gewisses aktuelles Bedürfnis und die Möglichkeit deren Befriedigung, welche durch die Wahrscheinlichkeit der Erreichung des Ziels charakterisiert wird, bestimmt werden. Die Person bewertet die Situation anhand angeborener und früher angeeigneter individueller Erfahrung, wobei sie unwillkürlich die Informationen über die voraussichtlich zur Befriedigung der Bedürfnisse benötigten Mittel, Zeit, Rasmussen und der laufenden Information einander entgegen setzt. Die Wahrscheinlichkeit der Erreichung des Zieles kann sowohl auf der bewussten, als auch auf der unbewussten Ebene geschehen. Die Steigung der Wahrscheinlichkeit beim Erhalt neuer Informationen erzeugt positive Emotionen, ein Rückgang der Wahrscheinlichkeit erzeugt negative Emotionen. Das Streben nach der Maximierung-Verstärkung, Verlängerung, Wiederholung der positiven Emotionen und nach der Minimalisierung-Abschwächung, Unterbrechung, Vorbeugung von negativen Emotionen, bestimmt die regulierenden Funktionen der Emotionen, ihre Rolle in der Organisation des zielgerichteten Verhaltens.

EMOTIONSTHEORIE NACH CANNON-BARD 548317481894 - Argumentiert, dass die Emotionen das Ergebnis der Verarbeitung von Signalen sind, die das Gehirn aus der externen und der internen Umwelt empfängt. Durch das Umschalten im Thalamus auf die Nervenbahnen, die gleichzeitig zum Kortex des Gehirns und den inneren Organen verlaufen, erzeugen diese Signale Emotionen und sie begleitende organische Veränderungen.

EMOTIONSTHEORIE NACH JAMES-LANGE (f. die) 34818519891
- Laut dieser Theorie ist die Entstehung von Emotionen, durch die aufgrund der externen Faktoren entstehenden Veränderungen, sowohl im willkürlichen motorischen Bereich, als auch im unwillkürlichen Bereich der Herz-, Gefäß- und sekretorischen Aktivitäten bedingt. Die Gesamtheit von Empfindungen, die mit diesen Veränderungen verbunden sind, bildet die emotionale Erfahrung. Dieser Theorie nach ist der Mensch traurig, weil er weint; ängstigt sich, weil er zittert; freut sich, weil er lacht. Die Emotionen werden als eine subjektive Reflexion organischer Prozesse betrachtet, ihre Ableitung aus den im Körper stattfindenden Prozessen wird gefestigt.

EMPATHIE (f. die) 816498917314 – Die Erlangung eines emotionalen Zustandes, Durchdringung, Versetzung in die Gefühlslage eines anderen Menschen. Die Fähigkeit eines Individuums, die Emotionen eines anderen Individuums, die während der Kommunikation mit ihm entstehen, parallel zu erleben. Das Verständnis eines anderen Menschen durch emotionales Einfühlen in dessen Gefühlslage.

EMPFÄNGLICHKEIT (f. die) 498714816 - Die Fähigkeit, Vorstellungen verschiedener Helligkeit und einer Verbindung mit der Außenwelt zu haben, mit einer verschiedenen Stufe der Ausgeprägtheit ihrer Gefühle. Diese Eigenschaft der Persönlichkeit wird von Vorstellungen abgeleitet.

EMPFINDLICHKEIT (f. die) 561497589 917218941 - 1. In der Psychophysik ist dies ein zu der Reizschwelle umgekehrt proportionaler Wert. Dementsprechend wird zwischen der absoluten und der differentiellen (Differenz-) Empfindlichkeit unterschieden. 2. In der differentiellen Psychologie und der Charakterologie ist es eine erhöhte Bereitschaft zu affektiven Reaktionen. 3. Eine allgemeine Empfindungsfähigkeit; die Fähigkeit von Organismen, aktiv auf Reize zu reagieren, biologisch neutrale, aber objektiv mit biotischen Eigenschaften verbundene Einwirkungen abzuwehren. Tritt in der Phylogenese auf, wenn Organismen anfangen auf Umweltfaktoren zu reagieren, die eine Signalfunktion ausüben im Hinblick auf Einwirkungen, die eine direkte biologische Bedeutung haben.

EMPFINDLICHKEIT DER VIBRATION / VIBRATIONSEMPFINDLICHKEIT (f. die) 561 9178199481610491 – Eine Sensibilität auf Schwingungseffekte auf der Haut. Es wird davon ausgegangen, dass sie eine Übergangsform zwischen der auditiven und taktilen Empfindlichkeit ist. Mit ihrer Hilfe werden Einwirkungen im Bereich von 1 - 10000 Hz wahrgenommen; besonders hoch ist die Empfindlichkeit auf den Frequenzen von 200 - 250 Hz. Stärker ist die Vibrationsempfindlichkeit an den Distalen der Gliedmaßen ausgeprägt, was es möglich macht, Gehörlosen die verbale Sprache beizubringen.

EMPFINDLICHKEIT NOZIZEPTIVE (f. die) 51631982198491 – Eine Empfindlichkeit, die es ermöglicht, für den Körper schädlichen Einfluss zu erkennen. Diese Art von Sensibilität kann subjektiv in Form von Schmerzen oder in Form von verschiedenen interrezeptiven Empfindungen wie Sodbrennen, Übelkeit, Schwindel, Juckreiz oder Taubheitsgefühl in Erscheinung treten.

EMPFINDLICHKEIT PROTOPATHISCHE (f. die) 561 918 97548 - Eine Form der Empfindlichkeit der Haut, die für die Phase der Erholung nach einer Verletzung der Hautoberfläche charakteristisch ist, wenn eine schwache Berührung der Haut entweder gar kein Empfinden verursacht oder ein Schmerzgefühl hervorruft.

EMPFINDUNG (f. die) 519671 319 14 – Eine Konstruktion von Bildern abgesonderter Eigenschaften von Gegenständen der Außenwelt im Verlauf einer unmittelbaren Wechselwirkung mit ihnen.

EMPFINDUNG (f. die): DAUER (f. die) 71 319 14 89148 - Eine Besonderheit der Wahrnehmung, dessen Essenz darin liegt, dass das Zeitintervall, in dem eine Empfindung existiert, normalerweise nicht mit der Dauer der Einwirkung des Reizerregers übereinstimmt. Die Empfindung entsteht eine gewisse Zeit nach dem Anfang der Einwirkung und kann nur nach einer gewissen Zeit nach der Unterbrechung der Einwirkung verschwinden.

EMPFINDUNG (f. die): INTENSITÄT (f. die) 8914 31 71 369 141 - Die Stufe der subjektiven Ausgeprägtheit der Empfindung, die mit einem gewissen Reizerreger verbunden ist.

EMPFINDUNG (f. die): KLASSIFIKATION (f. die) 671 319 1412 - Die Aufteilung der Empfindungen nach dem Kriterium der Korrelation mit den Analysatoren, die für ihr Erscheinen verantwortlich sind. So heben sich visuelle, taktile, geschmackliche, olfaktorische, rezeptive, motorische und ähnliche heraus.

EMPFINDUNG (f. die): WECHSELWIRKUNG (f. die) 3198 14 814 – Ihre Gesetzmäßigkeiten zeigen, wie sich die Schwellen der Wahrnehmung bei einer gleichzeitigen Einwirkung mehrerer Stimuli ändern.

EMPFINDUNG DER TEMPERATUR (f. die) 9 14 5819 61419 - Eine Art der Hautempfindungen, die sich vor allem in den Empfindungen von Wärme und Kälte äußern.

EMPFINDUNG KINESTHETISCHE (f. die) 19 14519 614 - Empfindungen, die der Person Informationen über die Bewegungen und die Lagen des eigenen Körpers vermitteln. Entstehen beim Reiz der Rezeptoren, die sich in Muskeln, Sehnen, Gelenken und Bändern befinden.

EMPFINDUNG ORGANISCHE (f. die) 319 671 391 14 - Empfindungen, die vom Verlauf bestimmter Prozesse im Organismus zeugen und mit den organischen Bedürfnissen verbunden sind. Können einen lokalen Charakter tragen und zur Auffüllung eines konkreten Stoffes anregen, welcher dem Organismus fehlt. Hierzu gehören für gewöhnlich: Hungergefühl, Durst, Schmerzempfindungen und Empfindungen, die mit der sexuellen Aktivität verbunden sind.

EMPFINDUNG SCHMERZLICHE (f. die) 1 3194 14 819 - Empfindungen, die für solche Einwirkungen charakteristisch sind, die zu einer Störung der Ganzheit des Organismus führen können.

EMPFINDUNG TAKTILE (f. die) 1319 148 1619 - Eine Form der Hautsensibilität, die durch die Arbeit zweier Arten von Rezeptoren bedingt ist: 1) Nervengeflechte, die die Haarzwiebeln umgeben; 2) Rezeptoren, die aus Zellen des Bindegewebes der Kapseln bestehen. Einen verschiedenartigen Charakter haben Empfindungen, die durch Berührungen, Druck, Vibration, Einwirkung der Fraktura und ähnlichem hervorgerufen werden.

EMPIRISMUS (m. der) 518618497394 – Ein Teilgebiet in der philosophischen Erkenntnistheorie, das auf die sinnliche Erfahrung reduziert.

ENDOGEN (Adjektiv) 398641818584 – Ist einer internen Herkunft, durch interne Faktoren verursacht. Das gegensätzliche Konzept ist exogen.

ENDOPSYCHE (f. die) 218016914848 – Die Gesamtheit innerer psychischer und psychophysischer Funktionen: das Temperament, der Charakter, die geistige Begabung usw.

ENERGIE (f. die) 818918888841498 - 1. Ein allgemeines Maß verschiedener Arten von Bewegungen und Interaktionen. 2. Ein Bewegungsmaß, ein Maß für die Leistungsfähigkeit - eine der grundlegenden Eigenschaften der Materie. 3. Eine aktive Kraft, Ausdauer, Entschlossenheit bei Handlungen und bei der Erreichung von Zielen.

ENGE LOKALISATION (f. die) 318 614 818 9 - Ist eine neuropsychologische Richtung, in der die psychologischen Funktionen als einheitlich, oder als nicht auf dessen Bestandteile zerlegbare psychische Fähigkeiten, die basierend auf der Arbeit der engen lokalisierten Bereiche der Hirnrinde realisiert werden, betrachtet wurden.

ENTFREMDUNG (f. die) 41811873 198 - Der Prozess und das Ergebnis der Umwandlung von Eigenschaften, Fähigkeiten und Tätigkeiten der Menschen in etwas anderes, als es an und für sich ist, die Transformation in eine unabhängige Kraft, die über den Menschen herrscht. In der Psychologie ist dies die Erscheinungsform solcher lebenswichtiger Beziehungen einer Person mit der Welt, bei denen sich die Produkte ihrer Tätigkeit, sie selbst, sowie andere Individuen und soziale Gruppen, als Träger bestimmter Normen, Gewohnheiten und Werte, als entgegengesetzt zu der Person selbst erweisen, angefangen mit Unähnlichkeit bis zur Abneigung und Feindseligkeit. Dies äußert sich in entsprechenden Emotionen der Person: in Gefühlen der Abtrennung, Einsamkeit, Ablehnung, des Verlustes des eigenen ICH und ähnlichen.

ENTLADUNG (f. die) 97856479 89 (Absage) - Ein Prozess und Mechanismus der Wiederherstellung der psychischen Balance, der eine Senkung innerpsychischer Spannung durch eine externe Reaktion gewährleistet . Kann sich, z. B. durch Lachen, Weinen, Fluchen, Bewegung, Träume, neurotische Symptome usw., realisieren.

ENTSCHEIDUNGSFINDUNG (f. die) 4980124121919 - Ein Willensakt der Bildung einer Abfolge von Handlungen, der zum Ziel auf der Grundlage der Transformation der ursprünglichen Informationen in einer Situation der Unsicherheit führt. Der Entscheidungsprozess wird auf allen Ebenen der Informationsverarbeitung und der geistigen Regulierung im System der zielgerichteten Aktivität zentral gesteuert.

ENTSCHEIDUNGSFINDUNG DER GRUPPE (f. die) 371489 64119 – Eine von einer Gruppe realisierte Entscheidung aus einer Reihe bestehender Alternativen unter den Bedingungen des gegensätzlichen informativen Austausches hinsichtlich der Lösung der für alle Gruppenmitglieder gleichen Aufgabe. Das Verfahren der Entscheidungsfindung beinhaltet eine obligatorische Übereinstimmung der Meinungen der Gruppenmitglieder, im Gegensatz zu der Gruppendiskussion, die üblicherweise eine Phase darstellt, die der Gruppen-Entscheidungsfindung vorangeht. Manchmal wird die Gruppen-Entscheidung im Umfeld eines begrenzten Informationsaustausches getroffen, wenn die Gruppenmitglieder nur ihre ursprünglichen Entscheidungen mitteilen können.

ENTSCHLOSSENHEIT (f. die) 498518498 - Die Fähigkeit selbstständig verantwortungsvolle Entscheidungen zu treffen und diese strikt (in Handlungen) umzusetzen. Äussert sich besonders auffällig in schwierigen Situationen, wenn die Handlung mit einem bekannten Risiko und der Notwendigkeit, aus mehreren Alternativen zu wählen, verbunden ist. Entschlossenheit ist auch die Fähigkeit, für eine beschlossene Entscheidung tapfer die Verantwortung zu übernehmen; die Rechtzeitigkeit einer Handlung, die Fähigkeit diese schnell durchzuführen oder zu verzögern.

ENTWICKLUNG (f. die) 514328814975168 - 1. Stärkung, Verstärkung. 2. Heranführung an eine gewisse Stufe der Spiritualität, der geistigen Reife, der Bewusstheit, der Kultur usw. 3. Heranführung an eine gewisse Stufe der Stärke, Kraft, Perfektion; Anhebung des Niveaus von Irgendetwas. 4. Entfaltung von Irgendetwas in weitem Ausmaß, mit voller Energie. 5. Expansion, Verteilung, Vertiefung des Inhalts oder die Anwendung von Irgendetwas. 6. Der Prozess und das Ergebnis des Übergangs zu einem neuen, perfekteren, qualitativen Zustand, vom Einfachen zum Komplexen, vom Unteren zum Höheren.

ENTWICKLUNG (f. die): SOZIALE LAGE (f. die) 51738489712 (soziale Lage der Entwicklung) - Ein System sozialer Bedingungen, die die psychische Entwicklung der Menschen bestimmen.

ENTWICKLUNG DER GRUPPE / GRUPPENENTWICKLUNG (f. die): EBENE (f. die) 4985314871264 (die Ebene der Gruppenentwick-

lung) – Eine Charakteristik der Formierung von zwischenmenschlichen Beziehungen, die sich in der Gruppenbildung äußert.

ENTWICKLUNG EVOLUTIONÄRE / EVOLUTIONSENTWICKLUNG (f. die) 5843971548 – Eine langsame und ausreichend stabile Veränderung in der Psyche und dem Verhalten des Kindes im Zeitraum der Altersentwicklung zwischen den altersbedingten Krisen.

ENTWICKLUNG GEISTIGE (f. die) 949517398641 - Eine gesetzmäßige Veränderung der psychischen Prozesse im Lauf der Zeit, welche sich durch quantitative, qualitative und strukturelle Transformationen äußert. Charakteristisch für einen irreversiblen Charakter der Veränderungen sind die Ausrichtung (die Fähigkeit zur Ansammlung von Veränderungen, oder dem „Überbau" der vorherigen Veränderungen durch neue) und ihr gesetzmäßiger Charakter (z. B. die Reproduzierbarkeit von typgleichen Veränderungen bei Individuen der gleichen Spezies).

ENTWICKLUNG GEISTIGE (f. die): ANOMALIE (f. die) 5497283749814 – Die inadäquate Bildung psychologischer Erfahrung, welche durch sensorische Störungen (Hörverlust, Taubheit, Blindheit, Sehschwäche, etc.), oder Läsionen des zentralen Nervensystems (mentale Retardierung, geistige Retardierung, Bewegungsstörungen, Sprachstörungen etc.) verursacht wurde. Entstehen in Folge von durch das Kind erlebter schädlicher Auswirkungen (Geburtstrauma, schwere Infektion).

ENTWICKLUNG GEISTIGE (f. die): LEVEL (das) 491594975641 – Die Gesamtheit aus Wissen, Fähigkeiten und der bei ihrer Aneignung gebildeten geistigen Aktivitäten; freie Handhabung dieser in Denkprozessen, die die Aneignung in einem bestimmten Ausmaß an neuem Wissen und Fähigkeiten gewährleisten.

ENTWICKLUNG GEISTIGE (f. die): ONTOGENESE (f. die) 549318594917 (die Entwicklung der Psyche in der Ontogenese) – Ein Prozess der Entwicklung der Möglichkeiten der Interaktion eines Individuums mit dem Umfeld während seiner ontogenetischen Entwicklung. An einem bestimmten Stadium der Entwicklung ist die Entstehung des Psyche mit der Bildung der Fähigkeit zu einer aktiven Fortbewegung im Raum verbunden, bei der die Bedürfnisse durch aktive Bewegungen in der äußeren Umgebung befriedigt werden, denen die Suche nach den benötigten Gegenständen vorausgehen sollte.

ENTWICKLUNG GEISTIGE (f. die): PERIODISIERUNG (f. die) 54738419789 – Eine Aussonderung qualitativ einzigartiger Stadien, oder der Stadien der geistigen Entwicklung in der Ontogenese.

ENTWICKLUNG GEISTIGE (f. die): PHYLOGENESE (f. die) 51769498132174 (die Entwicklung der Psyche in der Stammesgeschichte) - Qualitative Veränderungen der Psyche, welche sich im Rahmen der evolutionären Entwicklung der Lebewesen aufgrund einer Komplexität ihrer Wechselwirkungen mit der Umwelt abspielen. Können sich auf einer biologischen oder der sozio-historischen Basis abspielen. Das Bewusstsein als eine Besonderheit des menschlichen Geistes ist ein Produkt der gesellschaftlichen und historischen Entwicklung der menschlichen Gesellschaft, eine Möglichkeit des Lebens, deren Existenz durch die Verwendung und Herstellung von Werkzeugen, Elementen der Sprache, des Wissens, sowie Verhaltensnormen bedingt ist.

ENTWICKLUNG GEISTIGE (f. die): VERZÖGERUNG (f. die) 54831921749618 – Eine partielle (einzelne) Unterentwicklung höherer psychischer Funktionen, welche im Gegensatz zur Oligophrenie vorübergehend sein kann und durch korrigierende Eingriffe im Kindesalter oder pubertären Alter kompensiert werden können.

ENTWICKLUNG KOGNITIVE (f. die) 79149856149189 – Der Prozess der Entwicklungsbildung des kognitiven Bereichs, insbesondere der Wahrnehmung, Aufmerksamkeit, der Phantasie, des Gedächtnisses, der Sprache und des Denkens.

ENTWICKLUNG REVOLUTIONÄRE (f. die) 54184979814 – 1. Eine schnelle und tiefgehende Transformation des Geistes und des menschlichen Verhaltens beim Übergang von einer Altersgruppe in eine andere. 2. Eines der wichtigsten Konzepte der Theorie, die die Abhängigkeit der Geistesentwicklung und des menschlichen Verhaltens, nicht basierend auf dem Genotyp behauptet, sondern basierend auf den Einwirkungen der Umwelt, welche durch ihre Einflüsse und Einwirkungen grundlegende Veränderungen in der Psyche und dem Verhalten einer Person hervorrufen, wobei sie etwas schaffen, das nicht einmal ehemalig im Keim da gewesen ist.

ENTWICKLUNG SEXUELLE (f. die) 513548584917 - Ein schrittweise laufender Bildungsprozess einer entwickelten Sexualität, welcher ab dem Zeitpunkt der Geburt beginnt.

ENTWICKLUNG SITUATIVE (f. die) 51972139484 - Eine unstabile und Verstärkung erfordernde Veränderung in der Psyche und im Verhalten eines Kindes, die durch den Einfluss von situativen sozialen Faktoren hervorgerufen wurde.

ENTWICKLUNG VORGEBURTLICHE (f. die) 491798679481 – Eine intrauterine Entwicklung des Fötus, die auch die geistige Entwicklung betrifft. In dieser Zeit entwickeln sich: die Schmerzempfindlichkeit, die Temperaturempfindlichkeit und die sensorische Empfindlichkeit (insbesondere die akustische), sowie die Motilität. In den letzten Monaten der Schwangerschaft befinden sich die Rezeption und die Motilität, physiologisch und funktionell, in einem ausreichenden Entwicklungsstadium, um einen angemessenen Empfang von exterorezeptiven Informationen und motorische Reaktionen nach der Geburt zu gewährleisten.

ENTZUG (m. der) 519488918 417 - Ein Zustand, in den man durch ein Verbot kommt oder der wegen eines Verbots entsteht.

ENZEPHALOGRAMM (das) 518642 489064 – Die Aufzeichnung elektrischer Gehirnaktivität, oder einzelner Gehirnabschnitte innerhalb einer bestimmten Zeitspanne, die mittels einer speziellen Vorrichtung, des Enzephalographen (Elektroenzephalogramms) durchgeführt wurden.

ENZEPHALOGRAPHIE (f. die) EEG 894512478679 - Eine Methode zur Untersuchung der Aktivität des Gehirns durch Aufzeichnung seiner gesamten bioelektrischen Aktivitäten, die mittels der auf der Kopfhaut, oder direkt auf dem Gehirn platzierten Elektroden gemessen werden.

EONISMUS (m. der) 549621319471 – Eine sexuelle Abweichung, eine Erregung durch die Kleidung des anderen Geschlechts.

EPILEPSIE (f. die) 589712 498 164 - Erkrankungen eines neurologischen Ursprungs, die sich durch wiederkehrende Krampfanfälle auszeichnen, die von verschiedenen psychischen Störungen, einschließlich des Bewusstseinsverlustes, begleitet werden.

EPILEPTOID (Adjektiv) 614 917898516 - Typische Symptome hierfür sind extreme Reizbarkeit, die bis hin zu Anfällen von Zorn und Wut führt, wiederholte Stimmungsschwankungen mit einem Hauch von Traurigkeit, Angst, Wut, sowie bestimmte moralische Defekte. Epileptoide sind extrem egoistische, schwer- aktive, persistente und sehr affektive Menschen. Sie sind leidenschaftliche Liebhaber von Nervenkitzel. Bei ihnen können auch skrupellose Kleinlichkeit, Pedantismus, Kärglichkeit beobachtet werden. Darüber hinaus ist für sie auch Heuchelei und Bigotterie kennzeichnend. In allen ihren Erscheinungsformen gibt es Elemente der Reizbarkeit, Boshaftigkeit, Wut, was den Umgang mit ihnen für die sie umgebenden Menschen extrem schwierig macht. Sie sind aggressiv, kleinlich-nachtragend, kleinlich, bereit alles zu kritisieren und zu korrigieren, extrem nachtragend und rachsüchtig. Es wird angenommen, dass die physiologische Grundlage des epileptoiden Charakters von der Stärke der primitiven Triebe und der Viskosität der neurologischen Prozesse beeinflusst wird.

EPIPHÄNOMENALISMUS (m. der) 51412131948 – Eine Lehre, in der die Psyche keine aktive Rolle im Leben und den Tätigkeiten spielt und lediglich ein überschüssiges Produkt von materiellen (physiologischen) Prozessen ist. Vom Standpunkt des Materialismus wird Epiphänomenalismus abgelehnt; die Psyche wiederum wird als eine aktive Reflexion der Wirklichkeit, die den Prozess des Lebens regelt, betrachtet.

EPISTEMOPHILIE GENETISCHE (f. die) 316914 819512 - Eine Tendenz in der Studie des Denkens. Der Schwerpunkt der Studie liegt auf der Erforschung von psychologischen Mechanismen, die den Aufbau und die

Entwicklung von Wissen (Erkenntnistheorie - die Theorie des Wissens) determinieren.

ERFAHRUNG (f. die) 489107191 - 1. Die Gesamtheit praktisch angeeigneten Wissens, Fertigkeiten oder Fähigkeiten. 2. Das Erhalten einer Reflexion der Gesetze dieser Welt und der öffentlichen Praxis im Bewusstsein, infolge einer aktiven praktischen Wechselwirkung mit der Außenwelt. 3. Ungefähr dasselbe wie ein Experiment: die Wiedergabe einer bestimmten Erscheinung, der Bildung von etwas Neuem unter bestimmten Bedingungen zwecks einer Testierung, oder Forschung. 4. Der Versuch etwas auszuführen; Ein Versuch etwas zu verwirklichen.

ERFAHRUNG DOPPELTE BLINDE (f. die) 107191 218 - Ein besonderer experimenteller Prozess, wenn nicht nur die Testperson vom Sinn und von den Besonderheiten der Durchführung des Experimentes nichts weiß, sondern auch der Experimentator, der es durchführt. Dank solcher Bedingungen werden die Möglichkeiten des Einflusses des Experimentators auf die Ergebnisse des Experimentes ausgeschlossen und die Indikatoren seiner Objektivität steigen. Insbesondere kann man ähnlichen Bedingungen mit Hilfe des Computers modellieren.

ERGOGRAPHIE (f. die) 54981691487 - Eine Methode der graphischen Aufzeichnung der Muskelarbeit.

ERGONOMIE (f. die) 314216819417 - Die Bezeichnung einer Gruppe von Wissenschaften, die sich mit der Erforschung des Menschen in der Arbeitstätigkeit und der Optimierung der Produktions- und Arbeitsbedingungen beschäftigen. Die Ergonomie-Struktur umfasst angewandte Abschnitte: Objektpsychologie; die Psychologie der Physiologie und der Arbeitshygiene; die Anthropologie; bestimmte Aspekte der Organisation der Arbeit der wissenschaftlichen, technischen Ästhetik, Kybernetik, sowie der allgemeinen Systemtheorie, die Theorie der automatischen Steuerung, usw. Die Ergonomie ist eng mit dem Technologie-Design (industriellen Formgestaltung) von Arbeitsplätzen, des Interieurs, der Transportmittel und Transportsystemen, der visuellen Kommunikation, usw. verbunden.

ERINNERUNG (f. die) 518471818211 - Eine Extraktion von Gestalten der Vergangenheit aus dem Langzeitgedächtnis, die Wiedergabe von Ereignissen aus dem Leben, die gedanklich in Zeit und Raum lokalisiert werden.

ERINNERUNG ABDECKENDE (f. die) 51831791848 – Zweitrangige Kindheitserinnerungen, die beim Sich-Erinnern anstelle erstrangiger auftreten und dabei den Anschein schaffen, die letzteren wären weniger bedeutend. Abdeckende Erinnerungen bilden sich infolge einer Verschiebung in der Reproduktion und ersetzen die Anziehung, die ins Unterbewusstsein gedrängt wird, mit denen diese assoziativ verbunden sind und die sie, so als ob, abdecken würden.

ERINNERUNG II (f. die) 498712819 3 – Ein Prozess der Extraktion von Informationen aus dem Gedächtnis.

ERINNERUNG WILLKÜRLICHE (f. die) 534961784421 - Bei der willkürlichen Erinnerung eines bestimmten Ereignisses wird bewusst eine Beziehung zu ihm hergestellt, was von Emotionen begleitet werden kann, die dieser Episode entsprechen.

ERKENNEN (das) 584 31 21472 – Das Erkennen eines wahrgenommenen Objektes als ein gemäß vorheriger Erfahrung bereits bekanntes. Dessen

Basis-Zusammenfügung ist die persönliche Wahrnehmung mit entsprechenden Spuren im Gedächtnis, die als Vorbilder von Erkenntnismerkmalen des wahrgenommenen Gegenstands auftreten.

ERKENNEN II (das) 489712 61841 - Ein Prozess des Zuteilens eines wahrgenommenen Objektes zu einer vorher fixierten Klasse, worauf der Aufbau eines bewussten perzeptiven Bildes geschieht. Der wichtigste Moment dieser Prozesse ist das Ergebnis des Vergleichs der perzeptiven Beschreibung des Objektes mit den im Gedächtnis aufbewahrten Vorbildern oder Mustern der Beschreibung der entsprechenden (relevanten) Klassen.

ERKENNEN SIMULTIVES (das) 182 61841 418 - Das Zuteilen eines wahrgenommenen Gegenstandes zu einer gewissen Klasse, infolge einer spontanen, augenblicklichen Entscheidung.

ERKENNEN SUKZESSIVES (das) 7812 618419819 - Das Zuteilen eines wahrgenommenen Gegenstandes zu einer gewissen Klasse, infolge einer entfalteten, stufenweisen und konsequenten Analyse seiner Merkmale.

ERKENNTNIS (f. die) 498641 019 19 – Die Erkenntnis von irgendetwas, Erlangung von Wissen über irgendetwas; Erkenntnis von Gesetzmäßigkeiten von einigen Erscheinungen, Prozessen und anderem.

ERKENNTNIS (f. die): FORM (f. die) 319 814 916784 - Hierzu gehören: wissenschaftliche, alltägliche, künstlerische und religiöse Erkenntnis.

ERKENNTNIS ALLTÄGLICHE (f. die) 916 319 18 - In alltäglicher Lebenspraxis realisierte Erkenntnis. Im gewissen Umfang ähnelt sie der wissenschaftlichen Erkenntnis: muss sich auf bestimmte, herausgebildete Gesetzmäßigkeiten des Lebens stützen; bei Wechselwirkung mit Neuem, auf bestimmte nicht immer bewusst formulierte Hypothesen; diese Hypothesen werden durch Praxis geprüft, bei Nichtbestätigung verändern sie sich und es werden ihnen entsprechend Handlungen ausgeführt.

ERKENNTNIS KÜNSTLERISCHE (f. die) 4008641 71918 - Ist der Kunst eigen; unterscheidet sich von der wissenschaftlichen Erkenntnis dadurch, dass die Wissenschaft in der Regel maximal unpersönliches Wissen (obwohl es in der Psychologie nicht immer der Fall ist) anstrebt, während die Kunst auf die einzigartige Persönlichkeit des Schöpfers, auf seine subjektive Weltbetrachtung, die am häufigsten das grundliegende Interesse zu einem künstlerischen Objekt bildet, orientiert ist. Im Gegensatz zum bildhaft-emotionalem Charakter des künstlerischen Schaffens ist der Wissenschaft Intellektualismus und Rationalismus eigen.

ERKENNTNIS RELIGIÖSE (f. die) 4018614 31918 - Im Unterschied zur Wissenschaft, die (bei weitem nicht immer realisierbare) Bereitschaft zur Selbst-Dementierung, bis hin zu Grundprinzipien. Das religiöse Wissen ist, im Rahmen beliebiger Konfessionen, üblicherweise auf die Festigung und Bekräftigung ursprünglicher Dogmen und Glaubenssymbole ausgerichtet (obwohl die Grundlage der wissenschaftlichen Vorstellungen auch immer einige Postulate bildet, die ohne Beweise und sehr oft nicht beweisbar angenommen werden; die Wissenschaftler vertreten diese offensichtlich oder verdeckt und verteidigen diese so, als ob sie unbestreitbar wären). Eine andere Unterscheidung: in religiöser Erkenntnis wird die Welt als Ausdruck der göttlichen Intention betrachtet, während in der Wissenschaft diese als eine relativ selbstständige Realität betrachtet wird. Allerdings hat die religiöse Findung für die Wissenschaften über den Menschen, im Besonderen der Psychologie, eine besondere Bedeutung und stellt sich oft als tiefgründiger und feiner als der wissenschaftliche Ansatz heraus. Hinzu kommt, dass das Problem des Glaubens und der religiösen Erkenntnis für einige der größten Psychologen dieser Welt, nicht nur im Sinne ihrer Persönlichkeiten, aber auch in dem Aufbau psychologischer Theorien und psychotherapeutischer Systeme, von Bedeutung ist.

ERKRANKUNG NARZISSTISCHE (f. die) 519 448 7190981 - Krankheiten, die vom pathogenen Zustand der Libido bedingt sind, auf das eigene ICH ausgerichtet. Hierzu gehören auch die Paraphrenie und die Paranoia (narzisstische Neurose).

ERKRANKUNG NEUROTISCHE (f. die) 59874251 898016 - Eine Verwirrung der Psyche; geschieht durch den Konflikt zwischen zwei Bestrebungen: sexuellem Bedürfnis und dem Entzug, oder der Verdrängung. Die Menschen erkranken, wenn sie ihre sexuellen Bedürfnisse wegen äußerer Hindernisse oder eines inneren Mangels an Anpassungsfähigkeit real nicht befriedigen können.

ERKRANKUNG PSYCHISCHE (f. die) 8345444 (die psychische Krankheit) - Erkrankungen, die überwiegend durch Verwirrungen der Psyche charakterisiert werden.

ERKRANKUNG PSYCHOSOMATISCHE (f. die) 819488 7193881 (die Psychosomatik) - Eine Richtung der medizinischen Psychologie, die die Einflüsse der psychologischen Faktoren auf das Erscheinen einer Reihe somatischer Erkrankungen erforscht, z. B. des Bronchialasthmas, der hypertonischen Krankheit, der Stenokardie, des Zwölffingerdarmgeschwüren, ulzerösen Kolitis, der nicht spezifischen chronischen Gelenkentzündung.

ERLEBNIS (das) 489316 898 1 - Beliebige, von einen Menschen empfundene, emotional beeinflusste Zustände und Erscheinungen der Realität, welche unmittelbar in seinem Bewusstsein projiziert werden und für ihn als Ereignisse in seinem Leben erscheinen. 2. Das Vorhandensein von Bestrebungen, Wünschen und Begehren, welche im individuellen Bewusstsein den Prozess der Wahl der Motive und Ziele der Handlungen durch die Person ausmachen und damit die Erkenntnis der Beziehung der Persönlichkeit zu den in ihrem Leben stattfindenden Ereignissen bewirken. 3. Eine Form der Aktivität, die bei einer Unerreichbarkeit der leitenden Motive des Lebens eines Menschen den Zusammenbruch seiner Ideale und Werte bewirkt; zeichnet sich durch die Veränderung seiner psychischen Welt, gerichtet auf das Umbesinnen seiner Existenz aus.

ERLEBNIS PATHOGENES (das) 6489416 8918 – Erlebnisse, die Leid hervorrufen.

ERLEBNIS VERDRÄNDGTES (das) 16 8198 1848 - Aus dem Bewusstsein entfernte Erlebnisse, Komplexe, „eingezwängte Affekte", aus dem Gebiet des Unbewussten, die die Lebensfunktion und das Verhalten beeinflussen; können zu einer Quelle schöpferischer Bestrebungen, neuropsychischen Erkrankungen und anderem werden.

ERLERNEN (das) 847136 3919 512 - Der Prozess und das Ergebnis des Erwerbs individueller Erfahrung.

ERLERNEN BEDINGT-REFLEKTIERENDES (das) 747136 918 417 41 - Eine Art des Erlernens, die, basierend auf der Ausarbeitung von Reaktionen auf neue Reizerreger, dem Mechanismus des Reflexes nach geschieht.

ERLERNEN OPERATIVES (das) 498614 318 12 - Eine Art des Erlernens, die durch eine spontane Erzeugung einer großen Menge vielfältiger Reaktionen einer Person auf ein und dieselbe Situation oder Stimulus geschieht, mit einer nachfolgenden Festigung nur der Reaktionen, die sich am erfolgreichsten in Bezug auf die Position des erhaltenen Effektes erweisen.

ERLERNEN SOZIALES (das) 3919 512 498611 – Der Begriff bedeutet den Erwerb neuer Formen der Reaktion mittels der Beobachtung des Verhaltens anderer lebendiger Wesen und dessen Nachahmung durch den Organismus.

ERLERNEN VERBALES (das) 7136 39129 5192 – Das Erlernen durch verbale Einwirkungen: Instruktionen, Erklärungen, Beschreibungen und andere, ohne sich konkreten gegenständlichen Handlungen, operativen oder bedingt-reflexartigen Bedingungen zuzuwenden.

ERLERNEN VIKARES (das) 936 39819 512 – Das Erlernen durch direkte Beobachtung von Bildern, die per Sinne vorgestellt werden, und die Nachahmung von diesen.

ERLEUCHTUNG (f. die) 50816121 0981 (Vermutung, Einblick) - Ein plötzliches, augenblicklich entstandenes und aus vorheriger Erfahrung nicht zu löschendes, neues Verständnis, neues Begreifen wesentlicher Beziehungen, Aufgaben, Probleme und Strukturen von Situationen insgesamt, mittels dessen eine bewusste Lösung des Problems erreicht wird.

ERMÜDUNG (f. die) 5196173194891 - Ein Komplex von subjektiven Erfahrungen, die die Entwicklung des Ermüdungszustandes begleiten. Zeichnet sich aus durch Empfindungen von Schwäche, Trägheit, Kraftlosigkeit,

Empfindungen vom physiologischen Unbehagen, der Erkenntnis von Störungen im Verlauf von psychischen Prozessen, Verlust des Interesses an der Arbeit, Vorherrschen der Motivation zur Tätigkeitseinstellung, negative emotionale Reaktionen.

EROS (m. der) 648718 819491 - Eine der Bezeichnungen für sexuelle Anziehung, sexuellen Instinkt und den Instinkts des Lebens.

EROTIK (f. die) 694185398717 - Sinnlichkeit, Neigung zum sexuellen Leben, seiner Darstellung, usw.

EROTIK ANALE (f. die) 514185 81949 - Erotische Empfindungen, die mit Reizung des Afters (Anus) verbunden sind, der eine der erogenen Zonen darstellt.

EROTIK URETHRALE (f. die) 51869131989 - Ein Konzept, das die Gesamtheit von erotischen Empfindungen bedeutet, die mit Irritationen eines kanalartigen Organs verbunden ist, der in sich Teile des Harn-und Geschlechtsapparates vereint. Laut Psychoanalyse ist es eine der erogenen Zonen.

EROTOGRAPHOMANIE (f. die) 298 714 319814981 - Eine Form der sexuellen Perversion, die sich dadurch auszeichnet, dass eine Person sexuelle Erregung und Befriedigung beim Schreiben von Liebesbriefen erlebt. Wurde nach dem griechischen Gott der Liebe benannt.

ERREGBARKEIT (f. die) 548 312688 7 - Eine Eigenschaft lebendiger Wesen in einen Zustand der Anregung, unter Einfluss von Reizerregern oder Stimuli, mit der Erhaltung von dessen Spuren auf eine gewisse Zeit, zu kommen.

ERREGUNG (f. die) 591 016 718 - Eine Eigenschaft lebendiger Organismen, die aktive Antwort erregter Stoffe auf Reiz. Eine Hauptfunktion für das Nervensystem. Die Zellen, die sie bilden, verfügen über die Eigenschaft der Weiterleitung der Erregung aus dem Bereich, wo diese entstanden ist in andere Bereiche und auf die benachbarten Zellen: Dank dem sind die Nervenzellen fähig Signale von den einen Strukturen des Organismus an andere weiterzugeben, dadurch wird die Aufregung zum Informationsträger über Eigenschaften der von außen reinkommenden Reize und zusammen mit dem Abbremsen, zum Regulator der Aktivität aller Organe und Systeme des Organismus.

ERREGUNG TRAUMATISCHE (f. die) 591489 318 716 – Äußere Erreger (äußere Verletzungen), die stark genug sind, um den Schutz vor dem Reiz zu brechen und den psychischen Apparat durch eine große Menge an Reizen, die eine traumatisierende Einwirkung auf die Psyche ausüben, zu überfüllen.

ERSATZ (m. der) 219618 918071 - Ein Prozess und das Ergebnis des Ersatzes einer verdrängten Neigung oder die Vorstellungen einer gewissen sonstigen Tendenz oder Symbol; Ein Schutzmechanismus, der verschiedene Erscheinungsformen annimmt. Zu den Ergebnissen und Indikatoren des Ersatzes gehören fehlerhafte Handlungen, Witze, einige Komponenten von Träumen, neurotische Symptome und anderes.

ERSCHEINUNG (f. die) 918548319712 – 1. Die Ankunft, das Erscheinen. 2. Die Entstehung, der Beginn. 3. Etwas, was in sich die Natur äußert, sich offenbart. 4. Jede Manifestation von irgendetwas; ein Ereignis, Vorfall.

ERSCHEINUNG BEUNRUHIGENDE (f. die) 648581498717 (Erscheinung der ängstlichen Reihe) - Ein Konzept zur Bezeichnung einer Veränderung emotionaler Zustände bei einer zunehmenden Ängstlichkeit. Bei einem relativ geringen Grad an Ängstlichkeit treten Empfindungen innerer Anspannung, Angespanntheit, Unbehagens auf. Danach wird der Zustand einer erhöhten Empfindlichkeit durch einen Zustand innerer Anspannung, Reizbarkeit abgelöst, wenn die zuvor neutralen Reize signifikant und durch negative Emotionen eingefärbt werden.

ERSCHEINUNG DER MASSEN / MASSENERSCHEINUNG (f. die) 984317219617 (Massenartige Phänomene der Psyche) – Soziopsychologische Phänomene, die in Menschenmassen (Gruppen, Mengen, Bevölkerungen, Nationen, etc.) auftreten. Übereinstimmende Bewertungen und Einstellungen, übernommene Stereotypen und suggerierte Verhaltensmuster, die mit mehr oder weniger gleichzeitig erlebten psychischen Zuständen der Menschen verbunden sind als Folge der Kommunikation in großen Gruppen. Dazu gehören vielfältige Arten des Mengenverhaltens, Massenhysterie und Massenpanik, Gerüchte, Moden, Nachahmungen, Infektionen, Suggestion, etc., sowie sozio- psychologische Besonderheiten von Völkern, gesellschaftlichen Stimmungen, öffentlichen Meinungen, etc.

ERWARTUNG (f. die) 51631849181918 - Ein System von Erwartungen oder Anforderungen an die individuellen Leistungsstandards sozialer Rollen; ist eine Form sozialer Sanktionen, die das System von Beziehungen und Interaktionen in der Gruppe organisieren. Im Gegensatz zu den offiziellen Vorschriften, Stellenbeschreibungen und anderen Regulatoren des Verhaltens in einer Gruppe ist der Charakter der Erwartungen nicht-formalisiert und nicht immer bewusst.

ERWARTUNG II (f. die) 598 688 716 01 - Ein Begriff, der die Fähigkei der Vorwegnahme einer Person von zukünftigen Ereignissen äußert. Einer der Hauptbegriffe der kognitiven Psychologie.

ERWARTUNGSANGST (f. die) 548493319317 – Das Warten auf ein Unglück, das dank der Idee der Vergeltung mit der internen Empfindung der Versuchung verbunden ist.

ERYTHROPHOBIE (f. die) 914317594016 - Eine Art von Neurose, die sich durch eine pathologische Angst vor dem Erröten in Gegenwart von Menschen auszeichnet.

ERZIEHUNG (f. die) 548712684212 - Eine Tätigkeit, die das Übermitteln öffentliche-historischer Erfahrung an neue Generationen darstellt; eine planmäßige und zielgerichtete Einwirkung auf das Bewusstsein und das Verhalten eines Menschen zwecks der Bildung bestimmter Anlagen, Begrifflichkeiten, Prinzipien, wertvoller Orientierungen, welche die Bedingungen für seine Entwicklung, sowie seine Vorbereitung auf das öffentliche Leben und Arbeit gewährleisten.

ES (das) 918411 618 401 (ID) - Eine der Komponenten der Struktur der Persönlichkeit, eine besondere psychologische Instanz, vollständig unbewusste Wünsche und Neigungen. Stellt etwas dar, was im Bereich unbewusster instinktiver Anregung, sexueller oder aggressiver, die unabhängig von der Beziehung der Person zur Realität, zu einer sofortigen Befriedigung antreibt, lokalisiert werden kann. Die mächtigste Sphäre der Persönlichkeit, die den Lauf der Zeit nicht anerkennt, sondern dem Prinzip des Vergnügens, einem Komplex verschiedener unbewusster Antriebe, Vorstellungen, Tendenzen, Impulse, Triebkräfte der Persönlichkeit (hauptsächlich aggressiver und sexueller Neigungen), Instinkte und anderer Komponenten nach funktioniert.

ETAPPE (f. die) 619517818917 - Ein Stadium in der Entwicklung eines Phänomens, oder eines Prozesses.

ETAPPE DER ERSTEN JAHRESHÄLFTE (f. die) 614512814217 - Das Stadium des Lebens zwischen dem Zeitpunkt der Geburt und der Erreichung des Alters von sechs Monaten. In diesem Stadium erlernt das Kind die expressiv-mimischen Mittel der Kommunikation, die als ein Komplex der Belebung auftreten. In diesem Zeitraum bildet sich das System der affektiv-persönlichen Beziehungen, die für eine normale Weiterentwicklung zu nahestehenden Erwachsenen erforderlich ist. Es entwickelt sich auch die kognitive Aktivität, in deren Rahmen das Kind visuelle, orale und manuelle kognitive Handlungen erlernt.

ETAPPE DER ZWEITEN JAHRESHÄLFTE (f. die) 317418516491 - Eine Periode im Lebens des Kindes zwischen dem Erreichen des Alters von sechs Monaten und der Krise des ersten Jahres. In dieser Zeitspanne ist die gegenstand-manipulative Tätigkeit die führende Tätigkeit und vor allem für ihre Bedürfnisse kommt es zu einer Kommunikation mit dem Erwachsenen, die dann situativ-geschäftlich wird. Im Rahmen dieser situativ-geschäftlichen Kommunikation mit einem Erwachsenen lernt das Kind kulturell-fixierte Aktivitäten mit Objekten zu beherrschen.

© Г. П. Грабовой, 2003

ETHIK (f. die) 819317018451 - 1. Die Lehre von der Moral als eine Form des gesellschaftlichen Bewusstseins; ihrem Wesen nach, die Rolle des Rechts. Eine der Formen der Ideologie. 2. Ein Set, das System von Normen des moralischen Verhaltens des Einzelnen, der Gemeinschaft oder Berufsgruppe.

ETHIK NORMATIVE (f. die) 979 074 319 18 – Die philosophische Lehre vom angemessenen Verhalten. Ein therapeutischer Versuch, ein Bestreben mittels des Über-ICHs etwas zu erreichen, das bis jetzt nicht durch andere kulturelle Mittel erreicht werden konnte, in erster Linie - die Beseitigung der konstitutionellen Neigung zur Aggression.

ETHNOPSYCHOLOGIE (f. die) 914871 829631 - Ein interdisziplinäres Fachgebiet der Wissenschaft, das folgende Punkte studiert und entwickelt:
1) Besonderheiten der Psyche von Menschen aus verschiedenen Völkern und Kulturen;
2) Probleme nationalen Charakters;
3) Probleme nationaler Besonderheiten der Wahrnehmung;
4) Probleme nationaler Besonderheiten zwischenmenschlicher Beziehungen;
5) Gesetzmäßigkeiten der Bildung und der Funktionen der nationalen Identität, oder ethnischer Stereotypen;
6) Gesetzmäßigkeiten der Bildung von Gemeinden usw.

ETHOLOGIE (f. die) 398571489671 - Eine Wissenschaft vom Verhalten der Tiere, von der „Verhaltensbiologie", den allgemeinen biologischen Grundlagen und Gesetzmäßigkeiten des Tierverhaltens. Untersucht das Verhältnis zwischen dem angeborenen Verhalten, dem instinktiven Verhalten und dem Umwelteinfluss. Eine der angesehenen Tendenzen der neuzeitlichen Biologie, dehnt ihre Prinzipien auch auf den Menschen aus; die Studien der Verhaltensforscher sind auch unmittelbar für die Tierpsychologie interessant (wird manchmal sogar als eine Variante der Tierpsychologie betrachtet).

EUDETISMUS (m. der) 571 81461989491 - Die Fähigkeit einiger Individuen (Eidetiker) ein äußerst lebendiges und detailliertes Bild der zuvor wahrgenommenen Objekte und Szenen zu erhalten und zu reproduzieren.

EUPHORIE (f. die) 914 897 219714811 – Eine fröhliche, heitere Stimmung, ein Zustand der Selbstzufriedenheit und Sorglosigkeit, die den objektiven Umständen nicht entspricht, die keine objektiven Gründe für die Entstehung besitzt und ziemlich hartnäckig ist. In Bezug auf das Verhalten werden eine mimische und allgemeine motorische Belebung, Weitschweifigkeit, manchmal eine psychomotorische Erregung beobachtet.

EVALUATION (f. die) 31854149784 - Ein Begriff, der eine subjektive Bewertung eines Phänomens auf einer vorgegebenen Bewertungsskala beschreibt. Mit Hilfe der Evaluation findet die primäre Klassifizierung der sozialpsychologischen Objekte ihrer nach dem Ausprägungsgrad der für sie gemeinsamen Eigenschaft, der Expertenbewertung, statt. In den Sozialwissenschaften bildet die Evaluation die Grundlage für den Aufbau von vielseitiger Evaluations-Skalen, insbesondere bei der Bewertung verschiedener Aspekte der Arbeit, der Popularität einzelner Personen, des beruflichen Ansehens, usw.

EVALUATION-SKALIERUNG (f. die) 814597319489 - Eine Methode zum Aufbau einer Skala zur Messung von Beziehungen zwischen den erforschten Objekten auf der Grundlage von Expertenwertungen – Evaluationen.

EVOLUTION (f. die) 317 498598614 2197185496198 - In den Ansichten über ihren Mechanismus sind die Neo-Darwinisten sich nicht immer einig. Nach der Meinung von einigen ist sie das Ergebnis einer Reihe von aufeinanderfolgenden kleinen Verschiebungen von zufälligen Mutationen, entsprechend den unmittelbaren Bedürfnissen. Andere glauben, dass die Evolution eine bestimmte interne Tendenz besitzt, der die Entwicklung der Arten folgt, die sich bei einigen bereits in den Genen festgelegten Orientierungspunkten zeigt. Wieder andere sind der Meinung, dass die Evolution in Sprüngen stattfindet, beginnend mit großen Veränderungen, die in irgendwelchen ausgewählten Knotenpunkten des evolutionären Pfades, in denen die Differenzierung von Arten stattfindet, entstehen.

EVOLUTIONSBIOPSYCHOLOGIE (f. die) 891498 719 422 - Unter diesem Begriff werden manchmal die Vergleichspsychologie und die Zoopsychologie vereint.

EXHIBITIONISMUS (m. der) 314815219478 (der Exhibitionismus) - Eine Form der sexuellen Perversion, die sich dadurch auszeichnet, dass eine Person sexuelle Befriedigung in normalen Alltagssituationen bei der Demonstration ihrer Genitalien dem anderen Geschlecht gegenüber empfindet.

EXHIBITIONISMUS VERBALER (m. der) 518916518914 - Eine Variation des Exhibitionismus, die sich dadurch auszeichnet, dass sexuelle Befriedigung durch das Flüstern von Obszönitäten oder intimen Details zu Personen des anderen Geschlechts erzielt wird.

EXOGEN (das) 491 964 978397181648 – Eine externe Herkunft, durch externe Faktoren verursacht. Das gegenteilige Konzept ist endogen.

EXOPSYCHE (f. die) 318613519497814 – Die Gesamtheit von Beziehungen des Individuums zur Natur, Gesellschaft, spirituellen Werten, zum eigenen geistigen Leben.

EXPERIMENT (das) 518714397516 - Eine Forschungsstrategie, die auf die gezielte Überwachung eines Prozesses unter den Bedingungen einer geregelten Veränderung der individuellen Eigenschaften der Bedingungen seines Verlaufs abzielt. Dabei wird die Hypothese geprüft. In der Psychologie ist dies eine der grundlegenden Methoden der wissenschaftlichen Erkenntnis überhaupt und der psychologischen Forschung im Besonderen, zusammen mit der Beobachtung.

EXPERIMENT ASSOZIATIVES (das) 584612819319719514 - Eine projektive Methode und ein Test, entwickelt, um die Motivation eines Individuums zu studieren, fokussiert auf Fixierung, Diagnostik und Therapie von versteckten affektiven Komplexen und anderen psychischen Phänomenen. Basiert auf dem Studium des Inhalts und der Geschwindigkeit der Reaktion des Klienten, der als Antwort auf die Fragen des Analysten das erste Wort ausspricht das ihm in den Sinn kommt. Wurde ursprünglich für die Aufgaben der Psychiatrie entwickelt und später für Forschungs- und psycho-diagnostische Zwecke verwendet.

EXPERIMENT BETRIEBLICHES (das) 319418518411 - Ein natürliches Experiment, das unter den für die Testperson üblichen Arbeitsbedingungen durchgeführt wird. Bei einem andren Ansatz wird die Testperson zu einem aktiven Experimentteilnehmer, was dann wichtig ist, wenn sich zum Beispiel die Struktur der Arbeitstätigkeit verändert.

EXPERIMENT BILDENDES (das) 561318518491 (psychologisch-pädagogisches Experiment; erzieherisches, transformatives, entwickelndes Experiment) – Eine in der pädagogischen und in der Alterspsychologie verwendete Methode zur Verfolgung von Veränderungen in der Psyche des Kindes im Laufe eines aktiven Einflusses durch den Forscher auf die Testperson.

EXPERIMENT IM LABOR / LABOREXPERIMENT (das) 016974219591 – Eine methodische Strategie, die auf die Modellierung von Aktivitäten eines Individuums unter besonderen Umständen ausgerichtet ist; eine Art von Experiment, das in speziell ausgerüsteten Labors durchgeführt wird, was eine besonders strenge Kontrolle der unabhängigen und abhängigen Variablen gewährleistet.

EXPERIMENT KONSTATIERENDES (das) 218613914217 - Die Entwicklung der Psyche kann man als ein gewissermaßen von der Lehre und der Erziehung freies Phänomen betrachten. Die Aufgabenstellung ist dann die Feststellung der Beziehungen, die sich im Laufe der Entwicklung abzeichnen.

EXPERIMENT NATÜRLICHES (das) 684 812317948 – Eine experimentelle Strategie, die durch die Durchführung unter Bedingungen, die der normalen Tätigkeit der Testpersonen nahe liegen, charakterisiert wird, wobei diese nicht wissen, dass sie an einer Studie teilnehmen. Dadurch wird eine größere Reinheit des Experiments erzielt. Eine Methode der Untersuchung, die zwischen der Beobachtung und dem Laborexperiment liegt, bei der der Psychologe auf die Situation aktiv Einfluss nehmen kann, aber nur in den Formen, die ihre Natürlichkeit für die Testpersonen nicht stören. Die wichtigsten Methoden sind ausgerichtet auf die Beobachtung und das Gespräch mit der Testperson, deren Ergebnisse qualitativ bearbeitet werden. Eine Variante des natürlichen Experiments ist das psychologisch-pädagogische Experiment, oder die Experimentallehre, bei der die Untersuchung psychischer Eigenschaften der Schüler, die noch formiert werden können, im Laufe der Ausbildung und der Erziehung durchgeführt wird.

EXPERIMENT PROJEKTIVES (das) 549317219817 - Formale Prinzipien des Aufbaus (Projektierung): eine „taube" Anleitung, die Abwesenheit einer Bewertung des Experimentators, der Fokus liegt auf dem motivierenden Aspekt der Tätigkeit. Eine entspannte, freundliche Atmosphäre ist sehr wichtig. In der projektiven Studie werden in einer generalisierten schematischen Form die am häufigsten verbreiteten Lebenssituationen modelliert. Aber gerade weil sie für die Testpersonen nicht die Realität sind, besitzen sie eine größere Verhaltensfreiheit in ihnen als im Leben; das bedeutet, dass in ähnlichen Situationen nicht nur die üblichen Stereotypen der Reaktion, nicht nur Bedürfnisse und Motivationen auftauchen, die sich jeden Tag äußern, sondern auch diejenigen, die nicht realisiert wurden.

EXPERTISE (f. die) 819412 918491 – Die Untersuchung einer These, die besondere Kenntnisse mit der Präsentation begründeter Schlussfolgerung erfordert. Zu ihrer Durchführung werden Experten, d.h. erfahrene Fachleute auf dem Gebiet, hinzugezogen.

EXPERTISE FORENSISCH-PSYCHOLOGISCHE (f. die) 516 428319471 - Eine der wichtigsten Formen der praktischen Anwendung von speziellen psychologischen Kenntnissen in einem Strafverfahren. Wird auf Anordnung eines Gerichtsermittlers oder auf Anordnung des Gerichts gemäß den Normen der Strafprozessordnung in Bezug auf geistig gesunde Angeklagte, Zeugen und Opfer, durchgeführt. Ein gemeinsames Thema der forensisch-psychologischen Expertise sind die Besonderheiten der psychischen Aktivität, deren Untersuchung zur Feststellung der Wahrheit in Strafsachen bedeutend ist.

EXPRESSION (f. die) 318617918498 – Eine Ausdrucksstärke; die Macht der Manifestation von Gefühlen und Emotionen. Expressive Reaktionen sind die äußere Manifestation von Emotionen und Gefühlen des Menschen in der Mimik, der Pantomime, der Stimme und der Gestik.

EXPRESSIV (Adjektiv) 819417 619491 - Ausdrucksstark, fähig den emotionalen Zustand zu reflektieren.

EXTERIORISATION (f. die) 516898319 18 - Der Erzeugungsvorgang von externen Maßnahmen, Aussagen, etc. auf der Grundlage der Transformation einer Reihe von inneren Strukturen, die sich auf der Grundlage der Internalisierung externer sozialer Aktivitäten des Menschen entwickelt haben. Eine Art „Übersetzung" interner Strukturen in der „äußeren" Sprache.

EXTERNALISIERUNG (f. die) 514819519617 - Eine bewusste ganze oder partikulare Einbindung von Ereignissen aus dem eigenen Leben in die Erzählung eines thematischen Apperzeptionstests. Manchmal kann es als Inspiration erkannt werden.

EXTEROZEPTOR (m. der) 518417319497 (Exterozeptor) - Spezialisierte Rezeptoren, die äußere Reize wahrnehmen. Befinden sich auf der Oberfläche des Körpers, einschließlich der Schleimhäute der Nase, des

Mundes und der Zunge, entweder diffus, zerstreut, oder als ein Teil der besonderen Sinnesorgane.

EXTRAPUNITIVITÄT (f. die) 819617219318 - Eine Tendenz, die Schuld für Misserfolge auf andere Menschen abzuwälzen.

EXTRASPEKTION (f. die) 489861319617 - So können Berichte der Testpersonen über ihre Gefühle, über das, was sie sehen, hören, usw. benannt werden.

EXTRAVERSION (f. die) 814917219648 – Eine Ausrichtung des Bewusstseins und der Aufmerksamkeit einer Person hauptsächlich auf das, was außerhalb von ihr selbst ist, oder um sie herum geschieht. Eine der grundlegenden Persönlichkeitszüge. Das gegenteilige Konzept ist die Introversion.

EXTRAVERSION (f. die) UND INTROVERSION (f. die)
498601 718 14 - Eine Charakteristik der individuell-psychologischen Unterschiede des Menschen (äußersten Pole), welcher überwiegend Persönlichkeiten einer individuellen Ausrichtung entweder auf die Welt der äußeren Objekte, oder auf die Erscheinungen der eigenen subjektiven Welt, entsprechen.

-F-

FÄHIGKEIT (f. die) 318471519891 – Werden als solche individuell-psychologische Besonderheiten einer Person bestimmt, die ihre Bereitschaft zur Aneignung einiger Arten der Tätigkeit und ihre erfolgreiche Ausführung ausdrücken und als Bedingung ihrer erfolgreiche Tätigkeit dienen.

Darunter versteht man einen hohen Stand der Integration und Generalisierung psychischer Prozesse, Eigenschaften, Beziehungen, Handlungen und ihrer Systeme, die den Ansprüchen der Tätigkeit gerecht werden. Hierzu gehören einzelnes Wissen, Fähigkeiten und Fertigkeiten, sowie die Bereitschaft zum Erlernen neuer Methoden und Anwendungen der Tätigkeit.

FÄHIGKEIT (f. die): ENTWICKLUNG (f. die) 5482172198949811 – Das Problem der Aussonderung von Mechanismen der Formierung und Entwicklung von Fähigkeiten ist besonders scharf gestellt. Vor allem sind dies Daten über die Perioden sensibler Formierungen von Funktionen.

FÄHIGKEIT (f. die): URSPRUNG (m. der) 518317219498 – Eine der schwierigsten Fragen: sind Fähigkeiten angeboren oder werden diese während des Lebens formiert? Unter „eingeboren", „angeboren" versteht man für gewöhnlich „von Natur", oder „von Natur aus"; vom wissenschaftlichen Standpunkt jedoch ist dies nicht strikt und vorzugweise ist der Terminus „vererbt".

FÄHIGKEIT AUSDRÜCKENDE (f. die) 548916319498 – Ein System angeborener und ausgearbeiteter operationeller Fähigkeiten, die eine erfolgreiche künstlerische Tätigkeit gewährleisten.

FÄHIGKEIT MUSIKALISCHE (f. die) 598791319498 – Individuellpsychologische Besonderheiten der Persönlichkeit, die folgende mit einschließen: 1) Eine natürliche Gehörsensibilität, die eine Analyse natürlicher, sprachlicher und musikalischer Laute gewährleistet; 2) Eine bei der Arbeit und sozialer Interaktion entwickelte subjektive Beziehung zu sprachlichen und musikalischen Betonungen, die sich in einer emotionalen Reaktion äußert. Musikalische Fähigkeiten bilden in deren Entwicklung ein System mit schwierigen dynamischen Verbindungen zwischen einzelnen Fähigkeiten.

FÄHIGKEIT SPEZIELLE (f. die) 548312819491 – Psychologische Besonderheiten eines Individuums, die Möglichkeiten einer erfolgreichen Ausführung einer bestimmten musikalischen, darstellerischen, literarischen und ähnlichen Art von Tätigkeit gewährleisten. Die Entwicklung besonderer Fähigkeiten stützt sich auf entsprechende Anlagen, z. B. musikalisches Gehör und Gedächtnis.

FÄHIGKEIT ZU SCHLUSSFOLGERUNGEN (f. die) 519317218491 (die Fähigkeit zu Schlussfolgerungen) – Eine Fähigkeit, die es erlaubt Aufgaben ohne vorherige Probemanipulationen zu lösen. Erscheint bei höheren Säugetieren, vor allem bei Menschen und Affen. Erlaubt es die Verbindung zwischen verschiedenen Elementen von Situationen zu erkennen und daraus die richtige Entscheidung mittels Schlussfolgerungen zu treffen, ohne dabei zu irgendwelchen Probehandlungen zu greifen.

FAKTOR (m. der) 319489488516 - Ein Konzept der mathematischen Statistik, das eine gemeinsame Ursache vieler zufälliger Veränderungen der Gesamtheit von variablen Größen, Ereignissen, usw., bedeutet. Faktoren werden durch die Verwendung von speziellen mathematischen Verfahren, der Faktorenanalyse, identifiziert.

FAKTOR DER ENTWICKLUNG (m. der) 49131951961 - Ein System von Faktoren, die die psychische,- und die Verhaltensentwicklung von Kindern bestimmt. Beinhalten die Inhalte von Bildung und Erziehung, pädagogische Bereitschaft von ausbildenden und lehrenden Menschen, Methoden und Mittel der Ausbildung und der Erziehung, usw.

FAKTOR DES GEMEINSAMEN SCHICKSALS (m. der) 54131971961 – Die Vereinigung von Elementen in eine Gestalt mit einer allgemeinen Funktionsdynamik, sowie Entwicklungsdynamik, etc. Als ein Beispiel kann die Hervorhebung der drei Punkte dienen, die sich in die gleiche Richtung bewegen, unter einer Menge von anderen Punkten, die sich in verschiedene Richtungen bewegen.

FAKTOR DES RISIKOS / RISIKOFAKTOR (m. der) 48543154821 – Ein psychogener Faktor modifizierter, ungewöhnlicher Existenzbedingungen, die sich durch eine Lebensbedrohung auszeichnen. Hat einen signifikanten Einfluss auf das Durchleben einer extremen Situation.

FAKTOR EINER GUTEN FORTSETZUNG (m. der) 54821758947 - Die Vereinigung zu einer Gestalt von Elementen, die in der Gesamtheit besonders einfache, sich aufzwingende Konfigurationen bilden.

FAKTOR MENSCHLICHER (m. der) 5196173194 - 1. Im breiteren Sinne ist dies ein Begriff, der in sozio-ökonomischen Disziplinen verwendet wird, um einen Komplex von Faktoren zu charakterisieren, die einen gewissen Einfluss auf die Effektivität der öffentlichen Produktion ausüben und mit der Motivation, dem Wertesystem, sowie materiellen und geistigen Bedingungen der menschlichen Existenz verbundenen sind. 2. Im engeren Sinn ist dies ein Konzept, das integrale Eigenschaften der Verbindung zwischen einem Menschen und einem technischen Gerät beschreibt, die sich unter konkreten Bedingungen ihrer Wechselwirkung beim Funktionieren des Mensch-Maschine-Systems äußern.

FAKTOR TRAUMATISCHER (m. der) 51961731948 - In der Psychoanalyse ist dies ein Zustand, in dem die Bemühungen des Lustprinzips scheitern.

FAMILIENTHERAPIE (f. die) 548 491319 4781 (Familientherapie) - Ein Komplex von verschiedenen psychotherapeutischen Techniken, um familiäre Beziehungen zu harmonisieren.

FANATISMUS (m. der) 589314318 42 - Eine unerschütterliche und alle Alternativen ablehnende Adhärenz zu bestimmten Überzeugungen, die sich in Handlungen und Kommunikation äußert. Ist mit Opferbereitschaft verbunden. Die Treue zu der Idee tritt gemeinsam mit Intoleranz für Andersdenkende, sowie der Missachtung ethischer Standards, die die Erreichung des Ziels behindern. Fanatismus ist ein Phänomen der Massenpsychologie.

FANTASMA (das) 31754829471 - Ein Produkt der Phantasie, das zur Umsetzung unbewusster Impulse auf nicht symbolische, oder symbolische Weise führt.

FARBE ACHROMATISCHE (f. die) 514318219717 - Farben, deren Wahrnehmung durch das Nachtsehen möglich ist. Dazu gehören die Farben weiß, schwarz und alle Grautöne. Das gegensätzliche Konzept ist die chromatische Farbe.

FARBE CHROMATISCHE (f. die) 49856139812 - Farben, deren Wahrnehmung nur beim Vorhandensein des Farbsehens möglich ist (alle Farben außer weiß, schwarz und Grautönen). Das gegensätzliche Konzept ist die achromatische Farbe.

FARBE INDUZIERTE (f. die) 598 61971849 (Fechner Farben) - Subjektives Farbempfinden, das durch die Rotation der aus einer schwarzen und einer weißen Hälfte bestehenden Benham-Scheibe, mit einer Geschwindigkeit von 5 bis 20 Umdrehungen pro Sekunde erzielt werden kann, wobei auf der weißen Hälfte schwarze konzentrische Bögen aufgebracht sind. Die Farbe, die durch den Betrachter wahrgenommen wird, hängt von der Position der Bögen in Relation zur Scheibenmitte ab.

FARBMISCHUNG (f. die) 59864871947 (das Mischen von einer Farbe, das Mischen von Farben) – Der Erhalt von einer qualitativ neuen subjektiv wahrgenommenen Farbe bei einer gemeinsamen Einwirkung von zwei oder mehreren Farbreizen.

FARBMISCHUNG ADDITIVE (f. die) 5943198194 – Das Verschmelzen zu einer einzigen Farbe von mehreren Lichtreizen unterschiedlicher Farben bei einem Einfall auf nahliegende Bereiche der Netzhaut.

FARBMISCHUNG ADDITIVE (f. die): GESETZ (das) 591 498798517 (die Gesetze der additiven Farbmischung) - Regeln für den Erhalt bestimmter Farben durch ihre Vermischung, die ursprünglich von Isaac Newton formuliert wurden:
1) Für jede Farbe gibt es eine einzige (zusätzliche) andere Farbe, die bei einer Vermischung mit ihr eine achromatische graue Farbe ergibt;
2) Sbjektiv wahrgenommene Farben ergeben bei der Vermischung mit anderen Farben auch gleich wahrgenommene Farben, unabhängig von ihrer spektralen Zusammensetzung;
3) Bei einer Vermischung von zwei verschiedenen Farben erhält man eine Zwischenfarbe aus den ursprünglichen Farben, sodass es nicht möglich ist,

beim Vermischen dieser ursprünglichen Farbe mit einer der Ausgangsfarben eine andere Ausgangsfarbe zu erhalten;

4) Beim Vermischen von zwei unterschiedlichen Farben ist die erhaltene Farbe immer weniger gesättigt, als zumindest eine der Ausgangsfarben. Auf der Grundlage dieser Gesetze wurde „Das internationale System der Farbspezifikation" im Sinne von „Standard- Beobachter" (ICE -31) erstellt, zuerst eingeführt von Herrn Grassmann im Jahr 1856.

FARBWAHRNEHMUNG (f. die) 379 612 89047 (die Wahrnehmung von Farben) - Kann zur folgender Auswertung reduziert werden: 1) Helligkeit (oder scheinbarer Helligkeit) eines Farbtons, das heißt, der eigentlichen Farbe; 2) Sättigung als Maß für den Unterschied in der gegebenen Farbe von grauer Farbe gleicher Helligkeit. Dabei sind die grundlegenden Mechanismen der Farbwahrnehmung angeboren und funktionieren durch Strukturen, die sich auf der Ebene der subkortikalen Gebilde im Gehirn befinden.

FASZINATION (f. die) 58961331948 – Ein speziell organisierter verbaler Einfluss, der zur Verringerung der Verluste von semantisch bedeutenden Informationen bei der Wahrnehmung einer Nachricht durch die Empfänger bestimmt ist, wodurch die Möglichkeit einer Auswirkung auf ihr Verhalten steigt.

FAULHEIT (f. die) 318 41791844 - Ein universelles Mittel des Schutzes gegen unnötige Arbeit; Meistens ist dies eine Unsicherheit bezüglich des Ziels, die Abwesenheit von Stimuli, sowie einfach langjährige Müdigkeit.

FAVORITISMUS (m. der) 51984951951 - 1. Regelungen, bei denen Handlungen des Leiters, eines höheren Beamten oder eines Herrschers durch den Einfluss ihrer Lieblinge, ihrer Favoriten bestimmt werden. 2. Erhebung, Förderung von Favoriten.

FAVORITISMUS GRUPPENINTERNER (m. der) 514918319712 - Das Bestreben in irgendeiner Weise die Mitglieder der eigenen Gruppe, im Gegensatz zu Mitgliedern einer anderen Gruppe, zu begünstigen. Kann sich sowohl in von außen beobachtetem Verhalten in verschiedenen Situationen der sozialen Interaktion äußern, als auch in den Prozessen der sozialen Wahrnehmung, zum Beispiel bei der Bildung von Bewertungen, Meinungen usw., die die Mitglieder der eigenen und der anderen Gruppe betreffen.

FAZILITATION SOZIALE (f. die) 37149858461 (Fazilitation) - Die Erhöhung der Geschwindigkeit oder der Produktivität der Aktivität eines Individuums, als Ergebnis einer eingebildeten oder wirklichen Gegenwart einer anderen Person oder einer Gruppe von Personen (ohne einer Einmischung in seine Aktivitäten), die als seine Gegner oder Beobachter seiner Handlungen auftreten.

FECHNER PARADOXON (das) 314 918 617 - Ausgleichung der binokular wahrgenommenen Helligkeit bei einer unterschiedlichen Belichtung der Netzhaut des linken und rechten Auges. Wenn in ein Auge das Licht durch einen Lichtfilter hineinfließt und in das andere ohne ihn, so entspricht die sichtbare Helligkeit der durchschnittlichen arithmetischen Gleichung des linken und rechten Auges.

FEHLER (m. der) 987 611 3054 - Die Unrichtigkeit, die Unrichtigkeit bei Handlungen, Gedanken.

FEHLER DES ANREGERS (m. der) 498712 3054 - Die Antwort über introspektive Emotionen, die sich in Termini der äußerlichen Empfindungen, und nicht in Termini der eigenen Empfindungen und ihrer Qualitäten äußert. Ist ein bekannter Terminus der introspektiven Psychologie, der ihre atomistische Ausrichtung widerspiegelt.

FEHLER DES OPERATORS (m. der) 118 611 3054 - Die Überschreitung einer festgelegten bestimmten Bedeutung, die das normale Funktionieren des erratischen Systems stört. Für das Charakterisieren von Situationen, wo der Fehler die Bedeutungen erreicht und somit das Erreichen der Ziele unmöglich macht, für die das erratische System geschaffen ist, wird der Begriff „die Absage des Operators" verwendet.

FEHLLEISTUNG (Parapraxis) (f. die) 891617 318 41 - Fehlerhafte Handlungen unterschiedlicher Art.

FELD (das) 318721989061 - In der Psychologie ist dies die Gesamtheit der von der Person durchlebten „Hier und Jetzt" Anreize seiner Aktivität.

FELD DER SICHT 428617 319 198018 (Sichtfeld) - Raum, den das Auge bei einer fixierten Blickrichtung und unbewegtem Kopf sieht. Sein Mittelwert beträgt: nach oben – 55 Grad, nach Unten – 60, nach Außen – 90, nach Innen – 60 grad (für den achromatischen Reiz, für den chromatischen sind es weniger). Der kleinste Umfang für das Sichtfeld ist für die Farbe Grün charakteristisch, der größte für Blau.

FELD DER SICHT OPERATIVE (das) 594617 21819 - Teil des Sichtfeldes, der von einer Person praktisch in einem Moment wahrgenommen und erkannt werden kann. Seine Größe hängt von vielen Bedingungen ab, im Einzelnen von der Einstellung des Beobachters und der Aufgabe der Wahrnehmung; von den Schwingungen der Aufmerksamkeit; von der räumlichen Anordnung und den geometrischen Besonderheiten der Gegenstände.

FELD DES BEWUSSTSEINS (das) 4918864121309819 – Ist heterogen und besitzt einen Focus, eine Peripherie und Grenze hinter der das Gebiet des Unbewussten anfängt. Das Bewusstseinsfeld besteht aus analysierten Gefühlen, Gedanken, Beweggründen.

FELD ORIENTIERUNGSLOSES (das) 47860178919 – Ein der Orientierungspunkte beraubtes Sichtfeld (zum Beispiel wolkenloser Himmel), auf dessen Grund die Wahrnehmung eine Reihe spezifischer Besonderheiten aufweist. Im Einzelnen wird der Gegenstand ohne eine stabile Lage im Raum wahrgenommen.

FELD PHÄNOMENALES (das) 42174811919 - In der Gestalt-Psychologie und anderen phänomenologischen Richtungen der Psychologie ist dies ein Begriff, der zur Bezeichnung der Gesamtheit der von einer Person in dem gegenwärtigen Moment erlebten Erscheinungen verwendet wird.

FELD-MOTIVATION (f. die) 519317918 201 – Ein Terminus, der ein gleichzeitiges Vorhandensein mehrerer Motive bezüglich einer gewissen Handlung bedeutet.

FELDEXPERIMENT (das) 319671819284 - Beinhaltet die Verwendung eines Minimums an Ausrüstung in einer Situation, die einer natürlichen nah kommt.

FELDFORSCHUNG (f. die) 319 917 81944 - Ein Typ der Forschung sozialer Erscheinungen oder des Verhaltens der Gesellschaften der Tiere, mittels des Studiums derer unter ihren normalen, natürlichen Bedingungen.

FELDTHEORIE (f. die) 491489 49719 - Das Konzept des Feldes wird mit dem System von Motivationsobjekten in Zusammenhang gebracht, die „hier und jetzt" im subjektiven Raum des Menschen existieren. Das Feld ist geladen wenn es zu einem Ungleichgewicht zwischen dem Individuum und der Umwelt kommt. Die Spannung muss abgeführt werden, was durch die Ausführung eines Vorhabens realisiert wird. Beim Ausführen des Vorhabens verlieren die Objekte, nach denen der Mensch kein Bedürfnis mehr verspürt, ihre motivierende Kraft. Situationen, in denen das Verhalten durch die Objekte des Feldes bestimmt wird, heißen Feldverhalten; deren normale Variante setzt voraus, dass das Objekt das Verhalten gemäss der Konkordanz der Anforderungen steuert. Es sind aber auch Varianten möglich, dass der Mensch sich zufälligen Objekten unterordnet, die sich einfach in seiner Umgebung befinden. Situativ bringt jedermann solches Verhalten zutage, aber wenn es zu einem Verhaltensstil wird, ist es ein Anzeichen für Pathologie.

FELDUNABHÄNIGKEIT (f. die) 498117 21914 – Ein Begriff, der die vorherrschende Orientierung einer Person auf die inneren Muster der Anordnung äußerer Eindrücke unter Bedingungen, in denen ihr inadäquate Formen der Spiegelung der Außenwelt aufgezwungen werden, beschreibt. Umfasst ein breites Spektrum an Erscheinungen: von Erscheinungen der Standhaftigkeit und Adäquatheit der Wahrnehmung der gegenständlichen Welt unter Bedingungen die die Wahrnehmung erschweren, bis hin zu Entfaltung der Autonomie einer Persönlichkeit in der Situation der suggestiven Beeinflussung der Gruppe, Menge.

FEMINITÄT (f. die) 48931281961 (Weiblichkeit) - Ein Komplex von psychologischen und charakterbedingten Besonderheiten, die traditionell den Frauen zugeschrieben werden. Dazu gehören Sanftheit, Hilfsbereitschaft, Nachgiebigkeit, usw.

FETISCH (m. der) 54831248951 - 1. Ein Gegenstand, der nach den Vorstellungen der Gläubigen magische Kräfte besitzt und als Gegenstand einer Art Anbetung dient. Das Verhältnis zu einem Fetisch ist ambivalent: es wird verwöhnt und „gefüttert", wenn man von ihm etwas Wünschenswertes erhalten möchte und bestraft, wenn es die Bitten „nicht erfüllt"; 2. Ein Objekt blinder Anbetung.

FETISCHISMUS (m. der) 51942859878714 - 1. Die religiöse Anbetung von Fetischen, ein häufiges und konstantes Element vieler Religionen. 2. Blinde Verehrung von irgendetwas. 3. Eine Art sexueller Perversion, die sich dadurch äußert, dass das sexuelle Verlangen mit einer Vielzahl von Gegenständen in Verbindung gebracht wird, die ihrem biologischen Status nach keinen erotischen Wert besitzen. Diese Gegenstände (üblicherweise Bekleidungsgegenstände des anderen Geschlechts, etc.) symbolisieren lediglich ein sexuelles Objekt eines Geschlechtspartners und die sexuelle Befriedigung wird durch eine Vielzahl von unterschiedlichen Manipulationen und Kontakten mit diesen Symbolen, die an sich frei von erotischem Wert sind, erreicht. Fetisch ersetzt das Objekt der Liebe und Beziehungen mit einem echten Partner werden gestört oder vollständig abgebrochen.

FIGUR (f. die) 5484131972 (die Figur und der Hintergrund) - Eine Unterscheidung, die in der bildenden Kunst entstanden ist und Anfang des XX. Jahrhunderts durch den dänischen Psychologen Edgar John Rubin in die Psychologie eingeführt wurde. Hier wird als Figur ein eingeschlossenes, nach vorne gewölbtes, auffälliges Teil des phänomenalen Palus, der einen „materiellen" Charakter trägt, bezeichnet. Und der Hintergrund umgibt die Figur und scheint sich ungebrochen hinter ihr zu erstrecken.

FIXIERUNG (f. die) 54831721849 - Eine besonders enge Bindung, Verlangen nach einem Objekt.

FLAGELLATION (f. die) 54647151892 – Eine Geißelung, eine Methode der sexuellen Erregung und Erlangung sexueller Befriedigung mit Hilfe von Geißelung. Kann sowohl in aktiver, wie auch in passiver Form realisiert werden.

FLAGELLATION PASSIVE (f. die) 59831951642 - Eine Art des Masochismus, bei der das Subjekt sexuelle Befriedigung in seiner Bestrafung mit Peitschenhieben empfindet.

FLUCHT IN DIE KRANKHEIT (f. die) 591398 712 889 - Eine Begrifflichkeit und Konzeption, die die Gründe und den Mechanismus einer Reihe von psychischen Erkrankungen fixieren und erklären, insbesondere von Neurosen, die durch das Vorhandensein eines unbewussten Strebens des Menschen zur Erkrankung und dem Eintauchen in die Krankheit als Mittel und Zweck zum Schutz vor einem Konflikt und der Realität charakterisiert werden.

FLUCHT VON DER FREIHEIT (f. die) 498881019781 - Eine Begrifflichkeit und Konzeption, die sowohl die Gründe, als auch die Mechanismen von Handlungen dynamischer Faktoren der Psyche, die den Menschen zu einem freiwilligen Verzicht auf Freiheit bewegen, fixieren und erklären.

© Г. П. Грабовой, 2003

FOLGE (f. die) 516 714 918 19 - Ihre Gesetzmäßigkeiten zeigen wie ein vorhergehender Reiz die nachfolgenden beeinflusst.

FOLGEERSCHEINUNG (f. die) 314918 61819 – Eine Ersterscheinung in Form einer visuellen Erscheinung, welche nach der Betrachtung irgendeines Objekts bei einem streng fixierten Blick auftritt.

FORDERUNG (f. die) 51961781914 - 1. Der Drang etwas zu erhalten, Geltendmachung seiner Rechte auf etwas. 2. Drang die Anerkennung für etwas zu erhalten, beim gleichzeitigen Fehlen von Ansprüchen für solche Anerkennung.

FORDERUNG KINDLICHE (f. die) 52861971819 (kindliche Ansprüche) – Die Bereitschaft des Kindes zur Selbstbehauptung, aufgrund der Entwicklung seines Selbstbewusstseins, welches im frühen Alter auf der Grundlage der Aneignung sozialer Normen entsteht.

FORM (f. die) 59835145857 – Die äußere Form, die Form von irgendetwas. Darstellung eines Gegenstandes.

FORSCHUNG (f. die) 529 311 488 07 - 1. Die Durchführung einer wissenschaftlichen Studie. 2. Eine Besichtigung zur Klärung, oder zum Studium von etwas. 3. Eine wissenschaftliche Arbeit.

FORSCHUNG (f. die): THEMA (das) 318499614 - Ein Aspekt eines gewissen Problems oder eine gesonderte Frage, die speziell in einer gegebenen Forschung studiert wird.

FORSCHUNG EMPIRISCHE (f. die) 489361 819 48 - Die Forschung, die auf dem Erhalt, der Analyse und der Verallgemeinerung erfahrener (empirischer) Daten basiert.

FORSCHUNG FAKTORENBEZOGENE (f. die) 918 117 4889018 (die Korrelationsforschung) - Die Forschung von Persönlichkeitszügen. Ihr Wesen besteht darin, dass mittels der Faktorenanalyse einer großen Menge von Testpersonen festgestellt wird, welche Züge der Persönlichkeit durchschnittlich stark zwischen einander korrelieren und welche schwächer. Positiv korrelierende Züge sind die, die öfter in einem Menschen kombiniert sind.

FORSCHUNG PATHOGRAPHISCHE (f. die) 418917 2188 4 - Der Zyklus psychoanalytischer Forschungen.

FORSCHUNG PSYCHODIAGNOSTISCHE (f. die) 488 718 918 41 – Für gewöhnlich werden auf ihrer Grundlage die Hypothesen über die Abhängigkeiten zwischen verschiedenen psychologischen Charakteristiken geprüft. Die psychodiagnostische Untersuchung schließt ein:
1) Die Entwicklung der Forderungen zu Messinstrumenten;
2) Das Konstruieren und die Approbation von Methoden;
3) Die Ausarbeitung der Regeln für die Untersuchung;
4) Die Bearbeitung und die Interpretation der Ergebnisse.

FORSCHUNG PSYCHOLOGISCHE (f. die) 312 418 912 8 – Lässt folgende Etappen vermuten:
1) Die Formulierung des Problems;
2) Die Aufstellung der Hypothese;

3) Die Prüfung der Hypothese – das Erhalten empirischer Daten und ihre Bearbeitung;

4) Die Interpretation der Ergebnisse der Überprüfung – die Korrelation der erhaltenen Ergebnisse mit der Ausgangshypothese, die Schlussfolgerungen über die Glaubwürdigkeit der Hypothese und ihre weitere Korrelation mit der Theorie, in deren Rahmen sich die Hypothese bildete; falls notwendig - die Revision bestimmter Lagen, was neue Probleme, Hypothesen und anderes hervorruft.

FRAGEBOGEN (m. der) 198 614 98171 – Methoden, deren Grundmaterial Fragen bilden, auf die der Klient zu antworten hat, oder Behauptungen, denen er zustimmen oder nicht zustimmen soll.

FRAGEBOGEN DER KREATIVITÄT (m. der) 9 6184 98167 - Ein Mittel der Diagnostik der schöpferischen Fähigkeiten eines Individuums. Stellt Listen von Situationen, Gefühle, Interessen und Verhaltensformen dar, die schöpferischen Persönlichkeiten eigen sind. Die Fragebögen können sich sowohl an die Testperson selbst, als auch an seine Umgebung richten.

FRAGEBOGEN FÜR UMFRAGEN (m. der) 419 9817 3194 (Fragebogen für Umfragen) – Diese bieten eine Möglichkeit des Erhaltens von Informationen über den Klienten, die nicht unmittelbar seine Persönlichkeitsbesonderheiten widerspiegeln. Dies können biographische Fragebögen, oder Fragebögen über Interessen und Gewohnheiten sein, je nachdem inwiefern die konkret hervorgebrachten Interessen und Gewohnheiten den eigentlichen Persönlichkeitscharakteristiken entsprechen.

FRAGEBOGEN GESCHLOSSENER (m. der) 1019 6184 98917 (der Fragebogen des geschlossenen Typs) – Diese enthalten eine Auswahl von Antworten auf gegebene Fragen, die als mögliche Varianten der Antwort bereits im Fragebogen selbst angeboten werden.

FRAGEBOGEN OFFENER (m. der) 981019 6184 98917 (der Fragebogen eines offenen Typs) - Vermutet eine freie Form der Antworten auf die angebotenen Fragen.

FRAGEBOGEN PERSÖNLICHER (m. der) 198 4614 98178 - Eine Ansammlung psychodiagnostischer Methoden, die für die Bestimmung der Stufe der Ausgeprägtheit bestimmter Persönlichkeitsbesonderheiten bei einem Individuum vorbestimmt sind. Die Gesamtheit methodischer Mittel für das Studium und die Bewertung einzelner Eigenschaften und Erscheinungsformen der Persönlichkeit. Jede der Methoden ist ein Standardfragebogen, der aus einer Reihe von Vorschlägen besteht, mit deren Inhalt die Testperson (der Informant) entweder einverstanden oder nicht einverstanden sein kann.

FRAGEBOGEN TYPOLOGISCHER (m. der) 48 98917 918 - Wird basierend auf der Bestimmung von Typen der Persönlichkeit entwickelt und erlaubt es, die Testpersonen zu dem einen oder anderen Typ zuzuteilen, der sich durch qualitativ eigentümliche Erscheinungsformen unterscheidet.

FRAGEBOGEN ÜBER PERSÖNLICHKEITSMERKMALE (m. der) 198 6814 91817 - Messen die Ausgeprägtheit standfester Persönlichkeitsmerkmale.

FRAME (das) 541319365497 - 1. Die minimale Beschreibung eines Phänomens, einer Tatsache oder eines Objektes mit einer Eigenschaft der Integrität: die Entfernung einer Komponente aus dieser Beschreibung führt dazu, dass die gegebene Erscheinung aufhört richtig erkannt (klassifiziert) zu werden. 2. Ein Vorbild, mit dem Abbildungen verglichen werden, die einer Klassifikation unterliegen - Frameklassifizierer.

FREIHEIT (f. die) 514894719 - 1. Unabhängigkeit, das Fehlen von Beschränkungen und Einschränkungen, die das Leben und Handlungen von irgendeiner Gesellschaft, oder ihren Mitgliedern einschränken. 2. Allgemein ist dies das Fehlen von Beschränkungen, Einschränkungen im etwas.

FREIHEIT SEXUELLE RUDIMENTÄRE (f. die) 51931891497 – Der Umfang der sexuellen Freiheit, der durch die kulturelle und ökonomische Struktur der Gesellschaft eingeschränkt wird.

FREUDISMUS (m. der) 54842131947 – Eine philosophisch-psychologische Lehre des österreichischen Psychologen Sigmund Freud und seiner Anhänger, die die Entwicklung und die Struktur der Persönlichkeit durch für das Bewusstsein irrationale, antagonistische Faktoren erklären und eine auf diesen Vorstellungen basierende Technik der Psychotherapie verwenden. Ist auf einer Reihe von psycho-analytischen Ideen und deren Entwicklung gegründet. Ein Verfahren für die Behandlung von neurotischen Zuständen, das darin besteht, dem Bewusstsein des Klienten die wahren Gründe für seine krankhaften Erfahrungen und Zustände zu erläutern.

FREUDO-MARXISMUS (m. der) 598491214918 (Freudscher Marxismus) - Ein Sammelbegriff für verschiedene Richtungen, die darauf ausgerichtet sind Marxismus und Freudismus zu verbinden, sich aber unterschiedlicher Ideen, Orientierungen und Prinzipien bedienen. Besonders typisch für die Bestrebungen ist es, sich auf der Grundlage gemeinsamer einzelner Bestimmungen zu vereinen, sowie eine Vereinigung nach dem Prinzip der Gleichgewichtskomplementarität, die Ergänzung vom Freudismus durch Marxismus oder umgekehrt.

FREUNDSCHAFT (f. die) 8901 678 914 81 - Eine Art standfester, individuell-ausgesuchter zwischenmenschlicher Beziehungen, die durch eine gegenseitige Anhänglichkeit der Teilnehmer, der Verstärkung der Prozesse der Affiliation, der gegenseitigen Erwartung gleicher Gefühle und Bevorzugen charakterisiert wird. Die Entwicklung der Freundschaft vermutet das Folgen einem nicht festgeschriebenen „Gesetzbuch", das die Notwendigkeit des gegenseitigen Verständnisses, gegenseitige Offenherzigkeit und Offenheit, Vertraulichkeit, aktive gegenseitige Hilfe, gegenseitiges Interesse für das Schaffen und Emotionen des anderen, sowie Aufrichtigkeit und Uneigennützigkeit der Gefühle festigt.

FRIGIDITÄT (f. die) 5148222 - Sexuelle Kälte der Frauen, äußert sich durch Reduktion oder das Fehlen der Libido, sexueller Erregung, spezifischer sexueller Empfindungen und eines Orgasmuses.

FROTTAGE (f. die) 561 4981949 – Eine sexuelle Abweichung, die Nutzung einer Überfüllung in öffentlichen Verkehrsmitteln, zur Berührung einer Person des anderen Geschlechts, zum Zweck der sexuellen Befriedigung.

FRÜHER KINDERAUTISMUS (m. der) 428 516 319017 491 - Ein klinisches Syndrom, mit folgenden Hauptmerkmalen: eine angeborene Unfähigkeit des Kindes zur Errichtung eines Affektkontaktes mittels eines

Blickes, Mimik und Gesten, wobei diese nicht durch ein niedriges intellektuelles Niveau bedingt ist; ein stereotypisches Verhalten; ungewöhnliche Reaktionen auf Reizerreger; Störungen der Entwicklung des Sprechens; eine frühe Erscheinungsform (bis zum 30. Monat des Lebens).

FRUSTRATION (f. die) 598718 49871 – Ein psychischer Zustand des Erlebens eines Unglücks, der durch die Unmöglichkeit der Befriedigung einiger Bedürfnisse bedingt ist, die aufgrund von realen und eingebildeten oder vermeintlichen unüberwindbaren Hindernissen auf dem Weg zu einem Ziel auftauchen. Kann als eine Form von psychischem Stress betrachtet werden.

FRUSTRATION KINDLICHE (f. die) 598614219718 - Eine negative psychische Verfassung eines Kindes aufgrund der Unfähigkeit, spezifische Aufgaben der Altersentwicklung zu lösen. Der Grund könnte die Unfähigkeit sein, den gewünschten Gegenstand in Besitz zu nehmen, ein Verbot seitens eines Erwachsenen zur Durchführung irgendeiner Aktivität, usw. Das Vorhandensein von Frustration kann zur Bildung solcher Charaktereigenschaften wie Aggressivität, Reizbarkeit, Passivität führen.

FÜHRER (m. der) 418914 318 718 - Ein Mitglied der Gruppe, dem alle übrigen Mitglieder der Gruppe das Recht zuerkennen, verantwortungsvolle Entscheidungen in für sie bedeutsamen Situationen zu treffen; Entscheidungen, die ihre Interessen ansprechen und die sowohl die Richtung, wie auch den Charakter der Tätigkeiten der gesamten Gruppe bestimmen. Die Persönlichkeit mit der höchsten Autorität, die tatsächlich die zentrale Rolle bei der Organisation der gemeinsamen Tätigkeit und die Regulierung der Wechselbeziehungen in der Gruppe spielt.

FÜHRUNG (f. die) 318 788 914 6819 - Die Beziehungen des Dominierens und des Unterordnens, des Einflusses und des Folgens im System zwischenmenschlicher Beziehungen in der Gruppe.

FÜHRUNG (f. die): STIL (m. der) 91418718 519 (der Führungsstil; der Leitungsstil) – Ein für den Anführer (Leiter) typisches System von Einwirkungsarten auf die Geführten (Untergebenen).

FUNKTION (f. die) 59412289931 - In der Physiologie ist dies eine spezifische Tätigkeit eines lebenden Organismus, seiner Organe, usw.

FUNKTION PSYCHISCHE (f. die): KOMPENSATION (f. die) 598371988749 – Die Wiederherstelllung von unterentwickelter oder gestörter psychischer Funktionen durch Verwendung von gespeicherten Funktionen, oder durch die Neuordnung der teilweise beschädigten Funktionen. Dabei ist eine Einbeziehung neuer neurologischer Strukturen in die Realisierung des Prozesses möglich, die früher nicht in der Verwirklichung der gegebenen Funktionen verwickelt waren. Diese Strukturen verbinden sich funktionell auf der Grundlage der Ausführung des gemeinsamen Ziels.

FUNKTION PSYCHISCHE (f. die): LOKALISIERUNG (f. die) 517319817488 (Lokalisation psychischer Funktionen, Eigenschaften, Zustände) – Die Ausprägung von Standorten der grundlegenden Funktionen, Zuständen und psychischen Eigenschaften im Gehirn; ihre Verbindungen mit bestimmten anatomisch-physiologischen Bereichen und Strukturen des Gehirns.

FUNKTION PSYCHISCHE (f. die): WIEDERHERSTELLUNG (f. die) 594861471218 (Wiederherstellung höchster psychischer Funk-

tionen) – Ein Teilgebiet der Neuropsychologie, das der Erforschung von Mechanismen und Methoden der Wiederherstellung von höchsten psychischen Funktionen, die in Folge lokaler Läsionen des Gehirns entstanden sind, gewidmet ist.

FUNKTION PSYCHISCHE HÖCHSTE (f. die) 31947551849 - Komplexe, sich zu Lebzeiten bildende, psychische, soziale Systemprozesse; eine besondere Art psychischer Funktionen, die bei Tieren komplett fehlen. Dazu gehören willkürliche Aufmerksamkeit, willkürliches Gedächtnis, logisches Denken, usw.

FUNKTION PSYCHISCHE HÖCHSTE (f. die): LOKALISIERUNG (f. die) 31971281949 – Die Zuordnung von höchsten psychischen Funktionen zu bestimmten Gehirnstrukturen.

FUNKTION PSYCHISCHE NATÜRLICHE (f. die) 51464831971 (eine niedere psychische Funktion) - Das Konzept vervollständigt das Konzept der höchsten psychischen Funktion. Für jeden psychischen Prozess werden zwei Ebenen hervorgehoben - die „natürliche" und die „höchste". Die Kriterien der Gegenüberstellung sind unterschiedlich: unbewusst –bewusst; vermittelt durch Zeichen – nicht vermittelt durch Zeichen; unwillkürlich – willkürlich; als „natürlich", biologisch – oder als „künstlich", kulturell betrachtet, usw. Die Unterschiede dieser Funktionen haben eine methodologische Bedeutung, sie zeigen eine prinzipielle „ontologische Heterogenität" der Psyche auf. Sie ermöglichen es inhaltlich den Prozess der psychischen Entwicklung als einen Prozess der qualitativen Veränderungen zu charakterisieren. Zu den psychischen natürlichen Funktionen gehören unwillkürliche, sensorische, motorische, sowie Funktionen des Gedächtnises, usw.

FUNKTION PSYCHOPHYSIOLOGISCHE (f. die) 319812499718 - In der Aktivitätstheorie werden darunter physiologische Versorgungen der psychischen Prozesse verstanden. Dies umfasst eine Reihe von Fähigkeiten des Organismus, wie die Fähigkeit zur Empfindung, zur Bildung und zur Fixierung der Spuren vergangener Einflüsse, motorische Fähigkeiten, usw. Dementsprechend wird von sensorischen, motorischen und Gedächtnisfunktionen gesprochen. Zu dieser Ebene gehören angeborene Mechanismen, die in der Morphologie des Nervensystems verankert sind und diejenigen, die in den ersten Monaten des Lebens reifen.

FUNKTION SEMIOTISCHE (f. die) 518312418714 - In der Psychologie ist dies die Fähigkeit eines Menschen, Zeichensysteme, Symbole, die reale Objekte repräsentieren, oder ersetzen, zu erstellen und zu verwenden und mit ihnen, wie mit eigenen realen Objekten zu operieren.

FUNKTION VEGETATIVE (f. die) 59861731947 – Funktionen, die zu der unwillkürlichen physiologischen Aktivität des Organismus gehören.

FUNKTIONALISMUS (m. der) 3195171248918491949 – Ein Teilgebiet der Psychologie. Aus der Sicht der Funktionalismusanhänger liegt das Problem nicht darin, zu erkennen woraus das Bewusstsein besteht, sondern darin, seine Funktion und die Rolle im Überlebenskampf des Individuums zu verstehen. Sie haben die Hypothese aufgestellt, laut der die Rolle des Bewusstseins darin besteht dem Individuum die Möglichkeit zu geben sich an unterschiedliche Situationen anzupassen mit denen er immer wieder konfrontiert wird oder die bereits ausgearbeitete Verhaltensformen, oder sie den Umständen entsprechend zu veränder oder neue Handlungen anzueignen.

FUNKTIONSFÄHIGKEIT (f. die) 109 4815167819 – Die potentielle Fähigkeit eines Individuums eine zweckvolle Aktivität auf einer bestimmten Leistungsebene über eine bestimmte Zeit durchzuführen. Ist von äußeren Bedingungen der Tätigkeit und psychophysiologischen Ressourcen des Einzelnen abhängig. Es können folgende Funktionsfähigkeiten bestimmt werden: die maximale, die optimale und die reduzierte.

FÄHIGKEIT (f. die) 318471519891 – Werden als solche individuell-psychologische Besonderheiten einer Person bestimmt, die ihre Bereitschaft zur Aneignung einiger Arten der Tätigkeit und ihre erfolgreiche Ausführung ausdrücken und als Bedingung ihrer erfolgreiche Tätigkeit dienen. Darunter versteht man einen hohen Stand der Integration und Generalisierung psychischer Prozesse, Eigenschaften, Beziehungen, Handlungen und ihrer Systeme, die den Ansprüchen der Tätigkeit gerecht werden. Hierzu gehören einzelnes Wissen, Fähigkeiten und Fertigkeiten, sowie die Bereitschaft zum Erlernen neuer Methoden und Anwendungen der Tätigkeit.

FÄHIGKEIT (f. die): ENTWICKLUNG (f. die) 5482172198949811 – Das Problem der Aussonderung von Mechanismen der Formierung und Entwicklung von Fähigkeiten ist besonders scharf gestellt. Vor allem sind dies Daten über die Perioden sensibler Formierungen von Funktionen.

FÄHIGKEIT (f. die): URSPRUNG (m. der) 518317219498 – Eine der schwierigsten Fragen: sind Fähigkeiten angeboren oder werden diese während des Lebens formiert? Unter „eingeboren", „angeboren" versteht man für gewöhnlich „von Natur", oder „von Natur aus"; vom wissenschaftlichen Standpunkt jedoch ist dies nicht strikt und vorzugweise ist der Terminus „vererbt".

FÄHIGKEIT AUSDRÜCKENDE (f. die) 548916319498 – Ein System angeborener und ausgearbeiteter operationeller Fähigkeiten, die eine erfolgreiche künstlerische Tätigkeit gewährleisten.

FÄHIGKEIT MUSIKALISCHE (f. die) 598791319498 – Individuellpsychologische Besonderheiten der Persönlichkeit, die folgende mit einschließen:
1) Eine natürliche Gehörsensibilität, die eine Analyse natürlicher, sprachlicher und musikalischer Laute gewährleistet;
2) Eine bei der Arbeit und sozialer Interaktion entwickelte subjektive Beziehung zu sprachlichen und musikalischen Betonungen, die sich in einer emotionalen Reaktion äußert. Musikalische Fähigkeiten bilden in deren Entwicklung ein System mit schwierigen dynamischen Verbindungen zwischen einzelnen Fähigkeiten.

FÄHIGKEIT SPEZIELLE (f. die) 548312819491 – Psychologische Besonderheiten eines Individuums, die Möglichkeiten einer erfolgreichen Ausführung einer bestimmten musikalischen, darstellerischen, literarischen und ähnlichen Art von Tätigkeit gewährleisten. Die Entwicklung besonderer Fähigkeiten stützt sich auf entsprechende Anlagen, z. B. musikalisches Gehör und Gedächtnis.

FÄHIGKEIT ZU SCHLUSSFOLGERUNGEN (f. die) 519317218491 (die Fähigkeit zu Schlussfolgerungen) – Eine Fähigkeit, die es erlaubt Aufgaben ohne vorherige Probemanipulationen zu lösen. Erscheint bei höheren Säugetieren, vor allem bei Menschen und Affen. Erlaubt es die Verbindung zwischen verschiedenen Elementen von Situationen zu erkennen und daraus die richtige Entscheidung mittels Schlussfolgerungen zu treffen, ohne dabei zu irgendwelchen Probehandlungen zu greifen.

FAKTOR (m. der) 319489488516 - Ein Konzept der mathematischen Statistik, das eine gemeinsame Ursache vieler zufälliger Veränderungen der Gesamtheit von variablen Größen, Ereignissen, usw., bedeutet. Faktoren werden durch die Verwendung von speziellen mathematischen Verfahren, der Faktorenanalyse, identifiziert.

FAKTOR DER ENTWICKLUNG (m. der) 49131951961 - Ein System von Faktoren, die die psychische,- und die Verhaltensentwicklung von Kindern bestimmt. Beinhalten die Inhalte von Bildung und Erziehung, pädagogische Bereitschaft von ausbildenden und lehrenden Menschen, Methoden und Mittel der Ausbildung und der Erziehung, usw.

FAKTOR DES GEMEINSAMEN SCHICKSALS (m. der) 54131971961 – Die Vereinigung von Elementen in eine Gestalt mit einer allgemeinen Funktionsdynamik, sowie Entwicklungsdynamik, etc. Als ein Beispiel kann die Hervorhebung der drei Punkte dienen, die sich in die gleiche Richtung bewegen, unter einer Menge von anderen Punkten, die sich in verschiedene Richtungen bewegen.

FAKTOR DES RISIKOS / RISIKOFAKTOR (m. der) 48543154821 – Ein psychogener Faktor modifizierter, ungewöhnlicher Existenzbedingungen, die sich durch eine Lebensbedrohung auszeichnen. Hat einen signifikanten Einfluss auf das Durchleben einer extremen Situation.

FAKTOR EINER GUTEN FORTSETZUNG (m. der) 54821758947 - Die Vereinigung zu einer Gestalt von Elementen, die in der Gesamtheit besonders einfache, sich aufzwingende Konfigurationen bilden.

FAKTOR MENSCHLICHER (m. der) 5196173194 - 1. Im breiteren Sinne ist dies ein Begriff, der in sozio-ökonomischen Disziplinen verwendet wird, um einen Komplex von Faktoren zu charakterisieren, die einen gewissen Einfluss auf die Effektivität der öffentlichen Produktion ausüben und mit der Motivation, dem Wertesystem, sowie materiellen und geistigen Bedingungen der menschlichen Existenz verbundenen sind. 2. Im engeren Sinn ist dies ein Konzept, das integrale Eigenschaften der Verbindung zwischen einem Menschen und einem technischen Gerät beschreibt, die sich unter konkreten Bedingungen ihrer Wechselwirkung beim Funktionieren des Mensch-Maschine-Systems äußern.

FAKTOR TRAUMATISCHER (m. der) 51961731948 - In der Psychoanalyse ist dies ein Zustand, in dem die Bemühungen des Lustprinzips scheitern.

FAMILIENTHERAPIE (f. die) 548 491319 4781 (Familientherapie) - Ein Komplex von verschiedenen psychotherapeutischen Techniken, um familiäre Beziehungen zu harmonisieren.

FANATISMUS (m. der) 589314318 42 - Eine unerschütterliche und alle Alternativen ablehnende Adhärenz zu bestimmten Überzeugungen, die sich in Handlungen und Kommunikation äußert. Ist mit Opferbereitschaft verbunden. Die Treue zu der Idee tritt gemeinsam mit Intoleranz für Andersdenkende, sowie der Missachtung ethischer Standards, die die Erreichung des Ziels behindern. Fanatismus ist ein Phänomen der Massenpsychologie.

FANTASMA (das) 31754829471 - Ein Produkt der Phantasie, das zur Umsetzung unbewusster Impulse auf nicht symbolische, oder symbolische Weise führt.

FARBE ACHROMATISCHE (f. die) 514318219717 - Farben, deren Wahrnehmung durch das Nachtsehen möglich ist. Dazu gehören die Farben weiß, schwarz und alle Grautöne. Das gegensätzliche Konzept ist die chromatische Farbe.

FARBE CHROMATISCHE (f. die) 49856139812 - Farben, deren Wahrnehmung nur beim Vorhandensein des Farbsehens möglich ist (alle Farben außer weiß, schwarz und Grautönen). Das gegensätzliche Konzept ist die achromatische Farbe.

FARBE INDUZIERTE (f. die) 598 61971849 (Fechner Farben) - Subjektives Farbempfinden, das durch die Rotation der aus einer schwarzen und einer weißen Hälfte bestehenden Benham-Scheibe, mit einer Geschwindigkeit von 5 bis 20 Umdrehungen pro Sekunde erzielt werden kann, wobei auf der weißen Hälfte schwarze konzentrische Bögen aufgebracht sind. Die Farbe, die durch den Betrachter wahrgenommen wird, hängt von der Position der Bögen in Relation zur Scheibenmitte ab.

FARBMISCHUNG (f. die) 59864871947 (das Mischen von einer Farbe, das Mischen von Farben) – Der Erhalt von einer qualitativ neuen subjektiv wahrgenommenen Farbe bei einer gemeinsamen Einwirkung von zwei oder mehreren Farbreizen.

FARBMISCHUNG ADDITIVE (f. die) 5943198194 – Das Verschmelzen zu einer einzigen Farbe von mehreren Lichtreizen unterschiedlicher Farben bei einem Einfall auf nahliegende Bereiche der Netzhaut.

FARBMISCHUNG ADDITIVE (f. die): GESETZ (das) 591 498798517 (die Gesetze der additiven Farbmischung) - Regeln für den Erhalt bestimmter Farben durch ihre Vermischung, die ursprünglich von Isaac Newton formuliert wurden:

1) Für jede Farbe gibt es eine einzige (zusätzliche) andere Farbe, die bei einer Vermischung mit ihr eine achromatische graue Farbe ergibt;

2) Sbjektiv wahrgenommene Farben ergeben bei der Vermischung mit anderen Farben auch gleich wahrgenommene Farben, unabhängig von ihrer spektralen Zusammensetzung;

3) Bei einer Vermischung von zwei verschiedenen Farben erhält man eine Zwischenfarbe aus den ursprünglichen Farben, sodass es nicht möglich ist, beim Vermischen dieser ursprünglichen Farbe mit einer der Ausgangsfarben eine andere Ausgangsfarbe zu erhalten;

4) Beim Vermischen von zwei unterschiedlichen Farben ist die erhaltene Farbe immer weniger gesättigt, als zumindest eine der Ausgangsfarben. Auf der Grundlage dieser Gesetze wurde „Das internationale System der Farbspezifikation" im Sinne von „Standard- Beobachter" (ICE -31) erstellt, zuerst eingeführt von Herrn Grassmann im Jahr 1856.

FARBWAHRNEHMUNG (f. die) 379 612 89047 (die Wahrnehmung von Farben) - Kann zur folgender Auswertung reduziert werden: 1) Helligkeit (oder scheinbarer Helligkeit) eines Farbtons, das heißt, der eigentlichen Farbe; 2) Sättigung als Maß für den Unterschied in der gegebenen Farbe von grauer Farbe gleicher Helligkeit. Dabei sind die grundlegenden Mechanismen der Farbwahrnehmung angeboren und funktionieren durch Strukturen, die sich auf der Ebene der subkortikalen Gebilde im Gehirn befinden.

FASZINATION (f. die) 58961331948 – Ein speziell organisierter verbaler Einfluss, der zur Verringerung der Verluste von semantisch bedeutenden Informationen bei der Wahrnehmung einer Nachricht durch die Empfänger bestimmt ist, wodurch die Möglichkeit einer Auswirkung auf ihr Verhalten steigt.

FAULHEIT (f. die) 318 41791844 - Ein universelles Mittel des Schutzes gegen unnötige Arbeit; Meistens ist dies eine Unsicherheit bezüglich des Ziels, die Abwesenheit von Stimuli, sowie einfach langjährige Müdigkeit.

FAVORITISMUS (m. der) 51984951951 - 1. Regelungen, bei denen Handlungen des Leiters, eines höheren Beamten oder eines Herrschers durch den Einfluss ihrer Lieblinge, ihrer Favoriten bestimmt werden. 2. Erhebung, Förderung von Favoriten.

FAVORITISMUS GRUPPENINTERNER (m. der) 514918319712 - Das Bestreben in irgendeiner Weise die Mitglieder der eigenen Gruppe, im Gegensatz zu Mitgliedern einer anderen Gruppe, zu begünstigen. Kann sich sowohl in von außen beobachtetem Verhalten in verschiedenen Situationen der sozialen Interaktion äußern, als auch in den Prozessen der sozialen Wahrnehmung, zum Beispiel bei der Bildung von Bewertungen, Meinungen usw., die die Mitglieder der eigenen und der anderen Gruppe betreffen.

FAZILITATION SOZIALE (f. die) 37149858461 (Fazilitation) - Die Erhöhung der Geschwindigkeit oder der Produktivität der Aktivität eines Individuums, als Ergebnis einer eingebildeten oder wirklichen Gegenwart einer anderen Person oder einer Gruppe von Personen (ohne einer Einmischung in seine Aktivitäten), die als seine Gegner oder Beobachter seiner Handlungen auftreten.

FECHNER PARADOXON (das) 314 918 617 - Ausgleichung der binokular wahrgenommenen Helligkeit bei einer unterschiedlichen Belichtung der Netzhaut des linken und rechten Auges. Wenn in ein Auge das Licht durch einen Lichtfilter hineinfließt und in das andere ohne ihn, so entspricht die sichtbare Helligkeit der durchschnittlichen arithmetischen Gleichung des linken und rechten Auges.

FEHLER (m. der) 987 611 3054 - Die Unrichtigkeit, die Unrichtigkeit bei Handlungen, Gedanken.

FEHLER DES ANREGERS (m. der) 498712 3054 - Die Antwort über introspektive Emotionen, die sich in Termini der äußerlichen Empfindungen, und nicht in Termini der eigenen Empfindungen und ihrer Qualitäten äußert. Ist ein bekannter Terminus der introspektiven Psychologie, der ihre atomistische Ausrichtung widerspiegelt.

FEHLER DES OPERATORS (m. der) 118 611 3054 - Die Überschreitung einer festgelegten bestimmten Bedeutung, die das normale Funktionieren des erratischen Systems stört. Für das Charakterisieren von Situationen, wo der Fehler die Bedeutungen erreicht und somit das Erreichen der Ziele unmöglich macht, für die das erratische System geschaffen ist, wird der Begriff „die Absage des Operators" verwendet.

FEHLLEISTUNG (Parapraxis) (f. die) 891617 318 41 - Fehlerhafte Handlungen unterschiedlicher Art.

FELD (das) 318721989061 - In der Psychologie ist dies die Gesamtheit der von der Person durchlebten „Hier und Jetzt" Anreize seiner Aktivität.

FELD DER SICHT 428617 319 198018 (Sichtfeld) - Raum, den das Auge bei einer fixierten Blickrichtung und unbewegtem Kopf sieht. Sein

Mittelwert beträgt: nach oben – 55 Grad, nach Unten – 60, nach Außen – 90, nach Innen – 60 grad (für den achromatischen Reiz, für den chromatischen sind es weniger). Der kleinste Umfang für das Sichtfeld ist für die Farbe Grün charakteristisch, der größte für Blau.

FELD DER SICHT OPERATIVE (das) 594617 21819 - Teil des Sichtfeldes, der von einer Person praktisch in einem Moment wahrgenommen und erkannt werden kann. Seine Größe hängt von vielen Bedingungen ab, im Einzelnen von der Einstellung des Beobachters und der Aufgabe der Wahrnehmung; von den Schwingungen der Aufmerksamkeit; von der räumlichen Anordnung und den geometrischen Besonderheiten der Gegenstände.

FELD DES BEWUSSTSEINS (das) 4918864121309819 – Ist heterogen und besitzt einen Focus, eine Peripherie und Grenze hinter der das Gebiet des Unbewussten anfängt. Das Bewusstseinsfeld besteht aus analysierten Gefühlen, Gedanken, Beweggründen.

FELD ORIENTIERUNGSLOSES (das) 47860178919 – Ein der Orientierungspunkte beraubtes Sichtfeld (zum Beispiel wolkenloser Himmel), auf dessen Grund die Wahrnehmung eine Reihe spezifischer Besonderheiten aufweist. Im Einzelnen wird der Gegenstand ohne eine stabile Lage im Raum wahrgenommen.

FELD PHÄNOMENALES (das) 42174811919 - In der Gestalt-Psychologie und anderen phänomenologischen Richtungen der Psychologie ist dies ein Begriff, der zur Bezeichnung der Gesamtheit der von einer Person in dem gegenwärtigen Moment erlebten Erscheinungen verwendet wird.

FELD-MOTIVATION (f. die) 519317918 201 – Ein Terminus, der ein gleichzeitiges Vorhandensein mehrerer Motive bezüglich einer gewissen Handlung bedeutet.

FELDEXPERIMENT (das) 319671819284 - Beinhaltet die Verwendung eines Minimums an Ausrüstung in einer Situation, die einer natürlichen nah kommt.

FELDFORSCHUNG (f. die) 319 917 81944 - Ein Typ der Forschung sozialer Erscheinungen oder des Verhaltens der Gesellschaften der Tiere, mittels des Studiums derer unter ihren normalen, natürlichen Bedingungen.

FELDTHEORIE (f. die) 491489 49719 - Das Konzept des Feldes wird mit dem System von Motivationsobjekten in Zusammenhang gebracht, die „hier und jetzt" im subjektiven Raum des Menschen existieren. Das Feld ist geladen wenn es zu einem Ungleichgewicht zwischen dem Individuum und der Umwelt kommt. Die Spannung muss abgeführt werden, was durch die Ausführung eines Vorhabens realisiert wird. Beim Ausführen des Vorhabens verlieren die Objekte, nach denen der Mensch kein Bedürfnis mehr verspürt, ihre motivierende Kraft. Situationen, in denen das Verhalten durch die Objekte des Feldes bestimmt wird, heißen Feldverhalten; deren normale Variante setzt voraus, dass das Objekt das Verhalten gemäss der Konkordanz der Anforderungen steuert. Es sind aber auch Varianten möglich, dass der Mensch sich zufälligen Objekten unterordnet, die sich einfach in seiner Umgebung befinden. Situativ bringt jedermann solches Verhalten zutage, aber wenn es zu einem Verhaltensstil wird, ist es ein Anzeichen für Pathologie.

FELDUNABHÄNIGKEIT (f. die) 498117 21914 – Ein Begriff, der die vorherrschende Orientierung einer Person auf die inneren Muster der Anordnung äußerer Eindrücke unter Bedingungen, in denen ihr inadäquate Formen der Spiegelung der Außenwelt aufgezwungen werden, beschreibt. Umfasst ein breites Spektrum an Erscheinungen: von Erscheinungen der Standhaftigkeit und Adäquatheit der Wahrnehmung der gegenständlichen Welt unter Bedingungen die die Wahrnehmung erschweren, bis hin zu Entfaltung der Autonomie einer Persönlichkeit in der Situation der suggestiven Beeinflussung der Gruppe, Menge.

FEMINITÄT (f. die) 48931281961 (Weiblichkeit) - Ein Komplex von psychologischen und charakterbedingten Besonderheiten, die traditionell den Frauen zugeschrieben werden. Dazu gehören Sanftheit, Hilfsbereitschaft, Nachgiebigkeit, usw.

FETISCH (m. der) 54831248951 - 1. Ein Gegenstand, der nach den Vorstellungen der Gläubigen magische Kräfte besitzt und als Gegenstand einer Art Anbetung dient. Das Verhältnis zu einem Fetisch ist ambivalent: es wird verwöhnt und „gefüttert", wenn man von ihm etwas Wünschenswertes erhalten möchte und bestraft, wenn es die Bitten „nicht erfüllt"; 2. Ein Objekt blinder Anbetung.

FETISCHISMUS (m. der) 51942859878714 - 1. Die religiöse Anbetung von Fetischen, ein häufiges und konstantes Element vieler Religionen. 2. Blinde Verehrung von irgendetwas. 3. Eine Art sexueller Perversion, die sich dadurch äußert, dass das sexuelle Verlangen mit einer Vielzahl von Gegenständen in Verbindung gebracht wird, die ihrem biologischen Status nach keinen erotischen Wert besitzen. Diese Gegenstände (üblicherweise Bekleidungsgegenstände des anderen Geschlechts, etc.) symbolisieren lediglich ein sexuelles Objekt eines Geschlechtspartners und die sexuelle Befriedigung wird durch eine Vielzahl von unterschiedlichen Manipulationen und Kontakten mit diesen Symbolen, die an sich frei von erotischem Wert sind, erreicht. Fetisch ersetzt das Objekt der Liebe und Beziehungen mit einem echten Partner werden gestört oder vollständig abgebrochen.

FIGUR (f. die) 5484131972 (die Figur und der Hintergrund) - Eine Unterscheidung, die in der bildenden Kunst entstanden ist und Anfang des XX. Jahrhunderts durch den dänischen Psychologen Edgar John Rubin in die Psychologie eingeführt wurde. Hier wird als Figur ein eingeschlossenes, nach vorne gewölbtes, auffälliges Teil des phänomenalen Palus, der einen „materiellen" Charakter trägt, bezeichnet. Und der Hintergrund umgibt die Figur und scheint sich ungebrochen hinter ihr zu erstrecken.

FIXIERUNG (f. die) 54831721849 - Eine besonders enge Bindung, Verlangen nach einem Objekt.

FLAGELLATION (f. die) 54647151892 – Eine Geißelung, eine Methode der sexuellen Erregung und Erlangung sexueller Befriedigung mit Hilfe von Geißelung. Kann sowohl in aktiver, wie auch in passiver Form realisiert werden.

FLAGELLATION PASSIVE (f. die) 59831951642 - Eine Art des Masochismus, bei der das Subjekt sexuelle Befriedigung in seiner Bestrafung mit Peitschenhieben empfindet.

FLUCHT IN DIE KRANKHEIT (f. die) 591398 712 889 - Eine Begrifflichkeit und Konzeption, die die Gründe und den Mechanismus einer Reihe von psychischen Erkrankungen fixieren und erklären, insbesondere von Neurosen, die durch das Vorhandensein eines unbewussten Strebens des

Menschen zur Erkrankung und dem Eintauchen in die Krankheit als Mittel und Zweck zum Schutz vor einem Konflikt und der Realität charakterisiert werden.

FLUCHT VON DER FREIHEIT (f. die) 498881019781 - Eine Begrifflichkeit und Konzeption, die sowohl die Gründe, als auch die Mechanismen von Handlungen dynamischer Faktoren der Psyche, die den Menschen zu einem freiwilligen Verzicht auf Freiheit bewegen, fixieren und erklären.

FOLGE (f. die) 516 714 918 19 - Ihre Gesetzmäßigkeiten zeigen wie ein vorhergehender Reiz die nachfolgenden beeinflusst.

FOLGEERSCHEINUNG (f. die) 314918 61819 – Eine Erstersterscheinung in Form einer visuellen Erscheinung, welche nach der Betrachtung irgendeines Objekts bei einem streng fixierten Blick auftritt.

FORDERUNG (f. die) 51961781914 - 1. Der Drang etwas zu erhalten, Geltendmachung seiner Rechte auf etwas. 2. Drang die Anerkennung für etwas zu erhalten, beim gleichzeitigen Fehlen von Ansprüchen für solche Anerkennung.

FORDERUNG KINDLICHE (f. die) 52861971819 (kindliche Ansprüche) – Die Bereitschaft des Kindes zur Selbstbehauptung, aufgrund der Entwicklung seines Selbstbewusstseins, welches im frühen Alter auf der Grundlage der Aneignung sozialer Normen entsteht.

FORM (f. die) 59835145857 – Die äußere Form, die Form von irgendetwas. Darstellung eines Gegenstandes.

FORSCHUNG (f. die) 529 311 488 07 - 1. Die Durchführung einer wissenschaftlichen Studie. 2. Eine Besichtigung zur Klärung, oder zum Studium von etwas. 3. Eine wissenschaftliche Arbeit.

FORSCHUNG (f. die): THEMA (das) 318499614 - Ein Aspekt eines gewissen Problems oder eine gesonderte Frage, die speziell in einer gegebenen Forschung studiert wird.

FORSCHUNG EMPIRISCHE (f. die) 489361 819 48 - Die Forschung, die auf dem Erhalt, der Analyse und der Verallgemeinerung erfahrener (empirischer) Daten basiert.

FORSCHUNG FAKTORENBEZOGENE (f. die) 918 117 4889018 (die Korrelationsforschung) - Die Forschung von Persönlichkeitszügen. Ihr Wesen besteht darin, dass mittels der Faktorenanalyse einer großen Menge von Testpersonen festgestellt wird, welche Züge der Persönlichkeit durchschnittlich stark zwischen einander korrelieren und welche schwächer. Positiv korrelierende Züge sind die, die öfter in einem Menschen kombiniert sind.

FORSCHUNG PATHOGRAPHISCHE (f. die) 418917 2188 4 - Der Zyklus psychoanalytischer Forschungen.

FORSCHUNG PSYCHODIAGNOSTISCHE (f. die) 488 718 918 41 – Für gewöhnlich werden auf ihrer Grundlage die Hypothesen über die Abhängigkeiten zwischen verschiedenen psychologischen Charakteristiken geprüft. Die psychodiagnostische Untersuchung schließt ein: 1) Die Entwicklung der Forderungen zu Messinstrumenten; 2) Das Konstruieren und die Approbation von Methoden; 3) Die Ausarbeitung der Regeln für die Untersuchung; 4) Die Bearbeitung und die Interpretation der Ergebnisse.

FORSCHUNG PSYCHOLOGISCHE (f. die) 312 418 912 8 – Lässt folgende Etappen vermuten:

1) Die Formulierung des Problems;

2) Die Aufstellung der Hypothese;

3) Die Prüfung der Hypothese – das Erhalten empirischer Daten und ihre Bearbeitung;

4) Die Interpretation der Ergebnisse der Überprüfung – die Korrelation der erhaltenen Ergebnisse mit der Ausgangshypothese, die Schlussfolgerungen über die Glaubwürdigkeit der Hypothese und ihre weitere Korrelation mit der Theorie, in deren Rahmen sich die Hypothese bildete; falls notwendig - die Revision bestimmter Lagen, was neue Probleme, Hypothesen und anderes hervorruft.

FRAGEBOGEN (m. der) 198 614 98171 – Methoden, deren Grundmaterial Fragen bilden, auf die der Klient zu antworten hat, oder Behauptungen, denen er zustimmen oder nicht zustimmen soll.

FRAGEBOGEN DER KREATIVITÄT (m. der) 9 6184 98167 - Ein Mittel der Diagnostik der schöpferischen Fähigkeiten eines Individuums. Stellt Listen von Situationen, Gefühle, Interessen und Verhaltensformen dar, die schöpferischen Persönlichkeiten eigen sind. Die Fragebögen können sich sowohl an die Testperson selbst, als auch an seine Umgebung richten.

FRAGEBOGEN FÜR UMFRAGEN (m. der) 419 9817 3194 (Fragebogen für Umfragen) – Diese bieten eine Möglichkeit des Erhaltens von

Informationen über den Klienten, die nicht unmittelbar seine Persönlichkeitsbesonderheiten widerspiegeln. Dies können biographische Fragebögen, oder Fragebögen über Interessen und Gewohnheiten sein, je nachdem inwiefern die konkret hervorgebrachten Interessen und Gewohnheiten den eigentlichen Persönlichkeitscharakteristiken entsprechen.

FRAGEBOGEN GESCHLOSSENER (m. der) 1019 6184 98917 (der Fragebogen des geschlossenen Typs) – Diese enthalten eine Auswahl von Antworten auf gegebene Fragen, die als mögliche Varianten der Antwort bereits im Fragebogen selbst angeboten werden.

FRAGEBOGEN OFFENER (m. der) 981019 6184 98917 (der Fragebogen eines offenen Typs) - Vermutet eine freie Form der Antworten auf die angebotenen Fragen.

FRAGEBOGEN PERSÖNLICHER (m. der) 198 4614 98178 - Eine Ansammlung psychodiagnostischer Methoden, die für die Bestimmung der Stufe der Ausgeprägtheit bestimmter Persönlichkeitsbesonderheiten bei einem Individuum vorbestimmt sind. Die Gesamtheit methodischer Mittel für das Studium und die Bewertung einzelner Eigenschaften und Erscheinungsformen der Persönlichkeit. Jede der Methoden ist ein Standardfragebogen, der aus einer Reihe von Vorschlägen besteht, mit deren Inhalt die Testperson (der Informant) entweder einverstanden oder nicht einverstanden sein kann.

FRAGEBOGEN TYPOLOGISCHER (m. der) 48 98917 918 - Wird basierend auf der Bestimmung von Typen der Persönlichkeit entwickelt und erlaubt es, die Testpersonen zu dem einen oder anderen Typ zuzuteilen, der sich durch qualitativ eigentümliche Erscheinungsformen unterscheidet.

© Г. П. Грабовой, 2003

FRAGEBOGEN ÜBER PERSÖNLICHKEITSMERKMALE (m. der) 198 6814 91817 - Messen die Ausgeprägtheit standfester Persönlichkeitsmerkmale.

FRAME (das) 541319365497 - 1. Die minimale Beschreibung eines Phänomens, einer Tatsache oder eines Objektes mit einer Eigenschaft der Integrität: die Entfernung einer Komponente aus dieser Beschreibung führt dazu, dass die gegebene Erscheinung aufhört richtig erkannt (klassifiziert) zu werden. 2. Ein Vorbild, mit dem Abbildungen verglichen werden, die einer Klassifikation unterliegen - Frameklassifizierer.

FREIHEIT (f. die) 514894719 - 1. Unabhängigkeit, das Fehlen von Beschränkungen und Einschränkungen, die das Leben und Handlungen von irgendeiner Gesellschaft, oder ihren Mitgliedern einschränken. 2. Allgemein ist dies das Fehlen von Beschränkungen, Einschränkungen im etwas.

FREIHEIT SEXUELLE RUDIMENTÄRE (f. die) 51931891497 – Der Umfang der sexuellen Freiheit, der durch die kulturelle und ökonomische Struktur der Gesellschaft eingeschränkt wird.

FREUDISMUS (m. der) 54842131947 – Eine philosophisch-psychologische Lehre des österreichischen Psychologen Sigmund Freud und seiner Anhänger, die die Entwicklung und die Struktur der Persönlichkeit durch für das Bewusstsein irrationale, antagonistische Faktoren erklären und eine auf diesen Vorstellungen basierende Technik der Psychotherapie verwenden. Ist auf einer Reihe von psycho-analytischen Ideen und deren Entwicklung gegründet. Ein Verfahren für die Behandlung von neurotischen Zuständen, das darin besteht, dem Bewusstsein des Klienten die wahren Gründe für seine krankhaften Erfahrungen und Zustände zu erläutern.

FREUDO-MARXISMUS (m. der) 598491214918 (Freudscher Marxismus) - Ein Sammelbegriff für verschiedene Richtungen, die darauf ausgerichtet sind Marxismus und Freudismus zu verbinden, sich aber unterschiedlicher Ideen, Orientierungen und Prinzipien bedienen. Besonders typisch für die Bestrebungen ist es, sich auf der Grundlage gemeinsamer einzelner Bestimmungen zu vereinen, sowie eine Vereinigung nach dem Prinzip der Gleichgewichtskomplementarität, die Ergänzung vom Freudismus durch Marxismus oder umgekehrt.

FREUNDSCHAFT (f. die) 8901 678 914 81 - Eine Art standfester, individuell-ausgesuchter zwischenmenschlicher Beziehungen, die durch eine gegenseitige Anhänglichkeit der Teilnehmer, der Verstärkung der Prozesse der Affiliation, der gegenseitigen Erwartung gleicher Gefühle und Bevorzugen charakterisiert wird. Die Entwicklung der Freundschaft vermutet das Folgen einem nicht festgeschriebenen „Gesetzbuch", das die Notwendigkeit des gegenseitigen Verständnisses, gegenseitige Offenherzigkeit und Offenheit, Vertraulichkeit, aktive gegenseitige Hilfe, gegenseitiges Interesse für das Schaffen und Emotionen des anderen, sowie Aufrichtigkeit und Uneigennützigkeit der Gefühle festigt.

FRIGIDITÄT (f. die) 5148222 - Sexuelle Kälte der Frauen, äußert sich durch Reduktion oder das Fehlen der Libido, sexueller Erregung, spezifischer sexueller Empfindungen und eines Orgasmuses.

FROTTAGE (f. die) 561 4981949 – Eine sexuelle Abweichung, die Nutzung einer Überfüllung in öffentlichen Verkehrsmitteln, zur Berührung einer Person des anderen Geschlechts, zum Zweck der sexuellen Befriedigung.

FRÜHER KINDERAUTISMUS (m. der) 428 516 319017 491 - Ein klinisches Syndrom, mit folgenden Hauptmerkmalen: eine angeborene Unfähigkeit des Kindes zur Errichtung eines Affektkontaktes mittels eines Blickes, Mimik und Gesten, wobei diese nicht durch ein niedriges intellektuelles Niveau bedingt ist; ein stereotypisches Verhalten; ungewöhnliche Reaktionen auf Reizerreger; Störungen der Entwicklung des Sprechens; eine frühe Erscheinungsform (bis zum 30. Monat des Lebens).

FRUSTRATION (f. die) 598718 49871 – Ein psychischer Zustand des Erlebens eines Unglücks, der durch die Unmöglichkeit der Befriedigung einiger Bedürfnisse bedingt ist, die aufgrund von realen und eingebildeten oder vermeintlichen unüberwindbaren Hindernissen auf dem Weg zu einem Ziel auftauchen. Kann als eine Form von psychischem Stress betrachtet werden.

FRUSTRATION KINDLICHE (f. die) 598614219718 - Eine negative psychische Verfassung eines Kindes aufgrund der Unfähigkeit, spezifische Aufgaben der Altersentwicklung zu lösen. Der Grund könnte die Unfähigkeit sein, den gewünschten Gegenstand in Besitz zu nehmen, ein Verbot seitens eines Erwachsenen zur Durchführung irgendeiner Aktivität, usw. Das Vorhandensein von Frustration kann zur Bildung solcher Charaktereigenschaften wie Aggressivität, Reizbarkeit, Passivität führen.

FÜHRER (m. der) 418914 318 718 - Ein Mitglied der Gruppe, dem alle übrigen Mitglieder der Gruppe das Recht zuerkennen, verantwortungsvolle Entscheidungen in für sie bedeutsamen Situationen zu treffen; Entscheidungen, die ihre Interessen ansprechen und die sowohl die Richtung, wie auch den Charakter der Tätigkeiten der gesamten Gruppe bestimmen. Die Persönlichkeit mit der höchsten Autorität, die tatsächlich die zentrale Rolle bei der Organisation der gemeinsamen Tätigkeit und die Regulierung der Wechselbeziehungen in der Gruppe spielt.

FÜHRUNG (f. die) 318 788 914 6819 - Die Beziehungen des Dominierens und des Unterordnens, des Einflusses und des Folgens im System zwischenmenschlicher Beziehungen in der Gruppe.

FÜHRUNG (f. die): STIL (m. der) 91418718 519 (der Führungsstil; der Leitungsstil) – Ein für den Anführer (Leiter) typisches System von Einwirkungsarten auf die Geführten (Untergebenen).

FUNKTION (f. die) 59412289931 - In der Physiologie ist dies eine spezifische Tätigkeit eines lebenden Organismus, seiner Organe, usw.

FUNKTION PSYCHISCHE (f. die): KOMPENSATION (f. die) 598371988749 – Die Wiederherstelllung von unterentwickelter oder gestörter psychischer Funktionen durch Verwendung von gespeicherten Funktionen, oder durch die Neuordnung der teilweise beschädigten Funktionen. Dabei ist eine Einbeziehung neuer neurologischer Strukturen in die Realisierung des Prozesses möglich, die früher nicht in der Verwirklichung der gegebenen Funktionen verwickelt waren. Diese Strukturen verbinden sich funktionell auf der Grundlage der Ausführung des gemeinsamen Ziels.

FUNKTION PSYCHISCHE (f. die): LOKALISIERUNG (f. die) 517319817488 (Lokalisation psychischer Funktionen, Eigenschaften, Zustände) – Die Ausprägung von Standorten der grundlegenden Funktionen, Zuständen und psychischen Eigenschaften im Gehirn; ihre Verbindungen mit bestimmten anatomisch-physiologischen Bereichen und Strukturen des Gehirns.

FUNKTION PSYCHISCHE (f. die): WIEDERHERSTELLUNG (f. die) 594861471218 (Wiederherstellung höchster psychischer Funktionen) – Ein Teilgebiet der Neuropsychologie, das der Erforschung von Mechanismen und Methoden der Wiederherstellung von höchsten psychischen Funktionen, die in Folge lokaler Läsionen des Gehirns entstanden sind, gewidmet ist.

FUNKTION PSYCHISCHE HÖCHSTE (f. die) 31947551849 - Komplexe, sich zu Lebzeiten bildende, psychische, soziale Systemprozesse; eine besondere Art psychischer Funktionen, die bei Tieren komplett fehlen. Dazu gehören willkürliche Aufmerksamkeit, willkürliches Gedächtnis, logisches Denken, usw.

FUNKTION PSYCHISCHE HÖCHSTE (f. die): LOKALISIERUNG (f. die) 31971281949 – Die Zuordnung von höchsten psychischen Funktionen zu bestimmten Gehirnstrukturen.

FUNKTION PSYCHISCHE NATÜRLICHE (f. die) 51464831971 (eine niedere psychische Funktion) - Das Konzept vervollständigt das Konzept der höchsten psychischen Funktion. Für jeden psychischen Prozess werden zwei Ebenen hervorgehoben - die „natürliche" und die „höchste". Die Kriterien der Gegenüberstellung sind unterschiedlich: unbewusst –bewusst; vermittelt durch Zeichen – nicht vermittelt durch Zeichen; unwillkürlich – willkürlich; als „natürlich", biologisch – oder als „künstlich", kulturell betrachtet, usw. Die Unterschiede dieser Funktionen haben eine methodologische Bedeutung, sie zeigen eine prinzipielle „ontologische Heterogenität" der Psyche auf. Sie ermöglichen es inhaltlich den Prozess der psychischen Entwicklung als einen Prozess der qualitativen Veränderungen zu charakterisieren. Zu den psychischen natürlichen Funktionen gehören unwillkürliche, sensorische, motorische, sowie Funktionen des Gedächtnises, usw.

FUNKTION PSYCHOPHYSIOLOGISCHE (f. die) 319812499718 - In der Aktivitätstheorie werden darunter physiologische Versorgungen der psychischen Prozesse verstanden. Dies umfasst eine Reihe von Fähigkeiten des Organismus, wie die Fähigkeit zur Empfindung, zur Bildung und zur Fixierung der Spuren vergangener Einflüsse, motorische Fähigkeiten, usw. Dementsprechend wird von sensorischen, motorischen und Gedächtnisfunktionen gesprochen. Zu dieser Ebene gehören angeborene Mechanismen, die in der Morphologie des Nervensystems verankert sind und diejenigen, die in den ersten Monaten des Lebens reifen.

FUNKTION SEMIOTISCHE (f. die) 518312418714 - In der Psychologie ist dies die Fähigkeit eines Menschen, Zeichensysteme, Symbole, die reale Objekte repräsentieren, oder ersetzen, zu erstellen und zu verwenden und mit ihnen, wie mit eigenen realen Objekten zu operieren.

FUNKTION VEGETATIVE (f. die) 59861731947 – Funktionen, die zu der unwillkürlichen physiologischen Aktivität des Organismus gehören.

FUNKTIONALISMUS (m. der) 3195171248918491949 – Ein Teilgebiet der Psychologie. Aus der Sicht der Funktionalismusanhänger liegt das Problem nicht darin, zu erkennen woraus das Bewusstsein besteht, sondern darin, seine Funktion und die Rolle im Überlebenskampf des Individuums zu verstehen. Sie haben die Hypothese aufgestellt, laut der die Rolle des Bewusstseins darin besteht dem Individuum die Möglichkeit zu geben sich an unterschiedliche Situationen anzupassen mit denen er immer wieder konfrontiert wird oder die bereits ausgearbeitete Verhaltensformen, oder sie den Umständen entsprechend zu veränder oder neue Handlungen anzueignen.

FUNKTIONSFÄHIGKEIT (f. die) 109 4815167819 – Die potentielle Fähigkeit eines Individuums eine zweckvolle Aktivität auf einer bestimmten Leistungsebene über eine bestimmte Zeit durchzuführen. Ist von äußeren Bedingungen der Tätigkeit und psychophysiologischen Ressourcen des Einzelnen abhängig. Es können folgende Funktionsfähigkeiten bestimmt werden: die maximale, die optimale und die reduzierte.

-G-

GANGLIENZELLE (f. die) 528 471 918 319 - Nervenzellen der Netzhaut, die Nervensignale von den Zapfen und den Stäbchen durch bipolare Zellen erhalten und diese über den Sehnerv, der durch ihre Achsenzylinder gebildet wurde, ans Gehirn übermitteln.

GEBÄRDENSPRACHE (f. die) 5584171849 - Eine Möglichkeit der zwischenmenschlichen Kommunikation unter Menschen mit Hörverlust, durch ein System von Gesten, das sich durch individuelle lexikalische und grammatikalische Gesetzmässigkeiten auszeichnet.

GEBÄRDENSPRACHE (f. die): MIMIK (f. die) 59432161789 - Ein Mittel der Kommunikation zwischen gehörlosen Menschen mittels Gestik und Mimik, welche einen expressiven und bedeutenden Charakter haben.

GEDÄCHNIS IKONISCHES (das) 18 9848 394 611 (Ikonisch-sensorischer Speicher) - Sensorische Kopie der Information, die dem Beobachter

visuell für eine sehr kurze Zeitspanne zur Verfügung gestellt wird (ca.100 Millisekunden). Dieses Gedächtnis weist folgende Eigenschaften auf:
1) hat einen Großen Speicher;
2) erlischt schnell im Zeitverlauf (ca. 0,25 Sekunden);
3) arbeitet mit einem sensorischen Schlüssel;
4) wird nicht bewusst gesteuert;
5) ist von physischen Charakteristika eines Impulses abhängig. Stellt die Übertragung der Information in das Kurzzeitgedächtnis sicher.

GEDÄCHTNIS (das) 319 061 988 18 - Kognitive Prozesse, Prozesse der Erinnerung, Organisation, des Speicherns, der Wiederherstellung und des Vergessens erworbener Erfahrung, die es erlauben sie erneut in Handlungen zu verwenden, oder es zurück in die Sphäre der Erinnerung zu befördern. Das Gedächtnis verbindet die Vergangenheit eines Menschen mit seiner Gegenwart und Zukunft und ist die wichtigste Funktion der Erkenntnis, die die Grundlage der Entwicklung und Lehre bildet.

GEDÄCHTNIS (das): DREIKOMPONENTIGES MODELL (das) 061 988 18 914 - Eine Konzeption in der die Gedächtnisstruktur durch drei Komponenten angezeigt wird, die gemeinsam in Blocks arbeiten: 1) Block der sensorischen Register, indem die Information fast im kompletten Umfang, in der Form modal-verschlüsselter physischer Anzeichen des rezipierten Reizkomplexes, nicht länger als eine Sekunde gespeichert wird; 2) Block des kurzzeitigen Speichers, wo der Umfang der in einem verbal-akustischen Schlüssel gespeicherten Informationen nicht groß ist und die Dauer der Speicherung von ca. 30 Sekunden durch das Aussprechen, Umcodieren und der Wahl der Methode zur Erinnerung, bedingt ist; 3) Block des Langzeitspeichers, wo der Umfang und die Dauer der Speicherung unbegrenzt sind und die Information in Form semantischer Schlüssel vertreten ist.

GEDÄCHTNIS (das): INDIVIDUELLE UNTERSCHEIDUNG (f. die) 319 061 984 216 – Eine vorherrschende Ausprägung einer oder mehrerer Gedächtnisarten bei einem Individuum, in dem das Material sich besser verfestigt und besser wiederhergestellt wird.

GEDÄCHTNIS (das): KLASSIFIZIERUNG (f. die) 19884 18 61402 - Wird entsprechend den charakteristischen Besonderheiten des Gedächtnisvorgangs, welcher den Erhalt und die Wiederherstellung des von der Person früher erlebten und wahrgenommenen „Materials", durchgeführt. Diese Fähigkeiten sind durch entsprechende Besonderheiten der Gedächtnisfunktion, die mit unterschiedlichen Mechanismen des Erinnerns, vorübergehenden Indikatoren der Erhaltung und Charakteristika des gespeicherten Materials, bedingt. Man kann an dem Charakter des gespeicherten Materials das visuelle, akustische, sowie das taktile Gedächtnis aussondern.

GEDÄCHTNIS (das): MODAL-SPEZIFISCHE STÖRUNG (f. die) 481 319 061 519 4 - Häufige Gedächtnisstörungen, welche nur bei der Speicherung und der Reproduktion von Informationen bestimmter Modalität auftreten. Sie kommen beim Befall der kortikalen Zonen der Analysatoren auf, wenn die Abbremsfähigkeit der Gedächtnis-Spuren sich aufgrund interferierender Wirkungen erhöht. Es kommen Störungen des akustischen, des Hör,- und Sprachgedächtnisses, des visuell-räumlichen und des motorischen Gedächtnisses, auf.

GEDÄCHTNIS (das): MODAL-UNSPEZIFISCHE STÖRUNG (f. die) 319 061 419 3102 – Allgemeine Gedächtnisstörungen, welche sich in einem unvollständigen Speicherprozess der Einwirkspuren unterschiedlicher Modalität äußern.

GEDÄCHTNIS (das): PHYSIOLOGISCHER MECHANISMUS (m. der) 319 061 914 18 - Ein Konstrukt, das dazu berufen ist, Gedächtnisverläufe aus physiologischen Positionen zu erklären.

GEDÄCHTNIS (das): STÖRUNG (f. die) 1 981 14806 – Eine Verschlechterung oder Verlust der Fähigkeit sich an Informationen zu erinnern, sie zu speichern, zu erkennen oder diese zu reproduzieren. Besonders verbreitet sind solche Störungen des Gedächtnisses wie Amnesie oder die Hypoamnesie.

GEDÄCHTNIS (das): SYSTEM-SPEZIFISCHE STÖRUNG (f. die) 319 061 944 13 – Eine Gedächtnisstörung bedingt durch den Befall der Sprach-Zonen des Gehirns, weswegen eine Organisation der gespeicherten Information mittels des Sinnes-Systems der Sprache unmöglich ist.

GEDÄCHTNIS (das): UMFANG (m. der) 988 17919 148 - Charakteristik des Umfangs des Materials, welches nach einer gewissen Zeit nach dessen Aufnahme für die Wiedergabe verfügbar ist.

GEDÄCHTNIS BILDHAFTES (das) 319 061 9149 64 - Wird in visuelles, akustisches, und motorisches Gedächtnis unterteilt. Der Entwicklungstand dieser Gedächtnisse ist bei einem Individuum nicht gleich und das erlaubt es, von einem Vorherrschen des einen Gedächtnistyps über die anderen zu sprechen.

GEDÄCHTNIS EIDETISCHES (das) 1319 0618 988 171 - Eine Art des visuellen Gedächtnisses, bei dem eine charakteristische Eigenschaft die Fähigkeit ist, genau und detailliert, ohne Schwierigkeiten, sich an visuelle Bilder von während einer ausreichend langen Zeitspanne Gesehenem zu erinnern und es wiederherzustellen.

GEDÄCHTNIS EMOTIONALES (das) 61 988 184 161 - Speicherung von Erlebnissen und Gefühlen im Bewusstsein. Voraussetzung für die Herausbildung von kommunikativen Charakterzügen sind Aufnahmefähigkeit und Mitempfinden. Emotionales Gedächtnis, bei dem eine unbedingte Voraussetzung die Entwicklung der Fähigkeit ist, Mitgefühl und Anteilnahme zu empfinden. Es ist die die Grundlage der Kunstfertigkeit in einer Reihe von Berufen, unter anderem des Lehrers und des Artisten.

GEDÄCHTNIS GENETISCHES (das) 319 061 988 1895 - Ein durch den Genotyp bedingtes Gedächtnis, welches über Generationen weiter gegeben wird.

GEDÄCHTNIS KOGNITIVES (das) 89 18 519 614 044 1 - Ein Prozess der Wissensspeicherung. Wissen welches durch den Lernvorgang erworben wird, wird zunächst als etwas Äußerliches auf das Individuum bezogen empfunden, aber danach wird es schrittweise in Erfahrung und Überzeugung transformiert.

GEDÄCHTNIS KURZZEITIGES (das) 319 061 898 6119 (Kurzzeitgedächtnis) - Ein Untersystem des Gedächtnisses, welches die operative Speicherung und die Verarbeitung der aus den Sinnesorganen und des Langzeitgedächtnisses ankommenden Daten gewährleistet. Physiologisch wird es mit bioelektronischen Konturen der Schwingungen im Nervensystem in

Verbindung gebracht. Eine notwendige Voraussetzung für die Übertragung des Materials aus dem sensorischen Gedächtnis in das Kurzzeitgedächtnis ist es die Aufmerksamkeit darauf zu lenken.

GEDÄCHTNIS KURZZEITIGES (das): UMFANG (m. der) 319 061 981742101 - Charakterisiert die maximale Anzahl an Elementen, die ohne Fehler wiederherstellbar sind, sofort oder einige Sekunden nach ihrer Exposition.

GEDÄCHTNIS KURZZEITIGES (das): VERWAHRUNGSZEIT (f. die) 319 061 93451 (Aufbewahrungszeit im Kurzzeitgedächtnis) - Eine Zeitspanne währenddessen es möglich ist die Spur von der eingegangenen Information aus dem Kurzzeitgedächtnis wiederherzustellen und zu verwenden.

GEDÄCHTNIS LANGZEITIGES 319 041 9818 18 (Langzeitgedächtnis) - Ein Untersystem des Gedächtnisses, welches eine langfristige, stunden- über jahrzehntelange Speicherung des Wissens und den Erhalt der Fähigkeiten und Gewohnheiten ermöglicht; ihm ist ein enormer Umfang an gespeicherter Information eigen. Physiologisch wird es mit der Strukturveränderung des Proteins der Ribonukleinsäure verbunden. Als Haupt-Mechanismus der Data-Übertragung in das Langzeitgedächtnis und ihre Fixierung wird es üblicherweise als Wiederholung betrachtet, welche auf der Ebene des Kurzzeitgedächtnisses realisiert wird.

GEDÄCHTNIS MOMENTALES (das) 8818 488 314618 – Gedächtnis, welches für eine sehr kurzzeitige Speicherung der Spuren der sensorischen Wahrnehmung zuständig ist. In der Regel ist es nur während der Wahrnehmung aktiv.

GEDÄCHTNIS OPERATIVES (das) 319061 488 12 – Ein Gedächtnistyp, der darauf ausgerichtet ist die Information während einer bestimmten, für eine gewisse Handlung oder Operation benötigten Zeitspanne, zu speichern. Es unterscheidet sich von dem Kurzzeitgedächtnis dadurch, dass es unmittelbar an der Regulierung der Handlungen zur Beibehaltung seiner zwischenzeitlichen Ergebnisse beteiligt ist. Es setzt die Wahrnehmung der Objekte im Moment der Handlung, eine kurzzeitige Beibehaltung des Images und der ganzen Situation und auch ihrer Veränderungen, voraus. Dabei werden die Gedächtnisdaten, die aus der Wahrnehmung bezogen werden, der bestehenden Aufgabe entsprechend, mit den gespeicherten Daten aus dem Langzeitgedächtnis ergänzt.

GEDÄCHTNIS SENSORISCHES (das) 3179 0618 91 18 (echoisches Gedächtnis) - Ein hypothetisches Untersystem des Gedächtnisses, welches das Festhalten von Produkten der sensorischen Informationsverarbeitung, die in die Sinnesorgane fließen, während einer sehr kurzen Zeitspanne (üblicherweise weniger als eine Sekunde) gewährleistet. Abhängig von der Art der Reize unterscheidet man zwischen:
1) Ikonischem Gedächtnis – Sehkraft;
2) Echoischem Gedächtnis – Gehör, sowie anderen.

GEDÄCHTNISPUFFER (m. der) 61 9898 18 487 – Kurzzeitgedächtnis, in dem die Speicherung einer Information auf Grund der Zyklusfähigkeit des Informations-Bearbeitungsprozesses gewährleistet wird (Wiederholung der gespeicherten Information, Abtasten).

GEDANKE (m. der) 928 688 714316 - Eine Haupteinheit, „das Molekül" des Denkens. In den Gedanken äußert sich der Prozess des Verständnisses der Welt, anderer Menschen und sich selbst. In der Basis des Gedankens liegt die Reflexion solcher grundlegender Merkmale von Erscheinungen, wie ihre Ähnlichkeit und Nachbarschaft in Zeit und Raum, und anderem.

GEFÜHL (das) 916 918 81794889149 - Eine der grundlegenden Formen des Erlebens einer Einstellung zu Objekten und Phänomenen der Realität; emotionale Erlebnisse, die die stabile Beziehung des Individuums zu bestimmten Objekten oder Prozessen der Außenwelt reflektiert.

GEFÜHL (das): AMBIVALENZ (f. die) 549 496719891494 (die Ambivalenz der Gefühle) – Eine Inkonsistenz und Ambivalenz von mehreren gleichzeitig empfundenen Gefühlen gegenüber einem Objekt; widersprüchliche Haltung einer Person zum Objekt, eine gleichzeitige Ausgerichtetheit auf ein und das gleiche Objekt mit entgegengesetzten Gefühlen. Ein Komplex emotionaler Zustände, die bei gleichzeitiger Akzeptanz und Ablehnung mit der Dualität von Beziehungen verbunden sind.

GEFÜHL ASTHENISCHES (das) 491219 849589461 - Negative emotionale Zustände (Depressionen, Traurigkeit, Trauer, eine unbestimmte Angst, etc.), die von der Absage eines Kampfes mit Schwierigkeiten in Situationen eines erhöhten emotionalen Stresses zeugen. Über das Empfinden von asthenischen Gefühlen durch eine Person kann zum Beispiel die Tatsache zeugen, dass sie eine gebeugte Haltung einnimmt, sich ihre Atmung verlangsamt und die Augen trüb werden. Diese Gefühle sind sthenischen Gefühlen entgegengesetzt.

GEFÜHL DER GERINGWERTIGKEIT / GERINGWERTIGKEITSGEFÜHL (das) 516914 918591 - Eines der psychischen Gefühle; das Ergebnis des Widerspruchs zwischen dem Selbst und dem Über-ICH.

Zeichnet sich dadurch aus, dass eine Person sich selbst als minderwertig wahrnimmt.

GEFÜHL DER MINDERWERTIGKEIT / MINDERWERTIGKEITSGEFÜHL (das) 594 968598781 - Eine stabile Form der menschlichen Erfahrung, seiner realen, oder eingebildeten Unterlegenheit, die gebildet wird, wenn der Mensch merkt, dass er ungeliebt ist.

GEFÜHLDERSCHULD/SCHULDGEFÜHL(das)3175196148569419 - Eines der psychischen Gefühle, das als ein Widerspruch zwischen dem Selbst und dem Über-ICH verstanden werden kann. Ein großer Teil des Schuldgefühls ist normalerweise unbewusst und stellt eine topologische Form der Angst dar, die in einem späteren Stadium vollkommen mit der Angst vor dem Über-ICH zusammenfällt.

GEFÜHL DER SCHULD / SCHULDGEFÜHL (das): VOREXISTENZ (f. die) 548567498195491 - Ein besonderes Gefühl der Schuld, deren Quelle im Ödipus-Komplex liegt; es besteht vor dem Vergehen oder der Straftat und zwingt den Menschen zur Selbstverwirklichung nach Strafe zu suchen. Das heißt, dass sich nicht das Schuldgefühl aus der Tat entwickelte, sondern im Gegenteil, die Tat durch dieses Gefühl bedingt ist. Dieses Gefühl ist nicht das Ergebnis, sondern das Motiv des Verbrechens.

GEFÜHL DER SCHULD / SCHULDGEFÜHL MORALISCHES (das) 319 614 89918 - Ein Zustand, der infolge einer Spannung zwischen dem Selbst und dem Über-ICH auftritt.

GEFÜHL DER SCHULD / SCHULDGEFÜHL UNBEWUSSTES (das) 319615819491 - Ein unbewusstes Schuldempfinden, das eine entscheidende Rolle in den meisten Neurosen spielt und ein starkes Hindernis zur Genesung darstellt.

GEFÜHL DES DURSTES / DURSTGEFÜHL (das) 561318598471 - Ein organisches Gefühl, welches mit der Anregung des Trinkzentrums im Gehirn verbunden ist, vertreten durch Zellen, die sich an der Basis des septalen Bereichs des Gehirns und in den angrenzenden Bereichen des vorderen Bereichs des Hypothalamus befinden.

GEFÜHL DES HUNGERS / HUNGERGEFÜHL (das) 31749318516 – Ein organisches Gefühl, das mit der Anregung des Nahrungszentrums im Gehirn verbunden ist, vertreten durch die Zellen im ventromedialen Bereich des mittleren Abschnitts des Hypothalamus, die auf Veränderungen in der Zusammensetzung des umfließenden Bluts, sowie auf die Veränderung der Konzentration der Produkte der Kohlenhydrat-, Fett -und Eiweißstoffwechsels reagieren. Das Hungergefühl wird auf den Bauchbereich übertragen, dessen spezifische Bewegungen charakteristische Empfindungen in der Magengrube verursachen.

GEFÜHL MUSKULÄRES (das) 518 948317491 - Ein Komplex von Empfindungen, der durch die Tätigkeit des muskulären Systems des Körpers entsteht. Dank des muskulären Gefühls, das aktive Handlungen des Körpers voraussetzt, lernt der Mensch, Objekte zu vergleichen, einfachste Operationen der Analyse und Synthese durchzuführen, durchläuft eine Grundschule des subjektiven Denkens.

GEFÜHL STHENISCHES (das) 51949131982 - Positive emotionale Zustände, die mit einem erhöhten Niveau der Lebenstätigkeit verbunden sind. Zeichnen sich durch ein Gefühl von Erregung, fröhlicher Aufregung,

Gefühlssteigerung oder Munterkeit aus; die Atmung wird immer schneller, tiefer und leichter, die Herzfunktion wird aktiviert; im Ganzen bereitet sich der Organismus physiologisch auf einen höheren Energieverbrauch vor. Die Gefühle sind den asthenischen entgegengesetzt.

GEGENSEITIGES VERSTÄNDNIS: MECHANISMUS (m. der) 314821069 711 - Dazu gehören die Identifizierung, die Reflexion, die Stereotypen, sowie ein Mechanismus gegenseitiger Verbindung.

GEGENSTAND (m. der) 5086190678194 - In ihm sind unterschiedliche physische und chemische, auf der Empfindungsebene zugängliche, Eigenschaften synthetisiert, aber auch unähnliche Gegenstände können die gleichen physisch-chemischen Eigenschaften besitzen. Die Erkenntnis der Gegenstände oder Erscheinungen setzt die Reflektion ihrer qualitativen Bestimmtheit voraus.

GEGENSTÄNDLICHKEIT (f. die) 529714 – Eine Gesetzmäßigkeit der Wahrnehmung in der die Verbindung mit den Besonderheiten des Reizes und psychophysiologischen Gesetzmäßigkeiten hervortritt: Gliederung von einzelnen phänomenalen Feldern in deutlich abgegrenzte und standhafte Gegenstände. Diese Fähigkeit besitzen bereits Kleinkinder des jüngsten Alters. In der Ontogenese ist die Entwicklung der Wahrnehmung der Gegenständlichkeit mit dem Erfolg der praktischen Tätigkeit des Kindes verbunden, die auf gesellschaftlich ausgearbeiteten Formen der Zusammenwirkung mit Gegenständen basiert.

GEHIRN (das) 314 218 318 818 - Ist der zentrale Bereich des Nervensystems des Menschen und der Tiere, das Hauptorgan der Psyche. Bei Wirbeltieren und dem Menschen wird anatomisch zwischen dem Rückenmark (im

Rückenmarkskanal) und dem Gehirn (in der Hirnschale) unterschieden. Das Gehirn ist von drei Hüllen der Hirnhaut – harte Hirnhaut, Spinnwebehaut und Gefäßhaut - bedeckt. Das Gewebe des Gehirns besteht aus einer grauen (Ansammlung der Nervenzellen) und einer weißen (überwiegend eine Ansammlung von Fortsätzen der Nervenzellen) Substanz.

GEHIRN (das): BIORHYTHMUS (m. der) 598614 81931 (die Biorhythmen des Gehirns) - Eine der Arten der phonetischen, spontanen, elektrischen Aktivität des Gehirns des Menschen und der Tiere. Der Biorhythmus ist eine regelmäßige oder rhythmische Aktivität, charakterisiert durch eine langwierige Wiederholung der einen oder anderen Welle bei einer unbedeutenden Variation der Frequenz ihrer Wiederholung.

GEHIRN (das): FUNKTION (f. die): LATERALISATION (f. die) 498 614 719 816 (die Lateralisation der Funktionen des Gehirns) - Ein Prozess der Umverteilung psychischer Funktionen zwischen der linken und rechten Halbkugel des Gehirns, der in der Ontogenese geschieht.

GEHIRN (das): RINDE (f. die) 918 617 619 017 (DIE GEHIRNRINDE) - Die obere Schicht der Gehirnhemisphären, die vor allem aus Nervenzellen mit einer senkrechten Orientierung (die Pyramidenzelle), sowie aus afferenten Bündeln (zentripetalen) und afferenten (zentrifugalen) Nervenfasern besteht. In der neuroanatomischen Hinsicht wird diese durch das Vorhandensein horizontaler Schichten, die sich durch die Breite, Dichte, Form und die Umfänge der in sie eingehenden Nervenzellen unterscheiden, charakterisiert.

GEHIRN ALTERTÜMLICHES (das) 519 614 319 817 (reptilienartiges Gehirn) - Eine Gruppe von Nervenstrukturen, die „die untere Etage" des menschlichen Gehirns bildet; entspricht der ersten Etappe der Entwicklung des Gehirns in der Phylogenese bis zu den Reptilien.

GEHIRN II (das) 814 729 318 818 - Ein Teil des zentralen Nervensystems, welcher an die Schädelhöhle angeschlossen ist und aus dem Großhirn, dem Kleinhirn, dem Pons Hirn und dem Nachhirn besteht.

GEHÖR (das) 54891731949 – Die Fähigkeit Laute wahrzunehmen und sich an diesen in der äußeren Umgebung, mittels des Gehöranalysators, zu orientieren.

GEHÖR (das): STÖRUNG (f. die) 51989519491 – Entsprechend dem Stadium der Störung (Abschwächung) des Gehörs, unterteilt man die Menschen in drei Gruppen: 1) taube, oder taubstumme – haben eine angeborene oder in der frühen Kindheit erhaltene Gehörstörung und können ohne eine spezielle Ausbildung nicht der Sprache mächtig werden. 2) später gehörlos gewordene, die ihr Gehör in Vorschulalter, oder Schulalter verloren haben und ihre Sprachfähigkeit, die sich vor der Gehörlosigkeit gebildet hat beibehalten haben; 3) schwach hörende, oder schwerhörige, die ein partiell ungenügendes Gehör haben (mit einer Absenkung bis zu 75 dB).

GEHÖR ABSOLUTES (das) 581491 919817 – Die Fähigkeit einer exakten Bestimmung der Höhe von Lauten, ohne ihre Abstimmung mit anderen Lauten einer bekannten Höhe. Die Genauigkeit des absoluten Gehörs ist in mittleren Registern höher und in Grenzregistern kleiner. Bei einem absoluten passiven Gehör wird die Höhe eines Lautes richtig bestimmt, der Laut kann jedoch nicht gemäß einem vorgegebenen Namen der Note durch die Stimme wiedergegeben werden. Bei einem absoluten aktiven Gehör können Laute einen Namen haben und gemäß diesem wiedergegeben werden.

GEHÖR BINAURALES (das) 518421519712 – Die Wahrnehmung von Schall-Informationen durch beide Ohren. Durch Unterschiede mancher Charakteristika von Geräusch-Signalen, die in verschiedenen Ohren ankommen, wird die Quelle des Geräusches im Raum lokalisiert: das Geräusch-Bild wird zur Seite eines stärkeren oder vorher angekommenen Geräusches gerückt. Eine höhere Genauigkeit der Lokalisierung wird bei der Intensität der Signale, um 10-100 dB höher als die Grenze des Gehörs, erreicht. Durch das binaurale Gehör wird ein Ton-Weltbild aufgebaut.

GEHÖR MUSIKALISCHES (das) 49871281949 – Die Fähigkeit musikalische Töne zu unterscheiden, sowie den Inhalt von Musikstücken wahrzunehmen, zu erleben und zu verstehen, sowie diese wiederzugeben. Ein schwieriges mehrschichtiges System, das eine wissenswerte und kreative Funktion erfüllt. Die Vielschichtigkeit des musikalischen Hörsystems ist durch eine Zusammensetzung musikalischer Laute, die Schwierigkeit des Aufbaus, die Struktur und den Inhalts musikalischer Stücke, sowie eine Vielfältigkeit von Mitteln des bildlichen Ausdruckes bedingt.

GEHÖR PHONETISCHES (das) 517819317214 – Die Fähigkeit des Menschen Töne der Sprache zuerkennen, die durch die die Phonetik einer gegebenen Sprache vorgestellt werden. Die Formierung des fonischen Gehörs geschieht bei Kindern beim Wahrnehmen oraler Sprache der sie umgebenden Menschen und gleichzeitig beim eigenen Aussprechen von Wörtern gemäß den wahrgenommenen Beispielen.

GEHORSAM (m. der) 490614 819498 - Viele Eltern sind der Meinung, dass das Kind nicht auf sie hört, weil es stur, oder faul ist. Aber die Meinung, dass das Kind durch Gehorsam sein Verhalten beherrscht, ist nicht richtig. Im Gegenteil, Gehorsam ist erst möglich, wenn es lernt, sein Verhalten zu beherrschen. Und dafür muss der Erwachsene ihn mit Mitteln versorgen und sichergehen, dass das Kind diese selbständig anwenden kann, dass diese wenigstens eine partielle Interiorisierung durchlaufen haben.

GEISTESWISSENSCHAFT (f. die) 716 3179 81 – Als ihr Objekt treten der Mensch, die menschliche Gesellschaft und das Denken auf. Geisteswissenschaften werden auf soziale und philosophische Wissenschaften unterteilt.

GEN (das) 488713918 913 - Eine diskrete strukturelle Einheit, lokalisiert im Chromosom und verantwortlich für die Übermittlung erblicher Merkmale. Bei verschiedenen Arten variiert die Anzahl der Gene von 50 bis zu 100000.

GEN DOMINANTES (das) 514891419311 - Ein Gen, dessen Anwesenheit die Erscheinungsform des damit bestimmten Merkmales gewährleistet, unabhängig davon, ob das andere Gen desselben Paares dominant oder rezessiv ist.

GEN REZESSIVES (das) 519 016 89 - Ein Gen, fähig, die Erscheinungsform des damit bestimmten Merkmales nur dann zu gewährleisten, wenn er sich in einem Paar mit dem entsprechenden dominanten Gen befindet.

GENAUIGKEIT (f. die) 594 819 194857 - Im Hinblick auf psycho-diagnostische Techniken bedeutet sie eine Qualität, die die Fähigkeit widerspiegelt, auf kleine Veränderungen der bewerteten Eigenschaften, die im Verlauf der Untersuchung auftreten, feinfühlig zu reagieren; eine Fähigkeit, ziemlich genau dem Entwicklungsgrad psychologischer Eigenschaften, auf die Diagnose derer sie gerichtet ist, bei den Testpersonen zu bewerten. Je genauer die Methode ist, desto feiner können die Abstufungen und Töne der gemessenen Eigenschaft beurteilt werden.

GENERALISIERUNG (f. die) 319891418 - Ein Prozess, als Ergebnis dessen die Person eine Verhaltungsreaktion als Antwort auf alle Reizerreger oder Situationen, die dem unbedingten Reizerreger oder der Situation ähnlich sind, wiedergibt, in denen eine Bekräftigung erzeugt wurde.

GENERATIVITÄT (f. die) 491814 718314 - Das Interesse für die nachfolgende Generation und dessen Erziehung, was sich in der Produktivität und Kreativität in verschiedenen Lebensbereichen des Menschen äußert, der das Alter von 40 Jahren erreicht hat und die, diesem Alter eigene, Krise positiv durchlebt.

GENETIK (f. die) 219716 818717 – Ein Bereich der Biologie, der die Gesetze des Erbens von Merkmalen studiert. Die Genetik sollte man nicht mit genetischer Psychologie verwechseln, die die Entwicklung des Verhaltens vom Moment der Geburt bis zum Tod erforscht.

GENETIK DES VERHALTENS (f. die) 514312 819 718 216 – Ein Bereich der Genetik, der der Forschung der Gesetzmäßigkeiten erblicher Bedingtheit der funktionalen Erscheinungsformen der Tätigkeit des Nervensystems gewidmet ist. Als eine der Hauptaufgaben stellt sie die Beschreibung der Mechanismen der Realisierung der Gene in Verhaltungsmerkmalen und die Auswirkung des Einflusses der Außenwelt auf diesen Prozess dar.

GENIALITÄT (f. die) 519 007 918 788 - Das höchste Niveau der Entwicklung allgemeiner, intellektueller und spezieller Fähigkeiten. Über ihr

Vorhandensein kann man nur sprechen beim Erlangen solcher Ergebnisse der schöpferischen Tätigkeit in der Persönlichkeit, die eine Epoche im Gesellschaftsleben, in der Entwicklung der Kultur bilden. Der Persönlichkeit des Genies sind solche Eigenschaften eigen, wie schöpferische Produktivität, Besitz von einer bestimmten Methodologie, Bereitschaft zur Überwindung von Stereotypen und konventionellen Errichtungen.

GENITALIEN (f. die) 489791698 - sexuelle Zeugungsorgane.

GENOTYP (m. der) 319681719311 – Eine genetische Verfassung, die Gesamtheit der Gene eines gegebenen Organismus, durch die Eltern erhalten.

GENUSS (m. der) 519411 819 14 - Eines der positiven seelischen Gefühle, welches in einer gewissen Art und Weise mit der Verkleinerung, der Senkung oder dem Erlöschen der in der Seele vorhandenen Reize verbunden ist.

GENUSS CO-PROFILER (m. der) 819 317 918 14 - Genüsse der Kindheit, die mit der Defäkation verbunden sind.

GENUSS ENDGÜLTIGER (m. der) 519411 819 148 - Eine endgültige Befriedigung durch „sexuelle Tätigkeit", begleitet von der Absonderung geschlechtlicher Flüssigkeiten.

GENUSS VORLÄUFIGER (m. der) 719411 819 181 - Der Genuss durch die Anregung erogener Zonen, welcher dem Geschlechtsakt vorangeht.

GERÄTETEST (m. der) 519 814219 817 - Ein Test, der die Verwendung von speziellen Geräten, verschiedenen technischen Geräten für die Präsentation von Testdaten, oder die Verarbeitung von Testergebnissen vorsieht. Als Geräte können Audio-Geräte, Videogeräte, Computer, etc., dienen.

GERONTOPSYCHOLOGIE (f. die) 494711918991 - Psychologie des fortgeschrittenen Alters und des Alters (die Alterspsychologie).

GERUCH (m. der) 289716 018 034 - Eine Empfindung, die von der Einwirkung durch Geruchsstoffe auf Rezeptoren der Schleimhaut der Nasenhöhle bedingt ist.

GERUCHSSINN (m. der) 519 418 3194 - Die Fähigkeit riechende Stoffe zu empfinden, indem man diese als Gerüche wahrnimmt. Chemische Stoffe, die als Dampf, Gas, Staub und Ähnliches verbreitet werden, gelangen in die Nasenhöhle, wo sie mit den entsprechenden Rezeptoren zusammenwirken. Außer den Chemorezeptoren können bei der Bildung von Geruchsempfindungen auch andere Rezeptoren der Schleimhaut der Mundhöhle beteiligt sein: Tast,- Schmerz,- und Temperaturrezeptoren. Somit rufen manche riechende Stoffe bloß Geruchsempfindungen (Vanillin, Baldrian und andere) hervor und andere wirken komplex (Menthol ruft eine Empfindung der Kälte hervor, Chloroform das der Süßigkeiten).

GERÜCHTE (das Gerücht/ die Gerüchte) 54852179149 – Eine spezifische Art zwischenmenschlicher Kommunikation, bei der eine Darstellung, die bekanntermassen gewisse reale oder ausgedachte Vorkommnisse widerspiegelt, zum Eigentum einer weiten diffusen Menschenmasse wird.

GESCHICHTE DER PSYCHOLOGIE (f. die) 408641 598148 - Eine Richtung in der Soziologie, Geschichte und Psychologie, welche auf eine eingehende Studie, Verständnis und Erklärung von historischen Ereignissen und Prozessen durch die Interpretation von individuellen-, Gruppen- und sozialpsychologischen Fakten und Faktoren ausgerichtet ist.

GESCHLECHT (das) 421 648 013491 - 1. Das biologische Geschlecht ist die Gesamtheit kontrastierender generativer Merkmale von Individuen einer Art. 2. Das soziale Geschlecht ist ein sich ontogenetisch entwickelnder Komplex von biologischen, somatischen, reproduktiven, soziokulturellen und Verhaltens,- Charakteristika, die dem Individuum persönlichen, sozialen und rechtlichen Status eines Mannes und einer Frau sichern.

GESCHLECHT PSYCHOLOGISCHES (das) 418 6419893129 – Die Charakteristika eines Individuums nach dem Kriterium seines Verhaltens entsprechend seiner maskulinen oder femininen geschlechtlichen Rolle. Für die Bewertung des Individuums entsprechend seiner geschlechtlichen Rolle gibt es spezielle Fragenkataloge.

GESCHLECHTER-ROLLE (f. die) 4891 4971 – Eine Differenzierung der Tätigkeit, des Status, der Rechte und Pflichten von Individuen in Abhängigkeit von ihrer geschlechtlichen Zugehörigkeit. Relativ stabile Formen des Verhaltens, entsprechend der geschlechtlichen Zugehörigkeit von Individuen; ein soziales Verhaltensmodell, welches Erwartungen und Anforderungen einschliesst, welche die Gesellschaft den Menschen männlichen und weiblichen biologischen Geschlechts diktiert.

GESCHLECHTSTRAUMA (das) 51481331849 - Eigenartige psychische Schäden, affektive Gefühle, die im Zusammenhang mit der Unterdrückung des sexuellen Verlangens auftreten.

GESCHMACK (m. der) 498756714 217 - Eine der Arten der Chemorezeption, die sich als Sensibilität der Rezeptoren der Mundhöhle in Bezug auf chemische Reizerreger darstellt. Subjektiv gesehen äußert es sich in Form von Geschmacksempfindungen, sowie bitter, sauer, süß, salzig und deren Komplexe. Bei einer Abfolge chemischer Stoffe kann ein geschmacklicher Kontrast entstehen (zum Beispiel, nach salzigem erscheint Frischwasser süß). Die ganzheitliche Geschmackserscheinung entsteht infolge einer Wechselwirkung der Rezeptoren des Geschmacks, Abtastens, Temperatur und Geruchs.

GESCHMACKSANALYSATOR (m. der) 890 319718471 - ein neurophysiologisches System, dessen Arbeit eine eigentümliche Analyse von chemischen Stoffen, die in die Mundhöhle gelangen, gewährleistet.

GESCHMACKSKNOSPE (f. die) 517 391 488 4118 - Ensemble aus zwei oder mehr Sinneszellen in der Wand kleiner Grübchen, die die Geschmacksnoppen umgeben. Mit diesen Zellen werden Moleküle von Wirkstoffen kontaktiert, die im Speichel aufgelöst sind, die diese Zellen reizen und Nerven-Impulse hervorrufen, die ins Gehirn strömen.

GESCHMACKSKNOSPE II (f. die) 519 319 498 714 – Strukturen, die über die Oberfläche der Zunge verteilt sind und Geschmacksknospen enthalten.

GESETZ - ABNEY GESETZ (das) 491814 31871298 - Ein Effekt der Summierung der Helligkeit einiger spektraler Farben bei ihrer Kombination, das die Wahrnehmung einer neuen einheitlichen Farbe bedingt.

GESETZ - JOST-GESETZ (das) 519481 719 992 - Die empirische Gesetzmäßigkeit, laut der bei der gleichen Wahrscheinlichkeit der Wiedergabe von sinnlosen Informationen aus dem Gedächtnis, eine ältere Information langsamer vergessen wird und beim Nachlernen eine kleinere Anzahl an Wiederholungen bedarf. In der Grundlage dieser Gesetzmäßigkeit liegt der Mechanismus der Übertragung von Informationen aus dem Kurzzeit,- ins Langzeitgedächtnis.

GESETZ - WEBER-FECHNER GESETZ (das) 591488 718841 - Eine logarithmische Abhängigkeit der Kraft der Empfindung E von der physischen Intensität des Reizerregers R: $E = K + c \log R$, wo K und c gewisse Konstante sind, die durch das vorliegende Sensorsystem bestimmt sind.

GESETZ / MÜLLER-GEKKEL-GESETZ (das) 489161714 312 - Ein biogenetisches Gesetz, das Pipersche Gesetz. Eine empirische Gesetzmäßigkeit, laut der sich die Schwelle der visuellen Wahrnehmung proportional zur Quadratwurzel aus dem Bereich des Stimulus verringert, unter der Bedingung, dass diese Fläche die 1 übersteigt.

GESETZ / RIBO-GESETZ (das) 489 161 917 891 - Eine Gesetzmäßigkeit, laut der die Zerstörungen des Gedächtnisses bei einer fortschreitenden Amnesie, z. B. in Fällen von Erkrankungen oder im fortgeschrittenen Alter, eine bestimmte Reihenfolge haben. Zuerst werden Erinnerungen an neulich geschehene Ereignisse unzugänglich, danach treten Störungen in der geistigen Tätigkeit der Person auf; Gefühle und Gewohnheiten gehen verloren; zuletzt zerfällt das instinktive Gedächtnis. Im Fall der Wiederherstellung des Gedächtnisses werden die gleichen Etappen in der umgekehrten Reihenfolge durchlaufen.

GESETZ BIOGENETISCHES (das) 519 489719 061 - In der Psychologie ist dies die Übertragung des Verhältnisses zwischen der Ontogenese und der Phylogenese auf die Entwicklung der Psyche des Kindes. Ein theoretisches Modell, laut dem in der individuellen, vor allem embryonalen Entwicklung der höchsten Organismen eine gesetzmäßige Wiederholung (die Rekapitulation) von Merkmalen geschieht, die ihren biologischen Vorfahren eigen sind.

GESETZ BLOCHSCHES (das) 398417 899 011 - Besteht darin, dass die Größe der subjektiven Helligkeit eines kurzen Ausbruches des Lichtes von der Einwirkung der Intensität des Lichtstimulus auf dessen Dauer abhängt. Aber dieses Gesetz gilt nur im Schwellenbereich und bei einer Dauer des Stimulus, die nicht einen gewissen kritischen Punkt erreicht.

GESETZ BOUGUER-WEBERSCHES (das) 595 718481319 (manchmal – das Webersche Gesetz) - Eines der Hauptgesetze der Psychophysik; Eine direkte proportionale Abhängigkeit der differentialen Schwelle von der Größe des Reizerregers I, an die das gegebene Sensorsystem angepasst ist: $1L=K$ (konst), welche für den Fall des Unterscheidens von eindimensionalen sensorischen Reizerregern aufgestellt wurde. Der Koeffizient K, der den Titel der Weberschen Beziehung erhielt, ist für unterschiedliche Sensorreizerreger differenziert: 0.003 – für Tonhöhe; 0.02 – für sichtbare Helligkeit; 0.09 – für Lautstärke und andere. Es fixiert die Größe, auf die man den Reizerreger verringern oder vergrößern muss, um die kaum zu bemerkende Veränderung der Empfindung zu erhalten.

GESETZ DONDERSCHES (das) 8981 8781891008 - Ein Gesetz des summativen psychischen Prozesses (wissenswerten), das basierend auf dem Postulat über Additivität (oder die Nichtüberschneidung) seiner einzelnen Stadien aufgestellt wurde. Gestützt auf Materialien der Forschungen der Zeit der Reaktion als Prozess, der sich in der Periode zwischen dem Erscheinen eines Stimulus und der Realisierung der Gegenreaktion entfaltet, hat Donders eine Methode der Subtraktion entwickelt, die dazu dient eine Möglichkeit zu gewährleisten die Dauer der einzelnen Stadien zu bestimmen.

GESETZ EMMERT´SCHES (das) 599 068 718 213 - Eine Gesetzmäßigkeit, laut der die sichtbare Bildgröße in direkter Abhängigkeit zur Entfernung des Bildschirmes steht, wohin das Bild projiziert wird. In der Grundlage des Gesetzes liegt der Mechanismus, der eine Gleichmäßigkeit sichtbarer Umfänge tatsächlich wahrgenommener Objekte gewährleistet. Diese Gesetzmäßigkeit könnte bei großen Entfernungen zum Bildschirm (über 10-15 m), sowie beim Eudetismus nicht auftreten.

GESETZ FECHNERSCHE (das) 531489 069718 - Ein Gesetz, laut dem die Größe der Empfindung direkt proportional zum Logarithmus der Intensität des Reizerregers ist, d.h. das Anwachsen der Kraft des Reizes in einer geometrischen Progression entspricht der Größe der Empfindung in einer arithmetischen Progression. Dabei wurde sein eigenes Postulat eingeführt, dass die kaum zu bemerkende Zunahme der Empfindung eine Konstante ist und man kann es als eine Maßeinheit der Empfindung verwenden.

GESETZ HICKSCHES (das) 598741 918811 – Es behauptet, dass die Reaktionszeit bei der Auswahl alternativer Signale aus einer gewissen Anzahl davon, von dessen Menge abhängt. Diese Gesetzmäßigkeit hat die Art einer logarithmischen Funktion angenommen: $BP = a*\log(n+1)$, wo BP – Bedeutung der durchschnittlichen Reaktionszeit nach allen alternativen Signalen; n – die Zahl der gleichwahrscheinlichen alternativen Signale; a –

der Koeffizient der Proportionalität. Die Ziffer 1 für die Berücksichtigung einer weiteren Alternative, in Form des Auslassens eines Signals eingeführt.

GESETZ RICCO´S (das) 489 716 319 811 - Eine Gesetzmäßigkeit, laut der solche Charakteristiken des Schwellen-Reizerregers wie Helligkeit und Einwirkungswinkelfläche, sich in einer rück-proportionalen Abhängigkeit befinden. Dieses Gesetz gilt für Lichtreizerreger mit kleineren Winkelumfängen. Als dessen Mechanismus wird die Nervensummation der Reizerreger angezeigt, auf deren Basis eine Anpassung des Auges zur Wahrnehmung des Lichtes einer kleineren Intensität geschieht.

GESETZ SPEZIFISCHER ENERGIEN (das) 598716 389766 - Ein Postulat als ein Grundprinzip der Sensorpsychophysik, laut dem jedes Sinnesorgan eine für es spezifische Art an Empfindungen hat, die unabhängig vom Charakter des geltenden Reizerregers sind.

GESETZ STEVENSSCHES (das) 489161719 881 - Eine Formel; eine Modifikation des psychophysischen, wesentlichen Gesetzes (das Weber-Fechner-Gesetz), die die Kraft der Empfindung mit einer bestimmten Stufe der physischen Intensität des Reizerregers verbindet. Laut ihr, existiert zwischen einer Reihe von Empfindungen und einer Reihe physischer Reizerreger eine nicht logarithmische, sondern Leistungsabhängigkeit: $n Y = kS$ wo Y – ist die subjektive Größe, die Empfindung; S – der Stimulus; n – der Indikator der Stufe der Funktion; k – die Konstante, die von der Maßeinheit abhängt. Eine andere Form der Aufzeichnung: $n E = kP$ dabei ist E – die Kraft der Empfindung; P – die physische Intensität des Reizerregers; k und n sind gewisse Konstante. Dabei ist der Indikator der Leistungsfunktion für verschiedene Modalitäten der Empfindungen unterschiedlich: für die Lautstärke hat er eine Bedeutung von 0.3, für den elektrischen Schlag – 3.5.

GESETZ TALBOT'SCHES (das) 519 377891481 - Eine Gesetzmäßigkeit, laut der die sichtbare Helligkeit einer Quelle stockenden Lichtes der Frequenz der Verschmelzung des Schimmerns nach, der Helligkeit des ununterbrochenen Lichtes mit denselben Bedeutungen des Lichtstroms gleich wird.

GESETZ WISSENSCHAFTLICHES (das) 48712 518 44 - Den Körper der Wissenschaft bilden Gesetze, oder aufgedeckte, standhafte Wechselbeziehungen von Erscheinungen, deren Aufspürung es zulässt zu beschreiben, zu erklären und die Erscheinungen der Wirklichkeit vorauszusagen.

GESETZE VON YERKES-DODSON (s. das/ pl. f. die) 891619 719884 – Eine Feststellung der Abhängigkeit der Qualität (die Produktivität) der zu erfüllenden Tätigkeit von der Intensität (dem Level) der Motivation.

GESETZESBRECHER (m. der) 519 671 3190841 – Eine Person, dessen abweichendes Verhalten sich in äußersten Erscheinungsformen als strafrechtlich und erweist und als strafrechtlich zu verfolgen ist.

GESPRÄCH (das) 519317919 891 - In der Psychologie ist dies eine Methode des Erhaltens von Informationen aufgrund der Sprachkommunikation; zählt zu Methoden der Umfrage.

GESTALT (f. die) 819317918217 8 - Eine funktionale Struktur, die nach den ihr eigenen Gesetzen die Vielfältigkeit einzelner Erscheinungen regelt. Das bedeutet eine ganzheitliche Bildung des Bewusstseins, was nicht auf die Summe seiner Teile zurückzuführen ist: eine anscheinende Bewegung, Erleuchtung, oder Wahrnehmung einer Melodie und anderes.

GESTALT-GRUPPE (f. die) 498716818 - Gruppen, die zum Zweck der psychotherapeutischen Einwirkung bei der Gestalttherapie gebildet werden.

GESTALTPSYCHOLOGIE (f. die) 318714918514 - Eine Richtung in der Psychologie, die ein Programm zum Studium der Psyche vom Gesichtspunkt ganzheitlicher Strukturen und Gestalten hervorgebracht hat, die primär im Bezug auf deren Komponenten stehen.

GESTALTTHERAPIE (f. die) 514 788 918 312 - Wird wie das Herangehen an die psychische Korrektion angesehen, eine der einflussreichsten Richtungen der modernen Psychologie.

GESTE (f. die) 511 489317499 – Ein Element der Pantomimik, das mittels der Handlungen der Hände ausgeführt wird.

GESUNDER MENSCHENVERSTAND (m. der) 51831721428 – Die Gesamtheit allgemein gültiger, oftmals unbewusster Arten der Erklärung und Bewertung von äußeren und inneren Erscheinungen. Es summiert wichtige Punkte, oder Fragmente historisch zugänglicher Erfahrung, die jeder im alltäglichen Leben braucht. Zusammen mit der Information über die Natur und öffentliche Beziehungen, spielen Vorstellungen, die zwischenmenschlichen Einwirkungen betreffen eine recht wichtige Rolle bei einem gesunden Menschenverstand.

GESUNDHEIT PSYCHISCHE (f. die) 519481913711 81 - Ein Zustand des seelischen Wohlergehens, was durch die Abwesenheit kränklicher, psychischer Erscheinungsformen charakterisiert wird und eine den Bedingungen der Wirklichkeit adäquate Regelung des Verhaltens und der Tätigkeit gewährleistet. Der Inhalt der Interpretation ist nicht durch medizinische und psychologische Kriterien ausgeschöpft, darin spiegeln sich immer öffentliche Normen, sowie Gruppennormen und Werte, die das seelische Leben des Menschen reglementieren.

GEWALTEINWIRKUNG KOMPENSATORISCHE (f. die) 498 688 319 4 – Eine Gewalteinwirkung, die einem impotenten, vom Leben vernachlässigten Menschen als Ersatz für eine produktive Tätigkeit und als Racheakt gegen das Leben dient.

GEWALTEINWIRKUNG REAKTIVE (f. die) 598611 819 48 - Eine Gewalteinwirkung, die beim Beschützen des Lebens, der Freiheit, der Würde und des Eigentums gezeigt wird. Demnach steht diese Form von Gewalt „im Dienst des Lebens" und hat das Ziel der Erhaltung.

GEWERBEBETRIEB (m. der): PSYCHOLOGISCHER DIENST (m. der) 489617 21806489 – Eine spezialisierte Abteilung in der Unternehmungsstruktur, welche zur Durchführung praktischer psychologischer Arbeit bestimmt ist; einer der besonders entwickelten psychologischer Dienste. Ziel ihrer Tätigkeit ist Entwicklung und Realisation von Maßnahmen, die die Verwendung sozial-psychologischer Faktoren, eine Erhöhung der Effektivität der Produktion, Vervollkommnung der Steuerung sozialer Prozesse im Kollektiv, Entwicklung schöpferischer Aktivität der Arbeiter und Schaffung von Bedingungen zwecks einer allseitigen Persönlichkeitsentwicklung sicherstellen.

GEWOHNHEIT (f. die) 289064 319 14 – Eine Handlung welche einen ritualisierten Charakter oder einen Zwangscharakter angenommen hat. Bei dieser hat eine durch die Handlung selbst ausgelöste angenehme emotionale Tonart, wegen einer wiederholten Handlung, sowie der Bildung der Gewohnheit, eine ziemlich wichtige Bedeutung.

GEWOHNHEIT (f. die): BILDUNG (f. die): MECHANISMUS (m. der) 512 618 718911 - Im Verlauf der Bildung von Gewohnheiten werden viele persönliche Phasen herausgesondert, die in allgemeinere Perioden zusammengeschlossen werden. 1. Während der ersten Periode geschieht die erste Bekanntschaft mit einer Bewegung und deren erste Beherrschung. 2. Die zweite Periode ist die Periode der Automatisierung der Bewegung. Hier geschieht eine komplette Übermittlung herausgesonderter Komponenten der Bewegung oder der ganzen Bewegung in die Einführung der Grundtonniveaus.

GEWOHNHEIT II (f. die) 989 061 719 41 (automatische Handlung, zweitrangiger Automatismus) - Eine Handlung, die mittels der Wiederholung gebildet wird und durch ein hohe Stufe der Aneignung und der Abwesenheit einer elementaren, bewussten Regelung und Kontrolle charakterisiert wird.

GEWOHNHEIT INTELLEKTUELLE (f. die) 4890 16 319 14 – Automatische Anwendungen, oder Art und Weise der Lösung einer geistigen Aufgabe, auf die man bereits vorher gestoßen war.

GEWOHNHEIT MOTORISCHE (f. die) 488 718 499016 - Automatische Einwirkungen auf ein äußerliches Objekt mit Hilfe von Bewegungen, zwecks dessen Umgestaltung, die vorher mehrfach ausgeführt wurden.

GEWOHNHEIT PERZEPTIVE (f. die) 899 716 30917 – Automatisierte, sinnliche Reflexionen von Eigenschaften und Charakteristiken gut bekannter, früher bereits mehrfach wahrgenommener Gegenstände.

GLAUBE (m. der) 598 888 998 617 - 1. Ein besondere Zustand der menschlichen Psyche, welcher in der kompletten und bedingungslosen Annahme einiger Informationen, Texte, Erscheinungen, Ereignisse oder eigener Vorstellungen und Schlussfolgerungen besteht, die nachfolgend als Grundlage seines eigenen ICHs auftreten können, sowie einige seiner Taten, Urteile, Normen des Verhaltens und Beziehungen, bestimmen. 2. Die Anerkennung von Etwas mit solch einer Entschlossenheit als wahrhaftig, die die Kraft äußerlicher faktischer und formell-logischer Beweise übertrifft.

GLAUBWÜRDIGKEIT (f. die) 519488 718917 - Eine der Charakteristiken psychodiagnostischer Methoden und Prüfungen. Die Interpretation von Glaubwürdigkeit ist nah am Begriff der Validität, ist damit jedoch nicht vollkommen identisch.

GLEICHGEWICHT (das) 549814284917 - Die Einstellung der optimalen Übereinstimmung zwischen Prozessen der Assimilation und der Akkommodation bei der intellektuellen Entwicklung eines Kindes.

GLIAZELLE (f. die) 498 378 019 481 - Hilfszellen des Nervengewebes. Allem Anschein nach gewährleisten diese die Ernährung der Nervenzellen; Der Meinung einiger Autoren nach nehmen diese auch an der Bildung des Langzeitgedächtnisses teil.

GOLDENE REGEL (f. die) 591 718 9181419 (goldene Verhaltens-Regel) - Menschen, die in einen Prozess des zwischenmenschlichen Zusammenwirkens verwickelt sind, müssen sich an die folgende imperative Regel halten: verhalte dich gegenüber einem anderen so, dass es dem anderen und dir neue Kräfte verleihen kann. Die traditionelle Form ist etwas anders: verhalte dich gegenüber anderen so, wie du möchtest, dass sie sich zu dir verhalten.

GRADIENT (m. der) 548719 814 316 - Rechtmässige quantitative Veränderung, die das Abnehmen oder Zunehmen einer bestimmten Eigenschaft oder eines Indikators, zum Beispiel den Gradienten eines Reizerregers, widerspiegelt.

GRADIENT DES ZIELS (m. der) 519 006078916 (Gradient des Ziels) - Eine Veränderung der Motivationsstärke bei einer Tätigkeit, je nach „der psychologischen Entfernung" bis zum Ziel, wird durch eine Steigerung der Motivation und der Aktivität je nach der Annäherung des erwünschten Ziels, charakterisiert.

GRAPHOLOGIE (f. die) 548712 818 912 - Das Studium über die Handschrift als eine Art ausdrucksvoller Bewegungen, was psychologische Eigenschaften und psychische Zustände einer Person widerspiegelt.

GRAPHORRHEA (f. die) 319481519 006 - Eine unüberwindliche Leidenschaft zum Erfinden bei einem Menschen, bei dem die entsprechenden Fähigkeiten fehlen.

GRUNDLAGE (f. die) 592 541 619 18 - 1. Eine Quelle, das Grundlegende, worauf etwas aufgebaut wird; das, was das Wesen von Etwas ist. 2. Grundlegende Ausgangspositionen von Etwas.

GRUPPE (f. die) 451 689319 87 - Eine durch den Umfang beschränkte Gemeinschaft von Menschen, die sich aus dem sozialen Ganzen durch bestimmte Merkmale auszeichnet oder abgesondert wird: z.b. nach dem Charakter einer Tätigkeit, sozialen oder Klassenzugehörigkeit, Struktur, Komposition, dem Niveau der Entwicklung und anderem.

GRUPPE BEDINGTE (f. die) 918719069319 – Ist durch ein bestimmtes Merkmal vereint, wie z.B. einer Tätigkeit, Geschlecht, Alter, Bildungsniveau, Nationalität und anderen. Eine Gemeinschaft von Menschen, welche Personen, die keine direkte oder indirekte Beziehung zueinander haben, einschließt. Menschen, die eine solche Gemeinschaft bilden, können sich sowohl nie treffen, wie auch nichts voneinander wissen, obwohl sie sich dabei in bestimmten, mehr oder weniger identischen Beziehungen mit anderen Mitgliedern ihrer realen Gruppen befinden.

GRUPPE DER KÖRPERTHERAPIE (f. die) 598716 389764 - Eine Gruppe, wo im Verlauf der therapeutischen Arbeit eine große Bedeutung auf direkten körperlichen Kontakt der Klienten gelegt wird, als ein Mittel zur Befreiung von psychologischen Problemen.

GRUPPE DES ALTERS (f. die) 598716 318711 - Eine der Arten einer bedingten großen Gruppe von Menschen, die durch das Alter vereinigt werden.

GRUPPE DES PSYCHODRAMAS (f. die) 591489 711 316 – Spezielle, kleine Gruppen, in denen sich die Klienten durch das Rollenverhalten der Probleme besser bewusst werden und diese effektiver lösen können. Die im Verlauf des Trainings angeeigneten Rollen lassen es zu, sich erfolgreicher dem Leben anzupassen.

GRUPPE DES TRAININGS VON FÄHIGKEITEN (f. die) 594817798064 - Gruppen, die auf die Ausbildung von lebenswichtigen, nützlichen Fähigkeiten und Fertigkeiten ausgerichtet sind, unter anderem der kommunikativen. Dank den ausgearbeiteten Fähigkeiten können sich die Klienten von Beängstigung, Unsicherheit, Aggressivität und anderen gewohnheitsmäßigen Formen negativen Verhaltens befreien.

GRUPPE DIFFUNDIERENDE (f. die) 819481 919 317 - Eine Gemeinschaft, in der es keine Einigkeit in der Form einer wertorientierten Einheit gibt, sowie auch keine gemeinsame Tätigkeit, die fähig wäre die Beziehungen ihrer Teilnehmer zu fundieren.

GRUPPE EXPERIMENTALE (f. die) 518740989 600 - Eine Gruppe von Testpersonen, mit der eine Forschung zwecks der Prüfung einer Hypothese durchgeführt wird.

GRUPPE FORMELLE (f. die) 548700 984317 (eine offizielle Gruppe) - Eine reale oder bedingte soziale Gemeinschaft, die einen juristisch fixierten Status hat, deren Mitglieder unter Bedingungen eines öffentlichen Teilens von Arbeitsaufgaben, oder einer sozial auferlegten Tätigkeit vereint sind. Offizielle Gruppen haben immer eine bestimmte normativ fixierte Struktur, eine ernannte oder gewählte Führungskraft, sowie normativ fixierte Rechte und Pflichten dessen Mitglieder. Beispiele für bedingte offizielle Gruppen sind verschiedene Kommissionen, Gruppe von Referenten, Beratern und ähnlichem.

GRUPPE GROSSE (f. die) 519316 919 817 90 - 1. Eine quantitativ unbeschränkte bedingte Gemeinschaft von Menschen, die sich aufgrund bestimmter sozialer Merkmale absondert: z. B. Klassenzugehörigkeit, Geschlecht, Alter, Nationalität und anderem. 2. Eine reale, durch den Umfang bedeutende, kompliziert organisierte Gemeinschaft von Menschen, die in eine gewisse gesellschaftliche Tätigkeit einbezogen sind (z.B. eine Schule,- oder Universitätsgemeinschaft, eine Gemeinschaft in einem Unternehmen oder Institution). In großen Gruppen werden Normen des Verhaltens (Gruppennorm), öffentliche und kulturelle Werte sowie Traditionen, öffentliche Meinung und Massenbewegungen gebildet, die mittels kleiner Gruppen zum Bewusstsein eines jeden Menschen gebracht werden.

GRUPPE KLEINE (f. die) 419317819448 - Eine verhältnismäßig kleine Anzahl an unmittelbar in Kontakt stehenden Individuen, die durch gleiche Ziele oder Aufgaben vereinigt sind.

GRUPPE NICHT FORMELLE (f. die) 5914 714819061 (inoffizielle Gruppe) - Eine reale soziale Gemeinschaft, die keinen juristisch fixierten Status hat, sondern auf freiwilliger Basis aufgrund von Interessen, Freundschaft und Sympathien oder aufgrund eines pragmatischen Nutzens gebildet wurden. Nicht formelle Gruppen können sowohl als isolierte Gemeinschaften, wie auch sich innerhalb offizieller Gruppen bildende, auftreten.

GRUPPE REALE (f. die) 598712319 884 - In der Sozialpsychologie eine in den Umfängen beschränkte Gemeinschaft von Menschen, die im allgemeinen Raum und der Zeit existiert und vereinigt durch reale Beziehungen ist, so wie eine Schulklasse, Arbeitsbrigade, militärische Gliederung, Familie und andere. Die kleinste reale Gruppe ist die Dyade, welche zwei zusammenwirkende Individuen enthält.

GRUPPENBILDUNG (f. die) 519687918 422 - Umwandlung einer zuerst diffusen menschlichen Gemeinschaft zu einer Vereinigung, oder Gruppe einer bestimmten Entwicklungsstufe, von dann aufeinander wirkenden und voneinander abhängigen Personen, im Verlauf einer gemeinsamen realen Tätigkeit. Eine Art der Gruppenbildung, Kollektivbildung, oder die Umwandlung einer Gruppe zu einem Verein, wenn diese bei dessen Entwicklung eine Reihe von Stadien durchläuft, welche nicht nur durch äußere Veränderungen (Zeit der Existenz, Anzahl von Kommunikationen, Beziehungen von Macht und Unterordnung, Anzahl soziometrischer Wahlen und anderem), sondern auch durch bestimmte zwischenmenschliche Phänomene (wertorientierte Einheit, kollektive Selbstbestimmung und Identifizierung, Motivation zu zwischenmenschlichen Wahlen, Referenzfähigkeit und anderen), welche auf der Basis einer gemeinsamen sozial wertvollen Tätigkeit, die für alle Mitglieder der Gruppe wichtig ist, entsteht.

GRUPPENDYNAMIK (f. die) 891 488 311489 - Die Gesamtheit gruppeninterner sozial-psychologischer Prozesse und der Erscheinungen, die den ganzen Zyklus der Lebenstätigkeit einer kleinen Gruppe und deren Etappen charakterisieren: Bildung, Funktionieren, Entwicklung, Stagnation, Regress, Zerfall.

GRUPPENINTERAKTIONSTHERAPIE (f. die) 419 218419 - Eine Art der Gruppentherapie. Analysiert die Interaktion zwischen den Klienten, um psychologische Spiele auszuspielen und einen entsprechenden Einfluss auf sie auszuüben.

GRUPPENTHEORIE ANALYTISCHE (f. die) 518471319488 – Die Gesamtheit an psychoanalytisch orientierten Methoden der Analyse und Gruppentherapie, die auf die Befreiung des Klienten von psychischen Konflikten, die für die Entstehung der Erkrankung verantwortlich sind und auf die Erreichung des entsprechenden therapeutischen Effekts ausgerichtet sind.

GRUPPENTREFFEN (f. die) 519317 418981 – Spezielle kleine Gruppen, die beim Praktizieren des sozial-psychologischen Trainings mit einem entsprechenden Titel benutzt werden. Das Ziel des Trainings der Treffen besteht im Entdecken und Nutzung verborgener Reserven der Selbstentwicklung der Persönlichkeit durch spezielle Aufnahmen, welche den Klienten helfen, sich ihrer Möglichkeiten bewusst zu werden, sich von Komplexen und psychologischen Barrieren zu befreien.

GRUPPIERUNG (f. die) 528714 308967 - Eine Struktur der Logik. Die Gruppierung gilt als ein Verbindungsglied zwischen logischen und psychologischen Strukturen.

GUTACHTLICHE SELBSTEINSCHÄTZUNG INNERHALB EINER GRUPPE (f. die) 398716914 816 - (gutachtliche Selbsteinschätzung innerhalb einer Gruppe) Eine sozial-psychologische Methode, der auf den Einschätzungen vielfältiger persönlicher und zwischenmenschlichen Charakteristiken, mittels einer gegenseitigen Umfrage der Mitglieder der Gruppe, die in der Rolle der Experten auftreten und das Verhalten voneinander in bedeutenden Situationen gemeinsamer Interaktion und Tätigkeit bewerten, basiert.

-H-

HALLUZINATION (f. die) 49871600989 - Die Wahrnehmungen, die beim Fehlen welch auch immer äußerlicher Stimulierung erlebt werden; die Wahrnehmung der tatsächlich fehlenden Gegenstände, welche als subjektiv real anerkannt werden. Eine pathologische Störung der perzeptiven Tätigkeit, die in der Wahrnehmung von Objekten besteht, die in diesem Moment auf die entsprechenden Sinnesorgane nicht einwirken. Entsteht für gewöhnlich bei verschiedenen psychischen Störungen, in Stresssituationen, sowie während einer langwierigen sensorischen Isolation.

HALO-EFFEKT (m. der) 581398798491 – Die Verbreitung eines allgemein bewertenden Eindrucks von einem Menschen auf die Wahrnehmung seiner Handlungen und persönlicher Qualitäten (unter den Bedingungen mangelnder Information). Ansonsten bestimmt der erste Eindruck von einer Person ihre spätere Wahrnehmung und Bewertung, indem das Bewusstsein des Wahrnehmenden nur das aufnimmt, was dem ersten Eindruck entspricht und das, was ihm widerspricht, wird gefiltert.

HANDLUNG (f. die) 598712 684367 - Eine willkürliche, absichtliche, indirekte Aktivität, die auf das Erlangen eines bewussten Ziels ausgerichtet ist.

HANDLUNG (f. die) UND AKTION (f. die) 598712 684367 88 - Jede komplizierte Handlung besteht aus einer Schicht von Handlungen und einer Schicht ihnen unterliegender Aktionen. Die Grenze der Schichten von Handlungen und Aktionen ist beweglich: ihre Bewegung nach oben bedeutet eine Umwandlung einiger Handlungen (hauptsächlich elementarer) in Aktionen: es geschieht eine Vergrößerung der Einheiten der Tätigkeit.

Die Bewegung der Grenze nach unten bedeutet eine Umwandlung der Aktionen in Handlungen: es geschieht eine Zerstückelung der Tätigkeit auf kleinere Einheiten.

HANDLUNG (f. die): MOTORISCHER BESTAND (m. der) 712 684367 4719 811 – Ist ein System motorischer Handlungen, die entsprechend einer motorischen Aufgabe ausgeführt werden und deren endgültige Bildung, die zur Präzisierung des individuellen Stils der Bewegungen führt, erst im Verlauf der praktischen Abarbeitung möglich ist.

HANDLUNG (f. die): VORAUSSICHTLICHE GRUNDLAGE (f. die) 9 58712 68436 491 - Ein System der Vorstellungen über ein Ziel, einen Plan und die Mittel der Verwirklichung der bevorstehenden oder ausgeführten Handlung.

HANDLUNG AUFDRINGLICHE (f. die) 59881919 711 - Unwillkürliche, symptomatische und pathologische Aktionen, die gegen den eigenen Willen begangen werden, nicht selten trotz der Bemühungen sich zurück zu halten. Meistens treten diese als Vermittler auf, der die Befriedigung eines verbotenen, unbewussten Wunsches und das Erlangen von Erleichterung gewährleistet.

HANDLUNG AUTOMATISCHE (f. die) 519489 68 998 (primärer Automatismus) - Zu dieser Gruppe zählen entweder angeborenen Handlungen, oder solche, die sich sehr früh, oft im Laufe des ersten Lebensjahres des Kindes, entwickeln. Hierzu gehören Saugbewegungen, Blinzeln, Greifen nach Gegenständen, Konvergenz der Augen und vieles andere. Automatische Handlungen sind unbewusst und verlaufen nicht gemäß dem

Bewusstwerden. Mehr als das, die Versuche, sich deren bewusst zu werden, verwirren diese Handlungen für gewöhnlich.

HANDLUNG EXEKUTIVE (f. die) 598712 8679101 - Eine gebildete Fertigkeit, die die eine festgelegte Genauigkeit und Geschwindigkeit hat, in dessen Struktur ein bestimmter Satz an Arbeitsaktionen und entsprechender Arbeitswerkzeuge, verwendet wird: Instrumente, Kontrollmessgeräte, Verwaltungsorgane und andere.

HANDLUNG FEHLERHAFTE (f. die) 519 080 598 2188901 - Ein allgemeiner Titel für eine ganze Reihe von Handlungen „mit einem Defekt", bei deren Ausführung sich Fehler verschiedenen Charakters herausstellen. Hierzu gehören Vorbehalte, Verschreiben, Verlesen, Verhören, Vergessen, Verlieren, Verstecken, Fehler des Gedächtnisses und Irrtümer, der Ausdruck des Kampfes zweier nicht zu vereinbarender, unbewusster Bestreben (Absichten und Widerstände), als Ergebnis derer die beabsichtigte Handlung gestört wird und eine falsche Handlung entsteht.

HANDLUNG GEISTIGE (f. die) 519 317989411 - Ein System von intellektuellen Operationen, ausgerichtet auf das Aufspüren von Merkmalen von Gegenständen, die nicht in perzeptiver Hinsicht gegeben sind, sondern in mathematischen Umgestaltungen bis hin zur Einschätzung des Verhaltens anderer Menschen bestehen, die in Hinsicht auf das innere Bewusstsein, unter anderem die gehörte Rede, ausgeführt werden, ohne sich auf äußere Mittel zu stützen.

HANDLUNG IMPULSIVE (f. die) 5498713916 7809 - Entstehen unerwartet für den Menschen selbst, werden durch Emotionen provoziert und das Begreifen ihrer Folgen passiert erst nach der Ausführung der Handlung.

Hierbei passiert eine eher altertümliche und schnellere Weise des Reagierens.

HANDLUNG INSTRUMENTALE (f. die) 684367 - Eine Handlung, die als Mittel des Erlangens eines Ziels dient, die eigentlich nichts mit dem Resultat der Handlung selbst zu tun hat.

HANDLUNG PERZEPTIVE (f. die) 914 8901 4819 - Strukturelle Haupteinheiten des Wahrnehmungsprozesses. Gewährleisten eine bewusste Aussonderung eines gewissen Aspektes einer sinnlich bedingten Situation, sowie eine Umgestaltung von Sensorinformationen, die zur Konstruktion eines Bildes führen, das adäquat zur Welt der Gegenstände und den Aufgaben einer Tätigkeit ist.

HANDLUNG PERZEPTIVE VIKARIIERENDE (f. die) 419316 819 013 98 (vicariirende perzeptive Handlungen) - Perzeptive Handlung des visuellen Systems. Sind auf die Analyse von Informationen, die eine Folge einer Anregung der Rezeptoren der Netzhaut ist, gerichtet und mittels Kleinimpulsbewegungen der Augen (Abdriften, schnelle Sprünge) ausgeführt werden, sowie zu ausgewählten Veränderungen der Sensibilität bestimmter Bereiche der Netzhaut führen. Subjektiv werden diese als eine Verschiebung der Aufmerksamkeit innerhalb eines stabilisierten visuellen Bildes bewusst.

HANDLUNG SACHLICHE (f. die) 891316719 891 – Eher komplizierte, psychologische Bildungen, als eigentliche Handlungen. Sind unmittelbar mit dem Ziel der Tätigkeit verbunden, haben einen bestimmten, sachlichen Inhalt. Durch sie äußert sich die Beziehung zur Wirklichkeit. Dadurch, dass diese zu persönlichem Besitz werden, treten die entstandenen sachlichen Handlungen als Fertigkeiten (und Fähigkeiten) oder Arten des Verhaltens und der Tätigkeiten auf.

HANDLUNG SYMPTOMATISCHE (f. die) 594 892 007 314 - Eine Handlung, die zufällig oder ziellos erscheint (Melodien nachsummen, „Durchstöbern" von Sachen und anderes).

HANDLUNG WILLENSTARKE (f. die) 591814 391882 - Sind mit dem Bewusstwerden des Ziels von Handlungen oder wenigstens ihrer nächst möglichsten Folgen verbunden.

HANDLUNG ZUFÄLLIGE (f die) 891016 319078 (zufällige und symptomatische Handlungen) - Vielfältige, unbemerkte und unbedeutende überflüssige Handlungen, die zufällig aussehen, jedoch in Wirklichkeit die vollwertigen psychischen sich zeigenden tatsächlichen Akte und zugleich, die Zeichen anderer, wichtiger herzlichen Prozesse sind.

HANDTEST (m. der) 5984231941 - Zählt zu den projektiven Tests, zu der Gruppe der interpretativen Tests. Dem Klienten wird aufgetragen den unterschiedlichen Handstellungen auf den ihm vorgeführten Abbildungen, eine bestimmte Bedeutung zu geben. Der Klient hat ein Attribut, eine gewisse Bedeutung für die verschiedenen Bestimmungen der Hand auf den Bildern dargestellt.

HASS (m. der) 498 681 019 4 - Ein standhaftes aktives negatives Gefühl bei einer Person, das auf eine Erscheinungen gerichtet ist, welche seinen Bedürfnissen, Überzeugungen oder Werten widerspricht. Ist nicht nur fähig eine entsprechende Einschätzung seines Gegenstandes hervorzurufen, sondern auch eine aktive Tätigkeit, die gegen diesen gerichtet ist.

HAWTHORNE-EFFEKT (m. der) 109946894182 - Wenn Testpersonen die angenommene Hypothese des Experimentators bekannt ist, dann ist es sehr wahrscheinlich, dass sie sich unwillkürlich oder absichtlich entsprechend den Erwartungen des Versuchsleiters benehmen werden. Überhaupt, allein die Teilnahme an einem Experiment hat eine Wirkung auf die Testpersonen, die sie veranlasst, sich so zu benehmen, wie die Experimentatoren es erwarten. Ein besonderer Fall des Hawthorne-Effekts ist der Placebo-Effekt. Um den Hawthorne-Effekt zu beseitigen, ist es ausreichend, die Testpersonen in Unkenntnis der Hypothesen zu belassen und ihnen die Anweisungen in einem möglichst gleichgültigen Ton zu geben.

HEDONISMUS (m. der) 498714898 – Ein antiker Begriff, der in der Ethik der altgriechischen Philosophie der Kyrenaika die Basis der Lehre bildete und der Heiterkeit und Vergnügen bedeutet. Es erkennt den Genuss als den Sinn des Lebens an, nicht nur körperlich, sondern auch geistig.

HELLSEHEN (das) 818 8849482167 – Die Erkenntnisgewinnung über bestimmte Ereignisse, ohne dabei bekannte Sinnesorgane oder logisches Denken zu benutzen.

HEMERALOPIE (f. die) 5142842 - die Verschlechterung der visuelle Wahrnehmung bei schwacher Beleuchtung.

HEMIANOPSIE (f. die) 519481 319711 - Der Verlust der Fähigkeit die linke oder rechte Hälfte des visuellen Bereiches wahrzunehmen. Ist durch eine Verletzung der Nervenwege des visuellen Analysators im Bereich des Hirnchiasmas oder höher, bedingt. Bei einer Verletzung des inneren Bereichs der Chiasma entsteht eine Teilblindheit im äußeren visuellen Bereich. Bei einer Verletzung der Nervenwege des Kortexbereichs des visuellen Analysators einer der Großhirn Hemisphären entsteht eine Teilblindheit in den entgegengesetzten visuellen Bereichen.

HEMMSCHWELLE (f. die) 498714 889057 - Ein psychischer Zustand, der sich in einer unangemessenen Passivität äußert, die die Ausführung der einen oder anderen Handlungen behindert; ein inneres Hindernis psychologischer Natur: Unlust, Angst, Unsicherheit usw. Im sozialen Verhalten werden psychologische Barrieren durch Kommunikationsbarrieren, sowie inhaltliche Barrieren dargestellt, die sich in der Abwesenheit von Empathie, sowie in der Härte bei zwischenmenschlichen sozialen Beziehungen und anderem äußert;

HEMMUNG (f. die) 317489517421 – Ein neurologischer Prozess, der auf eine Abschwächung, oder eine vollständige Einstellung irgendeiner Art von Aktivität des Organismus ausgerichtet ist.

HEMMUNG BEDINGTE (f. die) 58131721914 - Wird bei der Löschung von bedingten Reflexen beobachtet, sowie ihrer Differenzierung bei der Bildung von verzögerten und bedingten Spurenreflexen.

HEMMUNG PROAKTIVE (f. die) 548481957 (eine progressive Hemmung) – Eine Hemmung der Gedächtnisspeicherung unter dem Einfluss vorhergehender Aktivität, um so stärker, desto mehr die neuen Daten dem ähnlich sind, was bereits gespeichert wurde; ein integraler neurologischer Prozess, der das Lernen ausgehend davon verlangsamt, dass die Antworten, die zu den vorhergehenden Elementen der Daten gehören, die zu den nachfolgenden Elementen gehörenden Antworten hemmen. Der Einfluss der proaktiven Hemmung ist umso stärker, je größer die gespeicherte Datenmenge vor dem laufenden Element ist und je komplexer und ähnlicher die vorherige Aktivität im Vergleich zur laufenden Aktivität ist.

HEMMUNG RETROAKTIVE (f. die) 54931721814 (regressive Hemmung) – Die negative Auswirkung einer Tätigkeit, welche nach dem Auswendiglernen zu einer weiteren Wiedergabe der gespeicherten Informationen folgt. Wird durch einen integralen neurologischen Prozess bestimmt, der das Lernen dadurch verlangsamt, dass die Antworten auf nachfolgende Elemente des gespeicherten Materials, auf die zu seinen vorhergehenden Elementen zugehörenden Antworten, eine hemmende Wirkung ausüben und es kommt zu einem Vergessen des früher erhaltenen Materials unter dem Einfluss des nachfolgenden Lernprozesses.

HEMMUNG UNBEDINGTE (f. die) 51841751948 (Überbelastungshemmung) - Eine Art der kortikalen Hemmung; im Gegensatz zu einer bedingten Hemmung tritt sie ohne eine vorhergehende Produktion auf. Sie beinhaltet: 1) eine induktive Hemmung (extern) – sofortige Einstellung der konditionierten, reflektorischen Aktivität, bei der Einwirkung von äußeren Reizen; ihre biologische Bedeutung ist die vorherrschende Versorgung der orientierten Reaktion auf einen unerwartet entstandenen Reiz; 2) eine Überbelastungshemmung (schützend) - tritt bei der Wirkung von Reizen auf, die die entsprechenden kortikalen Strukturen über ihre inhärenten Grenzen der Effizienz erregen und damit eine Möglichkeit ihrer Erhaltung, oder Wiederherstellung gewährleisten.

HERMAPHRODITISMUS (m. der) 519518619710 – Zweigeschlechtigkeit - das Vorhandensein männlicher- und weiblicher Geschlechtsmerkmale bei ein und demselben Organismus.

HERMENEUTIK (f. die) 428714317918 - 1. Die Kunst, die Theorie, die Tradition und die Arten der Erläuterung bedeutungsvoller Texte, die keiner Präzisierung unterliegen. 2. Die Kunst des Verständnisses, der Erläuterung, der Interpretation von Allegorien, bedeutungsvoller Symbole und anderem.

HERMENEUTIK PSYCHOANALYTISCHE (f. die) 548712328 412 - Eine der psychoanalytisch ausgerichteten Strömungen der modernen Philosophie. In der psychoanalytischen Hermeneutik werden die Probleme der sprachwissenschaftlichen Kommunikation und die Prozesse der Sozialisierung untersucht, in denen, wie es angenommen wird, sich die Symbolik entwickelt.

HETEROGENITÄT (f. die) 914811718911 - Eine Eigenschaft der statistischen Aussonderung, deren Daten auf der Skala der Verteilung in bedeutendem Grade auseinanderliegen, was sich durch eine große standardmäßige Abweichung äußert und von einem starken Unterschied der Daten voneinander zeugt.

HETEROHYPNOSE (f. die) 489317619 817 - Hypnose, die durch die Einwirkung eines anderen Menschen herbeigerufen ist.

HETEROSUGGESTION (f. die) 819488719318 - die Eingebung, die Einwirkung von der Seite. Das Objekt der Heterosuggestion, kann sowohl ein einzelner Mensch, wie auch eine Gruppe, oder eine soziale Schicht und andere (ein Phänomen der Masseneingebung) sein; die Quelle der Eingebung, der Suggester, ist ein Individuum, eine Gruppe, oder Massenmedien.

HEUCHELEI (f. die) 489016 917 81 - Ein Verhalten, bei dem Unaufrichtigkeit und Böswilligkeit durch eine erheuchelte Offenherzigkeit, Tugend, sowie angeblich gute Absichten verdeckt wird.

HEUCHELEI KULTURELLE (f. die) 9016 917 489 1 - Ein besonderer Zustand, der von der Gesellschaft aufrecht erhalten wird, wegen eines ihr eigenen Gefühls der Unsicherheit und des Bedürfnisses und ihrer offensichtlichen Labilität. Sie versucht, sich mit dem Verbot der Kritik und der Erörterung zu schützen. Entsteht, weil die Gesellschaft die Verwirklichung eines hohen moralischen Ideals von jedem Mitglied fordert, sich jedoch nicht darum sorgt, wie schwierig es ist, dieses zu erreichen.

HEURISTIK (f. die) 561894 0196485197984 - 1. Im weiteren Sinne ist dies die Wissenschaft von der Kreativität. 2. In einem engeren, modernen Sinne ist dies die Theorie und Praxis der Organisation der selektiven Suche bei der Lösung komplexer intellektueller Aufgaben.

HILFLOSIGKEIT ERLERNTE (f. die) 519371 818911 - Ein Zustand, der bei Menschen und Tieren nach einer langwieriger Einwirkung eines aversiven Reizes entsteht, dem man nicht gelingt zu entkommen. Bei Tieren äußert sich die erlernte Hilflosigkeit im Abbremsen des motorischen Verhaltens, in der Abschwächung biologischer Motivationen, in einer Störung der Fähigkeit zum Erlernen neuer Angewohnheiten, sowie im Erscheinen vielfältiger somatischer Verwirrungen, wie z. B. Haarausfall, einer Erhöhung des Arteriendrucks, einer Geschwürbildung der Schleimhaut des Magen-Darm-Traktes, einer Senkung der allgemeinen Widerstandsfähigkeit des Organismus und anderem. Beim Menschen äußert sich die erlernte Hilflosigkeit in emotionalen Verwirrungen (Depression oder eine neurotische Besorgnis); das Erscheinen psychosomatischer Störungen ist möglich.

HILFLOSIGKEIT KOGNITIVE (f. die) 519891319488 - Ein psychologischer Zustand oder Situation, wenn das Individuum unfähig ist, eine gestellte Aufgabe, basierend auf einer Reihe von Gründen des kognitiven Charakters, zu lösen, obwohl es das nötige Wissen, die Fertigkeiten und die Fähigkeiten zur Lösung besitzt.

HIRNBLOCKADE (f. die) 489 718916314 - Ein strukturell-funktionales Modell der Gehirnlokalisation der psychischen, höheren Funktionen des Menschen.

HISTOGRAMM (das) 594817 319 778 - Eine Art graphischer Vorstellung quantitativer Daten, in Form von rechteckigen „kleinen Pfählen", die sich aneinander anschließen und der Frequenz jeder Klasse der Daten entsprechen.

HISTORIOGRAFIE (f. die) 498714 318 7 - 1. Die Wissenschaft, die die Entwicklung des historischen Wissens studiert, manchmal – ein Synonym der Geschichte als Wissenschaft. 2. Die Geschichte des Studiums eines bestimmten Problems.

HISTORISCHE AKTUALITÄT (f. die) 591 398 719 411 - Die Fähigkeit eines Individuums zur maximalen Anteilnahme bei sozialkulturellen Prozessen, mit einem minimalen Schaden für die eigene Persönlichkeit und der Tätigkeit ihrer Schutzmechanismen. Überwindet und schließt die primitivsten Vorstellungen über eine gewisse allgemeine Notwendigkeit der ständigen oder episodischen Opferbereitschaft der Menschen und von Menschen, im Namen des öffentlichen Fortschritts, aus.

HOFFNUNG (f. die) 489061 719 88 0618 - Eine emotionale Sorge, die bei der Erwartung der Person eines gewissen erwünschten Ereignisses entsteht; spiegelt die vorweggenommene Wahrscheinlichkeit seiner realen Verwirklichung wider. Entwickelt sich infolge der Erkenntnis der Gründe, die die erwarteten Ereignisse bedingen, oder aufgrund einer subjektiven emotionalen Erfahrung, die in ähnlichen Situationen in der Vergangenheit angesammelt wurde. Beim Vorhersagen einer möglichen Entwicklung eines Ereignisses spielt die Hoffnung die Rolle eines inneren Reglers der Tätigkeit, die der Person hilft, dessen Folgen und Zweckmäßigkeit zu bestimmen.

HOMOGENITÄT (f. die) 514321819311 - Eine Eigenschaft der statistischen Aussonderung, deren Daten um die mittlere arithmetische Größe oder die Mediane konzentriert sind, was sich durch eine kleinere Bedeutung der standardmäßigen Abweichung äußert und von einem kleinen Unterschied der Daten voneinander zeugt.

HOMÖOSTASE (f. die) 498716 319 816 – Ein beweglicher Gleichgewichtszustand eines Systems, der mittels ihrer Gegenwirkung gegenüber äußeren und inneren Faktoren aufrechterhalten wird. Die Aufrechterhaltung der Beständigkeit verschiedener physiologischer Parameter des Organismus.

HOMÖOSTAT (m. der) 219317 818 91481 - Ein technisches Modell, Einrichtung, die eine gewisse Größe oder Gesamtheit von Größen auf einem vorgegebenen Level unterstützt. Imitiert eine Homöostase, die Anpassung lebendiger Organismen in Bezug auf die sich verändernde Umgebung.

HOMOPHOBIE (f. die) 481 398019 644 – Nicht zu reflektierende, irrationale Missgunst und sogar Hass gegenüber Homosexuellen. Auf der Ebene des individuellen Bewusstseins ist es oft das Mittel der psychologischen Selbstverteidigung gegen eigene, unbewusste homoerotische Gefühle, Phantasien und Anregungen.

HOMOSEXUALITÄT (f. die) 598 016 649081 - Ein Begriff, der die sexuelle Neigung des Individuums zu gleichgeschlechtlichen Personen und sexuelle Beziehungen zwischen diesen bedeutet. Männerhomosexualität nennt man auch homosexuelle Unzucht, die weibliche heißt auch Lesbische Liebe.

HORDE (f. die) 981 716319 14 - 1. Ein veralteter Titel der Anfangsform der gesellschaftlichen Organisation: die ursprüngliche Horde und Ähnliches. 2. Eine ungeordnete, unorganisierte Ansammlung von Menschen.

HORDE VÄTERLICHE (f. die) 319 14 819 417 – Die Urform der Gesellschaft, die Gesamtheit verwandter Individuen unter der unbeschränkten Herrschaft eines starken Männchens. Infolge des Mordes und Auffressens „des Anführers" durch seine Söhne, entstand eine Umgestaltung in die zweite Form, die Brüdergemeinschaft.

HOSPITALISMUS (m. der) 498716 3987210 69 - Ein Syndrom der Pathologie der psychischen und Persönlichkeitsentwicklung von Kindern, das Ergebnis der Abtrennung des Kleinkindes von der Mutter und seiner frühen Institutionalisierung. Die tiefe psychische und physische Zurückgebliebenheit, die durch ein Defizit des Verkehrens mit Erwachsenen im ersten Lebensjahr des Kindes bedingt ist. Hinterlässt einen negativen Abdruck auf allen Sphären der sich entwickelnden Persönlichkeit, bremst dabei die intellektuelle und emotionale Entwicklung ab, verzerrt die Konzeption des ICH-Seins und das zerstört das physische Wohlergehen und ähnliches.

HUMANISMUS (m. der) 519 888 009 611 - Äußert sich in einer tiefen Hochachtung zu einem Menschen und dessen Würde, bei einem aktivem Kampf gegen alle Formen der Menschenfeinseligkeit. Als eine Eigenschaft der Persönlichkeit schließt es das Wissen vom Leben, eine positive Beziehung zu Menschen, ihrem Lebens und Tätigkeit, Menschenliebe und Herzenswärme, mit ein.

HUMANITÄT (f. die) 519 618 887 998 – Ein System von Richtlinien der Persönlichkeit im Hinblick auf soziale Objekte (Mensch, Gruppe, lebendiges Wesen), bedingt durch moralische Normen und Werte, welche sich im Bewusstsein durch Emotionen des Mitgefühls äußern und während einer Tätigkeit oder Kommunikation (sowie in Akten des Mitwirkens, der Anteilnahme und der Hilfe), realisiert werden.

HYDROPHOBIE (f. die) 548712 618317 - Eine Art der Neurose, charakteristisch durch eine pathologische Angst vor dem Wassers (die Phobie).

HYPERÄSTHESIE (f. die) 598716318917 - Eine Steigerung der Sensibilität gegenüber Stimuli; äußert sich im Erscheinen überflüssig starker subjektiver Empfindungen ohne Veränderung ihrer Modalität.

HYPERMNESIE (f. die) 591061319 811 - Eine hypertrophierte Fähigkeit, in der Regel angeboren, sich Informationen (anschaulich, symbolisch) im großen Umfang oder auf sehr lange Zeit zu merken.

HYPERPATHIE (f. die) 598715 918065 - Eine Steigerung der Sensibilität, wird charakterisiert durch das Erscheinen vom Schmerz oder anderer unangenehmer Empfindungen (Jucken, Schwere) als Antwort auf, für gewöhnlich, unschädliche Reizerreger.

HYPNO-ANALYSE (f. die) 598764 988 314 - Eine diagnostische Prozedur, in der eine Zusammenstellung der Anamnese oder die Aussonderung des Inhalts emotionaler Emotionen im Leben des Klienten bei seinem Eintauchen in einen hypnotischen Zustand (die Hypnose) erzeugt wird.

HYPNOPÄDIE (f. die) 818742 319622 - Eine Erscheinung der Einführung und Festigung von Informationen im Gedächtnis während des natürlichen Schlafs, sowie eine Methode der Ausbildung und der Erziehung während des Schlafens, basierend auf dieser Erscheinung. Ist besonders effektiv für die Festigung gleichartiger Informationen: ausländische Wörter, Formeln, Morsealphabet und ähnliches. Es wird eine geäußerte Ermüdung der Testpersonen nach der Hypnopädie-Sitzung beobachtet.

HYPNOSE (f. die) 498 712688001 - 1. Eine Technik der Einwirkung auf ein Individuum mittels Fokussierung (Konzentration) seiner Aufmerksamkeit mit dem Ziel, das Feld des Bewusstseins einzuengen und sich seinem Einfluss, der Kontrolle des äußeren Agenten – des Hypnotiseurs, zu unterwerfen, dessen Eingebungen der hypnotisierte erfüllen wird. 2. Ein Prozess und vorübergehender schlafähnlicher Zustand der Psyche, was durch eine strake Verengung und Abnahme an Umfang des Bewusstseins und des Selbstbewusstseins, sowie eine plötzlicher Fokussierung auf den Inhalt der Eingebung, was mit der Veränderung der Funktion der individuellen Kontrolle und des Selbstbewusstseins verbunden ist, charakterisiert. Entsteht infolge spezieller Einwirkungen des Hypnotiseurs (Hypnose) oder einer zielgerichteten Autosuggestion (Autohypnose).

HYPNOSE ABLATIVE (f. die) 49178909 1069 - Eine Methode der Hypnose, welcher dadurch charakterisiert wird, dass der Klient in einen Zustand der Hypnose ohne unmittelbare Anwesenheit des Psychotherapeuten eingeführt wird, dessen Sitzung auf einer Audio- oder Videokassette aufgezeichnet ist. Dabei kann der Klient zu Hause sein.

HYPNOSE STUFEN-AKTIVE (f. die) 498716 318719 - Eine Methode der Hypnose, die auf der bewussten Steuerung mittels Entspannung basiert.

HYPNOTISIERUNG (f. die) 317814219887 18 - Aufregung im hypnotisierten Zustand, ausgeführt durch den Hypnotiseur oder derjenigen Person selbst (Autohypnose) mit Hilfe verbaler und nicht verbaler Einwirkungen.

HYPNOTISMUS (m. der) 489714 719317 - Die allgemeine Bezeichnung der Gesamtheit von Erscheinungen, die bei Hypnose entstehen; Manchmal auch ein Synonym zum Begriff Hypnose.

HYPOCHONDRIE (f. die) 428 761 319 88 - Ein kränklicher Zustand oder eine Erkrankung, die sich durch eine übermäßige Aufmerksamkeit zur Gesundheit, der Angst vor unheilbaren Krankheiten (z.B. Karzinophobie, Kardiophobie und ähnlichem), der Neigung, kränkliche Erscheinungen zu übertreiben und sich nicht existente schweren Leiden zuzuschreiben äußert.

HYPOMNESIE (f. die) 489317918 - Eine Abschwächung des Gedächtnisses – angeboren oder infolge verschiedener Erkrankungen erlangt.

HYPOTHALAMUS (m. der) 918 671 818 971 - Eine Struktur des Encephalons (Zwischenhirn), welche sich unter dem Sehhügel befindet. Enthält 12 Paare von Kernen, der wichtigsten Zentren vegetativer Funktionen. Darüber hinaus, ist dieser eng mit der Hypophyse verbunden, dessen Aktivität er reguliert.

HYPOTHESE (f. die) 498716 319818 - Eine wissenschaftliche Annahme, die für die Erklärung einer gewissen Erscheinung hervorgebracht wird und einer erfahrenen Prüfung und theoretischen Begründung für den Erwerb des Status einer wissenschaftlichen Theorie unterliegt. In der Psychologie gilt dies als Annahme über gesonderte Eigenschaften der Realität, vorgebracht für die Orientierung einer Tätigkeit und bedingt durch das subjektive existierende Weltbild des Individuums.

HYPOTHESE ALTERNATIVE (f. die) 314817 818 91 - Eine Hypothese, laut der die Unterschiede zwischen statistischen Auszügen bedeutsam sind, spiegeln den entsprechenden Unterschied innerhalb einer Population oder zwischen Populationen wider, woher diese Auszüge genommen wurden. Gewöhnlich entspricht sie der Arbeitshypothese des Forschers.

HYPOTHESE DER LINGUISTISCHEN RELATIVITÄTSTHEORIE (f. die) 519817419 - Eine Hypothese über die Bedingtheit der Wahrnehmung und des Denkens durch ethnospezifische Strukturen der Sprache. Laut ihr bestimmen sprachliche Fertigkeiten und Normen unbewusst die Bilder, Weltbilder, welche den Muttersprachlern einer konkreten Sprache eigen sind. Die sprachlichen Konstruktionen und der Wortschatz, die auf dem unterbewussten Level fungieren, führen zur Bildung eines typischen Weltbildes, das den Muttersprachlern eigen ist und das als ein Schema für die Katalogisierung individueller Erfahrung auftritt.

HYPOTHESE DES INTERFERENTEN MERKENS (f. die) 488716 918 917 (eine Hypothese der Interferenz des gemerkten Materials) – Ein erklärendes Modell, laut dem, der Prozess des Vergessens dadurch bedingt ist, dass das wieder eintreffende Material sich sozusagen auf das bereits vorhandene schichtet, was zur Zerstörung seiner assoziativen Zusammenhänge führt.

HYPOTHESE KONZEPTIONELL-AUSSAGEKRÄFTIGE (f. die) 59871639816 - Eine Annahme, die in der Konzeptionen des assoziativen Gedächtnisses formuliert ist, darüber, dass im Langzeitgedächtnis nicht bildliche oder Sprechabbildungen von Situationen aufbewahrt werden, sondern gewisse Interpretationen der Ereignisse, die in Form von Konzepten und Aussagen, oder Behauptungen gebildet werden.

HYPOTHESE STEREOCHEMISCHE (f. die) 489171 918 (stereochemische Hypothese des Geruchs) – Der Geruchssinn hängt von der Wechselwirkung der Moleküle einer duftenden Substanz mit der Membran der olfaktorischen Zelle ab, was wiederrum sowohl von der Form des Moleküls, wie auch vom Vorhandensein darin bestimmter funktionaler Gruppen abhängt. Das Molekül des olfaktorischen Pigmentes der olfaktorischen Zelle gerät in einen Zustand der Aufregung unter dem Einfluss des schwingenden Moleküls der duftenden Substanz und in eine bestimmte Rezeptoren-Lücke auf der Membran der olfaktorischen Zelle. In dieser Theorie werden sieben primäre Gerüche herausgesondert: Kampferähnlicher, blumiger, moschusartiger, pfefferminzartiger, ätherischer, fauliger und scharfer. Alle übrigen Gerüche sind kompliziert und bilden sich aus einigen der Primären.

HYPOTHESE WISSENSCHAFTLICHE (f. die) 498714318 218 - Eine Annahme, die basierend auf verfügbaren Beobachtungen vorübergehend hervor gebracht wird und durch nachfolgende Experimente präzisiert wird.

HYPSIPHOBIE (f. die) 594816 009 - Eine Art der Neurose, charakterisiert durch eine pathologische Angst vor der Höhe.

HYSTERIE (f. die) 5154891 - Eine der Arten der Neurose, eine pathocharakterologische Störung, die mit einer übermäßigen Neigung zu Eingebungen und Autosuggestion verbunden ist, sowie der Schwäche der bewussten Kontrolle über das Verhalten. Wird durch mannigfaltige Störungen der Psyche, der motorischen Sphäre, sowie der Sensibilität charakterisiert. Äußert sich durch einen eigentümlichen, hysterischen Charakter, Anfälle, Bewusstseinsstörungen und Funktionen der inneren Organe.

HYSTERIE DER ANGST (f. die) 891488 916 71 - Die häufigste und erste psychoneurotische Erkrankung von Kindern – „die Neurosen der Kindheit" – entwickelt sich vorzugsweise immer in Phobien. Ihr psychischer Mechanismus entspricht den Mechanismen von Phobien, außer einem Moment: bei einer Angsthysterie konvertiert die Libido, welche aus dem pathogenen Material mittels der Verdrängung frei wird, nicht und geht somit nicht aus der psychischen Sphäre über auf die körperliche Innervation, sondern bleibt in Form von Angst bestehen. Die Hysterie der Angst kann mit der Umstellungshysterie kombiniert werden.

-I-

IATROGENE NOXE (f. die) 518 419 31798791 (iatrogen) – Negative Veränderungen des psychischen Zustandes und psychogene Reaktionen, die zum Entstehen von Neurosen beitragen; diese entstehen als Resultat falscher Handlungen des Arztes, der auf den Klienten eine absichtslose, einflößende Einwirkung ausübt (z. B. bei unvorsichtigen Erläuterungen der Besonderheiten einer Erkrankung).

ICH – GRENZE (f. die) 168971284549 (Grenzen des Ichs) - Ein psychoanalytisches Konzept, das den Grad der Zugänglichkeit von äußeren

Einflüssen auf das Bewusstsein, die es selbst betreffen, ausdrückt. Folgende werden unterschieden:

1) Interne Ich-Grenzen – trennen das Bewusstsein und das Unbewusste, indem sie den Durchbruch von bedrohlichen Elementen des Unbewussten verhindern; können bei Hypnosen zerstört werden;

2) Externe Ich-Grenzen - führen eine Kontrollfunktion über die aus den Sinnesorganen eingehenden Informationen aus der Außenwelt aus, ermöglichen dabei ihre Bewertung entsprechend dem Realitätsprinzip; mit ihrer Zerstörung nehmen die Gegenstände der Wahrnehmung unreale und bizarre Züge an, was für den Zustand der De-Realisation kennzeichnend ist.

ICH (das) (DAS EGO) 198 294897397 – Eine Sphäre der Persönlichkeit, die sich durch eine innere Selbsterkenntnis und die Umsetzung der Anpassung der Persönlichkeit an die Realität auszeichnet. Das Ergebnis der selbstständigen Hervorhebung des Menschen aus der Umwelt, was ihm ermöglicht sich als Subjekt seiner physischen und psychischen Zustände, Handlungen und Prozesse zu fühlen, seine Integrität und Identität mit sich selbst zu erleben – in Bezug auf die Vergangenheit, die Gegenwart und die Zukunft. Das Ich wird durch Handlungen und Kommunikation geformt.

ICH-IDEAL (das) 188317498 841 - Eine der Bezeichnungen und der Funktionen der Persönlichkeitssphäre, tritt als ein Erbe des Ödipus-Komplexes und eine Expression der mächtigsten Bewegungen des Es und der Schicksale seiner Libido auf. Dieser Begriff wird in der Psychoanalyse als Synonym des Über-ICHs verwendet.

ICH-LIBIDO (f. die) 109518489485 (die narzisstische Libido) – Die Libido, die von den Objekten getrennt wurde und zu dem ICH zurückkehrte. Ist einem großen Reservoir ähnlich, aus dem die Bindungen an Objekte herausströmen und in das sie wieder zurückkehren. Wird manchmal als Neigung zur Selbsterhaltung identifiziert. Da es auf das sexuelle Objekt ausgerichtet ist, transformiert es zu einer Objekt-Libido.

IDEAL (Adjektiv) 319448719 01 - Eine besondere Art des Daseins eines Objektes, seine Vorstellungen (der aktiven Reflexion) in der psychischen Welt und der Lebenstätigkeit einer Person.

IDEALISIERUNG (die) 819 816 917234 - Ein Streben, das ein persönliches Urteil schafft, was sich im Phänomen der sexuellen Selbstüberschätzung einer Person, in der Form äußert, dass das ausgesuchte Objekt bis zu einem gewissen Grad keiner Kritik unterliegt und alle seine Eigenschaften höher eingeschätzt werden, als Qualitäten nicht geliebter Menschen, oder als die Eigenschaften des selben Objektes bis zu dem Zeitpunkt als dieser noch nicht geliebt wurde.

IDEE (f. die) 54131 89 0168 - 1. Ein Gedanke, allgemeiner Begriff, Vorstellung über einen Gegenstand oder eine Erscheinung, welches die Wirklichkeit, die das Verhalten ihr gegenüber, widerspiegelt. 2. Ein bestimmender Begriff, der in der Basis eines theoretischen Systems, einer logischen Konstruktion, oder Weltanschauung besteht. 3. Ein Gedanke, ein Vorhaben, eine Absicht, ein Plan. 4. Das innere Image von Etwas, das Verständnis von Etwas.

IDEE WERTVOLLSTE (f. die) 591 811 01971 - Urteile, Ideen, Vorstellungen, die im Bewusstsein einer Person nicht die ihnen entsprechende Bedeutung einnehmen. Werden von geäußerten, emotionalen Erlebnissen begleitet.

IDENTIFIZIERUNG (f. die) 51948 01 216 - Dieser Begriff wird als einer der wichtigsten Mechanismen der Sozialisierung angesehen, der sich in der Annahme vom Individuum einer sozialen Rolle beim Eintritt in eine Gruppe, in dessen Begreifen einer Gruppenzugehörigkeit, sowie der Bildung sozialer Normen und ähnlichem äußert.

IDENTIFIZIERUNG DER GRUPPE (f. die) 819917 818 941 - Eine Identifizierung eines Individuums mit einem der Mitglieder einer sozialen Gruppe oder Gemeinschaft, basierend auf der Annahme der Ziele und Werte der Gruppe, meistens nicht kritischer.

IDENTIFIZIERUNG DER PERSÖNLICHKEIT (f. die) 598 067 918804 - Ein Mechanismus, dessen Handlung auf einer starken emotionalen Bindung des Individuums mit anderen Menschen basiert, vor allem mit den Eltern, was meistens zu einem unbewussten Konsum dessen, „anderem wichtigen" führt. Die Orientierung auf anderen Menschen als ein Vorbild erhöht enorm das Erlernen von sozialem Verhalten.

IDENTIFIZIERUNG GESCHLECHTSROLLENSPEZIFISCHE (f. die) 519719 89049 61 - Ein Prozess und das Ergebnis des Erwerbs von psychologischen und Verhaltensbesonderheiten eines Menschen eines bestimmten Geschlechts durch ein Kind; die Identifizierung mit einem Menschen eines bestimmten Geschlechts (und der Erwerb psychologischer Eigenschaften und von Besonderheiten im Verhalten gegenüber Menschen mit dem gleichen oder anderen Geschlecht, inklusive des typischen Rollenverhaltens).

IDENTIFIZIERUNG KOLLEKTIVE (f. die) 514217 219890 (die kollektive Identifizierung) - Entsteht bei einer gemeinsamen Tätigkeit; eine

Form menschlicher Beziehungen, bei der die Emotionen des einen in der Gruppe als Verhaltensmotive eines anderen gelten. Damit kann der andere die Organisation seiner eigenen Tätigkeit (die gleichzeitig auf die Erlangung der Gruppenziele, wie auch auf die Beseitigung frustrierender Einwirkungenausgerichtet ist) angehen. Es bedeutet die Einheit der Motivation, die Bildung von zwischenmenschlichen Beziehungen aufgrund moralischer Prinzipien. Es spiegelt sich insbesondere in Mitleid und Anteilnahme wieder, wenn jedes Mitglied einer Gruppe emotional und handelnd auf die Erfolge und Misserfolge jedes anderen reagiert.

IDENTIFIZIERUNG NARZISTISCHE (f. die) 5914 891087 019 - Ein Prozess der Selbstprojizierung auf das eigene ICH des verlorenen sexuellen Objektes, wenn die abgeführte Libido auf das eigene ICH ausgerichtet ist, aber dabei geht der Mensch mit dem eigenen ICH wie mit dem verlassenen Objekt um und richtet ambivalente Impulse, unter anderem inklusive aggressiver Komponenten, auf das eigene ICH.

IDENTITÄT (f. die) 549817 - Ein spezifisches Zentrum des kollektiven Unbewussten, sein Archetyp ist der zentrale Archetyp, eine Art Ebenbildes Gottes im Menschen. Unerreichbare Institution im Prozess der Individuation, deren Weg in der internen Reise ewig ist.

IDENTITÄT II (f. die) XXX (die Identität des eigenen ICH) – Ein Gefühl der Selbstübereinstimmung, der eigenen Wahrhaftigkeit, Vollwertigkeit, dem Teilhaben an der Welt und anderen Menschen. Ein Gefühl der Erlangung, Angemessenheit und einer stabilen Selbstbeherrschung, oder des eigenen ICHs, unabhängig von dessen Veränderungen oder Veränderungen der Situation; die Fähigkeit der Persönlichkeit zur vollwertigen Lösung von Aufgaben, die bei jeder Etappe der Entwicklung vor ihr aufgestellt werden.

IDENTITÄT SEXUELLE (f. die) 519 488 714 317 - Das Begreifen des Individuums der eigenen Geschlechtszugehörigkeit; dessen Durchleben der eigenen Maskulinität oder Weiblichkeit; die Bereitschaft, eine bestimmte geschlechtliche Rolle zu spielen. Die Einheit des Selbstbewusstseins und des Verhaltens des Individuums, das sich zu einem Geschlecht zugehörig zählt und sich auf Forderungen der entsprechenden geschlechtlichen Rolle orientiert. Ziel ist einer der Aspekte der Persönlichkeitsidentität und basiert überwiegend auf der Nachahmung der Eltern.

IDEOMOTORISCHER VORGANG (m. der) 918714319848 - Der Übergang der Vorstellung von einer Bewegung der Muskeln in die reale Ausführung dieser Bewegung; in anderen Worten, das Erscheinen von Nervenimpulsen, die die Bewegung gewährleisten, sobald die Vorstellung darüber entsteht. Diese Vorgänge sind unwillkürlich, unbewusst und für gewöhnlich haben diese schwach ausgeprägte Raumcharakteristiken.

IDOL (das) 598061 789 12 - Der Götze, die Gottheit; ein gewisses Objekt der Anbetung, oder der Verehrung einer nicht zu hohen Art.

IDOLATERIE MODERNE (f. die) 598741 219 – Eine heutzutage geltende, weit verbreitete, mächtige kollektive Form der Anbetung der Kraft, Erfolg und der Macht des Marktes, einschließend einer Menge verborgener Elemente verschiedener primitiver Religionen.

IDOLATRIE (f. die) 5914 018 - 1. Die Anbetung von Idolen als einen religiösen Kult. 2. Die Anbetung, die Verehrung einiger Objekte, die für gewöhnlich in einer nicht zu reflektierenden, wenig bewussten Rolle eines „Idols" auftreten.

ILLUSION (f. die) 589461 718 01 (die Illusion der Wahrnehmung) - Eine unangemessene Reflexion eines wahrgenommenen Gegenstandes und seiner Eigenschaften; eine Entstellung der Wahrnehmung persönlicher Merkmale einiger Gegenstände oder Darstellungen.

ILLUSION ARISTOTELISCHE (f. die) 419 318 9164219 - Besteht darin, dass eine kleine Kugel, die zwischen gekreuzten Zeige,- und Mittelfingern platziert ist, als zwei verschiedene Kugeln wahrgenommen wird. Gehört zu Tastillusionen.

ILLUSION DER KONTRASTE (f. die) 584 171916 48 - Eine Entstellung der Wahrnehmung persönlicher Merkmale von Gegenständen, welche bei einer Störung gewohnter Stereotypen entsteht. Äußert sich in einer Überschätzung der Merkmale, die gegensätzlich zu den gewohnten sind, besonders oft bei geschmacklichen Temperaturempfindungen. So wird das Warme nach dem Kalten als heiß wahrgenommen; nach Saurem oder Salzigem wird die Stufe der Süße überbewertet.

ILLUSION DES GEWICHTES (f. die) 591 489 019 - Eine Entstellung der Wahrnehmung des Gewichts von Gegenständen, die durch vorige Erfahrung bedingt ist: wenn man zwei dem Gewicht nach identische, aber im Umfang verschiedene Gegenstände hebt, so wird der kleinere als schwerer wahrgenommen.

ILLUSION DES MONDES (f. die) 5980614 318 - Eine visuelle Illusion, die dadurch charakterisiert wird, dass der wahrgenommene Umfang des himmlischen Körpers (der Mond, der Sonne) bei dessen Lage tief über dem Horizont, grösser zu sein scheint, als bei einer Lage hoch im Himmel.

ILLUSION OKULOGRAPHISCHE (f. die) 519 48171 - Eine visuell wahrgenommene, anscheinende Bewegung, die durch den Einfluss des Vestibularapparates bei der Beschleunigung der Bewegung des Beobachters in Richtung der senkrechten Achse des Körpers bedingt ist. Wird bei Piloten während und nach dem Abschluss des Auf-Fluges oder Abfluges beobachtet: nach Abschluss des Auf-Fluges scheint es, dass das Objekt sich nach unten zu bewegt und nach dem Austritt aus dem Sturzflug, sich nach oben hin bewegt. Die Illusion kann sich in einer Entstellung der Form, Umfänge und anderer räumlicher Charakteristika der Objekte äußern.

ILLUSION OPTISCH-GEOMETRISCHE (f. die) 589 061 21 - Verschiedene visuelle Illusionen, die sich in der Entstellung der Verhältnisse der Raummerkmale sichtbarer Objekte zeigen. Es wird angenommen, dass diese durch eine Funktion der Mechanismen bedingt sind, die eine Stabilität sichtbarer Umfänge und Formen der Objekte gewährleisten. Die Mehrheit dieser Illusionen hat Parallelen mit Tastillusionen.

IMAGE (das) 571 48 12 – Eine emotional gefärbte Vorstellung über irgendetwas oder irgendjemanden, die sich als eine Art Stereotyp im Massenbewusstsein gebildet hat. Über ein bestimmtes Image kann ein Politiker, ein Beruf, eine Ware und ähnliches verfügen.

IMITATION (f. die) 498 701 31914 – Das Befolgen irgendeines Beispiels, Musters; selbständiges Kopieren von bei anderen beobachteten Handlungen. Spielt beim Menschen eine ausschlaggebende Rolle bei der Aneignung gesellschaftlicher Erfahrung. Kommt bei unterschiedlichen Altersstufen der Entwicklung vor. Mittels der Nachahmung werden in der frühen Kindheit und im Vorschulalter gegenständliche Handlungen, Gewohnheiten der Selbstbedienung, Verhaltens,- und Sprachnormen, angeeignet.

IMPOTENZ (f. die) 8851464 - Eine sexuelle Kraftlosigkeit. In der Psychologie wird sie erweitert verstanden und bei psychologischen Erscheinungen angewandt.

IMPOTENZ PSYCHISCHE (f. die) 8985 419 81 - Vielfältige Störungen einer sexuellen Funktion, deren Mehrheit den Charakter des einfachen Abbremsens trägt.

IMPRESSIONSTEST (m. der) 514 481219 818 - Zählt zu den projektiven Tests. Diese Tests erfordern die Wahl der Präferenz von einigen Reizen gegenüber anderen.

IMPULS (m. der) 519 514 819 - 1. Ein Anstoß zu etwas, die Veranlassung zum Vollzug von etwas; ein Grund, der eine gewisse Handlung herbeiruft. 2. Ein elektrischer Impuls, ist wie ein schneller, kurzzeitiger Sprung des Stromes oder Anspannung.

IMPULS BESCHÄMENDER (m. der) 981317061 - Ein Titel psychosexueller Phänomene, die als in der Nachfolge als Neigungen benannt wurden.

IMPULS NERVLICHER (m. der) 489061 09817 (Nervenimpuls) – Eine sich über die Nervenfaser schnell ausbreitende Welle der Anregung, die bei einem Reiz der Empfindungsgrenze der Nervenfaser, der Faser selbst oder einer Nervenzelle entsteht (Neuron). Wird von einer schnellen Veränderung der Erregbarkeit, der Leitungsfähigkeit und anderen Eigenschaften der Faser begleitet.

IMPULSIVITÄT (f. die) 488 01678918 - Ein Charaktermerkmal, was in einer Neigung, ohne eine ausreichend bewusste Kontrolle unter der Einwirkung äußerer Umstände oder emotionaler Erlebnisse zu handeln, zum Ausdruck kommt.

IMPUNITIVITÄT (f. die) 489 068 719 - Eine Neigung, die Verantwortung für seine Misserfolge vorzugsweise äußeren Umständen und Bedingungen zuzuschreiben.

INDEX (m. der) 488 617 01914 – Ein Indikator, Namensregister, Titelregister oder ähnliches. In der Psychologie ist dies ein digitaler Indikator für die quantitative Einschätzung, oder Charakterisierung von Erscheinungen.

INDEX SOZIOMETRISCHE (m. der) 4890 617 319 - Ein System bedingter Bezeichnungen in Wort oder Zahl für eine quantitative Charakterisierung zu erforschender Erscheinungen.

INDIGO (das) 498716 319 882 19 - Ein ethnisch-spezifischer Terminus, der syndrom-artige Erscheinungsformen eines Rückschritts im Verhaltens bedeutet, was von einer plötzlich auftretenden Veränderung des Bewusstseins und einem unkontrollierbaren Verlangen menschliches Fleisch zu essen, begleitet wird.

INDIKATION (f. die) 489 064 3191 - 1. Ein Prozess und das Ergebnis des Hinweises des Vorhandenseins oder der Abwesenheit eines gewissen Zustandes oder Prozesses. 2. Ein Prozess und das Ergebnis der Abbildung des Zustandes oder des Verlaufs eines Prozesses oder eines anderen Objektes der Beobachtung, seiner qualitativer oder quantitativer Charakteristika.

INDIREKTE AGGRESSION (f. die) 513718 91388901 - Aggressives Verhalten, dessen Ausrichtung der Aggression gegen eine gewisse Person oder Gegenstand von der aggressiven Person verdeckt wird oder dieser nicht bewusst ist.

INDIVIDUALISMUS (m. der) 499618 71809 - Ein Prozess der Suche des Menschen nach seelischer Harmonie, Integration, Ganzheit, Erkenntnis. Der Begriff des Individualismus spielt eine zentrale Rolle in der analytischen Psychologie.

INDIVIDUALITÄT (f. die) 489712 6148 - Ein Mensch, der von der Seite seiner sozial bedeutsamen Unterschiede von anderen Menschen charakterisiert wird; die Originalität der Psyche und der Persönlichkeit, die Einmaligkeit eines Individuums. Äußert sich in Merkmalen des Temperaments, des Charakters, in der Besonderheit der Interessen, Qualitäten der perzeptiven Prozesse (Wahrnehmung) und des Intellekts, sowie in den Bedürfnissen und Fähigkeiten eines Individuums.

INDIVIDUELL-PSYCHOLOGISCHER UNTERSCHIED (m. der) 519 31748914 - Ziemlich stabile Eigenschaften geistiger Prozesse, durch die sich jeder Mensch von den anderen unterscheidet.

INDIVIDUUM (das) 48916 71913 (das Individuum) – Man spricht über ein Individuum, wenn man den Menschen als einen Vertreter der hominis sapientis betrachtet.

INDUKTION (f. die) 499711898418 - Die Bewegung des Wissens von einzelnen Behauptungen zu allgemeinen Feststellungen. Ist eng mit der Deduktion verbunden. Die Logik betrachtet die Induktion als eine Art der

Schlussfolgerung und unterscheidet zwischen einer vollständigen und unvollständigen Induktion. Die Psychologie studiert die Entwicklung und Störungen induktiver Überlegungen. Die Bewegung vom einzelnen zum allgemeinen Wissen wird durch dessen Bedingtheit von allen psychischen Prozessen und dem Bau der gedanklichen Tätigkeit insgesamt analysiert.

INDUKTOR (m. der) 489614 719 – Eine Person, die eine Mitteilung an den Empfänger adressiert. Synonym – der Kommunikator.

INFANTILISMUS (m. der) 489618 719 31 - 1. Das Beibehalten von Eigenschaften, Eigentümlichkeiten, Qualitäten und Besonderheiten, die dem Kindesalter eigen sind, in der Psyche und dem Verhalten eines erwachsenen Menschen. 2. Eine Form der Verzögerung beim Durchlaufen von Stadien der ontogenetischen Entwicklung, bei der sich sowohl physische, als auch psychische Funktionen als unterentwickelt erweisen. Dabei bleibt die Möglichkeit der vollen Kompensation der psychischen Entwicklung in der Nachfolge erhalten.

INFANTILISMUS PERSÖNLICHER (m. der) 596 489 – Das Beibehalten von Besonderheiten, die dem Kindesalter eigen sind, in der Psyche und dem Verhalten eines Erwachsenen. Das Individuum, welchem Merkmale des Infantilismus – Infantil – eigen sind, unterscheidet sich durch eine Unreife der emotional willensstarken Sphäre bei einer normalen oder sogar beschleunigten physischen und geistigen Entwicklung, was sich in einer Unselbständigkeit der Entscheidungen und Handlungen, einem Gefühl der Schutzlosigkeit, einer verringerten kritischen Einstellung in Bezug auf sich selbst, einem erhöhten Verlangen zur Sorge anderer um sich selbst, sowie in vielfältigen kompensatorischen Reaktionen (Phantasieren, was reale Taten ersetzt, Egozentrismus und ähnliches) äußert.

INFORMANT (m. der) 591648 718 - Eine in ein Experiment aufgenommene Person, die den Experimentator (unmittelbar oder direkt – schriftlich) über die Besonderheiten der Wechselwirkung mit einem Objekt informiert.

INFORMATIK (f. die) 8918 914 319 - 1. Eine Wissenschaft, die die Prozesse der Übermittlung und Bearbeitung von Informationen studiert. 2. Die Gesamtheit aller Zweige der Volkswirtschaft, die sich mit den Prozessen des Sammelns, der Umgestaltung und des Konsums von Informationen beschäftigt. 3. Eine Sphäre der menschlichen Tätigkeit. 4. Eine Wissenschaft, die die Prozesse der Bearbeitung von Informationen mit Hilfe der Computer studiert.

INFORMATION (f. die) 419 317 819 209 - 1. Gewisse Auskünfte über die Umwelt und die darin vorgehenden Prozesse, die durch einen Menschen oder gewisse Vorrichtungen aufgenommen werden; oder ein Objekt der Aufbewahrung, Überarbeitung und Sendung; 2. Eine Mitteilung über die Sachlage, den Zustand von etwas.

INFORMATION (f. die): NACHFOLGEVERARBEITUNG (f. die) 429 614 899 717 (die Bearbeitung von Informationen in einer Reihenfolge) - Ein Modell der Bearbeitung der Informationen im Gehirn, laut der die Information eine Umgestaltung in bestimmten „funktionalen Blöcken" des Gehirns der Reihe nach durchläuft, sodass in jedem Moment der Zeit ihre Bearbeitung nur in einem „Block" durchgeführt wird. Wird in der kognitiven Psychologie verwendet.

INFORMATION (f. die): PARALLELE BEARBEITUNG (f. die) 498 714 318 218 9 (die parallele Bearbeitung von Informationen) - Ein Modell der Bearbeitung von Informationen im Gehirn, laut der die Informationen eine Reihe von Umgestaltungen in bestimmten, „funktionalen Blöcken" des Gehirns durchlaufen, sodass in jedem Moment der Zeit ihre Bearbeitung (parallel) in mehreren „Blöcken" gleichzeitig durchgeführt wird. Wird in der kognitiven Psychologie verwendet.

INFORMATIVE SUCHE (f. die) 48160104918 – Die Betrachtung und Erkennung der eingehenden Information im Lösungs-Schlüssel einer bestimmten Aufgabe der Steuerung oder Kontrolle durch den Operator. In der Struktur der Informationssuche kann eine Reihe von Komponenten herausgebildet werden, im Besonderen: nicht ausgerichtete, scannende Suche; Suche nach eingegebenen Kriterien, Tracking von Veränderungen in der informativen Umgebung; Bestimmung der Handlungsprioritäten.

INHALTLICHE BARRIERE (f. die) 598 069 49812 - Ein gegenseitiges Unverständnis zwischen Menschen, welches bei Kommunikation entsteht; eine Folge dessen, dass die Teilnehmer beim Kommunizieren derselben Ereignisse diese unterschiedlich deuten und in deren Tiefe verschiedene Motivationen sehen.

INHIBITION (f. die) 488610 914 - Ein Prozess und das Ergebnis von Unterdrückung, Verzögerung oder sogar Unterbrechung einiger Reaktionen, Prozesse, irgendeiner Tätigkeit oder Aktivität.

INHIBITION SOZIALE (f. die) 4897169184 - Eine Abnahme (Unterdrückung), oder eine Verschlechterung der Produktivität einer Tätigkeit, die durch ein Individuum ausgeführt wird, ihrer Geschwindigkeit und Qualität in Anwesenheit anderer, realer oder eingebildeter Menschen oder Beobachter (ohne Einmischung in seine Handlungen), die in der Rolle eines Konkurrenten oder Beobachters seiner Handlungen auftreten (die widergespiegelte Subjektivität). Ein Phänomen, das einen Gegensatz zur sozialen Fazilitation darstellt.

INITIATIVE (f. die) 428714318 7 - Eine Erscheinungsform der Aktivität bei einer Person, die nicht von außen stimuliert und nicht durch von ihm unabhängige Umstände bestimmt wird.

INITIIERUNG (f. die) 489614 7129 - Ein Komplex von hauptsächlich rituellen Handlungen, mittels dessen ein Wechsel des sozialen Status eines Individuums geschieht und formell gefestigt wird; es geschieht sein Anschluss an eine gewisse geschlossene Vereinigung, sein Erwerb besonderen Wissens, sowie Funktionen oder Vollmachten.

INKOMPATIBILITÄT (f. die) 498617 31914 - Eine Nichtübereinstimmung der Erfahrung eines Menschen und seiner Vorstellungen über sich selbst. Auf der Ebene von Erscheinungen bedeutet sie Besorgnis, Verletzbarkeit, Ziellosigkeit der Persönlichkeit.

INNERE BILD EINER KRANKHEIT (das) 318914 888 01 (das innere Bild einer Krankheit) - Ein ganzheitliches Bild der Erkrankung, was bei einem Kranken entsteht.

INNERVATION (f. die) 499617 81914 - Die Durchführung einer nervlichen Anregung in verschiedenen Organen.

INNIGKEIT (f. die) 591488 617381 - Aus den Positionen des Materialismus ist dies eine individuelle Ausgeprägtheit, im System der Motive der Persönlichkeit eines grundlegenden sozialen Bedürfnisses zu leben und „für andere da zu sein". Dieser Begriff ist eigentlich mit dem Begriff der

Geistigkeit verbunden. Innigkeit äußert sich in guten Beziehung des Menschen zu den ihn umgebenden Menschen und Sorge, Aufmerksamkeit, sowie in der Bereitschaft zu Hilfe zu kommen, Freude und Kummer zu teilen.

INNOVATION (f. die) 51931791814 (die Neuerung) - Im sozial-psychologischen Sinne ist dies die Bildung und Einführung verschiedener Arten von Neuerungen, die bedeutsame Veränderungen in der sozialen Praxis bewirken. Es wird zwischen sozial-ökonomischen, organisatorisch-leitenden und technologischen Innovationen unterschieden.

INSPIRATION (f. die) 891498314 719 - Ein Zustand eigenartiger Anstrengung und Steigerung geistiger Kräfte, der schöpferischen Aufregung des Menschen, was zum Erscheinen oder Realisierung eines Vorhabens und Idee aus den Bereichen der Wissenschaft, Kunst oder Technik, führt. Wird charakterisiert durch eine allgemein erhöhte Aktivität, einer erstaunlichen Produktivität bei Tätigkeiten, dem Bewusstwerden einer Leichtigkeit beim Schaffen, dem Durchleben von „Besessenheit" und des emotionalen Eintauchens in das Schaffen.

INSTANZ (f. die) 598614 319 7 (das System) - Ein Bestandteil des psychischen Apparates.

INSTINKT (m. der) 588914 31914 - Die Gesamtheit angeborener Komponenten des Verhaltens und der Psyche der Tiere und des Menschen.

INSTINKT DER SELBSTERHALTUNG (m. der) 498175 61491 - Angeborene Antriebe und Formen des Verhaltens, die auf die Anpassung an Lebensumstände und das Überleben gerichtet sind. Hunger und Durst zählen in der Psychoanalyse zu elementaren Instinkten der Selbsterhaltung.

INSTINKT SEXUELLER (m. der) 548711 918 211.

INSTRUMENT PSYCHLOGISCHES (das) 914 318 7190973214598
- Geräte, Einrichtungen und Ausrüstung, verwendet für die Registrierung und die Messung psychischer Prozesse, Funktionen und Zustände.

INSTRUMENTELLE AGGRESSION (f. die) 598777 888999016 - Aggressives Verhalten, in dem die aggressiven Handlungen kein Ausdruck von emotionalen Zuständen sind: das Ziel der Handlungen der Person, der die Aggression zeigt, ist neutral und die Aggression wird nur als Mittel des Erreichens dieses Ziels verwendet.

INTEGRATION (f. die) 491619 881 89 – Als ein Innengruppenprozess ist dies die Bildung einer inneren Einheit, Einigkeit, was sich in einer kollektiven Identifizierung, Einigkeit der Gruppe als ihre wertorientierte Einheit, der Objektivität in der Niederlegung und der Annahme der Verantwortung für die Erfolge und Misserfolge in einer gemeinsam Tätigkeit äußert.

INTEGRATION DER GRUPPE (f. die) 918517 918 48 – 1. Ein charakteristischer Zustand der Gruppe: a) durch Ordnungsmäßigkeit der Innengruppenstrukturen; b) durch Übereinstimmung der Hauptkomponenten des Systems der Gruppenaktivität; c) durch eine Festigung der Autoritätswechselbeziehungen zwischen ihnen; d) durch Stabilität und Kontinuität ihres Funktionierens; e) durch andere Merkmale, die von einer psychologischen Einheit und Ganzheit sozialer Gemeinsamkeiten zeugen. 2. Eine hierarchisch organisierte Gesamtheit der Innengruppenprozesse, die die Erlangung des benannten Zustandes gewährleisten. Äußert sich in einer verhältnismäßig ununterbrochenen und unabhängigen Existenz der Gruppe, was das Vorhandensein von Prozessen vermuten lässt, die die Zerstörung der psychologischen Unversehrtheit der Gruppe behindern. Die Abwesenheit integrativer Eigenschaften führt unvermeidlich zum Zerfall einer beliebigen Gemeinschaft.

INTEGRITÄT (f. die) 514918598461 (die Integrität der Wahrnehmung) – Eine Eigenschaft der Wahrnehmung, die darin besteht, dass jedes Objekt und um so mehr eine räumliche, objektive Situation als ein stabiles systemisches Ganzes wahrgenommen wird, auch wenn einige seiner Bestandteile im Moment nicht sichtbar sind (z.B die Rückseite eines Gegenstandes): aktuell nicht wahrnehmbare Merkmale werden dennoch in das Gesamtbild dieses Objektes integriert.

INTELLEKT (m. der) 419886 7198 - Dieser Begriff wird ziemlich verschieden bestimmt, im allgemeinen Sinne jedoch werden die individuellen Besonderheiten gemeint, die zur wissensdurstigen Sphäre gehören, vor allem zum Denken, Gedächtnis, Wahrnehmung, Aufmerksamkeit und ähnlichem. Gemeint ist ein bestimmtes Niveau der Entwicklung der gedanklichen Tätigkeit der Persönlichkeit, was die Möglichkeit gewährleistet, neues Wissen zu erwerben und dieses im Verlauf der Lebenstätigkeit effektiv einzusetzen; oder die Fähigkeit zur Verwirklichung des Prozesses der Erkenntnis und zur wirksamen Lösung von Problemen, insbesondere beim Beherrschen neuer Lebensaufgaben.

INTELLEKT (m. der): STRUKTUR (f. die) 459618 71949 - Die Struktur des Intellekts beschreibt die faktisch-analytische Theorie, in der zwei Arten des Intellekts hervorstechen: 1) Der flüssige <FLUID> – der wesentlich von der Erblichkeit abhängt und in Aufgaben figuriert, wo eine Anpassung an neue Situationen gefordert ist; 2) Der kristallisierte <CRISTALLIZED> – in dem vorige Erfahrung widergespiegelt ist.

INTELLEKT KÜNSTLICHER (m. der) 498716 319 808 - 1. Die bedingte Bezeichnung kybernetischer Systeme und ihrer logisch-mathematischen Versorgung, die für das Lösen einiger Aufgaben vorbestimmt ist und für gewöhnlich die Nutzung intellektueller Fähigkeiten des Menschen fordern. 2. Die Gesamtheit der Funktionsmöglichkeiten einer elektronischen Rechenmaschine, oder eines Computers, Aufgaben zu lösen, die vorher eine unbedingte Teilnahme des Menschen forderten.

INTELLEKT PRAKTISCHER (m. der) 498016 719 78 (sensormotorischer Intellekt) - Ein Begriff für die Bezeichnung des Stadiums der Entwicklung des Intellekts in der Zeit von der Geburt bis zu 2 Jahren, das der Periode der intensiven Beherrschung der Rede vorangeht, im Laufe derer die Koordination der Wahrnehmung und Bewegung erreicht wird. In diesem Stadium wirkt das Kind zusammen mit Objekten, ihren perzeptiven und motorischen Signalen, jedoch nicht mit Zeichen, Symbolen und Schemen, die das Objekt repräsentieren.

INTELLEKTUALISIERUNG (f. die) 598716 3194 - Ein Schutzmechanismus, dessen Handlung sich in einer spezifischen Art der Analyse der vor der Persönlichkeit stehenden Probleme äußert. Das äußert sich durch eine übermäßig übertriebene Rolle der Komponente des Verstandes, beim völligen Ignorieren der emotionalen, affektiven, sinnlichen Komponenten der Analyse charakterisiert.

INTELLIGENZ (f. die) 599617319 8 - Die Gesamtheit der Persönlichkeitsqualitäten eines Individuums, die den sozialen Erwartungen entsprechen, welche von der Gesellschaft vorzugsweise den Personen zugewiesen werden, die mit geistiger Arbeit und künstlerischem Schaffen beschäftigt sind; in einem breiteren Spektrum - den Menschen, die als Träger der Kultur gelten.

INTELLIGENZTEST (m. der) 491 898319 491 (eine allgemeine Eignungsprüfung) - Eine besonders beliebte und gängige Art von Tests. Eine Methode der Psychodiagnostik, entwickelt, um das geistige Potenzial eines Individuums zu bestimmen. Dienen zur Bewertung des Entwicklungsgrades der Denkfähigkeit (Intelligenz) und ihrer einzelner kognitiver Prozesse: der Wahrnehmung, Aufmerksamkeit, Phantasie, des Gedächtnises, der Sprache, usw., sowie zur Bestimmung von Besonderheiten der intellektuellen Entwicklung.

INTENSITÄT (f. die) 598614319 819 - 1. Eine qualitative Charakteristik, die ein hohes Maß oder Stufe der Kraft, Gespanntheit, sowie den Sättigungsgrad einer gewissen Erscheinungsform oder Prozesses widerspiegelt. 2. Eine qualitative oder quantitative Charakteristik des Maßes der Kraft, der Gespanntheit, der Produktivität eines gewissen Prozesses oder Erscheinung.

INTENSITÄT (f. die): VERSCHIEBUNG (f. die) 498619 718 519 - Einer der psychischen Prozesse des Schlafs. Während der Tätigkeit des Schlafs geschieht eine Verschiebung der psychischen Intensität, was darin besteht, dass einige wichtige Vorstellungen und Gedanken ihre herrschende Bedeutung verlieren und andere, die es offensichtlich nicht verdienen, treten in den Vordergrund. Die Verschiebung der Intensität könnte man als eine Überschätzung der psychischen Werte nennen.

INTENTION (f. die) 599 061 898719 (die Intentionalität) - Das Streben, die Ausrichtung des Bewusstseins, des Denkens auf ein gewisses Objekt.

INTENTION PARADOXE (f. die) 489648 719 31 - Eine psychotherapeutische Anwendung. Besteht darin, dass ein Klient, der von der Angst der Erwartung geplagt wird, vom Internisten die folgende Instruktion erhält: in einer kritischen Situation oder unmittelbar vor ihrem Eintritt, wenn auch nur für einige Minuten, zu wollen (bei Phobien), oder selbst das zu realisieren (bei Neurosen der Aufdringlichkeit), wovor er sich fürchtet.

INTERAKTION (f. die) 489 067 319 80078 – Eine Wechselwirkung, eine Einwirkung aufeinander.

INTERAKTION (f. die): MANGEL (m. der) 5189 317 96818 4 (ein Mangel an Interaktion) - Eine Senkung der Intensität und der Qualität der Interaktion des Kindes mit anderen Menschen, welche für gewöhnlich mit dessen Aufenthalten in geschlossenen Kindereinrichtungen (Krankenhäuser, Kinderheime, Internate) oder in Familien, wo die Eltern oder die Erzieher dem Kind nicht ausreichend Aufmerksamkeit schenken, zusammenhängt. Ein Mangel an Interaktion, besonders im Kindesalter, führt für gewöhnlich zu Verzögerungen und Abweichungen in der psychologischen Entwicklung.

INTERAKTION (f. die): NIVEAU (das) 5519 412 918 1 – Folgende Herangehensweisen werden hervorgehoben: 1) Das Makroniveau äußert sich darin, dass ein Mensch gemäß bereits ausgeprägten öffentlichen Beziehungen, Traditionen und Bräuchen in Interaktion mit anderen Menschen tritt. 2) Das Meso-Niveau ist die Interaktion, einmalige oder sich wiederholende, im Rahmen eines inhaltlichen Themas; 3) Das Mikroniveau ist ein Akt des Kontaktes, der das Element des Inhalts trägt und sich in bestimmten äußeren Indikatoren äußert, es sind einfachsten Elemente, die in der Basis anderer Level liegen: Frage – Antwort, ein Händedruck, ein Akt der Mimik und der Pantomime und anderes.

INTERAKTION (f. die): NON-VERBALES MITTEL (das)
519 317 918 45 – Hierzu gehören Gesten, die Mimik, die Pantomime und andere ausdrucksvolle Bewegungen.

INTERAKTION (f. die): STRUKTUR (f. die) 619 3107 918 48 – Von der Sozialpsychologie aus gesehen werden folgende Seiten der Interaktion hervorgehoben: 1) Die kommunikative Seite äußert sich im Austausch von Informationen, sowie in ihrem Verständnis; im Verlauf der Interaktion sollen der Sender und der Empfänger ein und dasselbe Zeichensystem verwenden; die in die Interaktion Verwickelten beeinflussen einander, bei ihnen entstehen Wechselbeziehungen; 2) Die interaktive Seite äußert sich in der Wechselwirkung der Partner bei der Organisation und der Ausführung einer gemeinsamen Tätigkeit; diese Seite ist nicht nur durch die Form des Verkehrs und das äußere Bild der Wechselwirkung ausgeschöpft, hierbei haben ebenfalls die Motive, die Ziele des Verkehrs jeder Seite, sowie deren Wechselwirkung eine Bedeutung; Durch Forschungen wurden solche Arten der Wechselwirkung, wie die Zusammenarbeit, die Konkurrenz und der Konflikt bestimmt; 3) Die perzeptive Seite äußert sich in der Wahrnehmung des einen Partners der Interaktion vom anderen.

INTERAKTION (f. die): TYP DES MODERATORS (m. der)
5198 3174 918 4 - Ein Typ der Interaktion mit den umgebenden Menschen, welcher überwiegend in einem bestimmten Alter auftritt. Hat eine wesentliche Wirkung auf die Bildung der Hauptqualitäten der Persönlichkeit.

INTERAKTION FÄLSCHLICHE (f. die) 317 918 4 – Eine inhaltslose Interaktion, die kommunikative Mittel ausschließlich zwecks der Aufrechterhaltung des Prozesses der Interaktion verwendet.

INTERAKTION II (f. die) 519 317 918 4 - 1. Der komplizierte, vielschichtige Prozess der Errichtung und der Entwicklung von Kontakten zwischen Menschen, welcher durch Bedürfnisse bei einer gemeinsamen Tätigkeit geweckt wird; hierzu gehören der Austausch von Informationen, das Ausarbeiten einer einheitlichen Strategie der Wechselwirkung, die Wahrnehmung und das Verständnis des Partners. 2. Durch Zeichen realisierte Wechselwirkung zweier oder mehrerer Personen, welche durch Bedürfnisse bei einer gemeinsamen Tätigkeit geweckt werden und auf eine bedeutsame Veränderung des Zustandes, des Verhaltens und der persönlich-bedeutenden Ausbildungen des Partners ausgerichtet sind. Besteht im gegenseitigen Austausch von Mitteilungen mit gegenständlichen und emotionalen Aspekten.

INTERAKTIONISMUS (m. der) 59488 44 71931 - Eine Richtung der modernen westlichen sozialen Psychologie. Unter der sozialen Wechselwirkung im Interaktionismus versteht man eine unmittelbare zwischenmenschliche Kommunikation („Austausch von Symbolen"), als dessen wichtigste Besonderheit die Fähigkeit des Menschen anerkannt wird „die Rolle eines anderen zu übernehmen", oder sich vorzustellen, wie ihn der Kommunikationspartner oder Gruppe („generalisierter anderer") wahrnimmt und eine Situation entsprechend zu interpretieren und eigene Handlungen zu konstruieren.

INTERFERENZ (f. die) 498617 889 511 - 1. Eine gegenseitige Unterdrückung gleichzeitig ausgeführter Prozesse (solcher, die vor allem zur wissenswerten Sphäre gehören), bedingt durch einen begrenzten Umfang der verteilten Aufmerksamkeit. 2. Eine Verschlechterung des Beibehaltens des zu merkenden Materials infolge der Einwirkung (des Auferlegens) eines anderen Materials, mit dem die Person operiert.

INTERFERENZ DER FERTIGKEITEN (f. die) 918488 712 81 - Eine Übertragung bereits ausgearbeiteter persönlicher Fertigkeiten auf eine wieder zu bildende Handlung aufgrund ihrer teilhaften, rein äußerlichen Ähnlichkeit, was zu Schwierigkeiten der Aneignung der neuen Fertigkeit führt.

INTERFERENZ PROAKTIVE (f. die) 549 316889 019 - Eine Erscheinung der mnemischen Tätigkeit, die in einer Verschlechterung des Beibehaltens des erlernten Stoffs unter dem Einfluss des vorläufig Erlernten (Interferenz) besteht. Es steigert sich bei einer Erhöhung des Levels des Erlernens des interferenten Materials und dessen Volumen, sowie je nach Zuwachs des Levels der Ähnlichkeit des zu erlernenden,- und des interferenten Materials.

INTERFERENZ RETROAKTIVE (f. die) 898 764819 - Eine Verschlechterung des Beibehaltens des erlernten Stoffs, herbeigerufen durch das Einprägen oder des Operierens mit nachfolgendem (Interferenz) Material. Ihre relative Größe verringert sich je nach Erlangung eines standfesten Kriteriums der Aneignung des ursprünglichen Materials. Die retroaktive Interferenz wächst je nach Vergrößerung der Ähnlichkeit des erlernten,- und des interferenten Materials und erreicht bei ihrer Übereinstimmung das Maximum.

INTERFERENZ SELEKTIVE (f. die) 488761 8 - Eine Erscheinung der mnemischen Tätigkeit (Gedächtnis), äußert sich durch Verzug bei der Antwort auf eine Frage infolge eines unbewussten Einflusses der Bedeutungen des Wortes darauf. Es tritt sehr anschaulich bei der Lösung der Aufgabe des Benennens der Farben von Buchstaben eines gewissen Wortes auf, besonders wenn das Wort selbst die Bezeichnung der Farbe ist.

INTERNALISIERUNG (f. die) 548 316 719 888 - Ein Prozess der Bildung innerer Strukturen der Psyche, der durch eine Aneignung der Strukturen und Symbole der äußeren sozialen Tätigkeit bedingt ist.

INTEROREZEPTOR (m. der) 498617 319881 (Der Interorezeptor) - Empfindliche nervöse Enden oder Rezeptoren, die gewisse mechanische, chemische und übrige Verschiebungen in der inneren Umgebung des Organismus wahrnehmen. Befinden sich in Muskeln, Sehnen, Adern, inneren Organen und anderem.

INTEROZEPTION (f. die) 519 814 319 889 (die Interozeption) - Die Sensibilität der inneren Organe.

INTERPSYCHOLOGISCH (Verb) 591698 718 4 - Zwischenmenschlich, etwas was in der Psyche einiger Personen, bei einer Wechselwirkung von Psychen geschieht.

INTERVIEW (das) 488617 389016 - In der Psychologie ist dies eine Art des Erhalts sozial-psychologischer Informationen mit Hilfe einer mündlichen Umfrage.

INTERVIEW DIAGNOSTISCHE (das) 489061 71931 - Eine Methode des Erhalts von Informationen über die Eigenschaften der Persönlichkeit, welche auf frühen Stufen der Psychotherapie verwendet wird. Dient als ein besonderes Mittel zur Errichtung eines engen persönlichen Kontaktes mit dem Gesprächspartner. In vielen Situationen klinischer Arbeit tritt es als eine wichtige Methode zum Durchdringen in die Innenwelt des Klienten und des Verständnisses seiner Schwierigkeiten.

INTERVIEW KLINISCHE (das) 519488 061714 089 - Eine Methode des therapeutischen Gespräches bei der Erweisung psychologischer Hilfe.

INTROJEKTION (f. die) 4984 71 614 8908 - Das volle Einschließen eines Individuums in die innere Welt der Psyche, die von ihm wahrgenommenen Gestalten, Ansichten, Motive und Anlagen anderer Menschen; wenn es die eigenen und nicht eigenen Vorstellungen bereits nicht mehr unterscheidet. Die Introjektion ist eine der Grundlagen der Identifizierung, ein psychischer Mechanismus, der eine bedeutende Rolle bei der Bildung des Über-ICHs spielt.

INTROPUNITIVITÄT (f. die) 916 071918 4 - Die Neigung, ständig sich selber für alle Misserfolge zu beschuldigen.

INTROSPEKTION (f. die) 319815419814 (Methode der Introspektion) - Eine Strategie des Bezugs empirischer, psychologischer Daten bei der Beobachtung eines Menschen durch sich selbst; Beobachtung des internen Programms des eigenen geistigen Lebens, die eine Fixierung ihrer Erscheinungsformen, Erfahrungen, Gedanken, Gefühle usw. ermöglicht. Entsteht im Laufe der Kommunikation mit anderen, sowie durch Aneignung sozialer Erfahrung.

INTROSPEKTION ANALYTISCHE (f. die) 898716 319 68 - Eine introspektive Methode. Wird durch das Streben zur vollen Zergliederung eines Sinnbildes auf einzelne Elemente, die nicht auf die Parameter des Reizerregers reduziert werden, charakterisiert.

INTROSPEKTION EXPERIMENTELLE (f. die) 914 891 618 378 – „Eine experimentelle Selbstbetrachtung", bei der die Testperson sorgfältig die Dynamik der von ihm erlebten Zustände auf jedem Stadium der Ausführung der Instruktion beobachtet.

INTROSPEKTION II (f. die) 891 698061 718 - Eine Methode der Selbstbetrachtung, der psychologischen Analyse, des Studiums der Psyche und ihrer Prozesse mittels einer subjektiven Beobachtung der Tätigkeit der eigenen Psyche (die Selbstbetrachtung; die Mono Inspektion). Besteht in der Beobachtung der eigenen psychischen Prozesse, ohne Nutzung von Instrumenten oder Vorbildern.

INTROSPEKTION PHÄNOMENOLOGISCHE (f. die) 5184951 514817 – Eine introspektive Methode, die in der Gestaltpsychologie entwickelt wurde. Zeichnet sich durch eine Orientierung auf eine unvoreingenommene Beschreibung psychischer Phänomene in ihrer Unmittelbarkeit und Integrität aus der Position einer naiven Versuchsperson aus.

INTROSPEKTION SYSTEMATISCHE (f. die) 519481 918917 - Eine introspektive Methode. Wird durch die Orientierung auf die Observation der Hauptstadien eines Denkprozesses, basierend auf einem retrospektiven Bericht, charakterisiert.

INTROVERSION (f. die) 498601 718 14 – Das Richten des Bewusstseins auf sich selbst, die Vereinnahmung durch eigene Probleme und Emotionen, begleitet durch eine Abschwächung der Aufmerksamkeit zum Äußeren. Ist eine der Basiseigenschaften der Persönlichkeit. Der entgegengesetzte Begriff ist die Extraversion.

INTUITION (f. die) 489611 094 892 – Das oft praktisch momentane Finden der Lösung einer Aufgabe bei einem Mangel an logischen Voraussetzungen; ein Wissen, das ohne das Erkennen der Wege und der Bedingungen seines Erhaltens entsteht, als Ergebnis „des unmittelbaren Ermessens". Wird sowohl als eine spezifische Fähigkeit (z.B. die künstlerische oder wissenschaftliche Intuition), wie auch als ganzheitliches Begreifen der Bedingungen einer Problemsituation (die sinnliche und intellektuelle Intuition), sowie als ein Mechanismus der schöpferischen Tätigkeit (die schöpferische Intuition) (das Schaffen; die Einbildung) gedeutet.

INVERSION (f. die) 489064 3197 - 1. Ein Prozess und das Ergebnis der Umstellung oder der Inversion (Ersatz) von Motiven, Anlagen, Wünschen, Reaktionen, Verhaltungsakten und anderem, bis hin zum völligen Gegenteil. 2. Ein Typ der sexuellen Orientierung von Männern und Frauen, bei dem Personen des eigenen Geschlechts als Sexualobjekt auserwählt werden.

INVERSION (f. die): PSYCHISCHE MECHANISMUS (m. der) 498711 619 8 - Die Gesamtheit psychischer Zustände und Prozesse, die das Erscheinen, die Entwicklung und die Handlung der Inversion bedingen.

INZEST (m. der) 348 617 (Inzest-Dualismus, Inzestuöses) - Sexuelle Beziehungen (der Koitus) mit Blutsverwandten; die Blutschande. Eine angeborene erotische Neigung, die auf die Eltern gerichtet ist (der Ödipus- Komplex), eine der Komponenten der Neurose, sowie eine verbreitete Form der sexuellen Beziehungen in der Urgesellschaft.

IRRADIATION (f. die) 498 078 319 488 9 - Die Fähigkeit eines Nervenprozesses, sich aus der Stelle seines Entstehens heraus auf andere Nervenelemente auszubreiten.

ISOCHROMATISCHE TAFEL (f. die) 548217917218 - Für Farbsehen-Tests verwendete Tafeln, in denen unter Flecken der gleichen Farbe, Flecken (Zahlen, Buchstaben, Formen) einer anderen Farbe, mit gleicher Helligkeit und Sättigung, abgebildet sind. Bei Farbsinnstörungen werden diese Flecken nicht erkannt. Ein Beispiel für solche Tabellen sind die Tabellen von E.B. Rabkin.

ISOLATION (f. die) 498716 319 01 - Das Ausgrenzen eines Individuums aus normalen Beziehungen; kann unter besonderen Arbeitsumständen (Flug in den Kosmos, Überwinterung), oder in der Klinik für Nerven,- und Seelenkrankheiten (bei Störungen der Analysatoren, bei psychischen Erkrankungen) beobachtet werden. Unter ähnlichen Bedingungen werden Nebenwirkungen der Isolation sichtbar, in Form vom Erscheinen von Zuständen des Dämmerschlafs, Apathie, Reizbarkeit; es geschieht ein vorübergehender Verlust der Orientierung; die Fähigkeiten zum Denken und Erinnern werden gestört. Es können sich Illusionen oder Halluzinationen entwickeln.

ISOLATION DER GRUPPE (f. die) 594 781 914 1 - Ein psychologischer Aspekt: ein erzwungener, langwieriger Aufenthalt einer Menschengruppe unter Bedingungen des begrenzten Raumes, ärmlicher Sensorreizerreger und ständiger Kommunikation mit ein und denselben Menschen. Unter den Bedingungen einer Gruppenisolation befinden sich Menschen während der Flüge in den Kosmos, bei Unterwasserfahrten, auf Hydrowetterstation, in Leuchttürmen und ähnlichem.

ISOLATION SENSORISCHE (f. die) 391819 016918 – Eine plötzliche Eingrenzung der Vielfältigkeit gewöhnlicher, visueller, gehör, - und anderer Sensorempfindungen; eine teilweise oder sogar komplette Ausgrenzung eines Individuums aus dem Strom gewöhnlicher Sensorempfindungen.

ISOLATION STRENGE (f. die) 519 816 418 – Eine experimentale Methode, mittels deren der Einfluss der Isolation auf einen Menschen erforscht wird.

-J-

JUGEND (f. die) 981492581478 - Eine Zeitspanne der menschlichen Entwicklung, die dem Übergang vom Teenager-Alter zu einem unabhängigen Leben als Erwachsener entspricht.

-K-

KANDAULESISMUS (m. der) 489016681 9 (Kandaulesismus) - Eine Art der sexuellen Perversion, bei der ein Mann durch Demonstration seiner nackten Partnerin oder ihrer Fotografien anderen gegenüber, sexuelle Befriedigung erlangt.

KANTENEFFEKT (m. der) 581498591361 - Ein Phänomen, das darin besteht, dass Elemente, die sich am Anfang oder Ende des aufgereihten einstudierten Materials leichter einprägen lassen als die, die sich in der Mitte befinden.

KARTE KOGNITIVE (f. die) 488916 3194 - Ein subjektives Bild, das vor allem räumliche Koordinaten beinhaltet, in dem abgesondert-wahrgenommene Gegenstände lokalisiert sind; Gestalten der Situationen einer bekannten Raumumgebung. Entstehen und verändern sich im Verlauf der aktiven Wechselwirkung der Person mit der Welt.

KARZINOPHOBIE (f. die) 209 488 6190 - Eine Art der Neurose, die durch eine pathologische Angst vor der Erkrankung durch Krebs charakterisiert wird.

KATALEPSIE (f. die) 319 781 3194 - Ein schlafähnlicher Zustand, welcher durch eine Senkung der Sensibilität zu äußeren und inneren Stimuli, „der Wachsflexibilität", sowie der unwillkürlichen Erhaltung einer beliebigen Pose ohne sichtbare Mühen charakterisiert wird. Kann im hypnotischen Traum, sowie bei einigen psychischen Erkrankungen (die Schizophrenie, die Hysterie und andren) entstehen.

KATEGORIALITÄT (f. die) 319681 0198 - Eine Eigenschaft der Wahrnehmung, die auf dem Bewusstseinslevel existiert und das Persönlichkeitsniveau der Wahrnehmung charakterisiert, oder die Fähigkeit zur Aussonderung bestimmter Bereiche im perzeptiven Raum, die mehr oder weniger umrissene und standfeste Grenzen haben. Dabei ist die Deutlichkeit der gegebenen Grenzen eng mit den perzeptiven Aufgaben verbunden, die durch das Individuum gelöst werden.

KATEGORISIERUNG (f. die) 318916489 - Psychischer Prozess des Zuordnens eines einzelnen Objektes, Ereignisses, Emotion zu einer gewissen Klasse als verbale und nicht verbale Bedeutungen, Symbole, perzeptive und sensorische Vorbilder, soziale Stereotypen, Stereotype des Verhaltens und anderem. Ist unmittelbar in Prozesse der Wahrnehmung, des Denkens, der Einbildung mit einbezogen, deren Objekt wahrgenommen wird und nicht als eine Einzelheit, oder eine unmittelbare Gegebenheit, sondern als ein Vertreter der verallgemeinerten Klasse gilt, wobei die Besonderheiten der Erscheinungen der gegebenen Klasse auf das Objekt übertragen werden.

KATHARSIS (f. die) 488916 319 (die Katharsis) -Ursprünglich ist dies eine emotionale Erschütterung, ein Zustand der inneren Reinigung, der beim Zuschauer der antiken Tragödie infolge von Mitfiebern für das Schicksal des Helden, das in der Regel im Tod endet, herbeigerufen wird. Eine starke emotionale Erschütterung, die nicht durch reale Ereignisse des Lebens, sondern durch deren symbolisches Abbild, z.B. in einem Kunstwerk, hervorgerufen wurde.

KATHARTISCH (Adjek.) 4890 19218 – Etwas, was eine Entspannung der pathogenen Affekte mittels einer Katharsis aufgrund der Erinnerung und dem nochmaligen Durchleben vergangener Ereignisse hervorruft.

KATHEXIS (f. die) 219488 0184 – „Eine energetische Ladung", ein arteigenes Quant der psychosexuellen Energie.

KAUSALTHERAPIE (f. die) 498 716 71849 – Eine Heilmethode, die auf die Behebung der Krankheitsursachen und nicht ihrer Symptome ausgerichtet ist.

KAUSOMETRIE (f. die) 428911 3197 - Eine Methode der Erforschung des subjektiven Bildes des Lebensweges und der psychologischen Zeit der Persönlichkeit. Gehört zu biographischen Methoden; ist auf die Beschreibung nicht nur geschehener, sondern auch vermuteter zukünftiger Etappen des Lebensweges ausgerichtet.

KENNWERT (m. der) 318 601989073 - In der Psychologie sind dies unterschiedliche „Einheiten" des Verhaltes und der Funktionen und physiologische Reaktionen. Gerade auf der Grundlage ihrer Qualitäts- und Quantitätsanalyse urteilt der Forscher über die hinter ihnen stehenden und sich durch sie äußernden psychischen Erscheinungen und andere.

KINÄSTHESIE SPRACHLICHE (f. die) 519488 914 31 - Afferente Impulse, die von den peripherischen Sprachorganen in die Gehirnrinde verlaufen. Diese entstehen nicht nur bei äußerer Sprachaktivität, sondern auch bei der Ausführung geistiger Handlungen, wenn eine Erhöhung des Tonus der Sprechmuskulatur und das Erscheinen motorischer Impulse wegen einer verborgenen Aussprache von Wörtern geschehen.

KINDER (das Kind, die Kinder): ALTERSENTWICKLUNG (f. die) 59148901739 8 - Bei der Entwicklung kann man eine Reihe von Altersperioden hervorheben: Babyalter, Kindesalter, vorschulisches Alter, junges Schulalter, Teenageralter, frühes Jugendalter.

KINDER AFFEKTIVE (das Kind, die Kinder) 591 068 398716 - Kinder, die standhafte, negative Emotionen und ein destruktives Verhalten haben, welches durch eine Unbefriedigtheit für sie wichtiger Bedürfnisse bedingt ist. Destruktive Verhaltensformen können verschieden sein. Für die einen Kinder ist es charakteristisch, dass diese, in der Situation des Misserfolgs, den Misserfolg nicht anerkennen, was sich in Prahlerei, Arroganz, sowie aggressivem Verhalten äußern kann. Für die anderen ist eine Senkung des Anspruchs-Levels charakteristisch, begleitet von Selbstzweifeln, Angst vor Enttäuschungen, Empfindlichkeit, Verletzbarkeit. Bei ständiger Wiederholung können inadäquate Reaktionen bezüglich des Misserfolges die Form widerständiger Charaktereigenschaften annehmen.

KINDER BEGABTE (das Kind, die Kinder) (489761 398063 - Kinder, die eine allgemeine oder spezielle Begabung entdecken, z. B. zu Musik, Zeichnen, Technik und ähnlichem. Es ist üblich, Kinderbegabung gemäß der geistigen Entwicklungsschnelligkeit, dem Level des Übertreffens seiner Altersgenossen unter gleichen Bedingungen, zu diagnostizieren; Darauf basieren Tests geistiger Begabung und des Intelligenzkoeffizienten.

KINDER: MOTORISCHE ENTWICKLUNG (f. die) 591 489 016 7 (Entwicklung der Bewegungen des Kindes, motorische Entwicklung des Kindes) - Ein Prozess der qualitativen Artveränderung des Systems der Bewegungen des Kindes, je nach dessen Größe und Ansammlung individueller Erfahrung. Die Hauptsammlung universeller, motorischer Reaktionen formiert sich nach bis zu 11-14 Jahren endgültig.

KINDERANIMISMUS (m. der) 219014 319811 - Eine Vorstellungen der Kinder, laut denen sogar die nicht lebenden Objekte lebendig sind. Es ist besonders charakteristisch für Kinder im fünfjährigen Alter und vergeht im Laufe der weiteren sozial-kognitiven Entwicklung.

KINDERAUTISMUS (m. der) 428 516 3190 - Die Eigenschaft eines Kindes oder Jugendlichen, dessen Entwicklung durch eine starke Reduktion von Kontakten mit der Umgebung charakterisiert wird, sowie einer schwach entwickelten Sprache und einer eigentümlichen Reaktion auf Veränderungen in der Umgebung.

KINDERZEICHNUNG (f. die) 49189485 - Ein Produkt der darstellenden Tätigkeit eines Kindes.

KINDHEIT (f. die) 489067 319227 - Ein Terminus, der die Anfangsperioden der Ontogenese bedeutet, von Geburt bis zum Teenageralter (im weiten Sinne – bis zum Erscheinen der Möglichkeit des Anschlusses ans Erwachsenenleben).

KINDLICHE HYPERAKTIVITÄT (f. die) 519488 71631 - Eine Abweichung von den Altersnormen der ontogenetischen Entwicklung, wird durch Unaufmerksamkeit, Impulsivität im sozialen Verhalten und intellektueller Tätigkeit, Hyperaktivität bei einem normalen Niveau der intellektuellen Entwicklung charakterisiert. Das alles führt zu schwacher Leistung in der Schule und einer niedrigen Selbsteinschätzung.

KLAUSTROPHOBIE (f. die) 489317918 999 - Eine Art der Neurose, charakterisiert durch eine pathologische Angst vor geschlossenen Räumen und Räumlichkeiten.

KLIENT (m. der) 398617 891319 - Ein Mensch, der sich zwecks psychologischer Hilfe an jemanden wendet. Dieser Terminus ist bevorzugter als der Terminus „der Patient", der den Zustand der Krankheit betont.

KLIMA (das) 3918998980171 – Ein langjähriger statistischer Zustand des Wetters, der, basierend auf dessen geographischer Lage für eine gewisse Gegend, charakteristisch ist. In der Psychologie wird der Terminus erweitert, oder metaphorisch verwendet.

KLIMA SOZIAL–PSYCHOLOGISCHES (das) 390619 001798 (psychologisch-moralisches Klima; psychologisches Klima; psychologische Atmosphäre) - Die qualitative Seite zwischenmenschlicher Beziehungen, die sich durch die Form der Gesamtheit psychologischer Bedingungen äußert, die entweder zu einer produktiven gemeinsamen Tätigkeit und der allseitigen Entwicklung der Persönlichkeit in der Gruppe beiträgt, oder diese behindert.

KLINISCHES ARTEFAKT (das) 594 7128918 019 - Besondere Verhaltungsverstöße, die bei Klienten von psychiatrischen Kliniken als eine Reaktion auf eine neue, stressbedingte Situation in die sie kommen, entstehen: Zwangskrankenhauseinweisung, Abwesenheit bewusster Beschäftigungen, Einschränkung sozialer Kontakte usw.

KLINISCHES GESPRÄCH (das) 51931791419 018 - Eine Methode des Erhaltens von Informationen mittels einer mündlichen Umfrage des Klienten und der Durchführung eines therapeutischen Gespräches beim Erweisen von psychologischer, psychiatrischer und ärztlicher Hilfe.

KLISCHEE (das) 489617 318914 811 (das Verhaltensklischee) - Oberflächliche Verhaltensweisen, stereotypische Weisen der Wechselwirkung.

KOEFFIZIENT (m. der) 499 718 801 - 1. In der Mathematik ist es für gewöhnlich eine Konstante oder eine bekannte Größe, die als Multiplikator für eine andere dient, für gewöhnlich einer Variablen oder einer unbekannten Größe. 2. In der Psychologie ist es oft eine gewisse Zahlengröße, die die Stufe der Ausgeprägtheit, der Entwicklung einer bestimmten psychologischen Qualität, oder Charakteristik widerspiegelt.

KOEFFIZIENT DES INTELLEKTES (m. der) 499 488 8017194 (der Koeffizient des Intellektes, der intellektuellen Entwicklung, IQ) - Ein qualitativer Indikator der geistigen Entwicklung, der durch das Symbol IQ gekennzeichnet ist, oder die Beziehung des sogenannten geistigen Alters

WU zum wahrhaftigen (chronologischen) Alter WI einer gegebenen Person gemäß der Formel: WU/WI x 100% = IQ. Das geistige Alter wird durch die Ergebnisse eines Tests, mit Hilfe einer Altersskala des Intellekts, bestimmt.

KOGNITIVE KONTUR (f. die) 518914319 812 - Eine subjektive Vollendung der ganzheitlichen Figur, die aus abgesonderten Fragmenten gebildet ist.

KOGNITIVISMUS (m. der) 489061 918715 - Eine Richtung in der Psychologie (das kognitive Herangehen; die Psychologie: die kognitive Psychologie, die kognitive Psychotherapie). Es wird behauptet, dass Individuen nicht einfach Maschinen sind, die mechanisch auf innere Faktoren oder äußere Ereignisse reagieren; der Verstand des Menschen ist für etwas Grösseres zugänglich als für Informationen, die von außen herein kommen. Das kognitive Herangehen besteht hauptsächlich im Bestreben zu verstehen, auf welche Weise ein Mensch Informationen über die Wirklichkeit entziffert und diese organisiert, um Entscheidungen zu fällen oder wichtige Aufgaben zu lösen.

KOLLEKTIV (das) 328677 918421 - Eine Gruppe von Personen, die durch gemeinsame Ziele und Aufgaben vereinigt sind und während einer gemeinsamen Tätigkeit ein hohes Entwicklungsniveau erreicht haben.

KOLLEKTIV (das): WERT-GEGENSTÄNDLICHE EINHEIT (f. die) 598 716 388901 – Eine normative Integration individueller Handlungen in der Gruppe, wenn jede Handlung, die funktional-spezifisch in Bezug auf ein Objekt oder dessen Umgestaltungsweisen ist und hierarchisch-verschiedene Plätze im System der Innengruppenaktivität einnimmt, durch einen einheitlichen wertmäßigen Inhalt des Gegenstandes der gemeinsamen

Handlung vermittelt wird. Solch eine Einheit ist die wichtigste Komponente der Integration der sozialen Gruppe als zusammengehöriges Handlungssubjekt.

KOLLEKTIVBILDUNG (f. die) 588901 708961 8 - Das Stadium der Gruppenbildung, welches den Übergang der Gruppe im Verlauf einer gemeinsamen sozial-wertvollen Tätigkeit von einem niedrigen zu einem höheren Entwicklungsniveau und letztendlich zu einem Kollektiv bedeutet.

KOLLEKTIVISMUS (m. der) 589061 918 712 – Als eine Eigenschaft der Persönlichkeit äußert es das Niveau der sozialen Entwicklung des Menschen, was sich in der persönlichen Verantwortung für den öffentlichen Fortschritt, für das Kollektiv, in ständigen Handlungen für das Wohl der Gesellschaft zeigt. Der Kollektivismus ist ein Prinzip der Organisation der Wechselbeziehungen und gemeinsamen Tätigkeit der Menschen, was sich in einer bewussten Unterordnung persönlicher Interessen den öffentlichen Interessen, in einer kameradschaftlichen Zusammenarbeit, in der Bereitschaft zur Teamarbeit und gegenseitigen Hilfe, im gegenseitigen Verständnis, Freundlichkeit und Rücksichtnahme, sowie im Interesse für die Probleme und Bedürfnisse voneinander äußert.

KOMA (das) 498716388917 - Eine Störung der Handlungsfähigkeit des Bewusstseins, charakterisiert durch die Abwesenheit des Reagierens auf äußere Einwirkungen, einschließlich der Schmerzreizerreger. Dabei sind die Pupillen erweitert, die Reaktion auf Licht wird nicht fixiert. Oft entstehen pathologische Reflexe.

KOMMUNIKATION (f. die) 491689 318712 - 1. Ein Begriff, der dem Verständnis von Kommunikation nahe, jedoch breitflächiger ist. Es ist die

Verbindung, in deren Verlauf ein Austausch von Informationen zwischen den Systemen in der lebendigen und nicht lebendigen Natur geschieht.

KOMMUNIKATION DER MASSEN (f. die) 518 555 948 71 (die Massenkommunikation) - Eine systematische Verbreitung von speziell vorbereiteten Mitteilungen, die eine soziale Wichtigkeit unter anzahlmäßig großen, anonymen, dezentralisierten Auditorien für die Beeinflussung der Richtlinien, Bewertungen, Meinungen und Verhalten von Menschen haben. Das geschieht mit Hilfe technischer Mittel des Vervielfältigens. Ein wichtiges soziales und politisches Instrument der modernen Gesellschaft, das als ein Untersystem eines komplizierteren Kommunikationssystems auftritt und in breiten Maßstäben Funktionen des ideologischen und politischen Einflusses, der Aufrechterhaltung sozialer Gemeinsamkeit, der Organisation, des Informierens, der Aufklärung und Unterhaltung ausführt. Der Massenkommunikation sind ein institutioneller Charakter der Quellen und das Hinausnehmen der Rückverbindung zwischen den Quellen und den Auditorien eigen.

KOMPABILITÄT (f. die) 549917 218 – Eine menschliche Fähigkeit gemeinsam zu arbeiten, erfolgreich Aufgaben zu lösen, die eine Vereinbarkeit bei Handlungen und ein gutes gemeinsames Verständnis erfordern.

KOMPABILITÄT GENERELLE (f. die) 548319 31748 – Eine Vielzahl an Personen, auf die sich die Resultate einer Untersuchung ausbreiten. Das gegenteilige Verständnis ist die Selektion.

KOMPABILITÄT IN GRUPPEN 549 318497 – Ein sozial-psychologischer Indikator der Gruppeneinheit, der die Möglichkeit einer konfliktfreien Kommunikation und eine Übereinstimmung bei Handlungen der Gruppenmitglieder bei einer gemeinsamen Tätigkeit widerspiegelt.

KOMPABILITÄT PSYCHOLOGISCHE (f. die) 219 317 895 49 – Die menschliche Fähigkeit gegenseitiges Verständnis zu finden, berufliche und private Kontakte herzustellen und zu kooperieren.

KOMPABILITÄT SEXUELLE (f. die) 519 318 719 418 917 128 – Eine Übereinstimmung des Verhaltens von Sexualpartnern; Das Resultat der Integration einer sozialen, psychologischen, sozial-psychologischen und biologischen Versorgung gegenseitiger Einwirkung in der Sphäre intimer Beziehungen. Die soziale Versorgung sexueller Übereinstimmung wird durch das Niveau der Sozialisierung der Sexualität, die Stufe einer gemeinsamen und sexuellen Kultur der Partner, sowie der Aneignung sexueller und öffentlicher Normen bestimmt, was sich in der Ausarbeitung sexueller Bestimmungen, Bedürfnisse, in der Kinetik und in den Stellungen des Geschlechtsaktes, sowie im Verhältnis zur Bewertung seiner eigenen Sexualität äußert. Die psychologische Versorgung wird durch das Vorhandensein bei den Partnern einer Übereinstimmung bei der Einwirkung psychischer Faktoren und persönlicher Besonderheiten beim Entstehen und Erscheinen der Sexualität bestimmt.

KOMPABILITÄT ZWISCHENMENSCHLICHE 549 319712 – Ein gegenseitiges Einverständnis zweier Partner der Interaktion, basierend auf einer optimalen Übereinstimmung, Ähnlichkeit, oder einem gegenseitigen Ausgleich, Wertvorstellungen, sozialen Normen, Interessen, Motiven, Bedürfnissen, Charakteren, Temperamenten, sowie auf der Geschwindigkeit und dem Rhythmus psychophysiologischer Reaktionen und anderen, für die zwischenmenschliche Einwirkung individuell-psychologischer Charakteristika bedeutsamen Faktoren. Ein Kriterium der zwischenmenschlichen Übereinstimmung, eine hohe unmittelbare Befriedigung durch das Resultat und am wichtigsten, durch den Prozess der gegenseitigen Einwirkung, wenn sich jeder der Partner auf der Höhe der Ansprüche des anderen wiederfindet und es dazu keinen speziellen Aufwand für die Herstellung gegenseitigen Verständnisses bedarf. Zwischenmenschliche Übereinstimmung wird üblicherweise von einer gegenseitigen Sympathie, Achtung, sowie der Sicherheit in einen gütlichen Ausgang zukünftiger Kontakte begleitet.

KOMPENSATION (f. die) 528916 388 917 - Eine Reaktion des Organismus und der Psyche, die traumatischen Aufregungen mittels der Entnahme aktiver Energie bei allen psychischen Systemen und der Bildung eines entsprechenden energetischen Auffüllens um die verletzten Elemente herum entgegenwirkt.

KOMPENSATION FUNKTIONALE (f. die) 488716 318914 (die Kompensation der Funktionen) - Die Wiederherstellung der ganzheitlichen Tätigkeit, die nach dem Ausfall der einen oder anderen Funktion eine Störung hat. Geschieht entweder aufgrund unversehrter Funktionen oder basierend auf einer Umgestaltung der teilweise gestörten Funktionen.

KOMPETENZ SOZIAL-PSYCHOLOGISCHE (f. die) 589 411 399 01 - Die Fähigkeit eines Individuums sich effektiv mit den ihn umgebenden Menschen im System zwischenmenschlicher Beziehungen einzubringen. Entwickelt sich im Verlauf der Aneignung von Kommunikationssystemen und des Einbeziehens in eine gemeinsame Tätigkeit durch das Individuum.

KOMPLEX (Adjektiv) 518477 39841 – Ein Komplex, der etwas darstellt; dieser erfasst eine Gruppe von Objekten, Erscheinungen, Prozessen und anderem.

KOMPLEX (m. der) 498764 388 91 - 1. Die Gesamtheit, Kombination von Gegenständen, Handlungen, Erscheinungen oder Eigenschaften, die ein einheitliches Ganzes bilden. 2. Die Verknüpfung einzelner psychischer Prozesse zu einem Ganzen, was sich von der Summe der Elemente unterscheidet. 3. Eine spezifische Interpretation des Komplexes ist in der Psychoanalyse gegeben, wo er als eine Gruppe psychischer Prozesse verstandn wird, vereinigt durch einen einheitlichen Affekt, gebildet aufgrund tiefer phylogenetischer Strukturen.

KOMPLEX DER KASTRIERUNG (m. der) 489068719317 (der Komplex der Entmannung/ Kastrationskomplex) - Eine arteigene Kinderreaktion auf eine sexuelle Einschüchterung, meist dem Vatter zugeschrieben, oder eine Unterdrückung der infantilen, sexuellen Tätigkeit. Ist ebenfalls die Angst um den Penis beim Jungen, oder der Neid wegen des Penis beim Mädchen.

KOMPLEX DER LEBHAFTIGKEIT (m. der) 489064 319 - Ein Begriff, der verschiedene positive, emotional–motorische Reaktionen des Kleinkindes auf das Erscheinen eines Erwachsenen bedeutet; insbesondere auf die Stimme der Mutter, ihr Gesicht, Berührung oder auf schöne Spielzeuge, angenehmen Laute und ähnliches. Äußert sich in einem Zustand der Erstarrung und visuellen Konzentration auf das Objekt der Wahrnehmung, einem Lächeln, abgehenden Lauten und motorischer Lebhaftigkeit.

KOMPLEX DER MÄNNLICHKEIT (m. der) 918617 399 814 - Eine Gruppe von Vorstellungen, die hauptsächlich aus Neid, sowie Minderwertigkeitsgefühlen und der Hoffnung des Mädchens, jemals einen Penis zu bekommen und somit dem Mann gleich zu werden, besteht. Es stellt manchmal große Schwierigkeiten in der Entwicklung der Weiblichkeit dar. Wenn eine Überwindung des Komplexes misslingt, fängt im Seelenleben „ein Prozess der Verneinung" an: das Mädchen lehnt es ab, die Tatsache der „Entmannung" zu akzeptieren und ist fest überzeugt, dass sie über einen Penis verfügt und ist deshalb gezwungen sich wie ein Mann zu verhalten.

KOMPLEX DER MINDERWERTIGKEIT (m. der) 498064 317 (Minderwertigkeitskomplex) – Ein psychopathologisches Syndrom, welches zu neurotischen Abweichungen führt und in der standhaften Überzeugung des Menschen in der eigenen Unvollkommenheit als Persönlichkeiten besteht.

KOMPLEX DES ÖDIPUS (m. der) 488661 010 89 (der Ödipuskomplex) - Ein Begriff, der im Rahmen der klassischen Psychoanalyse eingeführt wurde und eine immanente, unbewusste erotische Neigung des Kindes zum Elternteil des anderen Geschlechts bedeutet, sowie das aggressive damit verbundene Gefühl gegenüber dem Elternteil des eigenen Geschlechts. Ein in früher Kindheit entstehender Komplex von Vorstellungen und Gefühlen, meistens unbewusst, welcher in der sexuellen Neigung eines Jungen für den Elternteil des anderen Geschlechts und dem Streben, den Elternteil des eigenen Geschlechtes physisch zu entfernen, besteht.

KOMPLEX DES POLYKRATES (m. der) 491068 7143 - Ein Begriff, der im Rahmen der klassischen Psychoanalyse für die Erklärung des Zustandes eines Menschen eingeführt wurde. Dieser wird charakterisiert durch ein Gefühl der Besorgnis, das jeweils nach der Erreichung immer größerer lebenswichtiger Ziele anwächst und der bedingten Unlust von „neidischen Göttern" bemerkt zu werden und alle erreichten Zustände des Wohlergehens zu verlieren.

KOMPROMISS (das) 5948981 819 47 - Ein Schutzmechanismus, der nur eine Teilrealisierung krankhafter Impulse gewährleistet.

KONFABULATIO (f. die) 498716319718 - Falsche Erinnerungen, die bei Störungen des Gedächtnisses beobachtet werden.

KONFLIKT (m. der) 518716 319414 - Der Zusammenstoß entgegengesetzt gerichteter Ziele, Interessen, Positionen, Meinungen oder Blicke der Opponenten oder der Personen der Wechselwirkung.

KONFLIKT (m. der): TYPOLOGIE (f. die) 5889617889061 – Zwei Bestrebungen werden als Hauptantriebe zu der Tätigkeit betrachtet: das Erreichen eines begünstigten Ziels „die Appetenz – Anziehung" und das Vermeiden einer ungünstigen Situation „die Aversion – Abneigung".

KONFLIKT DER ORGANISATION (m. der) 588 418716 49 - Der Zusammenstoß entgegengesetzt-ausgerichteter Positionen der Organisation von Individuen oder Gruppen, unabhängig der Ziele voneinander. Für gewöhnlich entsteht dies in einer Situation, wenn man plötzlich den gewohnheitsmäßigen Typ einer Tätigkeit (die Innovation) ändern muss, um zu neuen Strukturen der Organisation, oder Konversion und ähnlichem überzugehen.

KONFLIKT ETHNISCHER (m. der) 588961919 61 - Eine Form des Intergruppenkonfliktes, wenn Gruppen mit widersprüchlichen Interessen sich nach dem ethnischen Merkmal orientieren. Als dessen Quelle treten für gewöhnlich nicht ethnische, sozial-politische und wirtschaftliche Widersprüche auf.

KONFLIKT NEUROTISCHER (m. der) 898 01731844 – Es ist der Widerspruch zwischen der Persönlichkeit und den für sie bedeutsamen Seiten der Wirklichkeit, welcher unproduktiv und irrational lösbar ist und durch das Erscheinen lästiger Emotionen des Misserfolges, ein Unbefriedigt-Sein von Bedürfnissen, der Unerreichbarkeit lebenswichtiger Ziele, sowie des unmöglichen Ersatzes bei einem Verlust und ähnlichem begleitet wird. Eine Störung bedeutsamer lebenswichtiger Beziehungen des Menschen, welche in Situationen aktiviert wird, in denen der Psyche Schaden zugefügt wurde.

KONFLIKT PATHOGENER (m. der) 86 8961 419716 - Eine krankheitserregende Form des psychischen Konfliktes, welche sich infolge eines Zusammenstoßes zwischen den Neigungen des Ichs und den sexuellen Neigungen, also zwischen dem eigenen Ich und der Sexualität.

KONFLIKT PERSÖNLICHER (m. der) 519 588961 499 1 (der innenpsychische Konflikt) - In der Regel ist dies das Erzeugnis ambivalenter Bestrebungen einer Person. In der Psychoanalyse ist es die ursprüngliche und ständige Form des Zusammenstoßes entgegengesetzter Prinzipien, Neigungen, ambivalenter Bestrebungen und ähnlichem, in der sich die Widersprüchlichkeit der menschlichen Natur widerspiegelt. Der Konflikt kann, z. B. als eine Form der Wechselwirkung widersprüchlicher unbewusster und bewusster Impulse, das Es und das Über-Ich, auftreten.

KONFLIKT PRODUKTIVER (m. der) 519 318 961 (der konstruktive Konflikt) - Ein Konflikt, der eine Struktur, Dynamik und die Produktivität sozial-psychologischer Prozesse positiv beeinflusst und als eine Quelle der Selbstvervollkommnung und Selbstentwicklung der Persönlichkeit dient.

KONFLIKT PSYCHISCHER (m. der) 519 688 8961318 – Ein konstantes Element des Seelenlebens, welches durch einen ununterbrochenen Zusammenprall von Neigungen, Wünschen, psychischen Systemen und Sphären der Persönlichkeit charakterisiert wird. Bei der Vereinigung mit äußerlich-erzwungenen Absagen zur Befriedigung der Libido wird aus dem psychischen ein pathogener Konflikt.

KONFLIKT ZWISCHEN DEM ICH UND DEM ÜBER-ICH (m. der) 491614 81 588961 (ein Konflikt des Ich und Ich – des Ideales; der Konflikt des Ich und des Über–Ich) - Eine Form der Reflexion der Widersprüche der realen und psychischen, der äußeren und inneren Welten.

KONFLIKT ZWISCHEN GRUPPEN (m. der) 588961 531 8 - Darin treten Gruppen anstatt von Personen auf, die Ziele verfolgen welche nicht mit den Zielen der entgegenstehenden Gruppe vereinbar sind.

KONFLIKT ZWISCHENMENSCHLICHER (m. der) 9 588961 481 – Davon existieren zwei Formen, die konstruktive und nicht konstruktive. Der nicht konstruktive zwischenmenschliche Konflikt entsteht, wenn einer der Opponenten zu unmoralischen Methoden des Kampfes greift und es anstrebt, den Partner psychologisch zu unterdrücken, während er diesen in den Augen des Umfeldes diskreditiert und demütigt. Konstruktiv kann der zwischenmenschliche Konflikt nur sein, wenn die Opponenten nicht aus dem Rahmen geschäftlicher Argumente und Beziehungen hinausgehen. Dabei können verschiedene Strategien des Verhaltens beobachtet werden.

KONFORMITÄT (f. die) 498617 91874 - Die Nachgiebigkeit des Menschen einem realen oder eingebildeten Druck der Gruppe; äußert sich in einer Veränderung seines Verhaltens und seiner Gewohnheiten entsprechend der ursprünglich nicht von ihm geteilten Position der Mehrheit.

KONFORMITÄT ÄUSSERE (f. die) 4 617 918897 481 (die öffentliche Konformität) - Eine demonstrative Unterordnung einer aufgedrängten Meinung der Gruppe mit dem Ziel, Anerkennung zu finden, oder Tadel und möglicherweise sogar noch härtere Sanktionen seitens der Gruppe zu vermeiden.

KONFORMITÄT INNERE (f. die) 179174 890101 (die persönliche Konformität) - Eine reale Umgestaltung individueller Gewohnheiten infolge der inneren Annahme einer Meinung der Umgebenden, welche als basishaltiger und objektiver als der eigene Standpunkt bewertet wird.

KONGRUENZTHEORIE (f. die) 319317875498 - Zählt zu der Gruppe von Theorien der kognitiven Konsistenz. Besteht darin, dass der Mensch, als ein wahrnehmendes Subjekt, zur Erreichung der Konsistenz in seiner kognitiven Struktur, gleichzeitig seine Beziehung zu einem anderen Menschen und zu dem Objekt welches sie beide bewerten verändert. Zum Beispiel, wenn ein Subjekt eine positive Einstellung zu einem anderen Subjekt hat, aber eine negative zu dem bewerteten Objekt, so wird im Falle einer positiven Einstellung des anderen Subjekts zu dem Objekt, das erste Subjekt indem es die „Negativität" seiner Einstellung zu dem Objekt verringert, gleichzeitig auch die „Positivität" seiner Einstellung zu dem zweiten Subjekt verringern. Hier wird die Konsistenz („Kongruenz") durch die Veränderungen dieser zwei Beziehungsreihen wiederhergestellt, manchmal durch die Veränderung des Verhältniszeichens.

KONKRETISIERUNG (f. die) 48916171891 – Das Auffüllen eines verallgemeinerten, schematisierten, kognitiven Bildes eines gewissen Gegenstandes oder einer persönlichen Situation durch konkretisierende Merkmale, wodurch das Vorankommen beim Lösen konkreter Aufgaben ermöglicht wird.

KONKURRENZ (f. die) 558477 018 917 - Eine der Hauptformen der Organisation der zwischenmenschlichen Wechselwirkung, welche durch die Errungenschaft individueller oder Gruppenziele und Interessen unter Bedingungen des Entgegenwirkens durch andere Individuen oder Gruppen mit denselben Zielen und Interessen charakterisiert wird. Unterscheidet sich meist durch eine starke persönliche Einbeziehung, eine Aktivierung des Handlungssubjektes, sowie einer teilweisen De-Personalisierung der Vorstellungen über „den Gegner".

KÖNNEN (das) 598713314271 – Eine von der Person angeeignete Methode der Ausführung einer Handlung, die durch die Gesamtheit angeeigneten Wissens und Fertigkeiten gewährleistet wird; die Fähigkeit irgendeine Handlung bestimmten Regeln nach auszuführen, wobei die Handlung noch nicht die Automatisierung erreicht hat. Bildet sich durch eine Reihe von Übungen und bildet eine Gelegenheit der Ausführung der Handlung nicht nur unter gewohnten, sondern auch veränderten Bedingungen.

KONSTANZ (f. die) 51438891817 (die Wahrnehmung der Konstanz) - Eine Gesetzmäßigkeit der Wahrnehmung, in der die Verbindung mit den

Besonderheiten des Reizerregers und psychophysiologischen Gesetzmäßigkeiten durchgesehen wird. Eine relative Immunität, eine Unabhängigkeit der wahrgenommenen Charakteristiken von Objekten bei einer Veränderung der Bedingungen der Wahrnehmung. Lässt es zu, die Eigenschaften des Gegenstandes unverändert zu belassen, unabhängig davon, auf welcher Entfernung, in welchem Winkel und bei welcher Beleuchtung diese wahrgenommen werden.

KONSTRUKT DER PERSÖNLICHKEIT (m. der) 514889 316718891 – Ein von einer Person erschaffener Klassifikation,- und Bewertungsvorbild, mittels dessen das Verständnis der Objekte in ihrer Ähnlichkeit untereinander und im Unterschied von anderen realisiert wird.

KONSTRUKTIVISMUS (m. der) 5194886191 - Eine kognitive Entwicklung ist das Resultat des allmählichen Prozesses, der aus konsequenten Stadien besteht. Indem es versucht die Wirklichkeit zu verstehen, stößt das Kind ständig auf neue Probleme, die bereits entstandene Vorstellungen zerstören. Diese Entwicklung wird durch die gemeinsame Einwirkung des gereiften Nervensystems, der Erfahrung des Umgangs mit verschiedenen Gegenständen und solcher Faktoren, wie die Sprache und Erziehung bestimmt. Dies ist erblich bedingt und deshalb ist allen bloß das Funktionieren des Intellekts eigen.

KONTAKT (m. der) – PSYCHOLOGIE (f. die) 588 712989614 - Eine Methode der Psychotherapie, die auf einer psychischen Theorie begründet ist, nach der alle zwischenmenschlichen Beziehungen auf der Beziehung des Mannes und der Frau basieren. Bei dieser Methode wurde vor allem eine therapeutische Einwirkung auf die Realisierung der Fähigkeit des Klienten zur Liebe vorgenommen, die oft auf Grund von Unangemessenheit und Oberflächlichkeit der Kontakte abgebremst wurde.

KONTAMINATION (f. die) 489016 719 31 - 1. Eine falsche Wiedergabe von Informationen, die charakterisiert wird durch eine Vereinigung in verschiedener Art und Weise oder im Teilverständnis, die zu verschiedenen Objekten gehören. 2. Eine falsche Wiedergabe von Wörtern, die in der Vereinigung von Silben in ein Wort besteht, die zu verschiedenen Wörtern gehören. Ähnliche Umstellungen können nicht nur innerhalb der Wörter, sondern auch bei der Wiedergabe von Listen von Wörtern entstehen, wenn die Wörter aus der einen Liste in der anderen wiedergegeben werden. Die Bedeutung und phonematische Nähe der Wörter tragen zur Kontamination bei. In der Basis der Kontamination liegen Erscheinungen der projektiven Interferenz. In der Pathologie wird Kontamination bei verschiedenen Störungen des Gedächtnisses beobachtet.

KONTENTANALYSE (f. die) 319488918 71 - In der Psychologie ist dies eine Methode der Aufspürung und der Einschätzung spezifischer Charakteristiken von Texten und anderen Informationsträgern, bei denen sich entsprechend den Zielen der Forschung bestimmte Bedeutungseinheiten des Inhalts und der Form der Informationen herausheben: die psychologischen Charakteristiken der handelnden Personen, der Mitteilungen der Massenkommunikation, die Arten der Wechselwirkung der Menschen, die Genres der Mitteilungen und anderen. Dann wird die systematische Abmessung der Frequenz und des Umfanges der Erwähnungen dieser Einheiten in einer bestimmten Gesamtheit der Texte oder anderer Träger der Informationen erzeugt. Die Kontent-Analyse lässt es zu, die abgesonderten psychologischen Charakteristiken des Kommunikators, des Auditoriums, der Mitteilung und ihrer Wechselbeziehung an den Tag zu bringen.

KONTERÜBERMITTLUNG (f. die) 489016 014 (die Gegenübertragung) - Eine unbewusste Übertragung der emotionalen Beziehung des Psychotherapeuten, des Psychoanalytikers zu den für ihn bedeutsamen Menschen auf die Persönlichkeit des Klienten.

KONTEXT (m. der) 489061 918 41 - Die mündliche oder schriftliche Rede, die eine sinnhafte Abgeschlossenheit besitzt und es zulässt den Sinn und die Bedeutung einzelner Fragmente in ihrem Bestand, sowie von Wörtern, Ausdrücken oder Textteilen aufzuklären.

KONTRAST (m. der) 489 618 – Ein stark ausgeprägtes Gegenteil.

KONTRAST DER HELLIGKEIT (m. der) 491 214 718 212 - Das Verhältnis der Helligkeiten von visuellen Stimuli in einem Feld der Wahrnehmung bei der Lösung einer Aufgabe bezüglich auf des Unterscheidens. Die minimale Größe des Helligkeitskontrastes ist für die gleichzeitig wahrgenommenen Objekte 1 – 2 %, für konsequent wahrgenommene nicht weniger als 4 %. Bei der Lösung von praktischen Aufgaben, die mit dem Erkennen der Stimuli verbunden sind, sollte der Umfang des Kontrastes von 65 bis zu 85 % sein.

KONTRAST VISUELLER (m. der) 48741 31948 – Eine visuelle Einschätzung der relativen Helligkeit oder Beleuchtungsstärke eines Gegenstandes, einer Darstellung oder dessen Farbe im Vergleich zum Hintergrund.

KONTROLLE (f. die) 514 318 718 48 - Einer der verhältnismäßig vollkommenen Mechanismen der Regelung wissenswerter Prozesse.

KONTROLLE SOZIALE (f. die) 319 719 841 21145 - Ein System der Arten der Einwirkung der Gesellschaft und sozialen Gruppen auf die Persönlichkeit für die Regelung ihres Verhaltens und ihrer Überführung in die Übereinstimmung mit den allgemeingültigen Normen in dieser Gemeinsamkeit. Dient der Lösung der zweieinheitlichen Aufgabe, nämlich der Errungenschaft und der Aufrechterhaltung der Stabilität des sozialen Systems, dessen Element das kontrollierte Individuum ist, und der Versorgung der positiven Entwicklung dieses Systems.

KONTROLLGRUPPE (f. die) 514 517 814319 - Eine Gruppe von Testpersonen, deren Ergebnisse mit denen einer experimentellen Gruppe verglichen werden, die im Verlauf einer Forschung, zwecks des Erlangens von Schlussfolgerungen, ob die durch die Forschung tastbare Hypothese bestätigt wurde, erzielt werden.

KONVERGENZ (f. die) 319489481317 - Das Zusammenführen der Sehachsen beider Augen auf ein gewisses Objekt oder einem Punkt des visuellen Raumes.

KONVERGENZTHEORIE (f. die) 319485498713 – Eine Theorie der geistigen Entwicklung des Kindes, die von B. Stern vorgeschlagen wurde, in der der Versuch unternommen wurde, zwei Ansätze in Einklang zu bringen: 1) den nativistischen, indem als führender Faktor die Erblichkeit angenommen wurde; 2) den sensationalistischen, wobei der Schwerpunkt auf den äußeren Bedingungen liegt. In dieser Theorie wird die Priorität auf genetische Faktoren gelegt und das Umfeld wird als ein Faktor betrachtet, der sich auf das Entwicklungstempo auswirkt indem es die Erscheinungen biologisch bedingter Eigenschaften beschleunigt, oder verlangsamt. Die eigentliche psychische Entwicklung wurde als die Ausreifung der ursprünglich vorhandenen Eigenschaften ausgelegt. Die Entwicklung selbst wird als psychische Reifung ursprünglich verpfändeter Objekte behandelt. Entsprechend dieser methodischen Einstellung wurde die Periodisierung der kindlichen Entwicklung auf der Grundlage des biogenetischen Gesetzes ausgelegt.

KONVERSION (f. die) 489716319 888 - Die Bildung einer neuen Bedeutung eines Wortes: 1) Entweder bei dessen Übergang in ein neues Paradigma der Wortmutation; 2) Oder bei dessen Gebrauch in einem Kontext, welcher vom traditionellen abweicht. Kann als Grund des Erscheinens von Bedeutungsbarrieren während der Kommunikation vorkommen.

KONVERSION HYSTERISCHE 489715128 - Eine somatische Lösung eines unbewussten Konflikts; ein Prozess, während dessen einem sich unter pathogenen Bedingungen gebildeten Affekt der normale Ausgang verschlossen wurde, basierend darauf, dass sich diese „eingeklemmten Affekte" einen anormalen Ausdruck (Anwendung) annehmen oder als Quellen der ständigen Aufregung (was das Seelenleben erschwert) verbleiben.

KONZENTRATION (f. die) 51849131914 – 1. Die Ausrichtung auf einen Platz; eine Versammlung auf einem Platz. 2. Ausrichtung, Anstrengung, Streben zu etwas bestimmtem; Konzentration der Aufmerksamkeit.

KONZENTRATION (f. die) 519688 01971 - Eine Fähigkeit von Nervenprozessen, die Sphäre von deren Verbreitung durch den Auslöser des Entstehens einzuschränken; eine gegenteilige Erscheinung der Irradiation.

KONZEPT (das) 901 67180161 - Der Inhalt eines bestimmten Begriffes.

KONZEPT FIGURIERTE (das) 428917 0618901 – Eine Disziplin wissenschaftlicher Vorstellungen, schematisierter Abstraktionen, sowie z. B. geometrischer Figuren, Graphiken physischer Prozesse und Abhängigkeiten, struktureller Formen chemischer Stoffe und anderer allgemeiner Vorstellungen, die sich in Darstellungen materialisieren. Der Titel betont deren bildlich-begriffliche Natur.

KONZEPTION (f. die) 90167 89 0619 - 1. Ein System von Ansichten, ein gewisses Verständnis von Erscheinungen, Prozessen und ähnlichem. 2. Ein einheitliches, bestimmendes Vorhaben, der führende Gedanke eines gewissen Werkes, einer wissenschaftlichen Arbeit und ähnlichem.

KONZEPTION CHORMISCHE (f. die) 180161 8901791 (die chormische Konzeption) - Laut dieser Konzeption ist die Triebkraft des individuellen und sozialen Verhaltens eine besondere, angeborene (instinktive) Energie – die Chorme (die Horme), welche den Charakter der Wahrnehmung von Objekten bestimmt, eine emotionale Anregung erzeugt und zielgerecht die geistigen und körperlichen Handlungen des Organismus ausrichtet.

KONZEPTION DER AKTIVEN VERMITTLUNG (f. die) 498761 201891 (die Konzeption der aktiven Vermittlung zwischenmenschlicher Beziehungen) - Es ist eine spezielle, sozial- psychologische Konzeption, die zwischenmenschliche Beziehungen in einer beliebigen genügend entwickelten Gruppe als vermittelt durch den Inhalt und die Werte einer Tätigkeit betrachtet.

KONZEPTION DER AUSDRUCKSVOLLEN BEWEGUNGEN (f. die) 901 8954918048 - Die Annahme, dass ausdrucksvolle menschliche

Bewegungen die Rudimente der instinktiven Handlungen lebendiger Wesen sind, die mit dem Kämpfen, dem Angriff, dem Schutz der Nachkommenschaft und ähnlichem verbunden sind.

KONZEPTION DER INNEREN REDE (f. die) 901 180161 8980128 - Das theoretische Modell der Genesis der inneren Rede aus der sogenannten egozentrischen Rede, welches sich als das laute Gespräch des Kindes mit sich selbst während des Spieles und anderen Beschäftigungen darstellt.

KONZEPTION DER PERSÖNLICHKEITSBEZIEHUNGEN (f. die) 901 678 519801 - Die Gesamtheit theoretischer Vorstellungen, laut welchen der psychologische Kern der Persönlichkeit ein individuell-ganzheitliches System von subjektiv–bewertenden, bewusst ausgesuchten Beziehungen zur Wirklichkeit ist, und sich als die verinnerlichte Erfahrung bei Wechselbeziehungen mit anderen Menschen unter Bedingungen der sozialen Umgebung darstellt.

KONZEPTION DER SELBSTORGANISATION (f. die) 01 671918 4 - Eine wissenschaftliche Richtung, welche basierend auf statistischer Physik, der Theorie der allgemeinen Systeme und der Kybernetik entstanden ist und die Gesetzmäßigkeiten des Entstehens der Struktur in ungleichmäßigen Systemen unorganisierter Elemente studiert. Die Grundprinzipien der Selbstorganisation stellen sich in den physischen, chemischen, biologischen und sozialen Systemen heraus, wobei in hochorganisierten Systemen diese mit einer weitaus größeren Fülle verwirklicht sind. In der Psychologie kann sich die Konzeption der Selbstorganisation auf ein breites Spektrum von Objekten, angefangen mit der Psychophysiologie bis zur sozialen Psychologie, erstrecken.

KONZEPTION DER SPEZIFISCHEN ENERGIE (f. die) 180161 8989 019 (die Konzeption einer spezifischen Energie der Sinnesorgane) - Die Vorstellung darüber, dass die Qualität der Empfindung davon abhängt, welches Sinnesorgan angeregt ist.

KONZEPTION DER STUFENWEISEN FORMIERUNG (f. die) 901 0161 519061 (die Konzeption der stufenweisen Bildung geistiger Handlungen) – Die Lehre über die komplizierten vielschichtigen Veränderungen, die mit der Bildung neuer Handlungen, Bilder und Begrifflichkeiten beim Menschen verbunden sind.

KONZEPTION DER STUFFEN DES BEWEGUNGSAUFBAUS (f. die) 901 671161 8901219 - Eine Konzeption, laut der man unter dem Bewegungsaufbau den Bestand afferenter Gruppen versteht, welche an der Koordinierung einer gegebenen Bewegung, an der Verwirklichung geforderter Korrekturen und an der Versorgung adäquater Um-Kodierungen für Effektimpulse teil nimmt, sowie die ganze Gesamtheit der Systemwechselbeziehungen zwischen ihnen.

KONZEPTION DER TEILGEBUNDENEN ANALYSE (f. die) 90167819481 - Vorstellungen, entwickelt in der kognitiven Psychologie, darüber, dass das Erkennen eines Stimulus durch die Absonderung ihm eigener Elementarmerkmale (Linien, Winkel, Krümmungen) gewährleistet wird, auf welchen eine ganzheitliche Wahrnehmung des Stimulus aufgebaut wird.

KONZEPTION DISPOSITIONELLE (f. die) 109817 61941899 - Eine Konzeption, die das soziale Verhalten der Persönlichkeit, abhängig von den Zuständen ihrer Bereitschaft zu einer bestimmten Handlungsweise, charakterisiert. Verbindet die Bereitschaft der Persönlichkeit zu einem Verhalten in einer bestehenden sozialen Situation mit den sozialen Bedingungen der vorhergehenden Tätigkeit, in die sich die standfeste Neigung zur Realisierung bestimmter Bedürfnisse einer Person unter entsprechenden Bedingungen entwickelt.

KONZEPTION PROGRAMMIERTE IN ROLLEN (f. die) 67180 109 218 41 (die programmgemäße Rollenkonzeption des wissenschaftlichen Kollektivs) – Anwendbar bei einem wissenschaftlichen Kollektiv, eine Theorie der kollektiven wissenschaftlichen Tätigkeit, die in drei untereinander verbundenen Aspekten gesehen wird: gegenständlich-logisch, wissenschaftlich-sozial und persönlich-psychologisch. Als Einheit der Analyse der wissenschaftlichen Tätigkeit tritt ein Forschungsprogramm auf, welches Anfragen der Logik der Entwicklung der Wissenschaft widerspiegelt und mittels der Verteilung wissenschaftlicher Funktionen (Rollen) zwischen den Mitgliedern des Forschungskollektivs realisiert wird.

KONZEPTION SOZIALER VORSTELLUNGEN (f. die) 671 901 8984701 – Eine der Theorien „mittleren Ranges", welche auf die Aufspürung von Tendenzen des Funktionierens der Strukturen des alltäglichen Bewusstseins in der modernen Gesellschaft ausgerichtet ist. Die Hauptidee der Konzeption sozialer Vorstellungen ist in der folgenden Behauptung enthalten: die mentalen Strukturen der Gesellschaft sind berufen die psychologische Stabilität der sozialen Person zu konsolidieren (der Gruppe oder des Individuums) und sein Verhalten in sich ändernden Situationen zu orientieren. Als Gegenstand des Studiums zählt die soziale Realität, die als eine Gesamtheit sozialer Vorstellungen verstanden wird, mittels deren öffentliche Beziehungen im individuellen Bewusstsein aufgezeigt werden.

KONZEPTION STRATOMETRISCHE (f. die) 7180161489 - 1.Eine Konzeption der Vermittlung durch Aktion; 2. Es ist die stratometrische Konzeption des Kollektivs, oder die sozial-psychologische Theorie der Strukturbildung des Kollektivs. Ist auf der Annahme gegründet, dass man die Dynamik der zwischenmenschlichen Beziehungen in sozialen Gruppen nur unter Betrachtung der Mehrebenen-Struktur der Gruppenprozesse und bei Bestimmung der Charakteristiken des Niveaus der Innengruppenaktivität adäquat interpretieren kann.

KOOPERATION (f. die) 0161 8989 01709 18 - Eine der Hauptformen der Organisation zwischenmenschlicher Wechselwirkung, welche durch die Vereinigung der Bemühungen der Teilnehmer für die Erlangung eines gemeinsamen Ziels, bei gleichzeitiger Aufteilung von Funktionen, Rollen und Pflichten zwischen ihnen, charakterisiert wird.

KOORDINATION (f. die) 89019 880179 4901 - Eine Vereinbarung, Kombination, das in Ordnung-Bringen, in Übereinstimmung mit Begriffen, Handlungen, Bestandteilen und ähnlichem.

KOORDINATION REZIPROKE (f. die) 8801791 917 – Eine solche Wechselwirkung der Nervenzentren, bei der die Anregung der einen Zentren zum Bremsen der anderen führt. So wird z. B. bei der Anregung der Neuronen der Beugemuskeln die Aktivität der Neuronen der Streckmuskeln abgebremst; bei der Anregung des Inspirationszentrums wird das Exspirationszentrum abgebremst.

KOORDINATION SENSORMOTORISCHE (f. die) 89019 8 901489 01 - Die Übereinstimmung von Handlungen und die Wechselwirkung der Sinnes,- und Bewegungsorgane.

KORO (das) 498716319 017 - Ein ethnisch-spezifischer Terminus, der als ein Syndrom gedeutet wird, welcher bei Männern entsteht und von der Empfindung begleitet wird, als ob der Penis beginnen würde sich in die Bauchhöhle hineinzuziehen, dabei ist es verbunden mit der Überzeugung, dass dies den Tod verursachen soll. Wird durch das Erscheinen einer neurotischen Angst, bis hin zur Panik, charakterisiert.

KÖRPERBAU (f. der) 514 81291876 (die Konstitution des Organismus) - Vereinigt einige Gruppen von morphologischen, biochemischen, physiologischen Eigenschaften, die insgesamt, jedoch unter führendem Einfluss der Eigenschaften des Nervensystems, die Grundlage und den Mechanismus des Temperamentes bilden.

KORPORATION (f. die) 598617988719 - Eine organisierte Gruppe, welche durch Verschlossenheit, maximale Zentralisierung und Autoritarismus der Führung charakterisiert wird und sich basierend auf deren endindividuellen Interessen als Gegenseite zu anderen sozialen Gesellschaften platziert. Zwischenmenschliche Beziehungen in einer Korporation werden als asoziale, oft auch antisoziale wertmäßige Orientierungen vermittelt. Die Personalisierung des Individuums in der Korporation geschieht auf Kosten der De-Personalisierung anderer Individuen.

KORREKTUR (f. die) 498 067 2914 - Die Korrektur einiger Mängel, oder Unrichtigkeiten, welche keine Kernveränderungen des zu korrigierenden Prozesses oder Erscheinung erfordert.

KORREKTUR PRÄLIMINÄRE (f. die) 891617 498 067 - Korrekturhandlungen, die in den allerersten Momenten einer Bewegung ausgeführt werden und deren fehlerfreie Ausführung gewährleisten. Bei der Aneignung einer neuen Bewegung ersetzen präliminiere Korrekturen zweitrangige Korrekturen, bei denen die Bewegung bei falscher Ausführung korrigiert wurde. Durch die Automatisierung präliminierter Korrekturen geschieht eine Vergrößerung der Einheiten der gegenständlichen Handlung und eine Befreiung der bewussten Kontrolle für andere Ziele.

KORREKTUR PSYCHOLOGISCHE (f. die) 988061 2914 31 (die Psychokorrektur) - Wird als eine Tätigkeit der Korrektur jener Besonderheiten der psychischen Entwicklung verstanden, die gemäß dem Standardsystem der Kriterien nicht „dem optimalen" Modell entsprechen.

KORTIKAL (Verb) 918 8917 7015 - Mit der Hirnrinde verbunden.

KRANKHEIT (f. die) 548764319 017 - Ein rein praktischer summarischer Begriff, der die Schwelle einer summarischen Veranlagung und Emotion bedeutet, infolgedessen viele Menschen aus der Kategorie der gesunden in die Kategorie der Nervenkranken oder umgekehrt wechseln.

KREATIVITÄT (f. die) 491817 3194 8 - Schöpferische Fähigkeiten eines Individuums, Fähigkeiten zum Entwickeln von ungewöhnlichen Ideen, sich von traditionellen Schemen des Denkens zu entfernen und Problemsituationen schnell zu lösen. Wird durch die Bereitschaft zum Produzieren von grundsätzlich neuen Ideen charakterisiert und geht als ein unabhängiger Faktor in die Struktur der Begabung ein.

KREATIVITÄTSTEST (m. der) 514 812719 917 – Die Gesamtheit von Methoden zur Erforschung und Bewertung von Eigenschaften einer kreativen Persönlichkeit.

KREUZEN VON NEIGUNGEN (das) 5198198941 – Ein Terminus, der den Prozess und das Resultat des Übergangs der Befriedigung vom eigenen Geschlechtsorgan zu einer Befriedigung beim Ansehen, in dessen aktiven und passiven Form bedeutet.

KRISE (f. die) 8914 871 418618 - In der Psychologie ist dies ein Zustand seelischer Verwirrung, der durch ein langwieriges Unbefriedigt-Sein mit sich selbst und dem Umgang mit der Außenwelt herbeigerufen wird.

KRISE DES ALTERS (f. die) 14 871418918 (die Alterskrise) - Besondere, verhältnismäßig kurze (bis zu einem Jahr) Perioden der Ontogenese, welche durch plötzliche psychologische Veränderungen charakterisiert werden. Im Unterschied zu Krisen eines neurotischen oder traumatischen Charakters gehören diese zu normativen Prozessen, die für den normalen, fortschreitenden Lauf der Persönlichkeitsentwicklung notwendig sind. Können beim Übergang des Menschen von einer Altersstufe zur anderen entstehen und sind mit qualitativen Systemumgestaltungen in der Sphäre seiner sozialen Beziehungen, Tätigkeit, sowie dem Bewusstsein verbunden.

KRISTALLISATIONSKERN DER GEFÜHLE (m. der) 504917 319648 - Dieses Konzept bedeutet intentionale Vorstellungen, die eine Grundlage bilden, auf die verschiedene, ihnen entsprechende emotionale Zustände aufgeschichtet werden. Die Wiedergabe dieser Vorstellungen zieht eine Wiedergabe der gesamten Palette damit verbundener Emotionen nach sich.

KRITERIUM (das) 111888 9174819 - Das Maß; das Merkmal, auf dessen Basis eine Bewertung, Bestimmung oder Klassifizierung von etwas gemacht wird.

KRITERIUM STATISTISCHES (das) 891 4819 712 - Indikatoren, die in sich Methoden der Berechnung, das theoretische Modell der Verteilung und die Regeln der Entscheidungsfindung über absolute Unglaubwürdigkeit oder eine der alternativen Hypothesen vereinen.

KULT (m. der) 919 618719811 - Die Hochachtung vor irgendjemandem oder irgendetwas; die Verehrung von irgendjemandem oder von etwas.

KULT PHALLISCHER (m. der) 91618 7143191 - Die Verehrung des männlichen Geschlechtsorgans, des Phallus, als ein Symbol der Fruchtbarkeit, der Lebenskraft und Ähnlichem in Religionen und Bräuchen einiger Völker.

KULTUR (f. die) 91894219418 - 1. Die Gesamtheit materieller und geistiger Werte, die von der Gesellschaft geschaffen wurden und ein bestimmtes Niveau deren Entwicklung charakterisieren. 2. Das Niveau, die Stufe der Entwicklung, die in einem bestimmten Wissensbereich oder Tätigkeit erreicht wurde: Arbeitskultur, Sprachkultur und ähnliches. 3. Die Stufe der öffentlichen und geistigen Entwicklung, die einem bestimmten Menschen eigen ist.

KULTUR (f. die): PSYCHOLOGISCHE AREAL (das) 4219418 - Mittel der Nötigung und Weisen, die dazu berufen sind, Menschen mit der Kultur zu versöhnen und sie für die gebrachten Opfer zu belohnen.

KULTUR (f. die): STUFE (f. die) 91894219418 81 4 - Es werden drei Stufen der Kultur unterschieden, die durch die Entwicklung des sexuellen Instinktes und der sexuellen Moral charakterisiert werden: 1) Die Stufe, auf der die Befriedigung des sexuellen Gefühls das Ziel der Vermehrung nicht verfolgt; 2) Die Stufe, auf der alles, was nicht dem Ziel der Vermehrung dient, unterdrückt wird; 3) Die Stufe, auf der nur die gesetzliche Vermehrung als ein sexuelles Ziel zugelassen wird.

KÜNSTLERISCHE TÄTIGKEIT (f. die) 519417 418614 — Ein mentaler Prozess der Schaffung neuer Werte, eine Art Fortsetzung und Ersatz von Kinderspielen. Aktivität deren Ergebnis die Schaffung neuer materieller und geistiger Werte ist.

-L-

LABILITÄT (f. die) 498714 216 - Die maximale Anzahl von Impulsen, die eine Nervenzelle oder funktionale Struktur in einer Zeiteinheit ohne Entstellungen übermitteln kann. In der differentialen Psychophysiologie ist die Labilität eine der Haupteigenschaften des Nervensystems, welche die Geschwindigkeit des Entstehens und der Unterbrechung der Nervenprozesse charakterisiert.

LÄNGSSCHNITTSTUDIE (f. die) 419811 918 (die Längsschnittstudie) - Ein langwieriges und systematisches Studium ein und derselben Testpersonen, welche es zulässt, den Umfang des Alters und individuellen Veränderlichkeit der Phasen des Lebenszyklus eines Menschen zu bestimmen; das Studium bestimmter individueller Besonderheiten ein und derselben Kinder auf die Dauer über mehrere Jahre, in dem man Methoden der Beobachtung, des Experimentes und der Prüfung anwenden kann.

LATENT (Adjekt.) 491814 31916 - Verborgen, nicht nach außen auftretend.

LATERALISATION DES GEHIRNS (f. die) 418718391 488 - Eine Charakteristik der Verteilung psychischer Funktionen zwischen der linken und rechten Großhirn Hemisphären: bei der Ausführung der einen psychischen Funktionen ist die linke Hirnhemisphäre leitend und bei anderen die rechte.

LATTE (f. die) 5910691 988101 - Ein völkerspezifischer Terminus, der ein Syndrom bedeutet, und durch eine Verhaltensstörung in extremen Situationen charakterisiert: es entfaltet sich nach dem Schema der Wiederholung von Handlungen, Phrasen und Gesten anderer Menschen (die Echolalie, die Echopraxie), der automatischen Ausführung von Befehlen, sowie der stereotypischen Wiederholung einzelner Phrasen. Dies geschieht mit dem Hintergrund einer plötzlich anwachsenden Anregung, welches das Erscheinen von Halluzinationen hervorruft.

LAUNE (f. die) 523 488719 - Eine kleinliche Schrulle, Sonderlichkeit, ohne ein wirkliches Bedürfnis, Bedarf, oder Notwendigkeit.

LAUNE DES KINDES (f. die) 317988 9178 (die Launen der Kinder / Kindeslaune) - Das Streben der Kinder, vor allem des vorschulischen und des jungen Schulalters, etwas trotz der Anordnungen von Erwachsenen zu machen. Wird oft vom Weinen oder Schreien begleitet. Als Voraussetzungen für das Erscheinen von Launenhaftigkeit dienen Übermüdung, Schwäche des Nervensystems, oder eine erhöhte emotionale Erregbarkeit.

LAUT (m. der): HÖHE (f. die) 519381 998617 - Eine subjektive Qualität der Laute, die durch ihrer Frequenz bedingt ist. Der Frequenz nach können Laute als niedrig oder hoch festbestimmt werden.

LAUTSTÄRKE (f. die) 498714 319844 - Ein subjektives Maß der Wahrnehmung von Lautstärke. Der Hintergrund, eine Maßeinheit der Lautstärke, welche numerisch dem Level des Drucks des Tones 1000 Gez. entspricht: so entspricht der Level der Lautstärke von 20 dem Ton von 1000 Gez., mit einer Intensität von 20 Dz. höher als die Hörschwelle. Die subjektive Lautstärke der Laute wird nicht nur durch die Signalamplitude, sondern auch dessen Frequenz, bestimmt.

LEBEN (das) 889041 3189888 - 1. Die Gesamtheit von Erscheinungen, die in Organismen geschehen. Aus der Position des Materialismus ist dies eine besondere Form der Existenz und der Bewegung der Materie, die spontan auf einem bestimmten Stadium ihrer Entwicklung entstanden ist. 2. Die physiologische Existenz des lebendigen Organismus. 3. Die Tätigkeit einer Person oder Gesellschaft in einigen Erscheinungsformen.

LEBEN (das) DER SEELE: POLARITÄT (f. die) 214 2489891 889 (drei Polaritäten des Seelenlebens) - Das Seelenleben wird von drei Polaritäten, Gegensätze, die in solchen Verhältnissen bestehen, beherrscht: 1) Die Person - das Ich, das Objekt und die Außenwelt; 2) Das Vergnügen, der Genuss, die Unzufriedenheit; 3) Die Aktivität – die Passivität.

LEBEN (das): ZIEL (das) 598 041 81939178 (Ziele im Leben; Ziele des menschlichen Lebens) - Die Errungenschaft der Freiheit, Unabhängigkeit, Ganzheit und der Fähigkeit zu lieben.

LEBEN PSYCHISCHE (das): PRINZIP (das) 519512 819389 - Grundlegende Determinationen und Regulatoren der Tätigkeit der Psyche und der Persönlichkeit. Es werden drei nicht äquivalente Prinzipien aufgestellt: das Prinzip des Vergnügens, das Prinzip der Realität und das Prinzip der Beständigkeit.

LEBEN SEXUELLE (das) 591891 068 988 (Sexualleben) - Die Gesamtheit somatischer, psychischer und sozialer Prozesse, die durch sexuelle Bedürfnisse bewegt und mittels deren diese befriedigt werden.

LEBEN SEXUELLE NORMALE (das) 591488 798061 - Eine Bedingung; Entsprechen den Umgestaltungen der sexuellen Neigung in einer Periode, wenn der Übergang der infantilen Sexualität in die reifen Formen geschieht.

LEBENSTÄTIGKEIT (f. die) 498716988 079 - Die Gesamtheit der Arten der Aktivität, die durch den Begriff des Lebens vereint werden und lebendigen Wesen eigen ist.

LEBENSWEG (m. der) 59879814951 - Ein ziemlich allgemeiner wissenschaftlicher Begriff, der den individuellen Fortschritt der menschlichen Entwicklung beschreibt. Wird oft als Synonym für „Life Time" (Lebenszeit) und „Life-Cycle" (Lebenszyklus) verwendet, ihr Inhalt ist dennoch verschieden.

LEIDEN (das) 548317489417 – 1. Ein physischer oder seelischer Schmerz, Leid. Ein Zustand des Schmerzes, einer Krankheit, des Leids, der Trauer, Angst, Traurigkeit, Sorge und ähnlichem. 2. Zuwarten, das Gegenteil einer Tätigkeit.

LEIDEN (das): QUELLE (f. die) 318489519614 (drei Quellen des Leidens) – Die Hauptquellen des Leidens von Menschen sind wie folgt: 1) Übernatürliche Kräfte der Natur; 2) die Vergänglichkeit des menschlichen Körpers; 3) Ungenügende Intuition, die zwischenmenschliche Beziehungen in der Familie, in der Gesellschaft und in einem Land reguliert.

LEIDENSCHAFT (f. die) 318717918489 – Ein starkes, standhaftes, allumfassendes Gefühl, welches über allen anderen Bedürfnissen dominiert und zu einer Konzentration aller Bemühungen und Kräfte auf das Objekt der Begierde führt.

LEISTUNGSTEST (m. der) 498315 419712 - Eine der Methoden der Psycho-Diagnostik; im Gegensatz zu den Intelligenz-Tests werden überwiegend die Bildung von verschiedenen Eigenschaften, Fähigkeiten, Können, Fertigkeiten und Wissen, in Bezug auf spezifische Trainingsprogramme gemessen. Sie benennen den Beherrschungsgrad von bestimmtem Wissen, Kenntnissen und Fähigkeiten der Testperson. Dienen zur Bestimmung von schulischem, oder professionellem Wissen, Kenntnissen und Fähigkeiten in spezifischen Disziplinen, um die Leistungen irgendeiner Form von Aktivität, in irgendeinem Bereich des Wissens zu bestimmen.

LEITER (m. der) 517 4894714 - Eine Person, auf die offiziell die Funktionen der Teamleitung und die Organisation dieser Tätigkeit auferlegt sind. Trägt eine rechtliche Verantwortlichkeit für die Funktionalität der Gruppe (des Teams) gegenüber der Instanz, die ihn bestimmt (gewählt, sanktioniert) hat; streng definierte Sanktionsmöglichkeiten der Bestrafung und Förderung seiner Untergebenen zur Einflussnahme auf ihre wirtschaftliche (wissenschaftliche, künstlerische, usw.) Tätigkeit.

LERNPROZESS (m. der) 398117 918 – Individuelle Indikatoren der Geschwindigkeit und der Qualität der Aneignung von Wissen, Fähigkeiten und Fertigkeiten durch einen Menschen im Verlauf der Ausbildung.

LIBIDO (f. die) 5986179184 91 - Ein theoretischer Begriff, welcher dazu berufen ist, die Dynamik des psychischen Lebens auf Grund von der Analogie mit der Energie zu erklären, sowie diese in der Physik gedeutet wird. Einer der Schlüsselbegriffe der Psychoanalyse.

LIBIDO (f. die): FIXIERUNG (f. die) 179184 98 218914 - Die Fixierung der Libido auf dem einen oder anderen Element; ein vorveranlagter innerer Faktor der Ätiologie von Neurosen.

LIEBE (f. die) 888 412 1289018 - Eine hohe Stufe einer emotional positiven Beziehung, die dessen Objekt unter anderen hervorhebt und es ins Zentrum lebenswichtiger Bedürfnisse und Interessen der Person positioniert: die Liebe zur Heimat, zur Mutter, zu Kindern, zur Musik und anderem. Ein intensives, angestrengtes und verhältnismäßig standfestes Gefühl einer Person, das physiologisch durch sexuelle Bedürfnisse bedingt ist; äußert sich in einem sozial gebildeten Bestreben, sich durch seine persönlich-bedeutsamen Merkmale in der Lebenstätigkeit eines anderen so zu positionieren, um bei der anderen Person ein Bedürfnis nach dem gleichen Gefühl, mit derselben Intensität, Anspannung und der Beständigkeit zu wecken.

LIEBE (f. die): ART (f. die) 888 12418 316019 – Verschiedene Arten der Äußerung von Liebe, die vom Objekt abhängen; 1) Brüderliche Liebe („Liebe zwischen Gleichrangigen"); ein grundlegender Typ, der die Grundlage für alle Arten der Liebe bildet; 2) Mütterliche Liebe; 3) Erotische Liebe; 4) Die Liebe zu sich selbst; 5) Die Liebe zu Gott.

LIEBE (f. die): BEDINGUNG (f. die) 2 128901468 – Bestandteile der Auswahl eines sexuellen Objektes für das Liebesleben männlichen Typs, die durch folgende Merkmale charakterisiert werden: 1) Die Bedingung „des Betroffenen dritten"; 2) Eie Bedingung „der Liebe zu einer Prostituierten"; 3) Eine Neigung zu Frauen, die nahe dran ist, Prostituierte als die wertvollsten Liebesobjekte zu zählen; 4) Eine Tendenz zur Errettung der Geliebten, die sich darin äußert, dass der Mann sie nicht verlässt, weil er überzeugt ist, dass die Geliebte ihn braucht, dass sie ohne ihn jede moralische Stütze verlieren würde und sich bis zum niedrigsten Niveau herabfallen lässt.

LIEBE EWIGE (f. die) 888 912 818848 – Eine Liebe, die die Besonderheit hat, dass es einer Person bewusst wird, sich in einer endlosen Liebe zu befinden. Wird durch die Entscheidung charakterisiert, ewig zu leben und sich ewig zu entwickeln, sowie die Möglichkeit zu haben, dies auf der Grundlage zu realisieren, dass die ewige Liebe für die Person eine bereits objektiv realisierte Ewigkeit ist.

LIEBE INHIBITIERTE (f. die) 219888 412 1289018 – Ein besonderes Merkmal, welches diese Art von Liebe unterscheidet, ist eine Abbremsung in Bezug auf das Ziel der Liebe.

LIEBE ZUR ARBEIT (f. die) 489 713894 814 – Ein Charakterzug, der in einer positiven Beziehung zum Prozess der Arbeitstätigkeit besteht. Äußert sich in Aktivität, Initiative, gutem Gewissen, sowie im Beschäftigungsgrad und der Befriedigung durch den Arbeitsprozess selbst.

LINKSHÄNDIGKEIT (f. die) 521614 9187128 - Das Dominieren der linken Hand, die zur führenden wird, vor allem infolge des angeborenen Dominierens der rechten Gehirnhemnisphäre.

LINKSHÄNDIGKEIT VERBORGENE (f. die) 614 91851481901 – Gewohnheiten bei Linkshändern der Nutzung der rechten Hand als führende, welche sich durch das Anlernen bilden.

LIPPENLESEN (das) 54861739781949148 (von Lippen ablesen) - Spracherkennung durch die visuelle Wahrnehmung sichtbarer Bewegungen der Sprachorgane.

LOGOS (m. der) 319481919617819 - Ein Terminus der altgriechischen Philosophie, mit dem man die Kosmische Vernunft, einen Sinn, ein Wort, ein Gesetz, eine Rede, die Grundlage der Welt, dessen Ordnung und Harmonie bezeichnet. Bei S. Freud ist dies das Symbol der menschlichen Vernunft.

LOGOTHERAPIE (f. die) 3196178198 916 - Eine der Richtungen der Psychotherapeutik, eine psychotherapeutische Strategie, die auf der Annahme basiert, dass die Entwicklung der Persönlichkeit im Bestreben zur Suche nach und Realisierung des Sinnes des Lebens begründet ist.

LOKAL (Adjekt.) 489712698 01 - Lokal, einer gegebenen Stelle eigen; nicht über bestimmte Grenzen hinauslaufend, beschränkt.

LOKOMOTION (f. die) 391 688 6054321 - Bei Tieren ist dies die Fortbewegung, eine aktive Umstellung im Raum: das Kriechen, das Gehen, das Laufen, die Kletterei, das Schwimmen, der Flug und ähnliches. Die

Lokomotion ist das typische Beispiel für die streng programmierte und im Genpool fixierte, angeborene motorische Koordination, die eine Grundlage für instinktive Komponenten des Verhaltens der Tiere bildet.

LOKUS DER KONTROLLE (m. der) 318491219 067 - Ein Begriff, der die Lokalisation von Gründen charakterisiert, die eine Person benutzt um das eigene Verhalten und das Verhalten der übrigen Menschen zu erklären.

LÖSUNG (f. die) 518548191 - In der Psychologie ist dies die Bildung von mentalen Operationen, welche die anfängliche Unsicherheit einer problematischen Situation reduzieren. Während des Entscheidungsprozesses heben sich die Stadien der Suche, Phasen der Annahme und der Umsetzung hervor.

LÖSUNG ALTERNATIVE (f. die) 5498971312 - Eine der möglichen Lösungen eines Problems, ebenso plausibel wie andere Lösungen, wobei es die Richtigkeit einer anderen möglichen Lösung bestreitet. Wenn es mehrere alternative Lösungen gibt, kann keine von ihnen als vollkommen und endgültig richtig betrachtet werden.

LÜGE (f. die) 319 814 71978 - Ein Phänomen der Interaktion, welches in einer beabsichtigten Entstellung der realen Sachlage besteht; meistens äußert sich das im Inhalt von Sprachmitteilungen, deren unverzügliche Prüfung schwierig oder unmöglich ist. Stellt ein bewusstes Produkt der Sprachtätigkeit dar, welches als Ziel hat, Rezipienten (die Zuhörer) zu beirren.

LÜSCHER-TEST (m. der) 514 897219 317 (Test zur Feststellung farblicher Präferenzen) - Zählt zu den projektiven Tests, zu der Gruppe impressiver Tests. In der am weitesten verbreiteten Variante wird ein Satz farblicher Karten verwendet. Der komplette Satz enthält 73 Karten mit 25 unterschiedlichen Farben, ein unvollständiger Satz mit acht farbverschiedenen Karten wird aber öfter verwendet. Alle Karten werden zur gleichen Zeit, auf einem weißen Hintergrund präsentiert und dem Klienten wird aufgetragen sie in der Reihenfolge seiner Präferenz zu arrangieren. Bei der Interpretation geht man davon aus, dass jede Farbe eine bestimmte symbolische Bedeutung hat, und dass die Positionierungen der Farben in der Reihe eine bestimmte funktionelle Bedeutung haben und die individuellen Ziele der Persönlichkeit, die Möglichkeiten der Zielverfolgung, unterdrückte Bedürfnisse usw. widerspiegeln.

-M-

MACHSCHE STREIFEN (m. der) 229061 09 79181 - Effekt des Grenzen-Kontrastes, der bei der Betrachtung von zwei gleichmäßig gefärbten, grauen oder bunten Flecken unterschiedlicher Helligkeit, die durch einen fließenden Übergang von einer Luzidität zu einer anderen, voneinander getrennt sind, entsteht. Dabei wird nicht der fließende Übergang zwischen den Flecken, sondern die illusorischen Linien subjektiv wahrgenommen. So wird in der Gegend des hellen Flecks ein noch hellerer Streifen wahrgenommen und in der Gegend des dunklen Flecks ein noch dunklerer Streifen.

MAKROPSIE (f. die) 318419 614 717 - Eine subjektive Vergrößerung der wahrgenommenen Umfänge weit entfernter Gegenstände. Entsteht bei einer Verletzung der parietooccipitalen Abteilungen des visuellen Analysators, wird jedoch auch bei Umständen beobachtet, wenn sich das Individuum um eine Verkleinerung der Akkommodation des Auges bemüht.

MANIPULATION (f. die) 489061 718 4 - Eine Manipulation und manipulative Lösungen von Aufgaben ergeben besonders tiefe, vielfältige und für die psychische Entwicklung wesentliche Informationen über gegenständliche Komponenten der Umgebung und die in ihr geschehenden Prozesse.

MASKIERUNG (f. die) 488 616 001 919 - Der Prozess und das Ergebnis einer Handlung, die dazu bestimmt ist irgendjemanden oder irgendetwas unmerklich, oder unsichtbar für irgendjemanden zu machen.

MASKIERUNG VISUELLE (f. die) 816 001 919 814 - Eine Verschlechterung des Erkennens von Merkmalen eines Stimulus (eines aktuell wahrgenommenen Gegenstandes) beim Vorweisen eines anderen Stimulus, welcher folgendes kann:
1) Zusammen mit dem wesentlichen Stimulus (simultane Maskierung) zu wirken;
2) Ihm (direkte Maskierung) voranzugehen;
3) Ihm (rückläufige Maskierung) zu folgen.

MASKULINITÄT (f. die) 5147 18 28 - Ein Komplex psychologischer und charakterologischer Besonderheiten, die traditionell den Männern zugeschrieben werden. Dazu zählen z. B. Kraft, Festigkeit, Entschlossenheit, Grausamkeit und ähnliches.

MASKULINITÄT II (f. die) 51471828 (die Maskulinität und die Femininität) - Normative Vorstellungen über somatische, psychische Eigenschaften, sowie Eigenschaften des Verhaltens, welche charakteristisch für Männer und Frauen sind; ein Element des sexuellen Symbolismus, das mit der Differenzierung sexueller Rollen verbunden ist. In der differentiellen

Psychologie sind Maskulinität und Femininität spezifische wissenschaftliche Konstrukte, die mit konkreten psychodiagnostischen Tests in Verbindung stehen.

MASOCHISMUS (m. der) 389 216 489 011 - Dieser Begriff bedeutet eine sexuelle Perversion, welche durch eine Verbindung der sexuellen Befriedigung mit einem unbedingten Durchleben von physischen oder moralischen Schmerzen charakterisiert wird. Die sexuelle Befriedigung des Masochisten wird durch die Anwendung physischer Einwirkung, Verspottung und ähnlichem auf ihn seitens des Partners erreicht.

MASSE (f. die) 488 91801517 319 (die psychologische Masse) - Eine Gesellschaft von Menschen, in der eine libidinöse Verbindung sowohl zum Führer, wie auch zwischen den einzelnen Individuen existiert. Manchmal wird es als psychologische Masse bezeichnet. Die Massen unterscheiden sich von einfachen Ansammlungen von Menschen; Werden auf natürliche und künstliche Massen unterteilt.

MASSE (f. die): LIBIDOVERFASSUNG (f. die) 80151739 319 (die Libido-Verfassung der Masse, die libidinöse Verfassung der Masse) – „Die primäre Masse", welche einen Führer hat und über keine Eigenschaften eines Individuums verfügt; Irgendeine Anzahl von Individuen, die ein und das gleiche Objekt zu deren Über-ICH gemacht haben und sich dadurch in diesem ihrem Über-ICH untereinander identifiziert haben.

MASSE HOMOGENE (f. die) 517 319819495 01 - Psychologische Massen, die aus gleichartigen Individuen bestehen.

MASSE KÜNSTLICHE (f. die) 1517 319 48 - Hochorganisierte langexistierende Gesellschaften, wie die Kirche, oder die Armee. Ihre Bildung und ihr Funktionieren werden unter einem gewissen Zwang realisiert.

MASTURBATION (f. die) 0021421 (die Onanie) - Sexuelle Selbstbefriedigung, die durch das Reizen erogener Zonen oder durch psychologische Anregung, d. h. wenn sexuelle Phantasien ohne jegliche Manipulationen zum Durchleben eines Orgasmus führen, erreicht wird.

MATRIX (f. die) 819 319 06018 – In der Mathematik ist dies eine rechteckige Tabelle einiger mathematischer Objekte: Zahlen, mathematische Ausdrücke und ähnlichem. In der Psychologie ist das Verständnis des Terminus ähnlich, aber anstatt der mathematischen Objekte werden gewisse „psychologische Objekte", z. B. Prüfungen, gemeint.

MATRIX EMOTIONALE (f. die) 819 3199813191 - Eine Form der Existenz und des Ausdruckes von Gedanken, die echte Gefühle und Überzeugungen widerspiegelt und die Handlungen des Menschen bestimmt.

MATRIX VON RAVEN PROGRESSIVE (f. die) 06018914 318417 (die Progressionsmatrix von Raven) – Eine Reihe von Tests für die Diagnostik des intellektuellen Niveaus. Basiert auf der Arbeit des anschaulichen Denkens der Analogie nach.

MECHANISMUS ANGEBORENER DES STARTS / STARTMECHANISMUS 489061 718 8194 - Damit das instinktive Verhalten gezeigt werden kann, braucht es nicht nur eine äußerlich fördernde Situation, sondern auch bestimmte innere Faktoren in Form von Bedürfnissen oder Motivationen. Infolge einer solchen Kombination entsteht der Eindruck, als ob das Tier spezifisch auf irgendeine bestimmte Situation zu einem bestimmten Zeitpunkt reagiert. Eine solche Übereinstimmung zwischen dem Typ des Reizes und dem Typ der Reaktion führte zu dem Gedanken über die Existenz eines beliebigen Mechanismus, der fähig ist zu entscheiden, welche dem Tier eigene Verhaltensform es für den konkreten Fall zu verwenden gilt. Dieser Mechanismus, der der gegebenen Art eigen und ins Gehirn eingebaut ist, hat auch den Titel des angeborenen Startmechanismus erhalten. Es wird angenommen, dass Mechanismen ähnlicher Art meistens das Verhalten sehr vieler Arten beeinflussen.

MECHANISMUS DER IDENTIFIZIERUNG (f. die) 489614 718 8918
- Gewährleistet indirekt die Übermittlung „der persönlichen Erfahrung" durch das persönliche Beispiel, die „Ansteckung", die Nachahmung.

MECHANISMUS DER MOTIVVERSCHIEBUNG (m. der)
519 584 318 2188 (der Mechanismus der Umwandlung des Motives in en Ziel; der Mechanismus der Umwandlung des Ziels in ein Motiv) - Ein Mechanismus der Bildung von Motiven, vorgemerkt in der Theorie der Tätigkeit. Dessen Grundprinzip liegt darin, dass das Ziel, das vorher durch irgendein Motiv zur Verwirklichung angeregt wurde, mit der Zeit eine selbständige anregende Kraft bekommt und somit selbst zu einem Motiv wird. Der Prozess der Verschiebung des Motives unterwirft sich einer allgemeinen Regel: jener Gegenstand, (Idee, Ziel), der sich lange mit positiven Emotionen gesättigt hat, verwandelt sich in ein selbständiges Motiv. So geschieht die Verschiebung des Motives auf das Ziel, anders gesagt, das Ziel erhält den Status eines Motivs. Ein solcher Mechanismus wirkt auf allen Etappen der Entwicklung der Persönlichkeit. Mit zunehmendem Alter verändern sie sich und jene Hauptmotive der Interaktion werden komplizierter zu sättigen (mit anzueignenden Handlungen entsprechend positiver

Emotionen), denn je nach Wachstumsgröße wird der Kreis der sozialen Kontakte und Beziehungen breiter.

MECHANISMUS DER ROLLENANEIGNUNG (m. der) 319618 719 801 (der Mechanismus der Annahme und der Meisterung sozialer Rollen) – Dieser in vielerlei Hinsicht dem Mechanismus der Identifizierung ähnlich, unterscheidet sich jedoch durch eine wesentlich größere Verallgemeinerung, er ist oft die Abwesenheit der Personifizierung des angeeigneten Vorbildes. Wird mit Hilfe von Begriffen der sozialen Position und Rolle beschrieben.

MECHANISMUS DER UMWANDLUNG EINES ZIELS (f. die) 489617 019 317 (der Mechanismus der Umwandlung des Ziels in ein Motiv) – Ist das gleiche wie der Mechanismus der Verschiebung des Motives.

MECHANISMUS DES SCHUTZES / SCHUTZMECHANISMUS (m. der) 519318 914 913 (der Mechanismus des Schutzes) – Mit dem ICH verbundene, automatische, unbewusste Mechanismen, die den psychischen Schutz der Persönlichkeit gewährleisten. Hierzu gehören: die Sublimation, der Ersatz, die Verdrängung, das Verdrängen, die Projektion, die Rationalisierung, die reaktive Bildung, die Identifizierung und die Fixierung des Verhaltens.

MECHANISMUS UNBEWUSSTER (m. der) 519 614319 810 (unbewusste Mechanismen bewusster Handlungen) – Hierzu gehören folgende Unterklassen: 1) Unbewusste Automatismen; 2) Unbewusste Anlage; 3) Die unbewusste Begleitung bewusster Handlungen;

MEDITATION (f. die) 9188013210617 - Eine intensive, tief durchdringende Überlegung, das Eintauchen des Verstandes in einen Gegenstand, eine Idee und ähnliches, was mittels der Konzentration auf ein Objekt und der Beseitigung aller äußeren Faktoren (Laute, Licht), als auch innerer (physischer, emotionaler und anderer Anstrengung) erreicht wird. Eine Anwendung des psychischen Trainings, welche verschiedene Formen, je nach kulturell-historischer Umgebung, annimmt.

MELANCHOLIE (f. die) 614 318171 8914218 - Ein krankhafter Zustand, der sich in einer schlechten Stimmung, einer Verlangsamung bei Bewegungen und einem erschwerten Gedankenfluss äußert.

MELANCHOLIKER (m. der) 489614 318171 – Eine Person, die über einen der vier Haupttypen des Temperamentes verfügt (in der Klassifikation des Hippokrates). Einen Menschen mit einem melancholischen Temperament kann man als leicht verwundbar, darüber hinaus dazu geneigt, sogar die unbedeutendsten Misserfolge tief zu durchleben, jedoch äußerlich sehr schwach auf die Umwelt reagierend, charakterisieren. Wird ebenfalls durch ein niedriges Niveau psychischer Aktivität, eine Verlangsamung bei Bewegungen, Zurückhaltung der Motorik und Rede, sowie einer schnellen Ermüdung charakterisiert.

MENGE (f. die) 489418519517 – Eine unstrukturierte Ansammlung von Menschen, die einer deutlich wahrgenommen Gemeinsamkeit der Ziele beraubt sind, aber durch die Ähnlichkeit emotionaler Zustände und eines gemeinsamen Objekts der Aufmerksamkeit miteinander verbunden sind.

MENSCH (m. der) 518849889814981 - Eine Kreatur, die die höchste Stufe der Entwicklung des Lebens auf der Erde verkörpert, ein Subjekt der gesellschaftlich-historischen Aktivität. Als Subjekt und Produkt von Arbeit in der Gesellschaft stellt er ein System dar, wo das Physische und Psychische, genetisch Determinierte und zu Lebzeiten Gebildete, das Natürliche und das Soziale eine unauflösliche Einheit bilden. Die Psychologie erforscht die Psyche und deren Entwicklung im Menschen, seine individuell-psychologischen Eigenschaften, Rollen, die er in dem sozialen Leben übernimmt, seine Handlungen und Kommunikation. Praktisch die komplette Psychologie ist auf das Problem des Menschen als einen in ein soziales Netzwerk integriertes Individuum, seine Entwicklung in Bildung und Erziehung, seine Formierung in der Aktivität und Kommunikation ausgerichtet. In der Psychologie der ewigen Entwicklung wird der Mensch als eine durch den menschlichen Denkprozess und seinen seelischen Beginn organisierte Ewigkeit, das heißt eine Ewigkeit, die aus der ursprünglichen Stufe der Gedanken und des Wissens über die Ewigkeit selbstorgansiert wurde, betrachtet.

MENSCH (m. der): BIOTYP (m. der) 8193179148891497 - Eine der Arten der menschlichen Typologie, die durch die neurohumorale Basis hervorgehoben wird und auf der Besonderheit der Reaktion des menschlichen sympathikotonisch-adrenergischen Systems auf die Umwelteinflüsse gründet, was sich äußerlich in bestimmten Aspekten des Verhaltens äußert.

MENSCH (m. der): KOMPLEXER ANSATZ (m. der) 819318489416981 (ein komplexer Ansatz an den Menschen) – Eine systematische Untersuchung der ganzheitlichen individuell-psychologischen Bildung des Menschen in allen Stufen seines Lebenswegs. Nach den Grundsätzen eines komplexen Ansatzes des Menschen tritt die individuelle Entwicklung des Menschen in drei Etappen auf:

1) Die ontopsychologische Evolution der psychophysiologischen Funktionen – Charakteristika des Menschen als ein Individuum;
2) Die Entstehung der Tätigkeit und der Geschichte der Entwicklung des Menschen als Subjekt der Arbeit – Charakteristik des Menschen als Subjekt der Tätigkeit;
3) Der Lebensweg eines Menschen – Charakteristik des Menschen als Persönlichkeit. Das Ergebnis der Kombination aller Eigenschaften des Individuums, der Persönlichkeit und des Tätigkeitssubjekts bildet die psychologische Einzigartigkeit des Menschen, seine Individualität.

MENSCH (m. der): KONSTITUTION (f. die) 8184194851648198 - Ein System der genetisch bedingten, morphologischen, physiologischen und psychologischen Eigenschaften des Individuums, die es ermöglicht, es zu einer Reihe von spezifischen Arten zu klassifizieren. Es wurde, hauptsächlich basierend auf klinischem Material, gezeigt, dass es zwischen dem Körperbau, der äußeren Erscheinung und bestimmten psychischen Eigenschaften der Persönlichkeit einige Zusammenhänge gibt.

MENSCH (m. der): ONTOGENESE (f. die) 581489916901849 – Eine spezifisch menschliche Art der Ontogenese, die die Assimilation oder Aneignung sozialer und historischer Erfahrungen darstellt. Bei Tieren fehlt es vollkommen. Daher sind Schulung und Erziehung gesellschaftlich ausgewählte Möglichkeiten der Weitergabe von menschlichen Erfahrungen, die eine „künstliche Entwicklung des Kindes" (im Gegensatz zu der „natürlichen Entwicklung von Tierbabys") gewährleisten. Der allgemeine Weg der menschlichen Ontogenese ist die Aneignung von künstlicher, kulturell erschaffener Erfahrung und nicht die Entfaltung der natürlich vorhandenen Erfahrung. Dieser Weg definiert die soziale Natur der menschlichen Psyche.

MENSCH (m. der): ORIENTIERUNG (f. die) 5188918849814901684 (drei Orientierungen des Menschen) - Formen und Methoden der Orientierung und Erscheinungsformen von grundlegenden menschlichen Tendenzen - Nekrophilie, Narzissmus und inzestuösen Trieben - die bei bösartigen Manifestationen den Wunsch nach „Konvergenz" entfalten.

MENSCHENWAHRNEHMUNG (f. die) 81454671 948917 (Wahrnehmung des Menschen durch den Menschen) - Ein Begriff, der in der Sozialpsychologie verwendet wird. Bezeichnet den Prozess des Aufbaus eines Bildes von einem anderen Menschen durch ein Individuum, das in direkter Kommunikation mit ihm entfaltet wird. Beinhaltet alle Ebenen der geistigen Reflexion.

MERKEN (sich/das) 298761 519 314 - Ein verallgemeinerter Titel aktiver Prozesse, die das Beibehalten vom Material im Gedächtnis gewährleisten; die Einführung von Informationen ins Gedächtnis.

MERKEN UNWILLKÜRLICHES (sich/das) 519 612 81488917 - Das Einprägen ohne die Absicht sich das Material zu merken, ohne die Nutzung spezieller Mittel für einen besseren Erhalt des Materials im Gedächtnis.

MERKEN WILLKÜRLICHES (sich/das) 916899 001 - Eine spezielle Handlung, dessen konkrete Aufgabe und Absicht es ist, sich etwas genau, für einen maximalen Zeitraum zu merken, mit dem Ziel einer nachfolgenden Wiedergabe oder einfachen Erkennens; bestimmt die Auswahl der Weisen und Mittel des Merkens und beeinflusst deshalb dessen Ergebnisse.

MERKMAL (das) 217 48 9 – Eine Charakteristik eines Gegenstandes, die als ein Orientierungselement bei dem Handlungsaufbau auftritt. Mittels der Heraussonderung wesentlicher Merkmale werden Ideen gebildet. Die einfachsten Merkmale sind die sensorischen, welche der Bildung eines perzeptiven Bildes dienen und sozial-herausgearbeiteten sensorischen Standards entsprechen. Schwieriger sind die Merkmale der Identifikation, die der Klassifikation von Gegenständen gemäß den Kriterien typischer Methoden der Interaktion mit ihnen dienen.

MERKMAL ANGEBORENES (das) 398641 21918 918 14 - Merkmale die ein Individuum bei seiner Geburt besitzt und die vererbt oder während des pränatalen Lebens geformt werden können.

METAPSYCHOLOGIE (f. die) 8914819 3198714 - Psychologie, die psychische Prozesse in Bezug auf eine dynamische, utopische und wirtschaftliche Beziehung beschreibt.

METASIMULATION (f. die) 48181941 89 - Eine Verlängerung der früher existierenden Symptome einer Erkrankung.

METHODE (f. die) 191 31897 91481 (SMFP – die standardisierte Methode der Forschung der Persönlichkeit) – Wurde basierend auf dem Minnesota Multiphasie Personality Inventory Fragebogens unter Berücksichtigung der Orientierung auf die Forschung der psychischen Norm erschaffen.

METHODE / LURRI-METHODE (f. die) 498 71431871 - Eine Reihe neuropsychologischer Methoden, die der Diagnostik lokaler Gehirnleiden anhand begleitender psychischer Störungen dienen. Stellt einen Satz von Tests an verschiedenen wissenswerten Prozessen, willkürlichen Handlungen und Besonderheiten der Persönlichkeit dar.

METHODE ASSOZIATIVE (f. die) 398716 818 (die Methode der freien Assoziationen) - Eine therapeutische Aufnahme der Freud'schen Psychoanalyse: im Verlauf der therapeutischen Sitzung steht es dem Klienten frei, alles auszusprechen, was ihm gerade einfällt. Es wird angenommen, der Klient könnte, ohne sich dessen bewusst zu sein, sich „versprechen", spontan Worte aussprechen, welche auf Gedanken hinweisen, die ihm ungewollt in den Sinn kommen; die Analyse dieser Gedanken und Assoziationen wird auf den Grund und die Quelle seiner Erkrankung oder Besorgnisse hindeuten.

METHODE BIOGRAPHISCHE (f. die) 488 712919316 - In der Psychologie sind dies Methoden der Forschung, der Diagnostik, der Korrektur und der Projektierung des Lebenswegs der Persönlichkeit.

METHODE BLINDE (f. die) 489317 889 41 – Ist bedingt durch die Beseitigung von Artefakten, die das Experiment entstellen und die damit verbunden sind, dass es den Testpersonen in einem gewissen Maße bekannt ist, was untersucht und was von ihnen erwartet wird. Das Wissen der Experimentatoren darüber kann sich ebenfalls auswirken. Deshalb ist die blinde doppelte Methode in die Praxis eingegangen, bei der der Einfluss der benannten Artefakte entfernt wird.

METHODE DER ADOPTIVKINDER (f. die) 808 417 318 - Eine psychogenetische Methode, die es zulässt, über den Einfluss genetischer und umweltbedingter Faktoren auf die Variabilität des studierten Merkmales mittels der Feststellung von Ähnlichkeiten des adoptierten Kindes mit seinen biologischen und Adoptiveltern zu beurteilen. In deren Grundlage liegt die Gegenüberstellung der Ähnlichkeiten zwischen dem Kind von den biologischen Eltern einerseits, und dem Kind und seinen Adaptiveltern andererseits, nach einem gewissen psychologischen Merkmal.

METHODE DER AKTIVEN EINBILDUNG (f. die) 428 614 9187168
- Die Hauptmethode der psychologischen Korrektur in der Therapie von K.G. Jung. Vermutet eine Möglichkeit des Treffens und der Wechselwirkung mit Symbolen des Unbewussten.

METHODE DER ANALYSE DES LEBENS (f. die) 489316 718 444 (die Methode der Analyse des Lebensweges; die Methode der mit dem Klienten gemeinsamen Analyse des Lebensweges) - Eine der führenden Methoden der psychologischen Korrektur, welche auf der gemeinsamen Analyse des Lebenswegs des Klienten und der Bestimmung realistischer lebenswichtiger Ziele, ohne eine tiefere Auseinandersetzung mit emotionalen Problemen, basiert.

METHODE DER EXPERTENEINSCHÄTZUNG (f. die) 491718 51431 (die Methode der Experteneinschätzung, die Methode der äußerlichen Experteneinschätzung) - Eine Methode der Psychodiagnostik, die sich auf die Meinung von Experten stützt, die die zu bewertende Erscheinung gut kennen und fähig sind, eine glaubwürdige Bewertung darüber abzugeben. Vermutet das Studium und die Verallgemeinerung von Meinungen aller teilnehmenden Experten. Sie wird sehr breit in der Psychologie der Persönlichkeit verwendet.

METHODE DER GRUPPENDISKUSSION (f. die) 418917 318919 (die Methode der Gruppendiskussion) - 1. Eine Methode, die in der Praxis der Führungskräfte von Kollektiven verwendet wird, eine Art und Weise der Organisation gemeinsamer Tätigkeit, ausgerichtet auf eine intensive und produktive Lösung einer Gruppenaufgabe. 2. Eine Methode, die es erlaubt, auf Meinungen, Positionen und Mechanismen von Diskussionsteilnehmern unmittelbar während der Interaktion einzuwirken, indem man ein System logisch nachvollziehbarer Argumentationen verwendet.

METHODE DER HAUTGALVANISCHEN REAKTION (f. die)
498617 3194 - Eine Methode der Registrierung der haut-bioelektrischen Aktivität als Indikator der unwillkürlichen vegetativen Aktivität. Wird für die Bewertung der Veränderung funktionaler Zustände, voraussichtlicher und emotionaler Reaktionen, sowie individueller Unterschiede verwendet.

METHODE DER HERBEIGERUFENEN POTENTIALE (f. die)
498617 319 489 - Eine Methode der Registrierung bioelektrischer Aktivität des Gehirns, deren Veränderungen von den äußerlichen Einwirkungen bedingt sind und in einer relativen zeitlichen Nähe mit dieser Einwirkung fixiert werden. Insbesondere kann man rhythmische Schwingungen des Biopotentials als Antwort auf den von außen aufgedrängten Rhythmus des Reizerregers untersuchen. Basierend auf den Daten, die man mit Hilfe dieser Methode erhält, werden Hypothesen über Mechanismen der Wahrnehmung, der Aufmerksamkeit, des Intellekts, über die Lateralisierung des Gehirns und über individuelle psychophysiologische Differenzierung aufgestellt.

METHODE DER OBJEKTIVEN BEOBACHTUNG (f. die)
489614 31842 - Eine Strategie der Forschung zur Fixierung gegebener Charakteristiken eines gewissen Prozesses ohne die Einmischung in dessen Verlauf. Kann sich auf die Registrierung von Verhaltensakten und physiologischen Prozessen orientieren. In der Regel tritt sie als vorläufige Etappe vor der Planung und der Durchführung der experimentalen Forschung auf.

METHODE DER POLARPROFILE (f. die) 4986179184 - Eine Art der Beschreibung und Auswertung zu analysierender Objekte, Begriffe, sozialer Regulationen, sozialer Stereotypen und ähnlichem, mit der Hilfe eines Satzes bipolarer Skalen, die auf das Entgegensetzen von Adjektiven, Substantiven oder entfalteter Aussagen (z. B. fest - weich, warm - kalt, und ähnlichen) eingestellt sind.

METHODE DER POPULATION (f. die) 319617 919 81 (die Populationsmethode) - Gehört zu psychogenetischen Methoden. Erlaubt es, die Verbreitung einzelner Gene oder Chromosom-Anomalien in menschlichen Populationen zu studieren. Für die Analyse der genetischen Struktur einer Population wird eine große Gruppe von Personen untersucht, die repräsentativ sein muss, oder die es zulässt durch sie über die gesamte Population zu urteilen. Diese Methode ist auch viel informativer beim Studium verschiedener Formen der erblichen Pathologie.

METHODE DER PSYCHOLOGISCHEN SELBSTREGELUNG (f. die) 498612 719 481 - Ein System ausbildender Methoden, die auf die Bildung innerer Mittel der Regulierung der eigenen Zustände durch eine Person zielt. Es ist üblich, verschiedene Typen solcher Methoden hervorzuheben: die neuromuskuläre Relaxation, autogenes und ideomotorisches Training, imaginative und meditative Methoden, sowie Selbsthypnose. Das Erlernen der Methoden ist besonders unter Bedingungen speziell organisierter Zyklen der Beschäftigung erfolgreich.

METHODE DER SCHNITTE (f. die) 419 6173184 (die Methode querverlaufender Schnitte, die Schnittmethode) – Gehört zu Methoden der Organisation. Die Forschung wird organisiert als Arbeit mit Menschen verschiedener Altersgruppen, als hätte man Schnitte verschiedener Altersstufen. Bei einer ausreichenden Anzahl von Vertretern jeder Gruppe kann man die allgemeinen Charakteristiken auf jeder Stufe herausarbeiten und auf dieser Grundlage die allgemeinen Tendenzen der Altersentwicklung verfolgen.

METHODE DER SKALIERUNG (f. die) 219317 419 18 - Methoden, die die Anwendung quantitativer Indikatoren für die Einschätzung der Beziehung der Testpersonen zu bestimmten Objekten gewährleisten; als solche können sowohl physische, wie auch soziale Prozesse auftreten. Für die Durchführung einer subjektiven Skalierung existiert eine Reihe von Methoden, die durch besondere Regeln charakterisiert werden, welche nach Zahleneinschätzungen bestimmten Qualitäten der Objekte zugeschrieben werden. Im Rahmen der klassischen Psychophysik werden verwendet: die Methode des mittleren Fehlers; die Methode der Minimaländerungen; die Methode der konstanten Reize.

METHODE DER TEILNEHMENDEN BEOBACHTUNG (f. die) 498061 7189174 - Eine Methode der Forschung sozial-psychologischer Prozesse in kleinen Gruppen, wobei an diesen Prozessen der Experimentator selbst teilnimmt, um sozusagen von innen und von außen zu beobachten.

METHODE DER UMFRAGE (f. die) 219618 71481901 – Dazu gehören:
1) Das Gespräch;
2) Die Befragung;
3) Das Interview.

METHODE DER VERSUCHE UND IRRTÜMMER (f. die) 498617 319 - Eine Art des Erlernens, eine Weise der Entwicklung neuer Formen des Verhaltens in Problemsituationen.

METHODE DER ZWILLINGE (f. die) 391 614 818917 - Eine Strategie der Forschung, eine der informativsten Methoden der Psychologie. Die Methode basiert auf der Bedingung, dass Umwelteinflüsse, die auf Zwillinge einwirken, ungefähr identisch sind. Dies erlaubt es den Einfluss genetischer und umweltbedingter Faktoren auf die zu studierende psychologische Eigenschaft, sowie auf die Variabilität des zu untersuchenden Merkmales zu beurteilen. Wird charakterisiert durch den Vergleich psychologischer Qualitäten monozygotischer (eineiiger) Zwillinge, die einen identischen Satz Gene haben, sowie dizygotischer (zweieiigen), deren Genotypen verschieden sind und durchschnittlich nur 50 % identischer Gene haben.

METHODE DES DICHOTISCHEN ABHÖRENS (f. die) 448618 319 48 – Eine Methode, die für die Analyse der selektiven Aufmerksamkeit und der Lateralisierung des Gehirns vorbestimmt ist. Wird durch das gleichzeitige Vorweisen verschiedener akustischer Stimuli ins rechte und linke Ohr charakterisiert.

METHODE DES ENZEPHALOGRAMMS (f. die) 519617 3194 80817 - Eine Methode der Registrierung der bioelektrischen Aktivität des Gehirns auf verschiedenen Oberflächenbereichen des Skalps. Dient zur Analyse der Veränderung der Gehirnaktivität in diesen oder jenen experimentalen Situationen. Aufgrund der Daten über die physiologischen Prozesse werden Hypothesen über die Arbeit verschiedener psychischer Prozesse der Wahrnehmung, Aufmerksamkeit, des Denkens, des Gedächtnisses, der Emotionen, der Bewegung, der Rede und der Selbstregelung aufgestellt. Darüber hinaus, infolge der Existenz standhafter individueller Besonderheiten des Enzephalogramms, kann man diese Methode in der differentialen Psychologie und der Psychophysiologie verwenden.

METHODE DES KARDIOGRAMMS (f. die) 889 317 48678 - Eine Methode der Registrierung von Aktivität des bioelektrischen Herzmuskels, wird in der Psychologie für die Analyse vegetativer Verschiebungen verwendet.

METHODE DES MIOGRAMMS (f. die) 489617814312 - Eine Methode der Registrierung bioelektrischer Aktivität der Körpermuskeln zur Einschätzung der Intensität, Lokalisierung und vorübergehender Parameter der Muskelbewegung, z. B. für die Registrierung verborgener motorischer Reaktionen.

METHODE DES PSYCHIATRISCHEN INTERVIEWS (f. die) 891617 318917 - Die Hauptmethode der psychologischen Korrektur. Die Hauptaufmerksamkeit kommt „der allgemeinen Emotion" zugute, die in einer therapeutischen Situation zwischen dem Internisten und dem Klienten entsteht.

METHODE DES SEMANTISCHEN DIFFERENTIALS (f. die) 8918 51981891 - Ein assoziativer Vorgang, eine der Methoden der Konstruktion semantischer subjektiver Räume. Wird bei Forschungen verwendet, die mit der Wahrnehmung und dem Verhalten des Menschen beschäftigt sind, mit der Analyse sozialer Einstellungen und persönlicher Bedeutungen, in der Psychologie und der Soziologie, in der Theorie der Massenkommunikationen und der Werbung, sowie in der Ästhetik.

METHODE DES SEMANTISCHEN RADIKALEN (f. die)
498612 7194 - Eine der objektiven Methoden der experimentalen Semantik für die Feststellung semantischer Bereiche. Besteht in der Analyse von Bedeutungen mittels einer Aussonderung ihrer assoziativen Felder. In ihrer Grundlage liegt der Prozess der Bildung und Übermittlung bedingter Reflexe für die Feststellung der semantischen Nähe von Objekten. Als Kriterium der semantischen Nähe der Objekte wird die Versetzung der bedingt-reflektorischen Reaktion von einem Objekt auf ein anderes, semantisch damit verbundenes, verwendet.

METHODE DES VERGLEICHS (f. die) 498 617 3198819 - Wird sehr breitflächig auf allen Gebieten der Psychologie verwendet. In der Vergleichspsychologie werden in Form einer Gegenüberstellung die Besonderheiten der Psyche in verschiedenen Etappen der Evolution realisiert. In der Ethnopsychologie verwirklicht sie sich in der Aufspürung psychologischer Besonderheiten bei verschiedenen Völkern. In der Alterspsychologie tritt sie als eine Schnittmethode auf, der die Langschnittmethode entgegengestellt wird. Beide Methoden sind jedoch auf verschiedene Wege auf die Bestimmung von Besonderheiten der psychischen Entwicklung in Zusammenhang mit dem Alter ausgerichtet.

METHODE ELEKTROPHYSIOLOGISCHE (f. die)
817319 41849808 - Methoden der Analyse der Aktivität organischer Systeme aufgrund der Registrierung von Biopotentialen, deren Veränderung spontan oder als Antwort auf einen äußerlichen Reizerreger geschehen kann. Dabei werden die Bioströme des Gehirns mit Hilfe eines Enzephalogramms und der herbeigeführten Potentiale analysiert; der Muskel, mit Hilfe eines Myogramms; Häute, mit der Hilfe der haut-galvanischen Reaktion; Herzen, mit Hilfe eines Kardiogramms.

METHODE EXPERIMENTELLE (f. die) 498614319 819 - Äußerlich könnte sie ähnlich der Introspektionsmethode erscheinen, hat jedoch wesentliche Unterschiede: 1) Für das Experiment wird nicht eine in Selbstbeobachtung erfahrene Fachkraft, sondern „ein naiver" Beobachter eingesetzt, und je weniger dieser von Psychologie versteht, desto besser; 2) Von der Testperson wird nicht ein analytischer, sondern ein ganz gewöhnlicher Bericht über das Wahrgenommene gefordert, der solche Bezeichnungen enthält, die dieser Beobachter im täglichen Leben verwendet.

METHODE GENEALOGISCHE (f. die) 918616 391711 - Gehört zu psychogenetischen Methoden. Es wird eine Erforschung der Ähnlichkeit zwischen Verwandten verschiedener Generationen ausgeführt.

METHODE GENETISCHE (f. die) 498061 718919 - Eine Methode des Studiums psychischer Erscheinungen der Entwicklung, welche deren Herkunft und Gesetze der Umgestaltung im Verlauf der Entwicklung heraussondern.

METHODE HISTORISCHE (f. die) 891 811 918716 - Eine Methode des Studiums psychischer Erscheinungen der Entwicklung, welche ihre Abhängigkeit von historischen Lebensumständen der Menschen herauskristallisiert.

METHODE II (f. die) 919 411 819 311 (die Methode der Forschung) - 1. Ein Verfahren, eine Art, eine Handlungsweise. 2. Eine Art der Erkenntnis, der Forschung von Naturerscheinungen und des öffentlichen Lebens; eine Art und Weise der praktischen Verwirklichung von irgendetwas. Eine Art und Weise der Organisation einer Tätigkeit, eine begründete normative Weise der Verwirklichung wissenschaftlicher Forschung. Der Weg der

Forschung, der aus den allgemeinen theoretischen Vorstellungen über das Wesen des studierten Objektes folgt.

METHODE KATHARTISCHE (f. die) 499 818 906714 - Eine Methode der Psychotherapie, die für die Behandlung einiger Arten psychonervlicher Erkrankungen vorbestimmt ist. Der Grundgedanke liegt darin, dass die Symptome bei hysterischen Menschen von Lebenssituationen abhängen, die sie vergessen haben, die sie jedoch zum Ereigniszeitpunkt zutiefst erschüttert hatten.

METHODE KOMPLEXE (f. die) 980491 716 318 - Wird als eine Methode der Organisation verwendet. Hier wird eine andere Basis für die Aussonderung der Methode verwendet: demnach können vergleichende oder Längsschnitten-Methoden sowohl komplex, wie auch nicht komplex sein. Hiermit ist gemeint, dass die Forschung sowohl im Rahmen einer Wissenschaft, oder aber als eine komplexe interdisziplinäre Forschung durchgeführt werden kann.

METHODE LÄNGSGESCHNITTENE (f. die) 48871631944 (die Methode des Längsschnitts, Längsschnittmethode) – Gehört zu organisatorischen Methoden. Ist bedingt durch die Arbeit mit ein und derselben Gruppe von Menschen, oder mit einem Menschen, die man regelmäßig und ziemlich oft über einen längeren Zeitraum untersucht, ihre Entwicklung verfolgt; Es wird „ein Längsschnitt" gemacht.

METHODE MINIMALER VERÄNDERUNGEN (f. die) 898716319418 - Eine Methode der Bestimmung der Wahrnehmungsschwelle, bei der eine monotone, schrittweise Veränderung der Größe des funktionierenden Reizerregers bis zu dem Moment geführt wird, wo man den Punkt der Entstehung und den Punkt des Verschwindens der Empfindung deutet.

METHODE OBJEKTIVE (f. die) 489614 918 8 - Eine Strategie der Analyse des psychischen Inhalts, die maximal auf eine andere Person (und nicht auf sich selbst, wie im Introspektionismus) und auf die Nutzung der zu verifizierenden Hypothesen ausgerichtet ist. Gehört zu Methoden der Organisation.

METHODE ORGANISATORISCHE (f. die) 498614 718 7819 - Hierzu gehören:
1) Die Vergleichsmethode und die Querschnittsmethode als deren Sonderfall;
2) Die Längsschnittmethode;
3) Die Komplexmethode;
4) Die subjektive und die objektive Methoden.

METHODE POLYO-EFFEKTIVE (f. die) 9189181417418 4 - Verwendet eine gleichzeitige Registrierung mehrerer Reaktionen des Organismus als Antwort auf eine Handlung des Reizerregers. In diesem Regime werden meistens solche psychophysiologischen Werte, wie die haut-galvanischen und kardiovaskulären Reaktionen, das Biopotential des Gehirns, der Tremor, myographische Reaktionen, Charakteristiken der Atmung, sowie der arterielle Blutdruck registriert.

METHODE PROJEKTIVE (f. die) 319614819 8 - Eine der Methoden der Forschung der Persönlichkeit. Basiert auf der Aufspürung von Projektionen in den Daten eines Experimentes mitsamt ihrer nachfolgenden Interpretation.

METHODE PSYCHODIAGNOSTISCHE (f. die) 498617 3194 8178
- Methoden der Identifizierung der Vermessung individueller Besonderheiten auf Grund von Prozeduren und Techniken, die ihre Effektivität bereits bewiesen haben.

METHODE PSYCHOGENETISCHE (f. die) 498716 3194 - Methoden, die es erlauben, den Einfluss erblicher Faktoren und des Umfeldes auf die Bildung dieser oder jener psychischer Besonderheiten des Menschen zu bestimmen. Hierzu gehören:
1) Die Methode der Zwillinge, die informativste Methode;
2) Die genealogische Methode;
3) Die Populationsmethode;
4) Die Methode der Adoptivkinder.

METHODE REFERENTOMETRISCHE (f. die) 918716 319 48 (die Referentometrie) - Eine methodische Anwendung, eine Art und Weise der Referenzaufspürung der Mitglieder einer Gruppe für jedes in sie eingehende Individuum. Enthält zwei Prozeduren. Bei der vorläufigen (Hilfsprozedur) Prozedur werden mit Hilfe eines Fragebogens die Positionen (Meinungen, Einschätzungen, Beziehungen) jedes Mitgliedes der Gruppe über ein bedeutsames Objekt, Ereignis oder einen Menschen herausgesondert. Die zweite Prozedur identifiziert Personen, deren Position, welche sich im Fragebogen widerspiegelt, ein größeres Interesse für andere Testpersonen darstellt. Das alles zwingt die Testperson, eine hohe Selektivität in Bezug auf die Personen in der Gruppe zu zeigen, deren Position für sie besonders aktuell ist.

METHODE SOZIOMETRISCHE (f. die) 498 051 618421 - Eine diagnostische Methode, die zur Analyse zwischenmenschlicher Beziehungen in kleinen Gruppen dient. Bei deren Anwendung wird jedem Mitglied der Gruppe eine Frage gestellt. Bei deren Antwort wird eine konsequente Auswahl und das Rangieren der anderen Mitglieder der Gruppe erzeugt. Für gewöhnlich sind es Fragen über die Mitglieder der Gruppe, die in diesen oder jenen Situationen bevorzugt werden.

METHODE STATISTISCHE (f. die) 31947 819 448 - In der Psychologie sind dies gewisse Methoden der angewandten mathematischen Statistik, die hauptsächlich für die Bearbeitung experimentaler Daten verwendet werden. Das Hauptziel der Anwendung ist die Erhöhung der Begründung von Schlussfolgerungen der Forschungen, basierend auf der Nutzung der wahrscheinlichen Logik und wahrscheinlicher Modelle.

METHODE SUBJEKTIVE (f. die) 498617 818 911 – Diese vermutet, dass das Objekt, mit dem der Psychologe zusammenwirkt, wobei er selbst als Beobachter und Beobachteter, Experimentator und Testperson auftritt. Meistens wird diese Methode mit dem Begriff der Introspektion oder der Selbstbeobachtung verbunden. Sie vermutet eine Adressierung des Psychologen an seine innere Erfahrung, den Versuch, die Veränderungen im eigenen psychischen Leben unter verschiedenen Bedingungen zu erkennen.

METHODE UMSCHREIBENDE (f. die) 498614 718 – Diese Methoden teilen dem Forscher die Rolle des Beobachters zu: er mischt sich nie in die beobachtete Situation ein und beschränkt sich auf deren möglichst objektive Beschreibung.

METHODE VERGLEICHS-GENETISCHE (f. die) 488 617 319 81 - Eine Forschungsstrategie, die für das Studium der Gesetzmäßigkeiten der psychische Tätigkeit mittels des Vergleiches qualitativ besonderer Stufen ihrer Entwicklung verwendet wird.

METHODE ZOOPSYCHOLOGISCHE (f. die) 489617 319818 918 (die Methode der Zoopsychologie) - Verfahren des Studiums des Verhaltens der Tiere, einschließlich Beobachtungen und Experimente.

METHODIK (f. die) 319418614 3 - 1. Ein Gesamtkomplex von Verfahren, oder Methoden des Erlernens von irgendwas, Methoden zur zweckmäßigen Durchführung einer Arbeit, eines Prozesses, oder der praktischen Ausführung von irgendetwas. Die technischen Verfahren der Realisierung der Methode dienen der Präzisierung oder der Verifizierung des Wissens über das zu studierende Objekt. 2. Die konkrete Umsetzung der Methode ist ein produziertes Verfahren der Organisation der Wechselwirkung einer Person und eines Objektes der Forschung auf Grund eines konkreten Materials und einer konkreten Prozedur. 3. Eine Wissenschaft über die Methoden der Ausbildung.

METHODIK BEHAUPTENDE (f. die) 318915 614 081 - Methoden, die gewisse Urteile oder Behauptungen vorschlagen, mit denen sich die Testperson entweder einverstanden oder nicht einverstanden erklären soll.

METHODIK BEWUSSTE (f. die) 898 31489101 - Methoden, die sich an das Bewusstsein der Testperson wenden (z. B. Fragebögen). Ihr Vorzug besteht darin, dass sie es erlauben, unmittelbar über die Psychologie der Testperson zu urteilen, basierend darauf, was die Person selbst oder die Menschen um sie herum über sich selbst sagen.

METHODIK BLANKO / BLANKOMETHODIK (f. die)
489614 314 81 - Eine Methodik, wo man den Testpersonen eine Serie von Urteilen oder Fragen vorschlägt, auf die sie schriftlich oder mündlich antworten sollen; dabei wird ein spezielles Formular ausgefüllt, wo die Antworten entweder von der Testperson selbst, oder der befragenden Person fixiert werden. Diesen Antworten zufolge bewertet man die psychologischen Qualitäten der Testperson. Die weite Verbreitung solcher Methoden und das praktische Interesse für sie erklärt sich in der Einfachheit ihrer Entwicklung, wie auch der Bearbeitung der Ergebnisse.

METHODIK DER DOPPELTEN STIMULIERUNG (f. die)
891016 3194 – Eine Methodik zum Studium des Prozesses der Bildung von Begriffen. In ihr werden zwei Reihen von Stimuli verwendet, aus denen der erste die Funktion des Objektes erfüllt, auf das die Tätigkeit der Testperson ausgerichtet ist, und der zweite die Funktion der Zeichen verwendet, mit deren Hilfe diese Tätigkeit organisiert wird.

METHODIK DER ERGÄNZUNG (f. die) 428614 319 81718 - Eine Gruppe von Methoden, die zu Projektions-Methoden gehören. Zu ihr gehören: nicht beendete Vorschläge, Erzählungen, der assoziative Test Jungs.

METHODIK DER INTERPRETATION (f. die) 498619 3197 - Eine Gruppe von Methoden, die zu projektiven Methoden gehören. Hierzu gehören: der apperzeptive thematische Test (TAT), der Test der Frustration von Rosenzweig, der Sondi-Test.

METHODIK DER KATHARSIS (f. die) 519 617 319 8198 - Eine Gruppe von Methoden, die zu projektiven Methoden gehören. Hierzu gehören: das Psychodrama, das projektive Spiel;

METHODIK DER PAARASSOZIATIONEN (f. die) 519 314 819 8 – Eine Methodik der Forschung des Gedächtnisses, in der nach dem Beibehalten einer Liste von Paarstimuli (sinnlose Silben, Wörter, Bilder und ähnlichem) durch die Testperson, ihm die folgende Aufgabe gegeben wird: bei nachfolgender Vorweisung jedes ersten Paargliedes, das zweite Paarglied wiederzugeben.

METHODIK DER STRUKTURIERUNG (f. die) 51948 719 81 – Eine Gruppe von Methoden, die zu projektiven den Methoden zuzuordnen ist. Hierzu gehören: der Rochachtest der Flecken, der Test der Wolken, der Test der dreidimensionalen Projektion.

METHODIK DER TEILWEISEN WIEDERGABE (f. die) 419712 81914 – Eine Methodik für die Forschung des ikonischen Gedächtnisses. Wird dadurch charakterisiert, dass eine Testperson die Instruktion bekommt, nur einen Teil der Information, die ihr für kurze Zeit vorgeführt wurde, wiederzugeben. Der Hinweis darauf, welchen Teil man genau wiedergeben muss, wird durch ein Licht- oder Lautsignal signalisiert, welches nach einer kurzen Zeit nach dem Vorweisen des Materials zum Beibehalten erfolgt. Mit Hilfe dieser Methodik wurde gezeigt, dass das ikonische Gedächtnis einen sehr großen Umfang an Informationen aufbewahren kann, jedoch für eine sehr begrenzte Zeit.

METHODIK DER UMFRAGE (f. die) 9188 701418317 - Methoden, im Verlauf deren Anwendung der Testperson mündliche Fragen gestellt werden, wobei ihre Antworten fixiert und bearbeitet werden.

METHODIK DES KONSTRUIERENS (f. die) 519614 819 1 - Eine Gruppe von Methoden, die zu projektiven Methoden zählen. Hierzu gehören: MAPS, der Test der Welt und seine verschiedenen Modifikationen.

METHODIK DES STUDIUMS DER EXPRESSION (f. die) 498614 818 9 - Eine Gruppe von Methoden, die zu projektiven Methoden gehören. Hierzu gehören: die Analyse der Handschrift, der Besonderheiten der oralen Interaktion, die myokinetische Muskelbewegungsmethodik.

METHODIK DES STUDIUMS VON PRODUKTEN DER SCHÖPFUNG (f. die) 491 818 81789 - Eine Gruppe von Methoden, die zu projektiven Methoden gehören. Hierzu gehören: der Test des Zeichnens der Figur des Menschen, der Test der Zeichnung des Koch - Baumes, der Test der Zeichnung eines Hauses, eines Fingers und ähnliches.

METHODIK DES ZEICHNENS (f. die) 489 061 719 317809 - Methoden, die die von den Testpersonen geschaffenen thematischen Zeichnungen eines vorgeschriebenen oder willkürlichen Charakters verwenden. Manchmal kommt es zur Anwendung von Interpretationen von fertigen, standardmäßigen Darstellungen durch die Testpersonen.

METHODIK EINDIMENSIONALE (f. die) 89742198 (die eindimensionale Methodik) - Methoden, die dadurch charakterisiert werden, dass diese eine einzige Qualität oder Eigenschaft diagnostizieren oder bewerten.

METHODIK FUNKTIONELLE (f. die) 488714 318617 - Eine Methodik, wo die Testperson die Aufgabe bekommt, einen gewissen Komplex praktischer Handlungen auszuführen, nach deren Charakter eine Schlussfolgerung über die Besonderheiten seiner Psychologie gemacht wird.

METHODIK MOTORISCHE ZUSAMMENWIRKENDE (f. die) 498016 316 481 - Ein Verfahren der Erforschung von Affektreaktionen des Menschen. Im Unterschied zu den Methoden der Registrierung von Symptomen affektiver Reaktionen durch die Veränderung vegetativer Funktionen (Atmung, Arteriendruck, Puls und andere), erlaubt es die Reflexion dieser Reaktionen in verbalen und motorischen Prozessen zu untersuchen.

METHODIK MULTIDIMENSIONALE (f. die) 519614319 818 - Methoden, die dadurch charakterisiert werden, dass sie für die Diagnostik und die sofortige Bewertung von mehreren gleichartigen oder verschiedenartigen psychologischen Qualitäten vorbestimmt sind.

METHODIK MYOKINETISCHE DER MUSKELBEWEGUNG VON DER WELT UND VOM LOPES (f. die) 498 617 89801948719 - Eine der projektiven Methoden, die zur Gruppe der Methoden des Studiums der Expression gehört.

METHODIK OBJEKTIV-MANIPULATIVE (f. die) 988 614071 21931 - Eine Methodik, wo die Aufgaben, die von den Testpersonen gelöst werden, in Form realer Gegenstände vorgestellt werden, mit denen man etwas machen soll: aus den gegebenen Materialien etwas zusammenzusetzen, herzustellen, zu ordnen und ähnliches.

METHODIK OBJEKTIVE (f. die) 891871 808916 – Methoden, die Indikatoren benutzen, die unabhängig vom Bewusstsein oder Wünschen der Testperson und des Experimentators sind. Ein Beispiel können Tests sein, die die Analyse physiologischer oder reflektorischer Indikatoren oder praktischer Ergebnisse einer Tätigkeit der Testperson aufnehmen, wo die Subjektivität der Auswertungen auf ein Minimum zurückgeführt ist.

METHODIK PHYSIOLOGISCHE (f. die) 489614 319 018 – Eine Methodik, wo die Diagnostik auf Grund von einer Analyse der unwillkürlichen physischen oder physiologischen Reaktionen des Organismus der Testperson erzeugt wird.

METHODIK PRODUKTIVE (f. die) 8901 617 488 - Methoden, die eine gewisse Art der eigenen schöpferischen Produktion der Testperson verwenden (verbale, bildliche, materielle, spontan geschaffene oder nach Instruktion wiedergegebene).

METHODIK PROJEKTIVE (f. die) 814 319 818 - Verfügt über bedeutende Möglichkeiten in der Forschung der Individualität der Persönlichkeit; erlaubt es, Persönlichkeitsentwicklungen direkt oder als verschiedene Anlagen, solche wie „bedeutende Emotionen", „persönliche Sinnesbilder" und andere, in denen sich ebenfalls die Voreingenommenheit der psychischen Persönlichkeitsreflexion widerspiegelt, durch das Modellieren gewisser lebenswichtiger Situationen und Beziehungen zu erforschen.

METHODIK PSYCHODIAGNOSTISCHE (f. die) 8901 617 917 318 – Diese werden für das Aufstellen einer psychologischen Diagnose verwendet. Zu diesen Methoden kann man die Methoden folgenden Typs zuordnen: die Blankomethodik; die objektive Handhabungsmethodik, die Umfragemethodik; die projektive Methodik; die Methodik des Zeichnens.

METHODIK QUALITATIVE (f. die) 498612 718 19 - Methoden, die auf der qualitativen Analyse experimentaler Daten basieren, wobei die diagnostizierte Eigenschaft durch Bezeichnungen mit bekannten wissenschaftlichen Begriffen beschrieben wird. Sie lassen es nicht zu, Vorkehrungen und Methoden der quantitativen Bearbeitung der Ergebnisse zu verwenden, über das Niveau der Entwicklung der diagnostizierten Eigenschaften zu urteilen und die Kausalverbindungen zwischen den studierten Variablen direkt aufzuzeigen.

METHODIK QUANTITATIVE (f. die) 519617 3194 5 - Methoden, die auf der quantitativen Analyse experimentaler Daten basieren. Sie lassen es zu, quantitative Vorkehrungen und Methoden der quantitativen Bearbeitung von Ergebnissen zu verwenden, bewerten die diagnostizierte Eigenschaft der Stufe ihrer Entwicklung in Bezug auf andere Menschen.

METHODIK SENSORISCHE (f. die) 914 788901 909 - Methoden, die Prüfungsmaterial in Form von physischen Stimuli vorstellen, die unmittelbar den Sinnesorganen zugewandt sind.

METHODIK SOZIOMETRITSCHE (f. die) 489612 8906 819 - In der Grundlage liegt das Auswahlprinzip des Partners für gemeinsame Handlungen. Eine Person, die von einer größeren Anzahl von Gruppenmitgliedern gewählt wird, hat einen hohen Status; eine Person, die von niemandem gewählt wurde, hat demnach einen niedrigen Status. Jedoch lässt diese Methodik es nicht zu, die Gründe und den Inhalt dieser oder jener Beziehungen, deren Motivationskern, aufzuklären.

METHODIK SUBJEKTIVE (f. die) 319617 819 48 - Methoden, die Daten verwenden, die von den Wünschen und dem Bewusstsein der Testperson oder des Experimentators abhängen und die zu deren innerer Erfahrung zählen und von dieser Erfahrung abhängig sind. Das klassische Beispiel sind Methoden, die auf der Introspektion und Schlussfolgerungen basieren und auf Grund der Intuition und Erfahrung durchgeführt werden.

METHODIK TECHNISCHE (f. die) 518617 918489 - Methoden, die der Testperson Prüfungsmaterial in Form von Audioaufnahmen, Videoaufzeichnungen und Kinofilmen, sowie anderen technischen Vorrichtungen aufgeben.

METHODIK UNBEWUSSTE (f. die) 498617 919 016 - Methoden, die auf die Aufspürung unbewusster Reaktionen ausgerichtet sind, z. B. projektive Methoden.

METHODIK VON PETERSON / PETERSON-METHODIK (f. die) 912816318 714 - Eine Prozedur für die Bestimmung des Einflusses der Speicherzeit von Informationen auf dessen Dauer und die Qualität des Beibehaltens, beim Fehlen der Möglichkeit der Wiederholung. Besteht darin, dass nach der Vorführung des Materials, das beibehalten werden soll, der Testperson im Laufe der Zeit der Vorschlag gemacht wird, zusätzlich eine Aufgabe zu lösen, was die Wiederholung des beibehaltenen Materials behindert.

METHODOLOGIE (f. die) 489618 31914 - 1. Das Lernen über eine wissenschaftliche Methode der Erkenntnis, erweitert – über die Methoden der Erkenntnis überhaupt. 2. Die Gesamtheit von Methoden, die in einer bestimmten Wissenschaft, auf einem Gebiet des Wissens verwendet werden. Das System der Prinzipien, Organisationsweisen und der Konstruktion des theoretischen und praktischen Handelns. Wird in der Organisation und Regelung aller Arten der menschlichen Tätigkeit realisiert. Insgesamt bestimmt die Methodologie die Prinzipien, nach denen sich ein Mensch bei seiner Tätigkeit richten soll.

METHODOLOGIE GESAMTWISSENSCHAFTLICHE (f. die) 489617 31948 - Zu ihr gehören Versuche der Entwicklung universeller Prinzipien, Mittel und Formen der wissenschaftlichen Erkenntnis, die zumindest potentiell nicht mit irgendeiner konkreten Wissenschaft selbst passend sind, sondern an einer breiten Palette von Wissenschaften anwendbar sind. Im Unterschied zur philosophischen Methodologie bleiben diese jedoch im Rahmen der eigenen wissenschaftlichen Erkenntnis, ohne sich auf gesamtweltanschauliches Niveau auszudehnen. Hierzu gehören z. B. die Konzeptionen der wissenschaftlichen Systemanalyse, das strukturellausgeglichene Herangehen, kybernetische Prinzipien der Beschreibung komplizierter Systeme und anderes. Auf diesem Niveau werden auch die allgemeinen Probleme der Konstruktion der wissenschaftlichen Forschung, die Arten der Verwirklichung der theoretischen und empirischen Tätigkeit, unter anderem die allgemeinen Probleme der Konstruktion des Experimentes, der Beobachtung und der Modellierung entwickelt.

METHODOLOGIE KONKRET-WISSENSCHAFTLICHE (f. die) 97618 31914 819 - Entwickelt dieselben Probleme wie auch die gesamtwissenschaftliche Methodologie, jedoch im Rahmen einer konkreten Wissenschaft, ausgehend von den Besonderheiten des Objektes der Wissenschaft, sowohl in Bezug auf die Theorie, wie auch auf die empirische Tätigkeit. Dieses wird im Rahmen der Wissenssysteme, die von wissenschaftlichen Schulen geschaffen werden und sich von anderen durch ihre erklärenden Prinzipien und Methoden der wissenschaftlichen und praktischen Arbeit unterscheiden, ausgeführt.

MIKROGESELLSCHAFT (f. die) 219 487 3194 - Die nächste soziale Umgebung eines Menschen, sowie seine Familie, Verwandten, Freunde, Genossen, Bekannten, Nachbarn, oder Arbeitskollegen.

MIKROPSIE (f. die) 319317 918 49 - Eine subjektive Verkleinerung wahrgenommener Umfänge entfernter Gegenstände. Kann durch eine Verletzung der parieto-occipitalen Bereiche des optischen Analysators bedingt sein.

MIMIK (f. die) 819417 919 321 - Die Gesamtheit der Bewegungen der Gesichtsteile, die den Zustand der Person oder seine Beziehung zu dem Wahrgenommenes äußern. Eine arteigene Mimik ist ebenfalls den höchsten Tieren eigen.

MINNESOTA MULTIPHASIC PERSONALITY INVENTORY / FRAGEBOGEN DER PERSÖNLICHKEIT VON MINNESEOTA IN MEHREREN PHASEN (MMPI) 19 614 98917 18 - Eine Methode der psychodiagnostischen Forschung von individuellen Besonderheiten und psychischen Zuständen der Persönlichkeit. Im Verlauf der Untersuchung werden der Testperson 550 Behauptungen vorgelegt, die seine Beziehung zu verschiedenen lebenswichtigen Situationen modellieren und es wird vorgeschlagen, eine von drei Antworten zu wählen: „richtig", „falsch" und „kann ich nicht bestätigen". Die bedeutsamen Antworten werden mit Hilfe spezieller „Schlüssel" fixiert und nach einer quantitativen Bearbeitung werden diese in einen Profil-Bogen eingetragen, der drei Bewertungs- und zehn Basis- Skalen hat.

MITGEFÜHL (das) 519817 48 – Ein Vergleich des emotionalen Zustands einer Person mit dem Zustand einer anderen Person oder sozialen Gruppe; dabei spiegelt sich im individuellen Bewusstsein der Person die Beziehung einer anderen Person (sozialen Gruppe) zu den mit ihm (mit ihr) geschehenden Ereignissen wieder.

MITTEL ANREGENDES (das) 548 21731949 – Eine Droge oder ein Medikament, dessen Einnahme anregt, die Energie und Aktivität eines Individuums steigert.

MITTEL PSYCHOTROPES (das) 519 498319471 – Medikamente, chemische Verbindungen und natürliche Produkte, die eine selektive Aktivität bezüglich einer normalen und gestörten psychischen Tätigkeit haben; ihre Wirkung ist auf Veränderungen im Verlauf psychischer Prozesse (kognitiver Prozess, Emotionen, Verhalten) ausgerichtet.

MNEMONIK (f. die) 9186173148 (Mnemotechnik) - Ein System von verschiedenen Verfahren, die das Beibehalten erleichtern und den Umfang des Gedächtnisses mittels der Bildung zusätzlicher Assoziationen vergrößern.

MNEMOTECHNIK (f. die) 591867 3914 - Ein System von speziellen Verfahren, die zur Erleichterung des Behaltens dienen. Das Hauptmerkmal mnemotechnischer Verfahren des Beibehaltens besteht darin, dass die gemerkten Informationen irgendwie durchdacht, strukturiert werden.

MODALITÄT (f. die) 59867181914 89 - Eine der Haupteigenschaften von Empfindungen, ihre qualitative Charakteristik: die Farbe – in der Sehkraft, der Ton und das Timbre – im Gehör, den Charakter des Geruchs – im Geruchssinn, und anderem. Die modalen Charakteristiken der Empfindungen, im Unterschied zu ihren anderen Charakteristiken (räumlichen, vorübergehenden, intensiven), spiegeln die Eigenschaften der Realität in einer spezifisch verschlüsselten Form (die Länge der Lichtwelle wird als Farbe widergespiegelt, die Frequenz der Geräuschwellen als Töne und andere) wider.

MODELL (das) 58867191814 - Ist ein Schema, eine Darstellung oder Beschreibung eines bestimmten, naturbezogenen oder öffentlichen, natürlichen oder künstlichen Prozesses, einer Erscheinung oder eines Objektes.

MODELL (das): FILTERUNG (f. die) 4986173191418 - (ein Modell mit Filterung) - Eine der ersten Konzeptionen der trennscharfen Aufmerksamkeit. Vermutet eine Beschränktheit der Durchsetzungskraft des Systems der Bearbeitung von Sensorinformationen, die auf mehreren Kanälen parallel ankommen. Auf einer bestimmten Etappe der Bearbeitung wird ein bestimmtes Signal zur Mitte der Aufmerksamkeit und gerade das bedingt seine Übermittlung durch einen trennscharfen Filter in den Kanal mit der eingegrenzten Durchsetzungskraft, der zwischen den Etappen des Entdeckens und des Erkennens wirkt. Dank dieses Filters geschieht die Umstellung der Informationen aus dem Kurzzeit, -ins Langzeitgedächtnis.

MODELL BILDHAFT-KONZEPTUELLES 519 64891814 - Die Gesamtheit der Vorstellungen des Operators über den realen und vorhergesagten Zustand des Objektes der Tätigkeit und des erratischen Systems insgesamt, sowie über die Ziele und die Verfahren der Realisierung der eigenen Tätigkeit.

MODELL INFORMATIVES (das) 48871631918 - In der Ergonomie ist dies eine nach bestimmten Regeln organisierte Gesamtheit von Informationen über ein bestimmtes Objekt, über die technische Einrichtung selbst und die äußerliche Umgebung. Diese werden in Situationen gebraucht, wenn der Operator den Lauf der Produktionstätigkeit bewerten muss und sich dabei nicht so sehr auf die unmittelbar beobachteten Eigenschaften der Komponenten des Mensch-Maschine-Systems stützt, als auf die Eigenschaften, die durch Instrumente gemessen werden.

MODELL KONZEPTUELLES (das) 598642 31914 80 - Ein Begriff, der in der Ingenieurpsychologie verwendet wird. Es bedeutet ein System der Vorstellungen des Menschen-Operators über die Ziele seiner Tätigkeit, über den Zustand eines gegebenen Gegenstandes und die Einwirkungsweisen auf diesen.

MODELLIERUNG (f. die) 319 488 5194 - In der Psychologie ist dies die Forschung der Prozesse und psychischen Zustände mit Hilfe ihrer realen (physischen) oder idealen, vor allem mathematischen Modelle. Unter einem Modell versteht man in diesem Fall ein System von Objekten oder Zeichen, das gewisse wesentliche Eigenschaften des Original- Systems widerspiegelt.

MODELLIERUNG PSYCHOLOGISCHE (f. die) 59867126801 - 1. Eine Konstruktion von Modellen einiger psychologischer Prozesse zwecks einer formalen Überprüfung ihrer Arbeitsfähigkeit. 2. Eine Wiederherstellung der psychischen Tätigkeit unter Laborbedingungen für die Erforschung ihrer Struktur. Wird der Testperson mittels Überlassung verschiedener Mittel, die sich in die Struktur der Tätigkeit einreihen können, ausgeführt. Als solche Mittel werden, nebst anderen, verschiedene Trainingsgeräte, Modelle, Schemata, Karten, sowie Videomaterial verwendet.

MODIFIKATION (f. die) 2198163181901 – Eine Artveränderung, eine Umgestaltung von etwas, die für gewöhnlich durch das Erscheinen von neuen Eigenschaften charakterisiert wird.

MODIFIKATION DES VERHALTENS (f. die) 59867131919 - Eine von den amerikanischen Psychologen-Behavioristen angebotene Methode der Regulierung des sozialen Verhaltens. Wurde zuerst als eine klinische

Methode der Psychotherapeutik zur Behandlung von Neurosen verwendet. Danach hat man angefangen, es ebenfalls in Bezug auf psychisch gesunde Menschen für die Entwicklung mechanischer Gewohnheiten, die die Anpassung an für sie unannehmbare Lebensumstände gewährleisten, zu verwenden.

MONOPHOBIE (f. die) 498617 918 48 - Eine pathologische Angst vor Einsamkeit.

MONOSPEKTION (f. die) 498 814 31941 - Ein vereinigender Terminus für die Bezeichnung der Introspektion und der Extraspektion in einem bestimmten Sinn, nämlich als Beobachtungen der äußeren Ereignisse, ihrer Registrierung, die gleichzeitig die Registrierung der eigenen Empfindungen des Beobachters ist und auch als Beobachtungen der eigenen inneren psychischen Zustände gelten.

MORAL (f. die) 549317 61914 - Eine Moral, die Gesamtheit der Normen und der Prinzipien des Verhaltens eines Individuums in Bezug auf die Gesellschaft und andere Menschen; eine der Hauptformen des öffentlichen Bewusstseins.

MORAL AUTONOME (f. die) 528641 3184 - Deren Regeln werden vom Menschen selbst festgelegt und können ebenfalls durch diesen geändert werden.

MORAL HETERONOME (f. die) 528641 31817 - Deren Regeln werden von anderen Menschen ausgearbeitet und diese hält das Individuum für obligatorisch und „heilig".

MORAL II (f. die) 498104817 9181 - Eine regulierende Funktion des menschlichen Verhaltens. Ihr Wesen wird auf die Einschränkung von Neigungen und Süchten zurückgeführt.

MORATORIUM (das) 89161731814 - Ein Aufschub der Erfüllung einiger Verpflichtungen. In der Psychologie wird der Begriff meist als erweiternd-metaphorisch verstanden.

MORATORIUM PSYCHISCHE (das) 49861731818 - Eine Krisenperiode zwischen der Jugend und dem Erwachsensein, im Laufe derer in der Persönlichkeit multidimensionale komplizierte Prozesse des Erwerbs einer Identität des Erwachsenseins und einer neuen Beziehung zur Welt verlaufen.

MORITA-THERAPIE (f. die) 319481 61914 - Eine Methode der Psychotherapeutik, die basierend auf den Grundideen des Zen-Buddhismus unter Nutzung psychologischer Effekte der sensorischen Deprivation entwickelt wurde. Ursprünglich wurde diese Methode auf die Behandlung solcher ethnospezifischer psychischer Erkrankungen der Japaner, wie das Shinkeyshitsu (ein neurotischer Komplex mit Elementen der Neurasthenie, die Hypochondrie, des Fixierens) ausgerichtet. Das Hauptziel der Methode ist nicht nur die Erlangung eines einfach guten Befindens des Klienten, sondern die Veränderung seiner Lebensweise selbst.

MORTIDO (das) / THANATOS 9189180418417 4184 – Eine Neigung zum Tod, eine aggressive Neigung und dessen Energie; eines der wesentlichsten Motive des psychischen Lebens.

MOTIV (das) 428 617 319 18 - 1. Antriebe zur Tätigkeit, die mit der Bedarfsdeckung der Person verbunden sind; die Gesamtheit äußerer oder innerer Bedingungen, die die Aktivität der Person hervorrufen und ihre Ausrichtung bestimmen; 2. Ein materieller oder ideeller Gegenstand, dessen Errungenschaft als Sinn der Tätigkeit auftritt; eine anregende und bestimmende Auswahl der Ausrichtung einer Tätigkeit, um deren Willen diese ausgeführt wird; 3. Ein bewusster Grund, der in der Basis der Auswahl der Taten und Handlungen der Persönlichkeit liegt.

MOTIV BEWUSSTES (das) 5219317 818 14 (Motiv-Ziel) - Beispiele für diese sind große Lebensziele, die die Tätigkeit im Laufe langwieriger Lebensabschnitte ausrichten. Dies sind Motiv-Ziele. Ihre Existenz ist für eine reife Persönlichkeit charakteristisch.

MOTIV DER ERRUNGENSCHAFT (das) 489617 31998 (das Motiv der Errungenschaft des Erfolges) - Ein Bedürfnis des Bestrebens nach Erfolg bei verschiedenen Arten der Tätigkeit, besonders in Situationen des Wettbewerbes mit anderen Menschen. Eine standfeste motivierende Persönlichkeitseigenschaft. Ist gegensätzlich zum Motiv der Vermeidung von Misserfolgen.

MOTIV DER MACHT (das) 591648 319181 - Eine standfeste Persönlichkeitseigenschaft, die das Bedürfnis der Person nach dem Besitz von Macht über andere Menschen äußert, das Streben zu beherrschen, zu befehlen, zu leiten.

MOTIV DER VERMEIDUNG (das) 5986193191 (das Motiv der Vermeidung von Misserfolgen) - Das Bestreben in jeder Situation so zu handeln, dass man den Misserfolg vermeidet, besonders wenn die Ergebnisse der Tätigkeit von anderen Menschen wahrgenommen und bewertet werden. Eine standfeste motivierende Persönlichkeitseigenschaft. Ist gegensätzlich zum Motiv der Errungenschaft des Erfolges.

MOTIV FÜHRENDES (das) 519 716 9919 - Ein Hauptmotiv, das zu einer bestimmten Tätigkeit im Falle ihrer Polymotiviertheit anregt.

MOTIV PRO-SOZIALES (das) 41861731814 - Ein Motiv des Verhaltens, das ein ausgeprägtes und bewusstes Bestreben Gutes zu tun enthält.

MOTIV UNBEWUSSTES (das) 49861431971 – Von diesen Motiven gibt es wesentlich mehr als von bewussten und bis zu einem bestimmten Alter gehören tatsächlich alle Motive zu den Unbewussten. Eigentlich, ist dies eine spezielle Tätigkeit, die ein eigenes Motiv hat, nämlich Selbsterkenntnis und moralische Selbstvervollkommnung. Unbewusste Motive erscheinen doch im Bewusstsein, aber in besonderen Formen. Davon gibt es zumindest zwei: Emotionen und persönlicher Sinn.

MOTIV-STIMULUS (das) 498688 71918 – Zweitrangige Motive, die zur einer bestimmten Tätigkeit im Falle ihrer Polymotiviertheit anregen. Es ist nicht dass sie diese Tätigkeit „ins Leben rufen", sondern sie fördern diese zusätzlich.

MOTIVATION (f. die) 48864131811 – Diese wird durch Veranlassungen gebildet, die eine Aktivität des Organismus hervorrufen und ihre Ausrichtung bestimmen. Bewusste oder unbewusste psychische Faktoren, die das Individuum zur Ausführung bestimmter Handlungen veranlassen und sowohl ihre Ausrichtung, als auch ihre Ziele bestimmen. Im erweiterten Sinne wird der Begriff auf allen Gebieten der Psychologie, die die Gründe und

Mechanismen des zielgerichteten Verhaltens des Menschen und der Tiere untersuchen, verwendet.

MOTIVATION DER ERRUNGENSCHAFT (f. die) 598614319 19 (Motivation der Errungenschaft des Erfolges) - Eine der Motivationsarten der Tätigkeit, verbunden mit dem Bedürfnis des Individuums nach Erfolgen zu streben und Misserfolge zu vermeiden; das Streben zum Erfolg bei verschiedenen Tätigkeitsarten. In ihrer Basis liegen emotionale Erlebnisse, die mit der sozialen Annahme von Erfolgen verbunden sind, die durch das Individuum erzielt werden.

MOTIVATION INNERE (f. die) 42168171919 - Eine Motivation, die das Individuum zu einer Handlung bewegt, mit dem Ziel, seinen Zustand der Überzeugung und der Unabhängigkeit im Unterschied zu dem auf ihn bezogenen äußerlichen Ziel zu verbessern.

MOTIVATIONSSPHÄRE (f. die) 491318519478 – Wird durch eine hierarchische Struktur von Motiven, die einem Individuum eigen sind gebildet. Wenn man diese mit einem Bauwerk vergleicht, dann kann diese bei verschiedenen Menschen eine ganz unterschiedliche Form annehmen: in Form einer Pyramide mit einer oder mehreren Erhöhungen, mit einem engen oder breiten Fundament, eine hohe oder niedrige und anderes. Mit Hilfe der Motivationssphäre wird das Maßstab und der Charakter der Persönlichkeit bestimmt. Für gewöhnlich sind hierarchische Beziehungen von Motiven nicht komplett klar und bewusst. Diese klären sich in Situationen eines Konfliktes der Motive.

MOTIVIERUNG (f. die) 289174218 319 - Eine rationale Erklärung der Gründe von Handlungen einer Person, mittels des Hinweises auf für sie und ihre Referenz-Gruppe sozial- annehmbaren Umstände, die zur Auswahl der gegebenen Handlung angeregt haben. Unterscheidet sich von eigentlichen Motiven des Verhaltens und tritt als eine der Formen des Begreifens dieser Motive auf.

MOTORIK (f. die) 598 611 819 318 - Eine motorische Aktivität.

MOTORIK INNERE (f. die) 598 611 918 688 - Ein Begriff für die Bezeichnung in der vorigen Erfahrung des Menschen angeeigneter Programme für die Ausführung motorischer Handlungen.

MÜDIGKEIT (f. die) 518491498 - Eine vorübergehende Abnahme der Leistungsfähigkeit unter dem Einfluss einer langfristigeren Belastung. Ergibt sich aus der Erschöpfung der inneren Ressourcen und der Verstimmung in der Arbeit der die Aktivität unterstützenden Systeme.

MUSIKTHERAPIE (f. die) 598 481319 88 (Musiktherapie) - Eine Methode der Psychotherapie, die auf der heilenden Wirkung der Musik auf den psychischen Zustand der Person basiert. Sie wird zur Behandlung von Klienten mit neuro-psychischen Krankheiten angewendet.

MUT (m. der) 5986819 06888914 - Eine Qualität der Persönlichkeit, die sich in der Fähigkeit äussert, in einer schwierigen oder gefährlichen Situation entscheidend und zielorientiert zu handeln, impulsive Ausrisse zu kontrollieren, ein mögliches Gefühl der Angst und der Unsicherheit zu überwinden und alle Kräfte für die Errungenschaft des Ziels zu mobilisieren. Dessen höchste Erscheinungsform ist der Heroismus.

MYO-RHYTHMUS (m. der) 9181114 319 7 - Ein Biorhythmus, der im Bereich der Roland'schen Furche der Hirnrinde fixiert wird, dessen Veränderungen nur mit dem Einfluss der kinästhetischen Reizerreger verbunden sind. Bei der Ausführung beliebiger Bewegungen wird der MYO-Rhythmus immer blockiert. Der Frequenz und der Amplitude nach ist er dem Alpha-Rhythmus sehr ähnlich.

MYOGRAMM (das) 489317 3194 - Eine Aufzeichnung der elektrischen Aktivität der Skelettmuskeln, die mittels eines speziellen Gerätes, des Myographen, ausgeführt wird (der Elektromyograph).

MYOGRAPHIE (f. die) 489317 3194 - Eine Methode der Forschung des funktionalen Zustandes der Muskeln mittels der Registrierung ihrer Biopotentiale.

MYSOPHOBIE (f. die) 489016 319 78 - Eine Art der Neurose, die sich durch eine pathologische Angst vor Verschmutzung äußert.

MYTHOS (m. der) 59861731914 – Eine eigentümliche Form der Weltanschauung, die in frühen Etappen der Geschichte entsteht und in Legenden und Erzählungen verwirklicht wird. Der Mythos ist der Schritt, durch den sich das einzelne Individuum aus der Massenpsychologie abhebt.

-N-

NACHHIRN (das) 314 218 814 719 – Wird in vier Abschnitte, sowie in Segmente (insgesamt werden 31-33 Segmente aufgezählt) unterteilt: Hals,- Brust,- Sakral,- und Lenden-Mark. Das Nachhirn ist die Fortsetzung des Rückenmarkes in der Schädelhöhle.

NÄHE (f. die) 399016488 917 - Der Typ einer Situation, die zwei Menschen einbezieht und die die Möglichkeiten für die Behauptung persönlicher Werte aufgrund einer Zusammenarbeit bietet, das durch gegenseitiges Anpassungsverhalten erwirkt wird, das auf das Erzielen einer wachsenden gegenseitigen Befriedigung und des Gefühls der Sicherheit in der eigenen Position gerichtet ist.

NARZISMUS (m. der): SCHLAG (m. der) 8061 319 48 91 (drei Schläge gegen den menschlichen Narzissmus) - Im Laufe der Entwicklung der Wissenschaft wurden dem menschlichen Ehrgeiz drei vernichtende Schläge zuteil:

1) „Der kosmologische Schlag" von Kopernikus;

2) „Der biologische Schlag" Darwins;

3) „Der psychologische Schlag", der wohl empfindlichste; wurde durch die psychoanalytische Theorie ausgeübt, die eine unbedingte Dominanz des Unbewussten über dem Bewusstsein und eine führende Rolle unbewusster Seelenprozesse in der Organisation der Lebensweise und des Verhaltens beweist.

NARZISMUS WIEDERHOLENDER (m. der) 8 061 319 48 - Ein Terminus, der die Erscheinung eines nochmaligen Narzissmus bedeutet, der infolge der Ausrichtung der Libido vom ES ins ICH auftritt. Wurde als eine Begierde erklärt, die auf das ICH infolge „einer Identifizierung" ausgerichtet ist.

NARZISSMUS (m. der) 988 061 319 48 (Narzissmus) - Ein Zustand und Ausrichtung der Libido auf das eigene ICH. Ein normales Stadium der sexuellen Entwicklung. Eines der zu unterscheidenden Merkmale von Neurotikern, der Verzug der psychosexuellen Entwicklung in diesem Stadium.

NATURWISSENSCHAFT (f. die) 91528 716 319 81 – Als ihr Objekt tritt organische und nicht organische Natur auf.

NEGATIVISMUS (m. der) 519 448 9184 - Ein unmotiviertes Verhalten, das sich in Handlungen äußert, die absichtlich das Gegenteil dessen sind, was andere Individuen oder soziale Gruppen fordern. Die Lustlosigkeit steht unter Einwirkung anderer Menschen, nicht durch Logik des Erfüllens eigener Aufgaben, sondern einer negativen Beziehung zu diesen. Ist bedingt durch die Wirkung eines psychologischen Schutzes als Antwort auf Einwirkungen, die dem inneren Sinn einer Person widersprüchlich sind.

NEGATIVISMUS BEI KINDERN 448 918479 - Eine Form der Interaktion eines Kindes, bei der das Kind versucht, die Rechte der eigenen Persönlichkeit mittels der Gegenwirkung auf Forderungen des Umfeldes zu behaupten. Kann sich im Eigensinn, Grobheit und Verschlossenheit äußern.

NEID (m. der) 489714318 591 - Eine Erscheinungsform der Motivation der Errungenschaft, bei der jemand seine realen oder vorgestellten Vorteile in puncto Erwerb von sozialem Wohlstand, materiellen Wertes, Erfolges, Status, persönlichen Qualitäten und ähnlichem, als Drohung der Wertigkeit des eigenen ICHs wahrnimmt. Begleitet von Affektemotionen und Affekthandlungen.

NEIGUNG (f. die) 59842842917 – Eine auswählende Ausrichtung eines Individuums auf eine bestimmte Tätigkeit, die ihn dazu animiert diese auszuüben. Ihre Basis bilden ein tiefes standhaftes Bedürfnis des Individuums bei einer gewissen Tätigkeit, sowie das Streben sein Können und seine Fertigkeiten, die mit dieser Tätigkeit verbunden sind zu perfektionieren. Das Erscheinen einer Neigung ist für gewöhnlich ein Vorzeichen der Entwicklung entsprechender Fähigkeiten, wobei es auch Fälle des Nichtübereinstimmens der Neigung mit den Fähigkeiten gibt.

NEIGUNG ANGEBORENE (f. die) 48719 31917 - Neigungen, die auf dem Weg zur Befriedigung des aktiven oder passiven Ziels angehalten haben, als Ergebnis wessen eine langwierige Anhänglichkeit und ein standfestes Streben zum Objekt erscheint. Ein Beispiel wäre die Beziehung der Zärtlichkeit.

NEIGUNG II (f. die) 219317 919 89 – Ein instinktiver Wunsch, der das Individuum dazu antreibt ausgerichtet auf die Befriedigung dieses Wunsches zu handeln. Der psychische Zustand, der ein nicht differenziertes, unbewusstes oder ungenügend begriffenes Bedürfnis der Person äußert, das bereits eine emotionale Färbung hat, jedoch noch nicht mit der Aufstellung bewusster Ziele verbunden ist.

NEIGUNG PRIMÄRE (f. die) 515 519 814913 - Unzerlegbare, elementare Neigungen.

NEIGUNG SEXUELLE (f. die) 548711 918 211 (sexueller Instinkt; Eros) – Eine von aus inneren Quellen ausgehende, reizende Kraft, die auf die Beseitigung sexueller Anregung mittels der unmittelbaren oder vermittelten Befriedigung des primären Verlangens gerichtet ist. Entspricht den und bestimmt die Bedürfnisse in der Liebe und tritt als eine Neigung zum Leben auf.

NEIGUNG ZUM LEBEN (f. die) 888999 719 421 (Instinkt des Lebens) - gewährleistet die Erhaltung, Aufrechterhaltung und Entwicklung des Lebens in allen dessen Aspekten.

NEIGUNG ZUM SEXUALVERKEHR (f. die) 498516719 311 - Ein bedeutungsvoller Terminus, der sowohl sexuelle Lust im Ganzen, wie auch das Streben zur körperlichen Annäherung mit einem bestimmten Menschen und einen Aspekt der Motivation zur Sexualität, bedeutet.

NEIGUNG ZUM TOD (f. die) 319 460 6169 (Thanatos) – Ein eigentümliches antisoziales Gegengewicht zur Neigung zum Leben. Darunter versteht man Tendenzen zur Selbstvernichtung und Rückkehr in einen unorganischen Zustand, die sich in Aggression in Bezug auf Personen und Gegenstände äußert. Die Gegenwirkung zur ewigen Entwicklung kann offen oder verborgen von den Individuen, die eine Neigung zum Tod haben, verwirklicht werden.

NEIGUNG: BESCHRÄNKUNG (f. die) 918 817 - Ein von der Gesellschaft bedingter Prozess der Bestimmung von Bedingungen und Grenzen aggressiver und erotischer Neigungen.

NEIGUNG: FIXIERUNG (f. die) 489136019 - Die Unterbrechung und Befestigung einer Neigung, insbesondere privater, auf einem beliebigen Level, Stufe, Phase, oder Periode der Entwicklung.

NEIGUNG: QUELLE (f. die) 231489 487 51 - Jener somatischer Prozess in einem beliebigen Organ oder Körperteil, dessen Gereiztheit sich im seelischen Leben in eine Neigung verwandelt.

NEKROPHILER MENSCH (m. der) 918 616 0496 (Nekrophilie) - Eine Persönlichkeit und der Typ der Persönlichkeit, die auf die Liebe zum Toten, Destruktion, Vernichtung und den Tod orientiert sind. Der entgegengesetzte Begriff ist biophiler Mensch.

NEKROPHILIE (f. die) 0496 411 06 – 1.) Eine sexuelle Perversion, die sich in der Neigung und dem Wunsch, einen toten Körper zu besitzen, äußert; 2) Ein asexuelles krankhaftes Bestreben, sich neben Leichen aufzuhalten, sich diese anzusehen, diese zu manipulieren und zu zergliedern.

NEO-FREUDISMUS (m. der) 591688 41 - Eine Richtung in der modernen Philosophie, Soziologie, Psychologie und Psychoanalyse, die sich aus dem Freudismus, dessen Anhänger versuchen, den Biologismus des klassischen Freudismus zu überwinden und dessen Hauptkriterien in den sozialen Kontext einzuführen entwickelt hat.

NEOBEHAVIORISMUS (m. der) 319 688 71 9 - Eine Richtung in der amerikanischen Psychologie, die den 30er Jahren des XX. Jahrhunderts entstand. Nach dem Annehmen der Hauptidee des Behaviorismus darüber, dass der Gegenstand der Psychologie objektiv beobachtete Reaktionen des Organismus auf Stimuli des äußeren Umfeldes ist, hat der Neobehaviorismus diese durch den Begriff zwischenstehender Variabler als Faktoren ergänzt, die als vermittelndes Glied zwischen der Einwirkung der Stimuli und den darauf reagierenden Muskelbewegungen dienen. Folgend der Methodologie des Operationalismus, waren die Anhänger des Neobehaviorismus der Meinung, dass man den Inhalt des Begriffes zwischenstehender Variabler, der „unbeobachtete" wissenswerte und motivierende Komponenten des Verhaltens bedeutet, experimental den Merkmalen nach, die durch die Reihenfolge der Operationen des Forschers bestimmt werden, feststellen kann.

NEOFREUDISMUS (m. der) 219488 0611431 – Ein Sammelbegriff, der die Gesamtheit vielfältiger, reformatorischer, modernistischer und anderer Ausrichtungen, Strömungen und Schulen bedeutet, die auf die eine, oder andere Art, die 3 Ideen - Freud, Freudismus, Psychoanalyse trennen und entwickeln. Üblicherweise zählt folgendes dazu: individuelle Psychologie, analytische Psychologie, sexual-ökonomische Soziologie, Neofreudismus, Neopsychoanalyse, Ego-Psychologie, Soziometrie, Psychogeschichte und auch einige andere.

NEOPHOBIE (f. die) 498 617 31 - Eine pathologische Angst vor allem Neuen, Ungewöhnlichem.

NEOPSYCHOANALYSE (f. die) 598 617 31 9 1 - 1. Eine Richtung in der Psychologie, Psychoanalyse und der Psychotherapeutik. Diese ist auf die Synthese verschiedener Bereiche der Psychoanalyse zwecks einer komplexen Erklärung von Neurosen, einschließlich der dynamischen Wechselwirkung der Neigung und der Verdrängung, sowie zwecks einer modernen Therapie ausgerichtet. 2. Manchmal wird dieser Begriff für die allgemeine Bezeichnung verschiedener neuer Ströme in der Psychoanalyse verwendet, die vorzugsweise auf die Forschung therapeutischer Aspekte orientiert sind.

NEUGEBURT (f. die) 489712 618418 - Die Altersperiode von der Geburt bis zu vier-sechs Jahren, in dessen Verlauf die primäre Anpassung des Kindes zur Außenwelt geschieht.

NEURASTHENIE (f. die) 4815421181 - Eine der Arten der Neurosen, welche infolge einer Überanspannung oder verschleppter Infektionen (bei Kindern) entsteht.

NEUROLINGUISTIK (f. die) 564317 90961 – Eine Abzweigung der Wissenschaft, die an die Psychologie, Neurologie und Linguistik angrenzt und Gehirnmechanismen der Sprachtätigkeit und Veränderung in Sprachprozessen studiert, die bei lokalen Verletzungen des Gehirns entstehen.

NEURON (das) 814 317 914 917 - Eine Nervenzelle mit allen ihren Schösslingen, die strukturelle Haupteinheit des Nervensystems. Besteht aus einem Körper, sich verzweigenden Schösslingen, den Dendriten und einem langen Schössling, dem Axon, sowie aus Endapparaten, den Synapsen. Die Hauptfunktion des Neurons ist die Anregung, die sich durch das Axon in Form von kurzzeitigen elektrischen Signalen, Nervenimpulsen, verbreitet.

NEURON-DETEKTOR (das) 814 317 914 919 - Eine Nervenzelle, die trennscharf auf bestimmte sensorische Merkmale eines komplizierten Reizerregers reagiert.

NEUROPHYSIOLOGIE (f. die) 519 31791814 – Ein Bereich der Physiologie, der dem Studium des Nervensystems mittels elektrophysiologischer Methoden gewidmet ist.

NEUROPSYCHISMUS (m. der) 891491 614 - Eine Theorie in der Naturwissenschaft, laut der nur die Wesen eine Psyche haben, die über ein Nervensystem verfügen.

NEUROPSYCHOLOGIE (f. die) 489 314 818 71 – Ein Wissenschaftszweig, der sich auf der Kreuzung zwischen Psychologie, Medizin (Neurologie, Neurochirurgie) und der Physiologie gebildet hat. Man erforscht die Gehirnmechanismen höherer psychischer Funktionen mittels des Materials bei lokalen Verletzungen des Gehirns. Betrachtet das Verhältnis des Gehirns und der Psyche.

NEUROSE (f. die) 48154211 - Eine Gruppe der am meisten verbreiteten neuropsychischen Grenzstörungen, die von Natur aus psychogen, jedoch nicht durch psychotische Zustände bedingt sind. Entstehen auf Grund eines unproduktiv und irrational gelösten neurotischen Konfliktes, der überwiegend in der Kindheit, unter Bedingungen einer gestörten Beziehung zum mikrosozialen Umfeld, in erster Linie zu den Eltern, gefestigt wurde.

NEUROSE (f. die): GRUND (m. der) 948154211 - Eine Neurose entsteht dort, wo der Übergang von den direkten zu den abgebremsten, im Sinne von Zielen, primären sexuellen Bedürfnissen nicht so ganz gelungen ist; es entspricht dem Konflikt zwischen primären durch das ICH absorbierten Bedürfnissen, die eine solche Entwicklung durchlaufen haben und Teilen der selben Bedürfnisse, die aus einer verdrängten unbewussten Sphäre eine direkte Befriedigung anstreben. Der Grund der Neurose entsteht durch die Vereinigung zweier Hauptkomponenten:
1) Eine geerbte Geneigtheit dank der Fixierung der Libido als das Ergebnis einer geerbten sexuellen Verfassung und mit ihr verbundenen vorgeschichtlichen Emotionen, sowie der infantilen Emotion;
2) Eine zufällige traumatische Emotion.

NEUROSE (f. die): SPONTANE REMISSION (f. die) 4815421108 (die spontane Remission der Neurosen) - Der Prozess einer spontanen, überwiegend unabhängig von inneren Gründen, Verkleinerung und Abschwächung kränklicher Erscheinungsformen von Neurosen.

NEUROSE AKTUELLE (f. die) 4815421129 - Eine Gruppe von Störungen, die sich als unmittelbar somatische Folgen sexueller Störungen äußern.

NEUROSE DER ANGST / ANGSTNEUROSE (f. die) 6848154211 - Eine Form der Neurose, die sich als Antwort auf psychische Verletzungen entwickelt und bei der freie Angst als bestimmendes Symptom agiert (das

Syndrom der Angst). Dabei ist das Gefühl der Angst entweder nicht lokalisiert, oder es ist mit einem bestimmten Organ des Körpers oder einer konkreten Situation (z. B. Höhenangst, Angst vor geschlossenen Räumen) verbunden. Der gewöhnlichste Grund der Angstneurose ist eine frustrierte Anregung; die Anregung der Libido wird hervorgerufen, jedoch nicht befriedigt und die unbefriedigte Libido verwandelt sich direkt in Angst.

NEUROSE DER AUFDRINGLICHKEIT (f. die) 4815421148 (Neurose aufdringlicher Zustände; Neurose der Nötigung) - Eine der Arten von Neurosen, dessen Erscheinen besonders bei Menschen mit einem unruhigen, rigiden, ängstlichen Charakter wahrscheinlich ist. Außer allgemeiner Symptome der Neurose (Reizbarkeit, eine erhöhte Erschöpfbarkeit, Schlafstörungen, vegetative Störungen), äußert sich bei einer Person durch das Vorhandensein einer erhöhten Unruhe und erdrückender Stimmung, vom Inhalt her verschiedener aufdringlicher Gedanken der Erinnerungen, Bewegungen und Handlungen, sowie Ängste (meistens in Form von Phobien, solcher wie Kardiophobie, Kanzerophobie, die Angst vor dem Erröten), die sich als fremd und zwangsläufig wiederholend anfüllen;

NEUROSE DER AUFDRINGLICHKEIT KOLLEKTIVE (f. die) 481542113 - Eine von deren Formen ist die Religion.

NEUROSE DER ÜBERTRAGUNG (f. die) 5481542119 - Eine allgemeine Bezeichnung von drei Formen der Neurose: die Hysterien der Angst, die konversive Hysterie und die Neurose der Aufdringlichkeit. Ihre Herkunft wird durch den Konflikt und Kampf sexueller Neigungen mit den Instinkten der Selbsterhaltung, den Konflikt zwischen den Forderungen der Sexualität und dem eigenen ICH, oder den Konflikt zwischen dem ICH und dem ES erklärt. Neurosen der Übertragung sind charakteristisch für den

Versuch des Schutzes des eigenen ICHs vor der Sexualität und in dieser Hinsicht gibt es ein Ergebnis des Konfliktes zwischen dem ICH und einer Libido orientierten Anhänglichkeit zum Objekt. Diese Neurosen sind der eigentliche Gegenstand der Psychoanalyse.

NEUROSE EXPERIMENTALE (f. die) 3148 154211 – Ein Zustand, der bei Tieren unter bestimmten Umständen eines physiologischen Experiments herbeigerufen wird und durch eine Störung des adaptiven Verhaltens, die Unmöglichkeit neue bedingte Reflexe auszuarbeiten und das Nicht-Funktionieren alter bedingter Reflexe, das Verneinen von Nahrung, vegetative und Schlafstörungen charakterisiert. Als ein Modell klinischer Neurosen beim Menschen, wird die experimentale Neurose für das Studium der Mechanismen der hohen Nerventätigkeit verwendet.

NEUROSE GROSSE (f. die) 481542116 („die großen Neurosen" unserer Zeit) - Die am meisten verbreiteten und bedeutsamen Formen moderner Neurosen, zu denen folgende Typen gehören: 1) Die Neurose der Anhänglichkeit – die Suche nach Liebe und Billigung um jeden Preis; 2) Die Neurose der Macht – die Jagd nach Macht, Prestige und dem Besitzen; 3) Die Neurose der Unterwürfigkeit – der automatische Konformismus; 4) Neuroisolation – die Flucht vor der Gesellschaft.

NEUROSE HYSTERISCHE (f. die) 548154211 - Eine Form der Neurose, die durch eine unterschiedliche klinische Symptomatik charakterisiert wird. Äussert sich oft in Form von krampfhaften Anfällen, Astasie - Abasie, hysterischer Taubheit, Blindheit, Mutation und vegetativ-viszeraler Störungen. Besonders charakteristisch sind solche Besonderheiten hysterischer Emotionen, wie die Nicht-Tiefsinnigkeit, das Demonstrieren und eine situative Bedingtheit. Für hysterische Kinder ist das Erscheinen einer Enurese, des Stotterns und der Anorexie besonders charakteristisch.

NEUROSE KLINISCHE (f. die) 481 54 21 1 - Eine der Hauptformen neuropsychischer Störungen. Ihr Grund ist der sogenannte neurotische Konflikt, der in psycho-verletzenden Situationen aktiviert wird. Organische Veränderungen des Gehirns fehlen meistens. Es werden drei Hauptformen der Neurosen herauskristallisiert: die Neurasthenie, die Hysterie und die Neurose der Aufdringlichkeit.

NEUROSE NARZISTISCHE (f. die) 148154211 – Deren unterscheidendes Merkmal ist die Fixierung der Libido auf den frühen Phasen, die den Phasen der Hysterie oder der Neurose der Aufdringlichkeit vorangehen und deren Ausrichtung auf das eigene ICH, die das Level der Ambivalenz der Gefühle steigert. Ein charakteristisches Merkmal dieser Neurosen ist eine aktive Beteiligung des ICHs in der Herkunft der Erkrankung und ihre Übereinstimmung mit dem Konflikt zwischen dem ICH und dem Über - ICH.

NEUROSE NOOGENE (f. die) 64815421 - Neurosen, die durch einen Verlust des Sinnes des Lebens bewirkt werden.

NEUROSE TRAUMATISCHE (f. die) 4815421171 - Erkrankungen, die als Ergebnis mechanischer Einwirkung, oder einer mechanischen Verletzung auftreten. Unter bestimmten Umständen kann das eigene ICH im Auftreten und Vorhandensein einer solchen Neurose als eine vorteilhafte Art und Weise des Schutzes vor einer Gefahr interessiert sein.

NEUROSE UNIVERSALE (f. die) 48 154 21161 - Eine allgemeine, „kollektive" Neurose mit vielfältigen Funktionen. Zu diesen gehört Religion, die effektiv vor der Gefahr einer persönlichen Neurose schützt.

NEUROTIKER (m. der) 54811 319 4 - Ein Mensch, der sich unter der Einwirkung einer Neurose befindet, eine gekränkte Persönlichkeit, die sich schlecht ans Umfeld, oder an die Realität anpasst; Die Dominante des Verhaltens sind emotional-instinktive Reaktionen. Dies erklärt sich durch das Vorherrschen des Prinzips des Vergnügens über dem Prinzip der Realität. Bildlich gesehen ist ein Neurotiker ein Mensch, der sich selbst im Weg steht.

NEUROTIKER (m. der): SEXUELLE NEIGUNG (f. die) 64811 319 48 – Wird durch das Vorhandensein verschiedener Variationen eines normalen Sexuallebens und dem Ausdruck kränklicher Formen charakterisiert.

NEUROTIZISMUS (m. der) 598 154211 (Neurotizismus) – Ein Zustand, der durch eine emotionale Widerstandslosigkeit, Unruhe, eine niedrige Selbstachtung, sowie vegetative Störungen charakterisiert wird. Man sollte Neurotizismus nicht mit einer Neurose verwechseln, da neurotische Symptome auch ein gesunder Mensch bei sich entdecken kann. Neurotizismus wird für gewöhnlich mit Hilfe spezieller Skalen oder persönlicher Befragungen gemessen.

NICHT REALISIERUNG (f. die) 489719 016891 - Eine Störung der Wahrnehmung, bei dem die Außenwelt als unwirklich oder fern, dessen Farben beraubt, wahrgenommen wird und es erscheinen Störungen des Gedächtnisses. Wird oft von Zuständen des schon mal gesehenen oder niemals gesehenen begleitet. Kann bei Verletzungen des Gehirns (insbesondre der tieferen Bereiche der Temporalregion), Erwachungszuständen und bei psychischen Erkrankungen auftreten.

NOCHMALIGE BEARBEITUNG (f. die) 498 801614 7148 - Der nochmalige Prozess der Veränderung des Traums, der anfängt, nachdem der Traum als ein Objekt der Wahrnehmung vor dem Bewusstsein auftritt.

NON-KONFORMISMUS (m. der) 319 316 418 - Das Streben um jeden Preis der Meinung der Mehrheit zu widersprechen und in einer entgegengesetzten Weise zu handeln, ohne Rücksicht auf andere. Das Synonym zum Begriff ist der Negativismus, das Antonym die Konformität.

NORM (f. die) 49851789841 - 1. Ein beispielhaftes Maß zur Reproduktion, Speicherung und Übertragung von Maßeinheiten mit einer gewünschten, oder einer möglichen Genauigkeit. 2. Ein Maß, ein Muster - in der Regel für den Vergleich mit irgendetwas.

NORM DER GRUPPE / GRUPPENNORM (f. die) 519 514 1298 - Die Gesamtheit der Regeln und Forderungen, die von jeder real funktionierenden Gemeinschaft ausgearbeitet werden; das wichtigste Mittel der Regelung des Verhaltens der Mitglieder der gegebenen Gruppe, des Charakters ihrer Wechselbeziehungen, der Wechselwirkung und der Interaktion.

NORM DES TESTS / TEST-NORM (f. die) 519 514 98 – Die mittlere Bewertung eines gegebenen Tests durch eine große Gruppe normaler, gesunder Menschen eines bestimmten Alters und einer bestimmten Kultur; Indikatoren, die man mit den Indikatoren einer Testperson vergleichen kann, somit deren Level bestimmt und Schlussfolgerungen darüber machen kann, ob sich diese über oder unter der Norm befinden. Die Test-Norm ist ein mittlerer Level der Entwicklung einer großen Gesamtheit von Menschen, die der Testperson einer Reihe sozial-demographischer Charakteristiken nach ähnlich sind.

NORM II (f. die) 519 514 12 – Ein festgelegtes Maß, die mittlere Größe von irgendetwas.

NORM SENSORISCHE (f. die) 61421851841 - Ein Konzept, das im Rahmen der Theorie der Bildung von perzeptiven Aktionen entwickelt wurde. Bezeichnet Systeme sensorischer Eigenschaften von Objekten, die sich im Lauf der sozio-historischen Entwicklung herausgebildet haben und dem Kind bei der Inspektion von Objekten, der Analyse ihrer Eigenschaften, dem Aufbau von Objekten für das Erlernen und den Gebrauch als sensorische Muster angeboten werden. Als solche können geometrische Formen, Rede-Phoneme, usw. in Betracht gezogen werden.

NORM SOZIALE (f. die) 5819 514 12 – Verhaltensregeln, die in einer bestimmten Gemeinschaft oder Gruppe angenommen wurden und die Wechselbeziehungen der Menschen regulieren.

NORMALISIERUNG (f. die) 48519 514 12 - 1. Die Aufstellung einer Norm, eines Musters. 2. Die Regelung, das Zurückführen in die Norm, in den normalen Zustand. 3. Ist das gleiche wie die Standardisierung.

NORMALISIERUNG DER GRUPPE (f. die) 481519 514 12 - Ein sozial-psychologisches Phänomen, das als Ergebnis einer Gruppendiskussion entsteht, wenn die ursprünglich ungleichen und sogar extremen Positionen der Teilnehmer geglättet werden und den Charakter einer einheitlichen mittleren Meinung, die von allen geteilt wird annehmen.

NORMENTHEORIE (f. die) 514812319498 - Ein in der kognitiven Psychologie entwickeltes Konzept, bei dem die Erkennung des Reizes als Vergleich des durch ihn hervorgerufenen Nervenmusters mit den im Gedächtnis gespeicherten internen Normen definiert wird. Bei einer Übereinstimmung des hervorgerufenen und des Normen-Musters wird der Reiz erkannt.

NOSOPHOBIE (f. die) 481542198 - Eine Art der Neurose, charakteristisch durch eine pathologische Angst vor einer Erkrankung.

NYSTAGMUS (m. der) 519 317 48 - Rhythmische Bewegungen des Augapfels. Bestehen aus einer langsamen Bewegung in einer bestimmten Richtung und einer schnellen Wiederkehr.

-O-

OBJEKT (das) 5891 42194 81 - Ein Fragment der Realität, auf welche die Aktivität der mit ihr zusammenhängenden Person gerichtet ist. Sachen, die unabhängig von der Person existieren, werden je nach Wechselwirkung der Person mit diesen zu Objekten.

OBJEKT (das): ANHÄNGLICHKEIT (f. die) 58191 42194 801 (die Anhänglichkeit zum Objekt) – Eine durch die Libido beeinflusste Verbindung, deren unterscheidende Besonderheit die standfeste Fixierung der Libido auf ein bestimmtes Objekt oder einigen Objekten ist.

OBJEKT DER REFEREZ (das) 8911 42194 81 (Objekt von Referenz-Beziehungen) - Ein Individuum oder eine Gruppe als eines der Hauptelemente der Struktur von Referenz-Beziehungen, denen die Person dieser Beziehungen sich bewusst oder unbewusst zugehörig fühlt, und dabei im Verhalten Vorbilder, Normen und Werte des Objektes annimmt und realisiert oder sich daran orientiert.

OBJEKT SEXUELLES (das): FINDEN (das): WEG (m. der) 1 421 94 81 (zwei Wege des Auffindens des sexuellen Objektes) – Der Prozess des Auffindens des Sexualobjektes, welcher eigentlich ein nochmaliges Treffen ist (primär – das Saugen der Mutterbrust, wird zu einem Prototyp jeder Liebesbeziehung), zu dem zwei Wege führen: 1) Der Weg mit der Stütze auf die Prototypen der frühen Kindheit; 2) Der narzisstische Weg, der das eigene ICH sucht und dieses in einem anderen findet; dieser Weg ist besonders für einen pathologischen Ausgang bedeutend.

OBJEKT SEXUELLES / SEXUALOBJEKT (das) 91 642194 89 - Ein Terminus, der eine Person bedeutet, die sexuelle Anziehung einflößt, oder von der sexuelle Anziehung ausgeht.

OBJEKT SEXUELLES / SEXUALOBJEKT (das): AUSWAHL (f. die) 4280794 81 (die Auswahl des Objektes der Liebe; die zweimalige Auswahl des Objektes; die Auswahl des Objektes in zwei Zeiträumen) - Ein Phänomen der psychosexuellen Entwicklung, des infantilen Sexuallebens, was sich in der zweifachen, in zwei Zeiträumen, mit zwei Anläufen, bei der Auswahl eines Objektes äußert. Die erste Phase fängt im Alter von zwei bis zu fünf Jahren an und wird während der latenten Periode abgebremst oder geht sogar zurück; unterscheidet sich durch einen Infantilismus der sexuellen Ziele. Die zweite Phase fängt mit dem Eintritt der sexuellen

Reife, der pubertären Periode, an und bedingt die endgültige Form des Sexuallebens.

OBJEKT SEXUELLES / SEXUALOBJEKT (das): AUSWAHL (f. die): TYP (m. der) 0421894 617 (der Typ der Auswahl des Objektes der Liebe) - Zwei Formen der Entwicklung und der Orientierung der Libido, die nach dem narzisstischen Stadium realisiert werden: 1) Der narzisstische Typ ist wenn auf die Stelle des eigenen ICHs, ein ihn möglichst ähnliches Objekt tritt; 2) Der stützende Typ ist, wenn Personen, die einem dank der Befriedigung anderer Lebensnotwendigkeiten teuer geworden sind, auch als Objekte der Libido ausgesucht werden.

OBJEKT SEXUELLES / SEXUALOBJEKT (das): AUSWAHL NARZISTISCHE (f. die) 1984019181 - Die Wahl des Objektes der Liebe dem eigenen Bild und Dasein nach. Der Versuch, sich selber darin zu finden, der sich aus einer gewissen Störung der Libido herausbildet.

OBJEKT SEXUELLES / SEXUALOBJEKT (das): ERSTE WAHL (f. die) 80719 418 121 (die erste Wahl des Objektes der Liebe) - Laut Psychoanalyse ist diese Wahl immer unbewusst und Inzest behaftet; beim Mann ist diese auf die Mutter und die Schwester, bei der Frau auf den Vater und den Bruder gerichtet.

OBJEKT SEXUELLES / SEXUALOBJEKT (das). AUSWAHL (f. die): WEG (m. der) 58191 42194 89 (der Weg der Auswahl des Objektes der Liebe) – Es existieren zwei hauptsächliche Wege der Wahl des Objektes der Liebe, welche wiederum auf eine Reihe enger Wege unterteilt werden: 1) Narzistischer: a) das, was du bist – deiner eigenen Weise und Gestaltung nach; b) das, was du früher warst; c) das, was du gerne sein würdest; d) die Person, die einst ein Teil von sich selbst war; 2) Stützender: a) eine stillende Frau; b) ein beschützender Mann; c) die ganze Reihe von Personen, die diese zukünftig auswechseln.

OBJEKT-LIBIDO (das) 42 194 81 319 - Die Libido, die sich einem Objekt zuwendet, das an andere sexuelle Objekte gekoppelt ist. Sobald von den Objekten getrennt, verwandelt es sich in eine ICH-Libido.

OBJEKTIV (Adjektiv.) 19319041 89 - 1. Etwas, was außerhalb und unabhängig vom Bewusstsein existiert; einem Objekt eigen oder diesem entsprechend. 2. Entsprechend der Wirklichkeit; unvoreingenommen, unparteiisch.

OBJEKTIVIERUNG (f. die) 481519319 41 - Der Prozess und das Ergebnis der Lokalisation von Bildern der Wahrnehmung in der Außenwelt, dort, wo die Quellen der wahrgenommenen Informationen liegen.

OBJEKTIVITÄT (f. die) 31941 891 168 - 1. Das Geltende; eine vom Willen und vom Bewusstsein einer Person unabhängige Existenz von Gegenständen, Erscheinungen und Prozessen, ihrer Eigenschaften und Beziehungen, sowie der ganzen Welt insgesamt; die Zugehörigkeit zu der sogenannten objektiven Realität. 2. Der Inhalt des Wissens, das dem Objekt entspricht. 3. Die Übereinstimmung der objektiven Wirklichkeit; die Unvoreingenommenheit.

OBSESSION (f. die) 918 422 519 4 (Anankasmus) - Eine Art von Zwangszuständen, die sich in Emotionen und Handlungen äußern, die nicht für das Erscheinen bestimmter Situationen erforderlich sind (z.B. das Zwangswaschen der Hände; die Angst vor der Zahl 5, weil das Wort „Krebs" aus fünf Buchstaben besteht; die Angst auf eine Linie zu treten und ähnliches).

OCULOGRAPHIE (f. die) 521 617 918 448 (eine Norm von Ergebnissen) - Eine Methode der Forschung der Bewegungen der Augen mittels der Registrierung von Veränderungen des elektrischen Potentials der Netzhaut und der Augenmuskeln.

ÖFFENTLICHE MEINUNG (f. die) 59867181948 – Äußert sich in einer Form von bestimmten Urteilen, Ideen und Vorstellungen über die Beziehung der sozialen Gruppen zu Erscheinungen oder Problemen des sozialen Lebens, die das allgemeine Interesse betreffen. Entsteht als ein Produkt des Begreifens spruchreifer Aufgaben, die Lösungen sozialer Probleme erfordern und äußert sich in der Gegenüberstellung oder sogar dem Zusammenstoß verschiedener Ansichten und Positionen bezüglich der diskutierten Frage, sowie z. B. in der Billigung, der Unterstützung oder aber der Negation, der Missbilligung dieser oder jener Handlungen, Taten oder Handlungsweisen.

OLFAKTOMETER (m. der) 591 688 71 (die Norm von Ergebnissen) - Ein Gerät für die Messung der Geruchsstärke. Der Olfaktometer ist besonders verbreitet. Dies ist ein hohler Zylinder mit Poren, der den riechenden Stoff enthält, in den ein Glasröhrchen mit Teilungen eingesteckt ist: je nach dem Eintauchen in den Zylinder verringert es die Ausbreitung des Stoffes durch die offene Seite des Röhrchens zur Nase der Testperson. Die Maßeinheit der Geruchsstärke (Olf) äußert sich in Zentimetern des Eintauchens des Röhrchens in den Zylinder.

OLFAKTOMETRIE (f. die) 488 71 8194 (die Norm der Ergebnisse von Messungen mit verschiedenen Geräten) - Ein Prozess der Messung der Geruchsstärke mittels spezieller Geräte – Olfaktometer. Je nach der Konstruktion des Gerätes werden verschiedene Einheiten der Geruchsstärke verwendet.

OLIGOPHRENE PSYCHOLOGIE (f. die) 1422519 – Ein Bereich spezieller Psychologie, der die psychische Entwicklung und die Möglichkeit der Korrektur bei den geistig zurückgebliebenen Menschen mit schweren Formen der Unterentwicklung des Gehirns studiert. Sondert die Gründe ihrer geistigen Zurückgebliebenheit heraus (angeborene Defekte des Nervensystems, sind das Ergebnis der Krankheit oder der Verletzung), studiert ihre psychologischen Besonderheiten, Formen und Stufen der Ausgeprägtheit des Defektes, trägt zur Bildung von Programmen und Methoden ihrer Ausbildung in speziellen Hilfsschulen bei.

OLIGOPHRENIE (f. die) 1857422 - Eine Form geistiger Zurückgebliebenheit, wie durch folgende Aspekte charakterisiert wird: 1) Durch Totalität, alle neuropsychischen Prozesse erweisen sich als unterentwickelt; 2) Durch Hierarchie eines psychologischen Defektes, Störungen der Beweglichkeit innerer Prozesse in der intellektuellen und Sprachsphären werden hierbei häufiger beobachtet als in der sensorisch-motorischen Sphäre.

ONTOGENESE (f. die) 891 618 718 14 – Ein Prozess der Entwicklung eines individuellen Organismus. In der Psychologie ist Ontogenese die Bildung der Hauptstrukturen der Psyche des Individuums im Verlaufe seiner Kindheit.

OPERATION (f. die) 118117 97484 - Eine strukturelle Einheit der Tätigkeit, die mit der Aufgabe und mit den gegenständlichen Bedingungen ihrer Realisierung übereinstimmt; eine Art und Weise der Ausführung einer Handlung, die durch persönliche, äußere oder gedankliche Bedingungen einer Situation bestimmt wird. Im Wesentlichen ist das Niveau der Operationen gefüllt mit Gewohnheiten und automatischen Handlungen und die Charakteristika der Letzteren sind gleichzeitig die Charakteristika der Operationen. Die Operationen sind verhältnismäßig selbständige Akte, deren Inhalt nicht auf den Gegenstand des Bedürfnisses selbst, sondern auf die Bedingungen, in denen sich dieser befindet, reagiert.

OPERATION BEWUSSTE (f. die) 7974181401 - Ist eine Folge der Automatisierung von Handlungen. Im Verlauf mehrfacher Wiederholungen irgendeiner Handlung (z. B. bei der Ausbildung der Fahrzeugführung oder dem Schreiben) nimmt der Inhalt ihres Ziels, zunächst bewusst, den Platz einer Bedingung für die Ausführung im Aufbau einer anderen, komplizierteren Handlung ein. Infolge der Veränderung des Platzes des Ziels in der Struktur der Tätigkeit, der Umstellung des Ziels auf die Bedingung, welche bei der Automatisierung der Handlung geschieht, verwandelt sich die gegebene Handlung in eine bewusste Operation.

OPERATION DER ANPASSUNG (f. die) 7484119 64 1 – Gehört zum reaktiven Niveau des Reagierens, was hierarchisch gesehen das niedrigste Level in der Struktur der Tätigkeit einer Person darstellt. Entsteht im Prozess der unwillkürlichen Nachahmung oder Anpassung zu den gegenständlichen Bedingungen einer Situation (z. B. die Anpassung des Kindes an sprachliche Bedingungen).

OPERATION FORMELLE (f. die) 918 1149481 9 - Ein Stadium der intellektuellen Entwicklung. Ist charakteristisch für Kinder im Alter von 11/12 bis zu 14/15 Jahren und stellt ein System von Operationen zweitrangiger Ordnung dar, die über den konkreten Operationen platziert sind. Nach dem Aneignen formeller Operationen, kann das Kind eigene hypothetisch-deduktive Überlegungen aufbauen, die auf der selbständigen Aufstellung von Hypothesen und der realen Überprüfung ihrer Folgen basieren. Bei solchen Überlegungen erscheint die Möglichkeit, konkrete Beziehungen durch Symbole eines recht universellen Charakters zu ersetzen.

OPERATION INTELLEKTUELLE (f. die) 7897484 489 (Vorgang) - Ein Terminus für die Bezeichnung von Handlungen, die auf die innere Ebene übergegangen sind und basierend auf der Koordination mit anderen geistigen Handlungen zum Gegensatz ihrer selbst wurden. Wenn Handlungen aus der äußeren Form in die innere übergehen, erweisen sich diese als zugänglich für Umstellungen und Anregungen (man stellt sich sowohl den Übergang des Objektes in einen neuen Zustand, wie auch die Rückführung zum Ausgangszustand vor).

OPERATION KONKRETE (f. die) 117 974814 019 – Ein Begriff der operationalen Konzeption des Intellekts, der logische Operationen, die basierend auf der Grundlage äußerer anschaulicher Daten ausgeführt werden und Kindern im Alter von 7/8 bis zu 11/12 Jahren eigen sind. Auf Grund der Ausführung von konkreten Operationen findet das Kind eine Möglichkeit, die Ergebnisse von eigenen Handlungen vorauszusehen.

OPERATIONALISIERUNG (f. die) 79881 9 848 12 - Eine Forderung, die durch wissenschaftliche Begriffe befriedigt werden soll. Wird bei der Einleitung neuer Begriffe verwendet und vermutet einen deutlichen Hinweis auf konkrete Prozeduren, Anwendungen, Methoden oder Handlungen, mit deren Hilfe man sich tatsächlich davon überzeugen kann, dass der gegebene Begriff nicht sozusagen „leer" ist, sondern dass die Erscheinung, die mit diesem Begriff bezeichnet wird, wirklich existiert.

OPERATOR (m. der) 9181017 98 (Mensch-Operator) - Ein Mensch, dessen Arbeitstätigkeit im Zusammenwirken mit führenden Organen eines gewissen Prozesses, basierend auf seinem Informationsmodell besteht.

OPERATOR (m. der): AUFNAHME VON INFORMATIONEN (f. die) 179 98488161 (die Aufnahme von Informationen durch den Menschen-Operator) - Ein System von kognitiven Operationen des Operators, das zum Erkennen von Signalen der Außenwelt dient.

OPERATOR (m. der): STANDHAFTIGKEIT GEGEN STÖRUNGEN (f. die) 69181 017 9818 (die Standhaftigkeit des Menschen-Operators gegen Störungen) - Eine psychologische, qualitative Charakteristik der Bereitschaft eines Menschen zur wirksamen Ausführung von professionellen Handlungen bei Störungen, die von der Charakteristik her nah an nützliche Signale herankommen. Das Erkennen nützlicher Signale mit solchen Störungen als Hintergrund, ist eng mit einer starken nervlichen Anstrengung verbunden.

OPERATOR (m. der): ZUVERLÄSSIGKEIT (f. die) 19181017 988 (die Zuverlässigkeit des Menschen-Operators) - Eine psychologische, qualitative Charakteristik eines Menschen als Arbeiter, basierend auf welcher eine standhafte Arbeitsfähigkeit des von ihm geführten Systems „Mensch-Maschine", samt der ganzen Bandbreite von Bedingungen für das Funktionieren der Maschine, gewährleistet wird.

OPPONENTENKREIS (m. der) 8901 31849141 - Ein Kreis anderer bedeutsamer Menschen, deren Polemik mit der Tätigkeit einer schöpferischen Person reguliert wird. Die Heraussonderung des Opponenten-Kreises ist eine wichtige Bedingung der sozial-psychologischen Analyse der Dynamik des Schaffens, ihrer Abhängigkeit von zwischenmenschlichen Beziehungen.

OPTIMISMUS (m. der) 498 9171 81948 – Als eine Eigenschaft der Persönlichkeit spiegelt er die proportionale Entwicklung aller psychischen Prozesse wider, gewährleistet dem Menschen eine lebensfrohe Weltanschauung, den Glauben an die Menschheit, ihre Kraft und Möglichkeiten, die Überzeugung in den Fortschritt der Gesellschaft, den Glauben an die eigenen Kräfte und Möglichkeiten als eine Person der Tätigkeit.

ORGAN (das) 814 317 914 817 - 1. Ein Teil des tierischen oder pflanzlichen Organismus, der einen bestimmten Aufbau hat und bestimmte Funktionen erfüllt. 2. Ein Werkzeug, ein Mittel für Etwas.

ORGAN DER SINNE (das) / SINNESORGAN (das) 214 712 514 312 - Nervliche Einrichtungen, die als Empfänger von Signalen dienen und über Veränderungen in der äußeren Umgebung (externe Rezeption) und im Organismus der Person (Intro-Rezeption) informieren.

ORGANISATION (f. die) 918471 318 9421 – Ein psychologischer Aspekt, eine differenzierte und gegenseitig geregelte Vereinigung von Individuen und Gruppen, die auf allgemeinen Zielen, Interessen und Programmen basieren.

ORGANISATION (f. die): KONFLIKT (m. der): TYP (m. der) 7191 318 94821 (Typen von Konflikten in der Organisation) – Hierbei tritt folgendes als Basis der Typologie auf: 1) Die Ziele der Teilnehmer des Konfliktes; 2) Die Übereinstimmung ihrer Handlungen mit existierenden Normen; 3) Das Endergebnis der Konfliktwechselwirkung; 4) Der Einfluss des Konfliktes auf die Entwicklung der Organisation.

ORGANISATION FORMELLE (f. die) 71 318 9429 - Hat einen administrativ-juristischen Status, bringt ein Individuum in die Abhängigkeit von unpersönlichen, funktionalen Beziehungen und Verhaltensnormen. In ihrem Kontext bilden sich sozial-psychologische Phänomene, die durch solche Beziehungen bedingt sind, wie das Individuum-der Beruf, das Kollektiv-die Aufteilung, die Führung-die Leitung und Ähnliches.

ORGANISATION INFORMELLE (f. die) 4781 3118 9421 - Stellt eine Gemeinschaft von Menschen dar, die durch eine persönliche Auswahl und unmittelbare unvoreingenommene Kontakte zusammengehalten wird. Kann sowohl im Rahmen einer formellen Organisation entstehen mit dem Ziel der Befriedigung von Bedürfnissen, die über ihre Grenzen hinausgehen, als auch unabhängig von ihr, basierend auf außerdienstlichen, unprofessionellen Interessen.

ORGANISATION PRE-GENITALE (f. die) 14 3198 9421 17 – Eine Organisation des Sexuallebens, bei der die genitalen Zonen noch keine übergreifende Bedeutung erworben haben.

ORGANISMUS (m. der) 419 312 819 212 - 1. Ein lebender Organismus, ein lebendiger Körper, ein lebendiges Wesen (eine Pflanze, ein Tier, ein Mensch). 2. Die Gesamtheit geistiger und physischer Eigenschaften eines Menschen. 3. Eine komplizierte organisierte Einheit.

ORGANISMUS (m. der): ORIENTIERUNG (f. die) 12 819 21298 - Eine subjektive Lokalisierung vorübergehender und räumlicher Koordinaten im System, die bestimmten Merkmalen nach (temperaturbezogenen, optischen, akustischen, elektrischen Charakters), unter Nutzung angeborener Mechanismen durchgeführt wird. Angeborene Komponenten der Orientierung spielen eine besondere Rolle bei Migrationen der Tiere, die irdische oder himmlische Orientierungspunkte verwenden, manchmal das magnetische Feld der Erde.

ORIENTIERUNG PROFESSIONELLE (f. die) 17 819 148 419 - Ein System von Veranstaltungen für den Anschluss eines Individuums an die Arbeitswelt; ein Komplex psychologisch-pädagogischer und medizinischer Veranstaltungen, die auf die Optimierung der Arbeitsbeschaffung der Jugend entsprechend ihren Wünschen, Neigungen und ausgebildeten Fähigkeiten ausgerichtet sind, unter Berücksichtigung der Bedürfnisse der Volkswirtschaft und der Gesellschaft im Ganzen.

ORIENTIERUNG (f. die) 388617 819 14 (die Orientierung) - 1. Die Bestimmung der Lage im Raum, ursprünglich auf die Seiten des Lichtes, besonders des Ostens bezogen. 2. Die Fähigkeit sich in einer Lage zurechtzufinden; sich bei Etwas auskennen. 3. Die Ausrichtung einer bestimmten Tätigkeit.

ORIENTIERUNG (f. die): TYP (m. der) 214 716 319 14 - Verschiedene Strategien der Untersuchung der umgebenden Gegenstände, die die Effektivität und die Qualität des von der Person angeeigneten Wissens und Fähigkeiten bestimmen:

1) Die Orientierung des ersten Typs stützt sich auf zufällige Merkmale, deshalb wird die Ausbildung gemäß der Methode des Probierens und Fehlermachens durchgeführt und bringt nur die niedrigen Ergebnisse;

2) Die Orientierung des zweiten Typs stützt sich auf die Merkmale und Beziehungen, die empirisch ausgesucht wurden und die nur für die Ausführung der gegebenen Aufgabe ausreichend sind; hier ist die Ausbildung adäquater, die Ergebnisse verfügen jedoch nicht über die Eigenschaft der Übertragung des gebildeten Wissens und Fähigkeiten auf neue Beziehungen;

3) Die Orientierung des dritten Typs stützt sich auf wesentliche Eigenschaften und Beziehungen, die speziell mittels der Analyse der inneren Struktur des gegebenen Objektes gewählt werden; deshalb kann das angeeignete Wissen und Fähigkeiten auf neue, geänderte Bedingungen übertragen werden.

ORIENTIERUNG HETEROSEXUELLE (f. die) 5117 819 1469 - Die Neigung zu Personen des anderen Geschlechts.

ORIENTIERUNG HOMOSEXUELLE (f. die) 816 14 21 148 - Die Neigung zu Personen des gleichen Geschlechts.

ORIENTIERUNG II (f. die): TYP (m. der) 56917 8139 14 (das Prinzip) - (zwei Arten der Orientierung; zwei Prinzipien der Orientierung) - Hauptarten der Ausrichtung von Menschen bei der Bestimmung deren Lage, die durch den Unterschied zwischen „horden- artiger" und „menschlicher" Natur bedingt sind:

1) Die Orientierung auf die Horde (Nähe zur Horde) äußert das Wesen des Menschen als Herdentier, dessen Handlungen durch instinktive Impulse, das Folgen des Führers, die Kontakte mit und die Treue zu der Herde bestimmt werden;

2) Die Orientierung auf die Vernunft äußert das Wesen des Menschen als ein denkendes Wesen, das über ein Bewusstsein, ein Selbstbewusstsein, eine Individualität und eine gewisse Unabhängigkeit verfügt.

ORIENTIERUNG PSYCHOANALYTISCHE (f. die) 78 894119 148 - Ein Begriff, der eine bestimmte Ausrichtung sozial-philosophischer, psychologischer und anderer Ideen und Konzeptionen bedeutet: solche wie die von S. Freud, seinen Schülern und Anhängern, Reformatoren und Modernisierern der Psychoanalyse, sowie verschiedenen Philosophen, Soziologen, Psychologen, Klinikern und anderen, in deren Tätigkeit Ideen der Psychoanalyse eine bedeutende Rolle spielen.

ORIENTIERUNG PSYCHOSEXUELLE (f. die) 617 819 148 - Die Ausrichtung der sexuellen Neigung, der Prozess ihrer Entwicklung und die Form ihrer Realisierung. Ihre Bildung erfasst die pubertäre (12-18 Jahre) und übergehende (16-26 Jahre) Perioden der Sexualität. Ihr Entstehen ist eine abschließende Etappe der psychosexuellen Entwicklung, auf der die Bildung der platonischen, erotischen und sexuellen Libido, sowie auch ihre entsprechenden Haupterscheinungsformen geschieht: platonische Träume, Phantasien, Anwerbeversuche und Interaktion; erotische Phantasien, Liebkosungen und Spiele; sexuelle Phantasien, Selbstbefriedigung, der Anfang des Sexuallebens, Exzesse und ein regelmäßiges Sexualleben.

ORIENTIERUNG WERTMÄSSIGE (f. die) 781 9 148 191 - Ein Begriff der Sozialpsychologie, der auf zwei Arten verwendet wird: 1) Ideologische, politische, moralische, ästhetische und andere Anfänge der Bewertungen einer Person der Wirklichkeit und der Orientierung in ihr; 2) Eine Art und Weise der Differenzierung von Objekten ihrer Bedeutsamkeit nach durch das Individuum. Wertorientierungen entwickeln sich bei der Aneignung sozialer Erfahrung und äußern sich in Zielen, Idealen, Überzeugungen, Interessen und anderen Erscheinungsformen der Persönlichkeit. In der Struktur der Tätigkeit sind sie eng mit ihren wissenswerten und willensstarken Seiten verbunden. Ihr System bildet eine inhaltliche Seite der Ausrichtung der Persönlichkeit und äußert die innere Grundlage ihrer Beziehungen zur Wirklichkeit.

OSERETZKY-SKALA METRISCHE (f. die) 548 891 492 81697129891 - Eine Technik, die für die Diagnose des Grades der psychomotorischen Entwicklung geschaffen wurde. Sie beinhaltet: 1) Eine Probe der statischen und dynamischen Koordination der Bewegungen; 2) Eine Probe der Bewegungsgeschwindigkeit; 3) Eine Probe der Möglichkeit einer gleichzeitigen Ausführung von mehreren Bewegungen; 4) Eine Probe der Bewegungsstärke und Synkinese. Kann als eine der Methoden des professionellen Auswahlverfahrens verwendet werden.

-P-

PANIK (f. die) 489314 81961 - Im Unterschied zur Massenpanik (als ein angstvolles Phänomen oder ein Massen-Phänomen) wird Panik als ein individuelles, allerdings in seinen Ausprägungen ähnliches, Phänomen betrachtet. Äußert sich durch unruhiges Gefühl, Angst, chaotische Bewegungen und unüberlegte Handlungen. In pathologischen Fällen tritt Panik ohne reelle Gründe auf.

PANIK DER MASSEN (f. die) 189314 31961 (Massenpanik) – Ein Massenphänomen, eine der Verhaltensarten der Menge. Psychologische Charakteristika, die sich im gleichzeitigen Auftreten von Gefühlen der Unruhe, chaotischen Bewegungen und unüberlegten Handlungen äußert. Ein Zustand der Massenangst vor einer reellen oder eingebildeten Gefahr, welche im Zuge gegenseitiger Ansteckung (bei einer Menge von Menschen, die sich in Kontakt zueinander befinden) anwächst und ihre Fähigkeit, das Umfeld rational zu bewerten, den Willen zu mobilisieren und eine gemeinsame Gegenwirkung zu organisieren, blockiert.

PANPSYCHISMUS (m. der) 319 916 81814 - Eine Theorie in der Naturwissenschaft, laut der die komplette Natur, auch die nicht lebende, eine Seele besitzt.

PANTOMIMIK (f. die) 521641 31914 - Ausgeprägte Bewegungen eines Individuums (Veränderungen in Gangart, Körperhaltung, Gesten), mittels deren sein psychischer Zustand und seine Erlebnisse vermittelt werden; Kaum vom Bewusstsein gesteuert. Das informativste Mittel der Pantomimik sind Gesten, mit deren Hilfe die verbale Mitteilung vervollständigt wird.

PARABIOSE (f. die) 918417 618 14 - Funktionale Veränderung im Nerv nach einer langfristigen Einwirkung von starken Reizen. Wenn für normale Bedingungen eine gerade und entsprechend proportionale Korrelation zwischen der auf den Nerv ausgeübten Stärke des induktiven Stroms und der Größe der Kontraktion des Muskels charakteristisch ist, so gleicht sich zum Beispiel bei einer Einwirkung von Drogen oder Gift auf den Nerv die Kraft der muskulären Kontraktion auf die Versuchsreize unterschiedlicher Stärke an – auf Grund der Verringerung der Antwortzahlen auf starke Reize (angleichendes Stadium). Bei einer weiterführenden Einwirkung von schädigenden Faktoren entwickelt sich ein paradoxales Stadium: bei einer gesamten Verringerung der Antworten des Muskels werden sie kleiner, je größer die Stärke und die Frequenz des induktiven Stroms ist welche die muskuläre Korrelation bewirkt. Im nächsten Stadium, dem abbremsenden, hört die muskuläre Korrelation komplett auf.

PARADIAGNOSTIK (f. die) 519 614 319814 - Aufstellung einer medizinischen Diagnose mittels übersinnlicher Wahrnehmung ohne einen Kontakt mit dem Erkrankten. Unter den Bedingungen der Ewigen Entwicklung ist sie auf die geistige Steuerung und Erteilung von Empfehlungen zur Gewährleistung des ewigen Lebens ausgerichtet.

PARADIGMA (das) 298 714 31918 - Ein System der grundlegenden wissenschaftlichen Errungenschaften, Theorien, Methoden, nach deren Muster die forschende Praxis der Wissenschaftler auf einem gegebenen Wissensgebiet (Disziplin) in einer bestimmten historischen Zeitspanne erfolgt.

PARADOXON (das) 219314 899 61 - 1. Meinung oder Ansicht, die stark von dem Allgemeingültigen oder dem „Offensichtlichen" abweicht, die dem gesunden Menschenverstand widerspricht (manchmal nur auf den ersten Blick betrachtet). 2. Ein formal-logischer Widerspruch, welcher bei Beibehaltung der logisch richtigen Denkweise auftritt. 3. Eine unerwartete Erscheinung, welche den Rahmen der üblichen Vorstellungen sprengt.

PARALLAXE (f. die) 019 364 079 18 - Eine scheinbare Änderung der Position des betrachteten Objektes, wenn der Beobachter seinen eigenen Betrachtungswinkel oder seine eigene Position verändert.

PARALLELITÄT (f. die) 327 941784 (Nebeneinanderstellung) - 1. Ein unveränderbares Zusammenspiel und Begleitung von zwei Erscheinungen, Handlungen, Prozessen. 2. Wiederholung, Doppeln, eine vollkommene Übereinstimmung in irgendetwas. 3. In der Biologie, das Prinzip der Evolution von Organismen-Gruppen, welches auf der Erlangung ähnlicher Merkmale auf der Basis der von gemeinsamen Vorfahren erhaltenen Besonderheiten aufbaut.

PARALLELITÄT EMPIRISCHE (f. die) 179 4891 219 - Eine wissenschaftliche Strategie, der generelle Entwicklungsweg der modernen Psychophysiologie, der darin besteht, in ihre eigene Sprache gewisse Seiten psychischer Prozesse zu „übersetzen", diejenigen, die sie „übersetzen" kann (physiologischer Reduktionismus). Äußert sich in unaufhörlichen Versuchen, ein und dieselben Erscheinungen oder Prozesse mit den Mitteln der zwei Wissenschaften – Physiologie und Psychologie zu beschreiben. Im Verlauf dieser Suche werden Grenzen aufgespürt, die physiologische Beschreibungen und Erklärungen nicht überschreiten können und wo die Kategorien der Psychologie in Kraft treten müssen. Die Kehrseite dieses Prozesses ist die Bereinigung, Erarbeitung und Klärung psychologischer Verständnisse und Gesetzmäßigkeiten.

PARALLELITÄT PSYCHOPHYSISCHE (f. die) 1784229 741 - Eine der Deutungen des psychophysischen Problems, philosophisches Postulat, laut dem der psychische und physiologische, was zwei selbständige Prozessreihen sind, untrennbar voneinander, korrelierend, parallel entfaltend, aber unabhängig und nicht miteinander durch eine Beziehung zwischen dem Grund und den Folgen verbunden sind. Für die materialistischen Richtungen bedeutet psychophysische Parallelität die Unzertrennbarkeit des Bewusstseins vom Gehirn, für die idealistischen, die Unabhängigkeit des Bewusstseins von materiellen Einflüssen, ihre Unterordnung gegenüber einer besonderen psychischen Verursachung.

PARAMEDIZIN (f. die) 328 614 88979 - Ein medizinisches Teilgebiet, wo Heilmethoden verwendet werden, die sich nicht verbreiteter physischer Mittel bedienen.

PARAMETER (m. der) 219 61487931 - 1. In der Mathematik ist dies die Größe, die in Formeln und Gleichungen enthalten ist und deren Bedeutung im Rahmen der zu lösenden Aufgabe konstant ist. 2. Eine Größe, die eine gewisse Eigenschaft eines Prozesses, einer Struktur, einer Materie charakterisiert, sowie auch den Richtwert.

PARAMNESIE (f. die) 28976 899 479 - Täuschungen des Gedächtnisses bei einer Störung des Bewusstseins, Trugerinnerungen; am häufigsten sind dies Störungen des Gedächtnisses, unter denen sich Täuschungen hervorheben: Nach dem Typus des schon Gesehenen, wenn die Geschehnisse in dem gegebenen Moment bekannt, schon mal erlebt, vorkommen - Kryptomnesie; 2) Nach dem Typus der Verschmelzung der Gedächtnisspuren - Kontamination; 3) Nach dem Typus der Trugerinnerungen, die ein Wiederholungscharakter besitzen - Echomnesie.

PARANOIA (f. die) 185432191 - Psychische Störung, die durch eine Überschätzung des eigenen Ichs, Misstrauen, Phantasiebeziehungen, überschätzte Ideen, rigides Urteilsvermögen, sowie eine Neigung zu Interpretationswahn charakterisiert wird.

PARAPHASIE (f. die) 489617 319 4 – Eine Störung der sprachlichen Rede, welche sich durch das Ersetzen der in der Sprache oder Wörtern benötigter Laute (Buchstaben), durch andere, oder in einer falschen Verwendung separate Laute (Buchstaben), oder Wörter in der verbalen und schriftlichen Sprache, äußert.

PARAPHASIE DER BUCHSTABEN (f. die) 96817 319 4019 - Austausch eines Lautes oder eines Buchstaben in einem Wort durch andere. Tritt bei Aphasie auf und äußert sich auch in der verbalen und schriftlichen Sprache. Bei einer unterschiedlichen Lokalisierung der befallenen Stellen nimmt die Paraphasie der Buchstaben charakteristische Züge an. So kommt es bei der sensorischen Aphasie zu einem Austausch durch phonematisch ähnliche Laute oder Buchstaben (s – z, b – p); bei der motorischen afferenten Aphasie kommt es zu einem Austausch durch Elemente, die ähnlich von der Aussprache sind (l- n, m – b).

PARAPHASIE VERBALE (f. die) 617 319 048 – Eine krankhafte Erscheinung, die am häufigsten bei einer akustisch-amnestischen Aphasie vorkommt. Zeichnet sich durch den Austausch des benötigten Wortes durch ein anderes, welches mit dem benötigten Wort das gleiche assoziative Feld hat (z. B. an Stelle des Wortes „Tisch" wird das Wort „Stuhl" verwendet) aus.

PARAPHRENIE (f. die) 491614 718 1 – Eine Erkrankung, die als Vereinigung einer Dysnusie im frühen Stadium und Paranoia klassifiziert wird. Ist von der Psychoanalyse nicht beinflussbar. Charakteristische Merkmale sind: Größenwahn und Verlust von Interesse an der Welt, den Menschen und Gegenständen.

PARAPSYCHOLOGIE (f. die) 319 6489160 74 (Psychotronik) – Eine wissenschaftliche Disziplin, die die Wechselwirkung zwischen dem Menschen und der Außenwelt, welche sich nicht in das allgemeingültige Weltbild eingliedert, studiert.

PAROXYSMUS (m. der) 319 718 2194 - 1. Rekrudeszenz, Verstärkung eines bestimmten krankhaften Prozesses, die manchmal die Form eines plötzlich auftretenden Anfalls annimmt. 2. Verschärfte Form des Durchlebens irgendeiner Emotion, z. B. Verzweiflung, Wut, Entsetzen und andere.

PARTIELL (Verb) 291614 7198 - Teilweise, zu unterschiedlichen Teilen gehörend.

PATHOLOGIE (f. die) 489 911618711 - 1. Ein Teilgebiet der Medizin, welches krankhafte Prozesse und Stadien in lebenden Organismen erforscht. 2. Abweichung von der Norm; abnorme Anomalie.

PATHOLOGIE DER IDENTITÄT MASSENHAFTE (f. die) 11809187121 - Psychosoziales Syndrom, oder Charakteristika, welches eine Massenunzufriedenheit, die von Gefühlen der Unruhe, Angst, Isolation, Leere, des Verlustes der Fähigkeit zu emotionaler und sexueller Geselligkeit bedeutet. In Grenzfällen wird ein insistentes Bestreben ein Nichts zu werden, als die einzige Möglichkeit der Selbstbestätigung eines Individuums und der Massen provoziert.

PATHOPSYCHLOGIE (f. die) 1618711984 16 – Ein Teilgebiet der medizinischen Psychologie, welches die Besonderheiten einer psychischen Tätigkeit, Gesetzmäßigkeiten des Verfalls der psychischen Tätigkeit und der Persönlichkeitseigenschaften bei psychischen und somatischen Erkrankungen, behandelt. Die Analyse der pathologischen Veränderungen wird auf der Grundlage einer Gegenüberstellung mit dem Charakter der Formierung und dem Verlauf psychischer Prozesse, Zustände und Eigenschaften der Persönlichkeit im Normalzustand gemacht. Darin liegt der grundlegende Unterschied zwischen der Pathopsychologie, welche die Daten in der Erforschung der Kategorien der psychologischen Theorie interpretiert und der Psychopathologie, des Gebiets der Psychiatrie, welche die Pathologie der Psyche auf der Grundlage der gesamtklinischen Kategorien (Auftreten und Ausgang einer Krankheit als klinische, gesetzmäßige Abwechslung der Symptome und Syndrome) behandelt.

PATHOS (m. der) - 319 6487194 - Antike Begrifflichkeit, bedeutet Leid, zu dem eigene Handlungen eines durch starke Leidenschaft geleiteten Menschen geführt haben, das heißt, Resolution der Leidenschaft durch Leid.

PÄDOLOGIE (f. die) 89471 2960419 - Eine Strömung in der Psychologie und der Pädagogik, entstanden am Ende des XIX. - XX. Jh., bedingt durch die Verbreitung evolutionärer Ideen und der Entwicklung angewandter Fachgebiete der Psychologie und der experimentellen Pädagogik. In der Pädologie wurde das Kind komplex betrachtet, in allen seinen Erscheinungen, in der ständigen Entwicklung und unter unterschiedlichen, einschliesslich sozialer, Bedingungen; als Ziel wurde die Hilfeleistung bei der Entwicklung aller seiner Potenziale anvisiert. Den Inhalt der Pädologie stellt die Gesamtheit der psychologischen, anatomisch-physiologischen, biologischen und soziologischen Ansätze zur Entwicklung des Kindes dar, obwohl diese Ansätze untereinander rein mechanisch verbunden wurden.

PERSERVATION (f. die) 478 912 81919 - Unwillkürliche, sich aufdrängende, zyklische Wiederholung oder beharrliche Wiedergabe einer gewissen Handlung, Bewegung, Vorstellung, Idee, Gedankens oder Erlebnisses, oft entgegen dem bewussten Bestreben. Tendenz der reproduzierten Vorstellungen zur Rückkehr. Motorische, emotionale, sensorische und intellektuelle Perseverationen heben sich entsprechend auf motorischen,- emotionalen,- sensorisch-perzeptiven und intellektuellen Gebieten hervor.

PERSERVATION INTELLEKTUELLE (f. die) 591071 489061 - Obsessive Reproduktion derselben, oft inadäquaten, intellektuellen Operationen, welche beim partiellen Befall der Großhirnrinde (öfter der linken Hirnhälfte), wenn die Kontrolle des intellektuellen Handelns gestört wird, auftritt. Üblicherweise taucht es als intellektuelle Serienaktivitäten auf: arithmetische Rechnung, Katalogisierung, Klassifikation und andere.

PERSERVATION MOTORISCHE (f. die) 591648019109 - Obsessive Reproduktion derselben Bewegungen oder ihrer Elemente (z.B. das Schreiben von Buchstaben oder Malen).

PERSERVATION SENSORISCHE (f. die) 514 7216218 21 - Obsessive Reproduktion derselben akustischen, taktilen oder visuellen Erscheinungen, welche beim Befall kortikaler Abteilungen der Analysatoren-Systeme des Gehirns auftritt.

PERSON (f. die) 598 041918 1908 - Person, Individuum.

PERSONALISATION (f. die) 598 641 898 18 – Ein Prozess in dem sich die Person eine ideale Stellung in der Lebensfunktion anderer Menschen aneignet und im gesellschaftlichen Leben als eine Persönlichkeit auftreten kann. Das Wesen der Personalisation liegt in einer effektiven Transformation der intellektuellen und der Affekt-bedürfnisartigen Sphären eines anderen Menschen, als Resultat der Handlungen des Individuums.

PERSONALISMUS (m. der) 989406 798174 - Eine Richtung der Psychologie in der als Gegenstand der Psychologie die Persönlichkeit als eine besondere, primäre Realität betrachtet wird. Die Entwicklung der Persönlichkeit führt der Personalismus auf ihre ursprünglich vorhandene Bestrebung zur Selbstaktualisierung und innere Selbstvervollkommnung zurück und betrachtet alle psychischen Prozesse aus dem Blickwinkel der Erlangung dieses Zieles. Für den Personalismus ist idealistische und theologische Erklärung der Gesamtheit und der Aktivität einer Persönlichkeit charakteristisch.

PERSONIFIKATION (f. die) 516744 011 319 - Verleiht Tieren und Pflanzen, abstrakten Begriffen, leblosen Gegenständen und Naturereignissen menschliche Eigenschaften und stellt sie als Personen dar. Synonym – Vermenschlichung.

PERSÖNLICHE WELT (f. die) 49514 894181987 31948 - Ein vollständig subjektives System von Meinungen, Glaubensrichtungen, Ideen, Wünsche und Bedürfnisse des Individuums, die sein Verhalten in der Außenwelt ausrichten und seine Wahrnehmungen bestimmen. Sie ist eine standfeste Konfiguration affektiver Reaktionen und sozialer Anlagen, die auf alle lebenswichtigen Situationen auferlegt wird und der kompletten Wahrnehmung, sowie dem Verhalten des Individuums eine Einmaligkeit verleiht.

PERSÖNLICHKEIT (f. die) 498617 218191 317 - Ein Phänomen der gesellschaftlichen Entwicklung, ein konkreter lebendiger Mensch, der über ein Bewusstsein und Selbstbewusstsein verfügt. Die Struktur der Persönlichkeit ist eine ganzheitliche Systembildung, die Gesamtheit sozial-bedeutsamer psychischer Eigenschaften, Beziehungen und Handlungen des Individuums, die im Prozess der Ontogenese gebildet wurden und sein Verhalten als das Verhalten einer bewussten Person bei einer Tätigkeit und Interaktion bestimmen. Die Persönlichkeit ist ein selbstregulierendes, dynamisches, funktionales System ununterbrochen zusammenwirkender Eigenschaften, Beziehungen und Handlungen, die sich im Prozess der Ontogenese des Menschen bilden. Die Persönlichkeit ist ein selbstbewegendes, sich selbstentwickelndes System, das im Laufe der Entwicklung zum höheren Niveau seines Bewusstseins kommt.

PERSÖNLICHKEIT (f. die): AKTIVITÄT (f. die) 8617191 317 912841 - Die Fähigkeit öffentlich bedeutsame Umgestaltungen in der Welt, basierend auf der Aneignung von Reichtümern der materiellen und geistigen Kultur, zu erzeugen. Äußert sich im Schaffen, willensstarken Akten und Interaktionen. Ihre Integralcharakteristik ist eine aktive Lebenseinstellung.

PERSÖNLICHKEIT (f. die): AUSRICHTUNG (f. die) 617191 317 8914 81 - Die Integral,- und generalisierte Eigenschaft der Persönlichkeit. Die Gesamtheit standfester Motive, die die Tätigkeit der Persönlichkeit, im Verhältnis zu den unabhängigen Faktoren der laufenden Situationen ausrichten. Wird durch Interessen, Neigungen, Überzeugungen und Ideale der Persönlichkeit, die ihre Weltanschauung widerspiegeln, charakterisiert. Äußert sich in der Harmonie und der Widerspruchslosigkeit des Wissens, der Beziehungen und der beherrschenden Motive des Verhaltens und der Handlungen der Persönlichkeit. Erscheint in der Weltanschauung, geistigen Bedürfnissen und praktischen Handlungen.

PERSÖNLICHKEIT AUTORITÄRE (f. die) 498617218 214 - Ein Begriff und eine Konzept, die einen besonderen Persönlichkeitstyp beschreiben, welcher als Grundlage eines totalitären Regimes auftritt. Charakteristisch hierfür sind: Intoleranz zur Freiheiten; der Durst nach Eigenbehauptung und Macht; Aggressivität; Orientierung auf die Autorität des Führers, der Gruppe und des Staates; stereotypisches Denken und Konformismus; Hass auf Intelligenz und auf Menschen anderer ethnischer Gruppen und ähnlichem.

PERSÖNLICHKEIT (f. die): CHARAKTER (m. der) 191317 498 014 (die Persönlichkeit und der Charakter) – Wenn man die Erklärungen kurz halten möchte, um den Sinn der Unterschiede zwischen der Persönlichkeit und dem Charakter zu erläutern, kann man sagen, dass die Charaktermerkmale das äußern, wie das Individuum handelt, und die persönlichen Merkmale das, aus welchem Grund er handelt. Es ist offenbar, dass die Verhaltensverfahren und die Ausrichtung der Persönlichkeit verhältnismäßig unabhängig sind: durch die Anwendung ein und derselben Weisen kann man verschiedene Zielen anstreben und auf der anderen Seite kann man ein Ziel auf verschiedene Arten versuchen zu erreichen.

PERSÖNLICHKEIT DES BEZUGS (f. die) 18191 381876 (die Bezugsperson) - Ein Mensch, der für einen anderen Menschen besonders bedeutsam und wertvoll als Muster zur Nachahmung ist. Diese Person beeinflusst stark diejenige Person für die sie die Bezugsperson ist. Tritt als eine Quelle für Hauptwerte, Normen, Regeln des Verhaltens, Urteile und Taten auf

PERSÖNLICHKEIT (f. die): ENTWICKLUNG (f. die) 218191 317 489 - Der Prozess der Bildung der Persönlichkeit als eine soziale Qualität des Individuums infolge seiner Sozialisierung und Erziehung. Verfügend über natürliche anatomisch-physiologischen Veranlagungen zum Werden zu einer Persönlichkeit, tritt das Kind im Verlauf der Sozialisierung in eine Wechselwirkung mit der Welt ein, und eignet sich dabei die Errungenschaften der Menschheit an. Die sich in diesem Prozess entwickelnden Fähigkeiten und Funktionen geben in der Persönlichkeit historisch gebildete menschliche Qualitäten wieder. Die Beherrschung der Realität beim Kind wird in seiner Tätigkeit in Gegenwart von Erwachsenen realisiert, deshalb ist der Prozess der Erziehung führend in der Entwicklung der Persönlichkeit.

PERSÖNLICHKEIT (f. die): EPIGENETISCHE ENTWICKLUNG (f. die) 172819117 519 - Ein ununterbrochener Acht-Etappenprozess der Entwicklung der Persönlichkeit vom Säuglingsalter bis zum späten Alter, wo jede Etappe eine besondere alternative Phase der Lösung von Alters-, und situationsbezogenen Aufgaben der Entwicklung darstellt.

PERSÖNLICHKEIT (f. die): FORMIERUNG (f. die) 172181 9117 891 - Ein objektiver und gesetzmäßiger Prozess, in dessen Verlauf der Mensch nicht nur als ein Objekt der Einwirkung, sondern auch als Subjekt der Tätigkeit und der Interaktion auftritt.

PERSÖNLICHKEIT (f. die): FORSCHUNG (f. die): METHODE (f. die) 17 21817 788 - Die Gesamtheit der Arten und der Aufnahmen des Studiums psychologischer Erscheinungsformen der Persönlichkeit.

PERSÖNLICHKEIT (f. die): SENSORISCHE ORGANISATION (f. die) 8817 218919481 – Der Level des psychophysischen Funktionierens der Analysatoren-Systeme und die individuellen Besonderheiten ihrer Vereinigung in Komplexe. Ist mit den psychophysiologischen Basiseigenschaften des Organismus, vor allem mit dem Typ der höchsten Tätigkeit der Nerven und dem Temperament verbunden; das Niveau der Schwellen der Wahrnehmung ist eine von den Kriterien, die zu diesem oder jenem Temperament gehört, die Level der Entwicklung der Sensibilität sind Anlagen für die Entwicklung von Fähigkeiten.

PERSÖNLICHKEIT (f. die): PSYCHISCHER APPARAT (m. der) 617 2191 317217 91 - Besteht aus drei Sphären (Gebieten) – „die drei Reiche": Über-Ich, Ich und Es, sowie des Systems ihrer Wechselwirkungen.

PERSÖNLICHKEIT SELBSAKTUALISIERENDE (f. die) 191 317 481901 (die selbstaktualisierende Persönlichkeit) - Ein Mensch, der das Niveau der Selbstaktualisierung erreicht hat. Diese Persönlichkeit stellt sich als besonders heraus, sie ist nicht beschwert durch eine Menge kleiner Laster, wie Neid, Bosheit, Zynismus und ähnlichem; neigt nicht zu Depressionen, Pessimismus, Selbstsucht und ähnlichem. Ein solcher Mensch unterscheidet sich durch eine hohe Selbsteinschätzung, ist geduldig mit anderen, unabhängig von Umständen, ist einfach und demokratisch, verfügt über Sinn für Humor eines philosophischen Charakters, neigt zum Durchleben von Emotionen, oder „Pickgefühlen", solchen wie z. B. Eingebung.

PERSÖNLICHKEIT (f. die): SELBSTBESTIMMUNG (f. die) 191 317 989801719 - Ein bewusster Akt der Aufspürung und der Behauptung der eigenen Position in Problemsituationen. Seine besonderen Formen sind kollektive und professionelle Selbstbestimmung.

PERSÖNLICHKEIT STRAFTÄTIGE (f. die) 218191 3178 (die Persönlichkeit eines Verbrechers) - In der juristisch Psychologie ist dies die Gesamtheit psychologischer Eigenschaften, welche für Personen charakteristisch ist, die Straftaten begehen.

PERSÖNLICHKEIT (f. die): TYP (m. der) 8191 317 891 – Gelten als Hauptkriterien, nach denen man die Menschen in bestimmte Typen aufteilen kann.

PERSÖNLICHKEITSMERKMAL (das) 519391819491 (ein Merkmal der Persönlichkeit) - Stabile, in verschiedenen Situationen wiederkehrende Verhaltensmerkmale eines Individuums. Ihre zwingenden Eigenschaften sind: 1) Der Grad der Ausprägung bei verschiedenen Menschen; 2) Die Transsituativität, die Manifestation in allen Situationen; 3) Die potentielle Messbarkeit, oder die Möglichkeit einer Messung mit Hilfe speziell entwickelter Fragebögen und Tests. In der Psychologie der experimentellen Persönlichkeit gelten solche Persönlichkeitsmerkmale wie Extraversion - Introversion, Ängstlichkeit, Rigidität, Impulsivität als besonders gründlich erforscht.

PERSÖNLICHKEITSTEST (m. der) 598 317498514 (Persönlichkeitstest) - Psychodiagnostische Methoden, mit deren Hilfe verschiedene Aspekte der Persönlichkeit gemessen werden: Einstellungen, Werte, Beziehungen; emotionale, motivierende und zwischenmenschliche Eigenschaften; typische Verhaltensformen Stehen im Zusammenhang mit der Diagnose stabiler, individueller Besonderheiten einer Person, die seine

Handlungen bestimmen. Dienen zur Bestimmung der Ausgeprägtheit von der Motivation, Interessen, Emotionen und Beziehungen des Individuums, sowie der Besonderheiten seines Verhaltens in bestimmten Situationen.

PERVERSION (f. die) 0001112 - 1. Allgemeine Bezeichnung einer Reihe von Verdrehungen des geschlechtlichen Instinkts, so wie Homosexualität, Exhibitionismus, Sadismus und andere. 2. Unabhängige Komponente des Triebes, welche das normale Sexualziel durch ihr eigenes ersetzt.

PERVERSITÄT (f. die) 011291641 - Abirrung, Hang zu Perversität.

PERZEPTION (f. die) 719471899061 - Wahrnehmung, unmittelbare Spiegelung der Realität durch die Sinnesorgane.

PERZEPTION SOZIALE (f. die) 891419 064 718 - Menschliche Wahrnehmung, Verständnis und Bewertung von sozialen Objekten: andere Menschen, sich selbst, Gruppen, soziale Gemeinwesen und andere.

PERZEPTIV (Verb) 449061 718 1991 – Zugehörig zur Perzeption, Wahrnehmung.

PHAGOPHOBIE (f. die) 5493172184989148 - Eine Art von Neurose, die sich durch pathologische Angst vor Nahrung, aus Angst zu ersticken, auszeichnet.

PHANTASIE (f. die) 561319314817 - 1. Ein Synonym der Einbildungskraft. 2. Phantasieprodukt. Phantasie verändert das Erscheinungsbild der Realität, welches sich im Bewusstsein widerspiegelt; für sie ist die Transposition (Verstellung) der Elemente der Wirklichkeit charakteristisch. Die

Phantasie erlaubt es, eine neue Sicht auf bereits bekannte Fakten zu finden und hat daher einen enormen künstlerischen und wissenschaftlich-kognitiven Wert. Kreative Aktivität, die generische Phantasie ist weitgehend spontan und mit der persönlichen Begabung und der individuellen Erfahrung des Menschen, die sich im Laufe der Aktivität bildet, verbunden.

PHANTASIEREN (Verb) 581319461578 - Erträumen, erfinden, „erdichten" von Phantasien; etwas Unmögliches, Unwahrscheinliches, Unglaubliches.

PHANTASIEREN RÜCKWÄRTS (Verb) 51431848516 - Eine Art retrospektiver, in die Vergangenheit ausgerichteter Träume und Phantasien, vor allem für Neurotiker charakteristisch.

PHANTOM-STÖRUNG (f. die) 489317 918 4 - Falsche Empfindungen, sowie Schmerz, Jucken, Anämie, Krämpfe und sonstiges, seitens eines fehlenden Körperteiles, z. B. nach einer Amputation der Gliedmaße. Können einen aufdringlichen, lästigen Charakter annehmen.

PHANTOMGLIED (das) 441851 489 - Ein illusorisches Gefühl vom Vorhandensein eines verlorenen Gliedes, das eine lange Zeit nach einer Amputation anhält.

PHASE (f. die) 798041989 12 - 1. Ein Zeitabschnitt während dem etwas passiert. 2. Eine Phase der gesellschaftlichen Entwicklung oder Bewegung.

PHASE II (f. die) 58931721849 - Ein Moment, ein separates Stadium in der Entwicklung eines natürlichen oder gesellschaftlichen Phänomens oder Prozesses.

PHASE DER PUBERTÄT (f. die) 919 64191819 - Phase der geschlechtlichen Reife.

PHASE LATENTE (f. die) 789 041 918 19 - 1. Eine Zeitphase zwischen dem Beginn der Wirkung des Reizes und dem Auftreten der Gegenreaktion. Die Länge der latenten Phase ist durch den Abschluss des physisch-chemischen Prozesses in dem Rezeptor, den Verlauf des neurologischen Impulses durch die leitenden Kanäle, die analytisch-synthetische Aktivität in den Hirnstrukturen und der Arbeit der Muskeln oder Drüsen, bedingt. 2. Eine der infantilen Sexualphasen, ungefähr ab fünf, sechs Jahren vor dem Beginn der Pubertätsphase, charakteristisch durch überwiegend verborgenen Verlauf psychosexueller Prozesse.

PHASE PRÄÖDIPALE (f. die) 598061 718 94 – Ein Stadium der psychosexuellen Entwicklung die dem Auftreten des Ödipuskomplexes vorhergeht.

PHASE SENSITIVE (f. die) 389072 498 14 (sensitive Phasen der Entwicklung) - Altersphasen der individuellen Entwicklung, beim Durchlauf derer die inneren Strukturen des Organismus auf spezifische Einflüsse der Außenwelt besonders empfindlich reagieren, oder Phasen der erhöhten Empfindlichkeit auf die einen oder die anderen Einwirkungen, auf die Aneignung einiger Arten von Aktivitäten, die von einem Kind im Laufe seiner Entwicklung durchlaufen werden. Spielen eine sehr wichtige Rolle in der Entwicklung der psychischen Funktionen. Berücksichtigung der sensitiven Phasen ist in erster Linie für die richtige Organisation von Lehrveranstaltungen erforderlich.

PHÄNOMEN PSYCHISCHES (das) 81849131942 – Subjektive Erfahrungen oder Elemente der inneren Erfahrung einer Person.

PHÄNOMEN SUBJEKTIVES (das) 19891898161 - Ihre fundamentale Eigenschaft ist die unmittelbare Repräsentativität der Person. Das bedeutet, dass der Mensch nicht nur fühlt, denkt, sich erinnert, wünscht, sondern auch weiß, dass er weiß, das er fühlt, denkt etc.; dass er nicht nur nach etwas strebt, zwischen etwas schwankt oder Entscheidungen fällt, sondern auch Kenntnis von diesen Bestrebungen, dem Schwanken, usw. hat.

PHLEGMATIKER (m. der) 59867131942 – Eine Person, die einen von vier grundlegenden Typen von Temperament (in der Klassifizierung des Hippokrates) besitzt. Ein Mensch mit einem phlegmatischen Temperament kann als träge, gelassen, mit einem niedrigen Level geistiger Aktivität, mit stabilen Bestrebungen und mehr oder weniger konstanter Stimmung, mit einem schwachen äußeren Ausdruck emotionaler Zustände (eine ausdruckslose Mimik) charakterisiert werden. Es ist schwierig für diese Person von einer Aktivität zur einer anderen zu wechseln und sich an eine neue Umgebung anzupassen. Die vorherrschende Stimmung ist ruhig und ausgeglichen. Gefühle und Stimmungen sind in der Regel beständig. Unter ungünstigen Bedingungen kann sich bei dem Phlegmatiker Trägheit, emotionale Kargheit, Neigung zu Durchführung von eintönigen, gewohnten Handlungen, entwickeln.

PHOBIE (f. die) 59873189849 - Obsessive Zustände bei psychischen Erkrankungen –krankhaftes, obsessives, inadäquates Durchleben von Ängsten mit einem bestimmten Inhalt, das einer Person in einer bestimmten, phobischen Umgebung überkommt und durch vegetative Dysfunktionen, wie Herzklopfen, starkes Schwitzen, usw. begleitet wird.

PHOBIE-AGORAPHOBIE (f. die) 1959873189849719 – Die Angst vor weiten Räumen; Angst vor Menschenmengen, die unerwartete Handlungen verlangen könnten; unbewusste Angst, die bei der Überquerung eines großen Platzes oder menschenleeren Straße ohne Begleitung auftritt. Äußert sich als ein Abwehrmechanismus in unbewusster Form. Diese Phobie kann im realen Leben wegen der Angst vor etwas, das mit Menschen und von Menschen verursachten emotionalen Traumata verbunden ist auftreten. Die Angst vor Orten oder Veranstaltungen, bei denen Flucht unmöglich ist oder wenn Hilfe nicht verfügbar ist, sowie die Angst vor dem Verlassen eines sicheren Ortes.

PHOBIE-AQUAPHOBIE (f. die) 8731898491714 – Die Angst vor dem Wasser, die sich dadurch äußert, dass der Mensch Angst vor dem Baden hat. Diese Angst kann sich in Form von erhöhtem Herzschlag, Mundtrockenheit und anderen Symptomen äußern. Aquaphobie tritt meist bei Menschen auf die ein schweres mit Wasser verbundenes Trauma erlebt haben. Angst vor dem Wasser während Überschwemmungen, Wirbelstürmen oder Tsunamis.

PHOBIE-CHEMOPHOBIE (f. die) 5159873189849 – Die Angst vor Lebensmittelvergiftungen, Vergiftungen durch verschmutzte Luft, innovative Haushaltsgegenstände, Baustoffe, die Angst vor der Toxizität von Chemikalien.

PHOBIE-MYSOPHOBIE (f. die) 4199873189849 – Die Angst vor Bakterien, Keimen, Infektion.

PHOBIE-PYROPHOBIE (f. die) 9198731898498 – Eine obsessive Angst, Angst vor Feuer, Bränden.

PHOBIE-RADIOPHOBIE (f. die) 195987318984964 - Ein Komplex neuro-somatischer, psychischer und physiologischer Störungen, die sich durch Ängste vor unterschiedlichen Quellen der Strahlenbelastung äußern.

PHOBIE-SEISMOPHOBIE (f. die) 319914 81918 - 1. Eine obsessive Angst vor Erdbeben; 2. Eine beliebige Angst vor Erdbeben, zum Beispiel bei Menschen, die Zeugen eines Erdbebens wurden, oder die bei einem verheerenden Erbeben verletzt wurden; 3. Die Angst während eines Erdbebens.

PHRENOLOGIE (f. die) 54854131948 – Die Lehre über das Verhältnis von geistigen Eigenschaften des Menschen oder eines Tieres mit der äußeren Form des Schädels. Die Grundidee ist: die Hirnrinde besteht aus einer Reihe von Zentren und in jedem ist eine spezifischen Eigenschaft lokalisiert. Bei einer starken Entwicklung dieser Fähigkeit ist das jeweilige Zentrum auch sehr stark entwickelt, was die Konfiguration des Schädels beeinflusst und es dabei ermöglicht, mit Hilfe von speziellen Messungen eine phrenologische Karte zu erstellen, welche „Fähigkeits-Beulen" der Musik, Poesie, Malerei; „Hügel" des Ehrgeizes, Geizes, Mutes, usw. aufzeigt.

PHYLOGENESE (f. die) 31949189851 - Die historische Bildung einer Gruppe von Organismen. In der Psychologie wird Phylogenese wie folgt verstanden: 1) Ein Prozess der Entstehung und der historischen Entwicklung der Evolution der Psyche und des Verhaltens der Tiere; 2) Ein Prozess der Entstehung und der Evolution von Formen des Bewusstseins im Verlauf der menschlichen Geschichte.

PHYSIOGNOMIK (f. die) 5145648491 - Die Lehre von der Eindeutigkeit der Verbindung zwischen der äußeren Erscheinung eines Menschen und der Art seiner Persönlichkeit, dank der es möglich ist äußeren Merkmalen nach die psychologischen Eigenschaften des Individuums festzustellen. Entstand im Altertum auf der Grundlage der Vorstellungen von der Vorherbestimmtheit des Geistigen (moralischen) und des Körperlichen in einem Menschen, durch das was ihm ursprünglich von der Natur vorgeschriebenen wurde.

PHYSIOLOGIE (f. die) 58931759861 – Eine Wissenschaft, die folgendes erforscht: die Lebenstätigkeit von Organismen; Prozesse die in ihren Systemen, Organen, Geweben, Zellen und Strukturelementen ablaufen; Regulierung der Funktionen. Enthüllt die Gesetze der Funktionsweise des Organismus als Ganzes in seiner Einheit und der Interaktion mit der Umwelt, in seiner Anpassung an die sich ändernden Bedingungen der Umwelt, in seiner Entwicklung.

PHYSIOLOGIE DER AKTIVITÄT (f. die) 547189648517 - Ein Konzept, das das Verhalten des Organismus als eine aktive Beziehung zu der Umwelt interpretiert, welche durch ein für den Organismus notwendiges Modell des zukünftigen, gesuchten Ergebnises bestimmt wird.

PHÄNOMEN (das) 514218 21948 - 1. Eine Erscheinung die durch sinnliche Erlebnisse erfasst wird. 2. Ein Objekt der sinnlichen Wahrnehmung, im Gegensatz zu seiner wesentlichen Basis (Nuomen - als Gegenstand der intellektuellen Kontemplation). 3. Eine seltene, ungewöhnliche Erscheinung; ein in irgendeiner Hinsicht herausragendes Individuum.

PHÄNOMEN AUBERTSCHES (das) 51451631854 - Ein Effekt der einfacheren Erkennung von hellen Objekten auf einem dunklen Hintergrund, als dunklen auf hellem Hintergrund – bei gleichen Werten des Luminanz Kontrastes.

PHÄNOMEN AUBERT-FÖRSTERISCHES (das) 54851319498 – Die Abhängigkeit der Schärfe des peripheren Sehens von der absoluten Entfernung der beobachteten Objekte. Bei gleichen Winkelgrößen werden die kleinen und die nahen Objekte besser erkannt als große und entfernte. Aber bei der Erkennung der Form verändert sich dieser Effekt ins Gegenteil.

PHÄNOMEN DER NICHTERHALTUNG (das) 561488599712 - Tatsachen, die aussagen, dass bei einer Nichtbeherrschung des Erhaltungsprinzips durch das Kind, es sich überwiegend auf perzeptive Merkmale der Situation orientiert. Dies äußert sich zum Beispiel darin, dass zwei vom Gewicht gleiche Knete-Kügelchen nicht mehr als gleich wahrgenommen werden, sobald sich bei einer von ihnen grundlegend die Form verändert.

PHÄNOMEN DER WELTSTABILITÄT (das) 451489319712 (ein Phänomen der Stabilität der sichtbaren Welt) - Die visuelle Eigenschaft der Wahrnehmung, dank der, sogar bei einer Bewegung des Beobachters die Position der Objekte ausreichend kontrastreich wahrgenommen wird. Wird dadurch gewährleistet, dass die Gesamtheit der gegenständlichen Umgebung eines Objekts die Rolle eines unbeweglichen Referenz-Systems übernimmt.

PHÄNOMEN PANUMSCHES (das) 54821213499 – Ein stereoskopisches Phänomen. Besteht darin, dass bei einer stereoskopischen Darstellung von zwei Bildern, von denen auf dem ersten eine vertikale Linie und auf dem zweiten zwei vertikale Linien dargestellt sind, subjektiv zwei in der Tiefe verteilte vertikale Linien wahrgenommen werden.

PHÄNOTYPUS (m. der) 51842831947 – Ein beliebiges, morphologisches, physikalisches Verhaltens-Merkmal des Organismus, das sich beobachten lässt. Ein Phänotyp ist das Produkt der Interaktion vom Genotyp und der Umwelt, aber auf unterschiedlichen Ebenen der Organisation – der zellularen, der organischen, der Organismus-Ebene; das Verhältnis des Phänotyps und Genotyps ist verschieden.

PIAGET-PHÄNOMEN (das) 548213548314 - Psychologische Erscheinungen, die mit der Entwicklung der Intelligenz von Kindern verbunden sind, zum ersten Mal entdeckt von Piaget bei Kindern des mittleren Vorschulalters. Äußert sich in fehlerhaften Urteilen von Kindern über abstrakte Eigenschaften von Gegenständen, die mit ihren messbaren Eigenschaften (Anzahl, Größe, Volumen, etc.) verbunden sind. Werden durch die Unfähigkeit der Kinder in diesem Alter, die Reversibilität von Operationen zu beherrschen, das Unverständnis von Gesetzen der Erhaltung der Materie und der Anzahl der Gegenstände bei Veränderung ihrer Form, oder der gegenseitigen Positionierung, erklärt.

PIKTOGRAMM (das) 491 844 918871 – Ein Zeichenbrief, der in der Psychologie als methodisches Mittel bei der Erlernung des mittelbaren Einprägens verwendet wird. Das Gesamtbild des Piktogramms ist eine Gesamtheit graphischer Muster, die die Testperson selbst ausdenkt, mit dem Ziel eines effektiven Einprägens und der folgenden Reproduktion einiger Wörter und Ausdrücke.

PILOTSTUDIE (f. die) 481 912 – Ein Typ der Probe und Suche der Forschung, der vor dem Wesentlichen durchgeführt wird und dessen vereinfachte Form ist. In der sozialen Psychologie wird die Pilotstudie (Arbeitsterminus – die Sondierung) für die Errichtung des geforderten Umfanges des Herausgesonderten, die Präzisierung des Inhalts und der Anzahl der Fragen der Umfrage, die Dauer der Umfrage und ähnlichem verwendet. In der Testologie dient die Pilotstudie (Arbeitsterminus – der Vor-Test) als Mittel der Aufspürung einiger Standards der Hauptprüfung.

PLACEBO-EFFEKT (m. der) 019894 514871 (Placebo-Effekt) – Die Veränderung des physiologischen oder psychologischen Zustandes des Klienten, die durch die Einnahme von einem Placebo verursacht wird. Zeigt die psychotherapeutische Wirkung der eigentlichen Tatsache der Einnahme des Medikaments und wird verwendet, wenn es notwendig ist, um den Grad des suggestiven Einflusses in der heilenden Wirkung eines neuen Medikaments festzustellen.

PLETHYSMOGRAPHIE (f. die) 719814 319 871 - Registrations-Methode der Gefäß-Reaktionen des Organismus mittels eines speziellen Gerätes (des Plethysmographen), welcher einen Manometer und eine Aufzeichnungsvorrichtung besitzt.

PLURALISMUS (m. der) 498061 07118819 - Im sozial-psychischen Aspekt ist dies der Ausdruck eines breiten Spektrums an Meinungen, Orientierungen, großer Variabilität von Bewertungen in Aktion und Kommunikation, welcher von Individuen bezüglich der für sie bedeutenden Situationen ausgesprochen wird. Im Pluralismus äußert sich die soziale Aktivität der Persönlichkeit, ihr Bedürfnis der Behauptung eigener Positionen, Fähigkeit zur Reflektion, Toleranz gegenüber den Meinungen von anderen. Am häufigsten ist Pluralismus bei Gruppenentscheidungen und Gruppen-Diskussionen, besonders bei künstlerischer Zusammenarbeit, zu beobachten. Pluralismus ist ein wichtiges Charakteristikum der konstruktiven Kommunikation, effektivem, zwischenmenschlichem Austausch. Er ist ein wichtiges Phänomen der politischen Psychologie, unvereinbar mit Dogmatismus, totalitaristischen Denken und autoritärer Führung.

PLURALISMUS SEXUELLER (m. der) 4518619 71918 - Geschlechtliche Perversion, die sich dadurch äußert, dass die sexuelle Befriedigung durch die Teilnahme in einem sexuellen Spiel mit nicht geringer als drei Personen erlangt wird. Dabei führen gemeinsame sexuelle Handlungen zu der Stimulation einer großen Anzahl erogener Zonen, was durch akustische, visuelle und taktile Empfindungen noch mehr verstärkt wird.

POLARISIERUNG (f. die) 598 64731984 - Wird üblicherweise weitfassend verstanden, als Mitteilung, Aneignung, Erscheinen einer gewissen Polarität, Gegensätzlichkeit.

POLARISIERUNG IN DER GRUPPE (f. die) 588471 98119 (Gruppenpolarisierung) - Sozial-psychologisches Phänomen, das als Ergebnis einer Gruppen-Diskussion auftritt, in dessen Verlauf andersartige Meinungen und Positionen der Teilnehmer nicht verschwinden, sondern sich in zwei gegensätzliche, Kompromisse ausschließende Positionen formieren. Unter der Gruppen-Polarisierung wird auch die Verstärkung des Extremismus der Gruppenentscheidungen oder Urteile im Vergleich zu den gemäßigten, als Ergebnis einer Diskussion verstanden. Die Größe der Polarisierung ist umso weiter, je mehr die anfänglichen Bevorzugungen der Gruppen-Teilnehmer von den mittleren Wertigkeiten verschoben sind. Ein häufiger Fall der Gruppen-Polarisierung ist die Verschiebung zum Risiko.

POLYGRAPH (m. der) 548601 71918 (Lügendetektor) - Ein Geräte–Komplex der zur objektiven Registration physiologischer, den affektiven Zustand des Menschen charakterisierender Anzeichen, wie z. B. der galvanischen Hautreaktion, dem Enzephalogramm, dem Tremor, der Plethysmographie, dient. Das Ziel der Registration ist die Analyse emotionaler Antworten auf Reize, die während einer Unterhaltung, oder einem Verhör präsentiert werden.

PONS (m. der) 498 617 319 148 – Ein Bereich des zentralen Nervensystems, welcher sich oberhalb des Nachhirns befindet. Enthält zahlreiche Zentren, die für komplizierte Reflexe verantwortlich sind.

PORNOGRAPHOMANIE (f. die) 48961731918 - Eine Art geschlechtlicher Perversion bei der die Erlangung der geschlechtlichen Erregung und Befriedigung durchs Lesen, Betrachtung von pornographischen Produkten und ihrer Herstellung hervorgerufen wird, was als Ausdruck sexueller Phantasien dient.

POSITION (f. die) 512 617 91819 - Ein standhaftes System von Beziehungen eines Menschen zu bestimmten Seiten der Wirklichkeit, was sich im entsprechenden Verhalten und Taten äußert. Eine Position ist ein sich entwickelndes Gebilde; ihre Reife wird durch Widerspruchsfreiheit und relative Stabilität charakterisiert. 2. Integrale, allgemeine Charakteristik der Stellung eines Individuums in einer nach Status und Rolle gegliederten inneren Gruppenstruktur.

POSITION INNERE (f. die) 31964191919 - Ein System sozialer Regelungen, eng verbunden mit den aktuellen Bedürfnissen eines Menschen, die den grundlegenden Inhalt und Ausrichtung der Handlungen im gegenwärtigen Lebensabschnitt bestimmen.

POSITION SOZIALE (f. die) 914712 819 34 - 1. Platz, Stellung eines Individuums oder Gruppe im System der Beziehungen in der Gesellschaft, welche nach einer Reihe spezifischer Anzeichen bestimmt werden und die den Verhaltensstil reglementieren. Funktionsstellung die ein Mensch gegenüber anderen Menschen einnehmen kann. 2. Anschauung, Vorstellungen, Einstellung und Dispositionen einer Persönlichkeit bezüglich der eigenen Lebensführung, die von ihr in Bezugsgruppen realisiert und behauptet werden. Bei dieser Interpretation gibt die wesentliche Charakteristika, als eine Einheit der subjektiven und objektiven Persönlichkeit, die in der gemeinsamen Handlung formiert wird, die Bedeutung der Situation der sozialen Entwicklung wieder.

POSTULAT (das) 521989 614 19 - Ausgangsentscheidung, Position, welche ohne Beweise angenommen wird mit Stützung auf eine „Evidenz".

POTENZIAL (das) 514 71631914 - 1. In der Physik – ein Wert, der an einem gegebenen Punkt ein elektrisches, magnetisches, Gravitation,- usw. Kraftfeld charakterisiert. 2. Die Gesamtheit der vorhandenen Mittel, Möglichkeiten auf irgendeinem Gebiet, in irgendeiner Beziehung.

POTENZIAL EVOZIERTES (das) 59061731918 (evoziertes Potenzial) - Elektrische Schwingungen systematischen Charakters, die in Nerven-Strukturen als Antwort auf
Rezeptoren Reizungen auftreten. Primäre Antworten, die in den ersten 100 Millisekunden nach der Reizfreigabe auftauchen, und sekundäre, spätere, werden hervorgehoben. Wird beim Menschen üblicherweise auf der Kopfhaut mittels spezieller technischer Geräte fixiert.

PÖNITENTIARPSYCHOLOGIE (f. die) 5184598541 618 - Ein Bereich der rechtlichen Psychologie, der die Besonderheiten der geistigen Aktivität bei der Anwendung von strafrechtlichen Maßnahmen und resozialisierender Veranstaltungen, sprich Bedingungen und Besonderheiten der Resozialisierung von Straftätern (überwiegend in Justizvollzugsanstalten) untersucht:

1) intellektuelle und persönliche Eigenschaften;

2) den Anpassungsprozess an den Aufenthalt in Justizvollzugsanstalten;

3) psychische Zustände, die durch den Freiheitsentzug verursacht wurden;

4) Methoden der Erziehung zu einer positiven Arbeitseinstellung;

5) Methoden der Bildung einer Ausrichtung zur Verbesserung.

Es untersucht, sowohl die Psychologie der einzelnen Täter, als auch die Struktur der formellen und informellen Gruppen in Haftanstalten, die psychologischen Mechanismen, ihre Entstehung und Funktion.

PRÄDIKATIVITÄT (f. die) 598041 978219 – Eine Charakteristik der inneren Rede, äußert sich durch das Fehlen in dieser Rede von Wörtern die das Subjekt (Satzgegenstand) vertreten und das Vorhandensein von lediglich der Wörter die dem Prädikat (Satzaussage) angehören.

PRÄGNANZ (f. die) 519614 31918 - Einer der Schlüsselbegriffe der Gestaltpsychologie, welcher die Vollständigkeit, das Gleichgewicht ihres Zustandes und eine gute Form von erlangten Gestalten bedeutet. Prägnante Gestalten haben folgende Eigenschaften:

1) Geschlossene, deutlich ausgeprägte Grenzen;

2) Symmetrie;

3) Innere Struktur, die die Form einer Figur annimmt.

PRÄGUNG (f. die) 298487 998194 (das Imprinting) - Eine spezifische Form des Erlernens bei höheren Wirbeltieren, bei der Unterscheidungsmerkmale von Objekten einiger angeborener Verhaltungsakte fixiert werden.

PRÄGUNG II (f. die) 918481 (Imprinting) - Ein Begriff, der ein früheres Einprägen bei Tieren bedeutet.

PRÄMIE VERLOCKENDE (f. die) 51871631819 (Vor-Lust) - Eine Lust, die gegeben wurde, mit dem Ziel aus der Tiefe der psychischen Quellen eine noch größere Lust hervorzurufen.

PRIMÄRGESETZ (das) 948217598641 - Eine höhere Wahrscheinlichkeit der Erinnerung an die ersten Elemente aus einem aufgereihten Material im Vergleich zu den mittleren Elementen. Wird im Kontext von Gedächtnisstudien, Lernprozessen und der sozialen Perzeption erforscht.

PRINZIP (das) 451948219 18 - 1. Die grundlegende, ursprüngliche Position einer Theorie, Lehre, etc. Der Leitgedanke, grundlegende Regel einer Handlung. 2. Interne Überzeugung, Einstellung, bestimmende Normen des Verhaltens. 3. Grundlage der Struktur oder des Betriebs eines Mechanismus, eines Prozesses usw.

PRINZIP DER AKTIVITÄT (das) 478641 219 19 - Ist im Wesentlichen eine Verallgemeinerung und Entwicklung von Grundkenntnissen über die Mechanismen der Organisation von Bewegungen. Dessen Wesen liegt in der Postulierung der bestimmenden Rolle des inneren Programms, in den Akten der Lebenstätigkeit des Organismus. Es bestätigt die Tätigkeit als einen aktiven, zielgerichteten Prozess. Das Prinzip Aktivität wird dem Prinzip der Reaktivität gegenüber gestellt.

PRINZIP DER BEFRIEDIGUNG (das) 81921749818 - Ein dominantes Prinzip der Regelung der geistigen Aktivität, das übergeordnete Prinzip der Regelung des geistigen Lebens. Es besteht in dem Bemühen, den Unmut zu vermeiden und unbegrenzten Genuss zu erhalten. Seine Grundlage bildet das dem Körper unbewusste Streben nach Vergnügen und Zufriedenheit, direkt oder indirekt, unter anderem durch die Vermeidung von Unlust.

PRINZIP DER DEREFLEXION (das) 219418 31919 – Es bedeutet das Entfernen übermäßiger Selbstbeherrschung, sowie von Überlegungen über eigene Schwierigkeiten und Selbstkritik.

PRINZIP DER DYADISCHEN INTERAKTION (das) 21964189119 - Entsprechend diesem Prinzip ist das Studium der Persönlichkeit nur in einem System von Beziehungen zwischen dem Organismus und dem Umfeld möglich. Weil die Persönlichkeit nicht außerhalb des sozialen Umfelds existiert, muss der Gegenstand der Analyse anscheinend irgendeine Einheit deren Interaktion sein - System Bedürfnis - Druck.

PRINZIP DER ISOMORPHIE (das) 429 71431814 (das Isomorphie Prinzip) - Die Interaktion des Individuums mit der Welt, sowie der Prozess der Bildung und der Funktionalität der „persönlichen Welt"; kann in der Terminologie der Strukturierung des „Lebensraumes" beschrieben werden.

PRINZIP DER KONSTANZ (das) 429648 718 19 - Einer der Grundsätze zur Regulierung von geistiger Aktivität, welcher aus der Annahme abgeleitet wurde, dass die Psyche eine Tendenz aufweist, das aktuelle Ausmass der

Erregung so niedrig, oder zumindest so konstant wie möglich zu halten. In dieser Tendenz ruht das Prinzip der Beständigkeit.

PRINZIP DER MATERIELLEN INTERAKTION (das) 55284891918 - Eine der Möglichkeiten Schwierigkeiten zu lösen oder zu umgehen, die bei der Erklärung des Prinzips der psychophysischen Wechselwirkung auftreten. Besteht in der Ablehnung der vollständigen Identifikation des Psychischen und des Idealen.

PRINZIP DER PARADOXEN INTENTION (das) 589649 31919 - Inspiration des Klienten durch den Therapeuten (oder durch sich selbst) in Bezug darauf, was er zu vermeiden versucht.

PRINZIP DER PROJEKTION (das) 389671 298989 - Ist mit der Vorstellung verbunden, dass sich in verschiedenen Erscheinungsformen des Individuums seine Persönlichkeit verkörpert, einschließlich der verborgenen, unbewussten Motivationen, Wünsche, Erfahrungen und Konflikte, die auf sein Schöpfertum, seine Interpretation der Ereignisse, seine Aussagen, seine Präferenzen, usw. „projiziert" werden.

PRINZIP DER PSYCHOPHYSISCHEN INTERAKTION (das) 439841 618 19 - Gemäss diesem Prinzip (Theorie) beeinflussen die physiologische Prozesse unmittelbar die geistigen und umgekehrt.

PRINZIP DES REFLEXBOGENS (das) xxx- Das Schema entsteht unmittelbar aus dem Prinzip des Reflexbogens. Von den Rezeptoren des äusseren Reizes gehen Signale in das sensorische Zentrum ab, aus dem sensorischen Zentrum gehen Signale in das motorische Zentrum ab, aus dem wiederum Effektor-Befehle in den Muskel (gemeint ist auch der Arbeitspunkt des sich bewegenden Organs) abgehen. Das Schemata des Reflexbogens ist ein Einzelfall, degenerierter Fall des Regelkreises: nach diesem Schemata werden streng programmierte, grundlegende kurzfristige, keiner Korrektur benötigenden Handlungen durchgeführt. Aber für die meisten Bewegungen ist ein reflektorischer Kreis von Nöten.

PRINZIP DER REAKTIVITÄT (das) 3196485194 - Diesem Prinzip nach wird eine Art von Handlung oder Bewegung von einem äusseren Reiz bestimmt.

PRINZIP DER REALITÄT (das) 521 64871918 - Eines der Leitprinzipien der Regelung der geistigen Aktivität, welches im Prozess der Identitätsbildung, dem Prinzip der Regelung des geistigen Lebens, formiert wird. Drückt sich in der Berücksichtigung reeller Bedingungen und in Möglichkeiten der Triebbefriedigung aus, oft auch in der Ablehnung verschiedener Möglichkeiten der Lustgewinnung. In der Praxis der ewigen Entwicklung wird die Möglichkeit berücksichtigt, jegliche Bedrohungen durch Selbst-Entwicklung, einschließlich der globalen Natur, zu verhindern. Die Technologien der Auferstehung erlauben es, eine Methode der Auferstehung zu erhalten, die auf den existierenden Daten über das Leben des zu Erweckenden basieren. In der Technologie des Nicht-Sterbens manifestiert sich in dem Selbst-Bewusstsein des Individuums, bestehend darin, dass das Nicht-Sterben der harmonischste Zustand einer Person ist und streng der Weltordnung entspricht. Dieses Verständnis ermöglicht es, den Prozess des Nicht-Sterbens unter die Kontrolle des Menschen selbst zu bringen, das heißt macht das Nicht-Sterben des Menschen zu einer objektiven und erreichbaren Realität. Diesem Prinzip unterliegen Neigungen des Ichs; sein grundlegender Inhalt, die Anführung der unbewussten, extrem individualistischen Bestrebungen zur Erlangung von Vergnügen in der bekannten

Entsprechung mit den Anforderungen der Außenwelt. In den Systemen der Verjüngung und der Heilung vergegenwärtigen die Geschehnisse in der Gesellschaft in Bezug auf Jugend und Gesundheit die Möglichkeit, sich mit so einer Realität selbst zu identifizieren. In diesem Sinne wird das Altern als ein nicht-sozialer Prozess und damit vermeidbar betrachtet. Normale Gesundheit wird als allgemeine soziale Norm für die involvierten Subjekte und daher von jedermann erreichbar betrachtet, da die kollektive Intelligenz in der Wahrnehmung des Individuums sich ziemlich schnell entwickelt, um die bestehenden Probleme zu lösen. In der Tat bedeutet das Realitätsprinzip in diesem Fall, dass es real ist, dass es Junge und Gesunde gibt. So ist dieser Zustand von jedem erreichbar, wenn die Aufgabe dies zu erreichen von allen Menschen angestrebt wird. Diese Definition impliziert, dass gesonderte Individuen, die ewige Jugend durch die Entwicklung ihrer spirituellen Möglichkeiten vor der Entwicklung der Gesellschaft erreichen können und dadurch den Weg für die gesamte Gesellschaft bereiten.

PRINZIP DER REFLEKTIERTEN SUBJEKTIVITÄT (das) 51948191918 - Eine experimentelle Herangehensweise an das Studium der Persönlichkeit des Individuums als Subjekt einer idealen Darstellung im Leben anderer Menschen.

PRINZIP DER RESONANZ (das) 221941 31819 (das Resonanzprinzip) - Anreize, die für die Bedürfnisse und Werte des Individuums relevant sind, werden schneller und korrekter wahrgenommen als diejenigen, die ihnen nicht entsprechen.

PRINZIP DER SELBSTBESTIMMUNG (das) 241648 79118 - Das Prinzip der Psychophysiologie, demnach die Ursache des Verhaltens nicht die Einflüsse der äußeren Umgebung an sich sind, sondern der lebendige

Organismus, in dessen Verhalten diese Einflüsse in abgelichteter Art vertreten sind. Die Technologien der ewigen Entwicklung bedeuten, dass der Mensch selbst gemäss seinen inneren Motiven die äussere Realität erzeugen kann. Indem dieses Prinzip die Kausalität als solche nicht ablehnt, ermöglicht es spezifische Besonderheiten des Determinismus in den Handlungen eines Lebewesens hervorzuheben. Es ist mit den Bestätigungen der Grundsätze der Aktivität und der Systematik verbunden, denen nach der Organismus nicht versucht, die Auswirkungen der Umwelt auszugleichen, sondern in ihr aktiv und gezielt handelt und sie für sich verändert. Das Prinzip der Selbstbestimmung bestimmt das Ziel der Handlung als einen Prozess der freien Entscheidung, aus dem ein System mit einer unbegrenzten Anzahl von Freiheitsgraden, ein vollständig verbundenes System mit einem einzigen Freiheitsgrad entsteht, welches dann in eine konkrete Handlung übergeht. Wenn das Ziel eines Menschen die ewige Entwicklung ist, ist diese Handlung auf die Erlangung eines ewigen Lebens des physischen Körpers ausgerichtet. Wenn man den Faktor berücksichtigt, dass der Körper an sich schon zweifellos lebendig ist, so stimmt das Ziel auf der psychologischen Ebene der Wahrnehmung durch den Mechanismus der Selbst-Verbesserung mit der Realität überein und das wiederum heisst, dass das Ziel des ewigen Lebens erreichbar wird. Ein richtiges Verständnis dieses Prinzips ermöglicht es, ständig eine normale Gesundheit zu haben und den eigenen Körper vor unbeabsichtigter Beschädigung, Krankheit und Alterung zu schützen.

PRINZIP DER SENSIBILITÄT (das) 918419 31918 - Reize, die die Integrität des Einzelnen gefährden, können zu schweren psychischen Störungen führen und werden als andere Reize erkannt. In den Technologien der Ewigkeit werden zur vorbeugenden Gefahrenabwehr Hochgeschwindigkeitseigenschaften der Wahrnehmung verwendet, gemäss denen man es unbedingt schaffen muss, sich in der Information der privaten und allgemeinen Norm zu befinden. Da die allgemeine Norm in diesen Grundsatz aufgenommen wird, bedeutet dies eine zusätzliche Reserve für ein normales Leben eines bestimmten Menschen. Eine verallgemeinerte Wahrnehmung hilft mehr zu analysieren und mehr Umstände zu berücksichtigen, was dem Menschen wiederum dabei hilft, nicht nur sich zu retten, sondern auch harmonisch und ewig zu leben. Somit ist die Formel des ewigen Lebens in einem physischen Körper aus der Sicht der in die Realität überfliessenden Psychologie der Wahrnehmung wie folgt: das ewige Leben eines bestimmten Menschen und allen anderen, die allgemeine Wahrnehmung multipliziert mit den Anzeichen der Ereignisse, die der Erreichung des ewigen Lebens dienen und dividiert durch die Ereignisse, die die Erreichung der objektiven und subjektiven Realität des menschlichen ewigen Lebens verzögern. Man kann diese Formel zur Erlangung des Ewigen Lebens wie folgt verwenden: konzentrieren Sie sich auf drei Glieder der Formel - „ewiges Leben eines bestimmten Menschen und allen anderen", „allgemeine Wahrnehmung", „Anzeichen der Ereignisse, die zur Erreichung des ewigen Lebens beitragen", in dem Sie gedanklich die Menge an Informationen, die diesen drei Begriffen entsprechen, erhöhen und die Menge der Informationen, die dem Glied der Formel „Ereignisse, welche die Verwirklichung der objektiven und subjektiven Realität des menschlichen ewigen Lebens verzögern", verkleinern. Die Multiplikation in der Psychologie des ewigen Lebens bedeutet in diesem Fall, dass ein geistiger Aufstieg eines Gliedes der Formel im Raum des eigenen gedanklichen Prozesses etwas orientiert, da dies der physische Körper ist. Bei einer solchen Orientierung wird die Höhe des gedanklichen Raumes als die Höhe des in Richtung des Weltraums stehenden Menschen wahrgenommen und der Boden als die entgegengesetzte Richtung. Die Aufteilung in der Psychologie der ewigen Entwicklung bedeutet in diesem Fall eine gedankliche Absenkung eines Gliedes der Formel in die Tiefe des Raumes seiner Gedanken. Die Handlung „gleich" bedeutet eine Wahrnehmung des horizontalen, um den physischen Körper des Menschen angeordneten Raums. Die Arbeit mit der Formel, die in Worten aufgezeichnet ist, macht es möglich, in jedem Glied der Formel die Leben spendende Essenz, die Quelle des Lebens hervorzuheben. Die Kombination dieser Arbeit mit der Ziffer erlaubt es, die Quelle des ewigen Lebens auf allen Gebieten der eigenen Wahrnehmung zu empfangen. Die Methode der Psychologie der Realitätsteuerung, welche in dem Prinzip der Sensibilität dargestellt ist, kann auch in anderen Fällen angewandt werden.

PRINZIP DER SYSTEMATIK (das) 419816 3194981 - In der Psychologie ist dies ein methodischer Ansatz zur Analyse der psychischen Phänomene, wenn das entsprechende Phänomen als ein System betrachtet wird, das nicht auf die Summe seiner Elemente reduzierbar ist, sondern eine Struktur hat und die Eigenschaften des Elements durch seinen Platz in der Struktur definiert werden; stellt die Anwendung in der privaten Sphäre des allgemeinen wissenschaftlichen Prinzips der Systematik dar.

PRINZIP DES SCHUTZES (das) 312 719 9190 64 (das Schutzprinzip) - Anreize, die den Erwartungen einer Person widersprechen oder eine potentiell feindliche Information tragen. Diese sind schlechter erkennbar und werden größeren Verzerrungen ausgesetzt.

PRINZIP DER SPEZIFISCHEN KODIERUNG (das) 239478 51918 - Ein Effekt der Erleichterung, die Wiedergabe von gelernten Informationen um ein Zeichen zu orientieren, wo das Auswendiglernen als Strukturierung verwendet wurde.

PRINZIP DES REGELKREISES (das) 2951848 21918 – Das Schemata folgt unmittelbar aus dem Grundsatz des Regelkreises. In einer vereinfachten Version der Schemata gibt es ein Antriebszentrum, aus dem Effektor-Befehle in den Muskel (gemeint ist auch der Arbeitspunkt des sich bewegenden Organes) ausgehen. Von dem Arbeitspunkt aus laufen Signale der Rückverbindung, sensible oder afferente Signale, in das sensorische Zentrum. Im zentralen Nervensystem wird die eingegangene Information verarbeitet und in motorische Signale der Korrektur umcodiert, welche wieder in den Muskel gelangen. Der Steuerungsprozess schiesst sich zu einem Kreis. Die Schemata sind verständlicher, wenn man sie in der Zeit betrachtet.

PRINZIP ERKLÄRENDES (das) 42151918 - Das grundlegende Prinzip zur Erklärung eines bestimmten Komplexes von Erscheinungen. Oft stellt es eine Grundvoraussetzung dar, die mehr oder weniger in Abhängigkeit von der Schwierigkeit ihrer Begründung als wahr angenommen wird. So kann in der Psychologie die Seele als ein erklärendes Prinzip auftreten.

PRINZIP PSYCHOPHYSISCHEN PARALLELISMUS (das) 519681 3191901648 - Dessen Sinn liegt in der Bestätigung der Unmöglichkeit eines kausalen Zusammenhangs zwischen psychischen und physiologischen Prozessen: sie finden parallel und unabhängig voneinander statt. Die Geschehnisse im Bewusstsein entsprechen den Geschehnissen in der Hirnsubstanz, sind aber nicht von ihnen abhängig und umgekehrt. Diesen Standpunkt hat die Psychologie des Bewusstseins vertreten, die als notwendige Ergänzung physiologische Psychologie hatte.

PRINZIP SENSORISCHER KORREKTUREN (das) 528641 719 14 – Die Verwendung für die Regulation des motorischen, ausführenden Prozesses der Rückkoppelung in Form von sensorischen Signalen, die die Besonderheiten des Bewegungsaufbaus betreffen. Dabei werden sensorische

Signale in ganzheitliche, für jede Ebene des Bewegungsaufbaus spezifische Komplexe integriert.

PROBANT (m. der) 584312489721 - Teilnehmer einer sozial-psychologischen Forschung, der in der Rolle eines Befragten auftritt. Je nach Art der Studie übernimmt er die Rolle des Klienten, des Erforschten, des Informanten, des Klienten, oder einfach des Gesprächspartners.

PROBLEM (das) 4818617 21919 (wissenschaftliches Problem) – Die Erkennung der Unmöglichkeit eine Lösung für in der gegebenen Situation entstandene Schwierigkeiten und Widersprüchlichkeiten mittels des persönlichen Wissens und Erfahrung zu finden.

PROBLEM DER INTROSPEKTION (das) 219217 31914 - Eine der schwierigsten und kompliziertesten Probleme der Psychologie. Lauert schon allein in der Begründung der Methodologie der Introspektion, die an sich streng und klar erscheint: der Begriff der Psychologie bedeutet Fakten des Bewusstseins, letztere sind direkt nur dem Individuum erkennbar, in dessen Bewusstsein sie passieren, folglich können sie nur durch Introspektion studiert werden.

PROBLEM DES LERNENS (das) 519581 488 19 (die Lernschwierigkeit) – Ein Begriff, der in der Problemlehre verwendet wird. Hat die logische Form einer kognitiven Aufgabe, welche einen gewissen Widerspruch (Redundanz, fehlende Angaben, alternative Angaben, teilweise falsche Angaben etc.) in den Aufgabenbedingungen enthält und mit einer Frage endet, welche diesen Widerspruch objektiviert. Ermittlung von Widersprüchen in dem Lehrproblem (problematischen Aufgabe) führt zu einem Erlebnis der intellektuellen Schwierigkeit durch die Lernenden und ruft eine problematische Situation hervor.

PROBLEM PSYCHOPHYSISCHES (das) 498718 31919 (psychophysiologisches Problem) - Ist durchaus schwierig und bis jetzt gibt es keine endgültige und anerkannte Lösung dafür. Formell kann es durch folgende Frage ausgedrückt werden: welche Wechselwirkung besteht zwischen den psychologischen und physiologischen (neurologischen) Prozessen? Im zweiten Fall ist es richtiger, es als psychophysiologisch zu bezeichnen.

PROFESSIONELLE VORBEREITUNG (f. die) 491788 914 18 - Vorbereitung eines Menschen zur Beherrschung irgendeines Berufs und zur Ausführung der entsprechenden Tätigkeit auf einem durchaus hohen Level.

PROFESSIOGRAMM (das) 498 614 319818498148 - Eine detaillierte Beschreibung von irgendeinem Beruf durch ein System von Anforderungen, einschließlich der Qualitäten der Persönlichkeit, Besonderheiten der Denkprozesse, Wissen, Kenntnisse und Fertigkeiten, welche für eine erfolgreiche Beherrschung von diesem Beruf erforderlich sind, die dadurch an einen potentiellen Mitarbeiter gerichtet werden.

PROFESSIOGRAPHIE (f. die) 512 934 891261 – Eine Technologie des Studiums von Anforderungen, welche von einem Beruf an persönliche Qualitäten, psychologische Fähigkeiten, psychische und physische Fähigkeiten eines Menschen gerichtet werden. Es wird verwendet, um informative, diagnostische, korrigierende und bildende Handbücher, sowie praktische Anleitungen für eine gegenseitige Kompatibilität des Menschen und des Berufes zu entwickeln. Bietet die praktische Aufgabenstellung und die

Organisation ihrer Lösungen zur Optimierung und Verbesserung der Wirksamkeit der professionellen Arbeit.

PROGNOSTIZIERUNG (f. die) 918 614 319881 – Die Fertigstellung einer Prognose als Vorhersagen über die Entwicklung von irgendetwas, das auf bestimmte Daten, Formation, Verbreitung, Schritt von irgendeinem Prozess auf der Grundlage des Studiums der ausgewählten und geprüften Daten basiert. Im System der Eigenentwicklung ist die Prognostizierung ein wichtiges Instrument zur Gewährleistung der Bedingungen des ewigen Lebens. Wird in einer solchen Art und Weise verwirklicht, dass sie die spirituelle Kraft des Menschen bis zum Level der steuernden Prognostizierung entwickelt, bei der als bestätigte Prognose das von dem Menschen erreichte Ziel definiert wird.

PROGNOSTIZIERUNG DER WAHRSCHEINLICHKEIT (f. die) 489061 799849 - Zukunftsantizipation, welche auf der wahrscheinlichen Struktur der vergangenen Erfahrung und der bestehenden Situation basiert. Die Erfahrung aus der Vergangenheit und die bestehende Situation liefern die Grundlage für die Erschaffung von Hypothesen über die bevorstehende Zukunft und jeder der Hypothesen wird eine bestimmte Wahrscheinlichkeit zugeschrieben. Entsprechend der Wahrscheinlichkeitsprognostizierung wird eine Voreinstellung, oder Vorbereitung des einzelnen für die entsprechenden Handlungen, durchgeführt.

PROGRAMM (das) 489061789489 - Ein dokumentierter Plan vorgesehener Aktivitäten.

PROGRESS (m. der) 3917218949181 – Eine Bewegung nach vorne, vom Niedrigsten zum Höchsten, zu einer höheren Stufe der Entwicklung, zum

Besseren. Entwicklung des Neuen, Fortschrittlichen. Die gegensätzliche Bedeutung ist die Regression.

PROGRESS PSYCHISCHER (m. der) 42167891818 – Die nachhaltige Entwicklung der Psyche eines Einzelnen und der Menschheit als Ganzes in Richtung der Stärkung des Über –Ichs und der inneren Selbstregulierung bei bestimmter Reduzierung eines äußeren Zwangs.

PROJEKTION (f. die) 894716 51918 – 1. Der Prozess und das Ergebnis der Erlangung und Entstehung von Begrifflichkeiten, welcher in der bewussten oder unbewussten Übertragung durch eine Person eigener Eigenschaften oder Zustände auf äussere Objekte besteht. Besteht ebenfalls in der Zuschreibung eigener, üblicherweise verdrängter, Motive und Gefühle auf andere Menschen.

PROJEKTION ATTRIBUTIVE (f. die) 188894 716 51 919 - Das Zuschreiben von eigenen Motiven, Gefühlen, Persönlichkeitsmerkmalen und Taten anderen Menschen, wobei die Person dem Vorhandensein dieser Merkmale bei sich selbst bewusst ist. Hierin drückt sich die Tendenz aus, andere in Analogie zu sich selbst wahrzunehmen.

PROJEKTION AUTISTISCHE (f. die) 894 948 51 919 - Determinierung der Wahrnehmung durch die Bedürfnisse des Wahrnehmenden; Modifikation der Wahrnehmung von Objekten oder Ereignissen entsprechend den eigenen gegenwärtigen Bedürfnissen. Dabei fliesst der gegenständliche Inhalt des Bedürfnisses in den Prozess der Wahrnehmung, Vorstellungskraft mit ein.

PROJEKTION DEFENSIVE (f. die) 894716 51844619 (klassische Projektion) - Ein unbewusster Mechanismus, mittels dessen Impulse und Gefühle, die für das Individuum nicht akzeptabel sind, einem externen Objekt zugeschrieben werden und als eine veränderte Wahrnehmung der Außenwelt ins Bewusstsein eindringen.

PROJEKTION EINFACHE (f. die) 428671 31918 - Verzerrender Einfluss affektiver Zustände der Vergangenheit (Erwartungen) der Apperzeption, z.B.: „Ich hasse ihn, weil ich glaube, dass er Gründe hat, um mich zu hassen."

PROJEKTION KASSANDRAS (f. die) 811794 716 51 919 (Projektion des Pangloss) - Wurde metaphorisch zu Ehren von literarischen Figuren benannt, kann als eine Variante des Schutzmechanismus, welcher unter dem Begriff der „Reaktionsbildung" bekannt ist, betrachtet werden.

PROJEKTION (f. die): KLASSIFIKATION (f. die) 894 716 51 919 - Um die Mehrdeutigkeit des Begriffs „Projektion" zu beseitigen, wird zwischen mehreren Arten von Projektionen unterschieden:

1) Die klassische Projektion (defensive);
2) Die attributive Projektion;
3) Die autistische Projektion;
4) Die rationale Projektion.

Es gibt andere bekannte Ansätze. Bei der Klassifizierung können zwei „Dimensionen" der Projektion unterschieden werden: Die erste bezieht sich auf das was projiziert wird und das zweite registriert, ob die Person den Besitz der projizierten Eigenschaft erkennt. Tatsache ist, dass die Kombination dieser „Dimensionen" es erlaubt, alle bekannten Arten von Projektion zu klassifizieren.

PROJEKTION KOMPLEMENTÄRE (f. die) 94 716 51 919 – Eine Projektion der Merkmale, zusätzlich zu denen, die die Person in der Realität besitzt. Z. B. wenn die Person Angst empfindet, neigt diese dazu, andere als bedrohlich zu empfinden; in diesem Fall dient das zugeschriebene Merkmal der Begründung des eigenen Zustandes.

PROJEKTION PHOBISCHE (f. die) 428647 894 716 51 919 – Eine Übertragung nach Aussen, Externalisierung von Angst und Besorgnis, die in Wirklichkeit eine endogene Natur besitzen.

PROJEKTION RATIONALE (f. die) 894716 5 919 - Unterscheidet sich von der klassischen Projektion durch ihre „rationale" Motivation. Z.B. als man den Studenten angeboten hat, sich über den Studium-Verlauf zu äussern, wurde festgestellt, dass der Mangel an Disziplin von den Schwänzern bemängelt wurde und der Mangel an qualifizierten Lehrkräften von den leistungsschwachen Studenten. So wird, wie auch bei der üblichen Rationalisierung, die Verantwortung für eigenes Versagen auf äußere Umstände oder andere Menschen übertragen.

PROJEKTION RÜCKLAUFENDE (f. die) 919 648 71 894 – Ein extremer Fall von Verzerrung, der mit dem Freud'schen Begriff der defensiven Projektion zusammenfällt.

PROJEKTION SIMULIERENDE (f. die) 898 716 51 919 - Übt eine Schutzfunktion aus, indem sie die Erkenntnis blockiert, dass eine Person tatsächlich ein unerwünschtes Merkmal besitzt.

PROPRIOZEPTOR (m. der) 8916 74981148949178 (Propriozeptoren) - Sensorische Nervenenden, oder Rezeptoren, die sich im Muskel-Gelenk-

Apparat: Muskeln, Bändern, Gelenkkapseln, befinden; Eine Art Innenreizempfänger.

PROTANOPIE (f. die) 48964198819 - Eine Form von partieller Farbenblindheit, zeichnet sich durch Mangel an Farbenempfindungen im roten Bereich des Farbspektrums aus.

PROTEKTIONISMUS (m. der) 219317 989064 - Im sozial-psychologischen Aspekt bezeichnet Protektionismus eine eigennützige Schirmherrschaft, die über irgendjemanden von einer Person oder einer Gruppe von Personen, die Macht besitzen, ausgeübt wird. Protektionismus führt zur Entstehung einer privilegierten Gruppe von Menschen, Kultivierung der Konformität, Bereitschaft sich dem autoritären Druck zu beugen. Kann sich im Rahmen sozialer Gemeinschaften unterschiedlicher Größen bilden: großen und kleinen Gruppen, Organisationen und primären Abteilungen.

PROZESS (m. der) 712 641 21918 - 1. Der Verlauf irgendeines Phänomens, eine kontinuierliche Abfolge von Zuständen, Entwicklungsstadien, etc. 2. Gesamtheit, Satz von aufeinanderfolgenden Handlungen zur Erreichung eines Ergebnisses.

PROZESS DES NERVENSYSTEMS (m. der) 918 641 21471 89 (der Nervenprozess) - Eine Vielzahl von Prozessen im Nervensystem: Prozesse der Erregung, der Hemmung usw.

PROZESS DES NERVENSYSTEMS (m. der): AUSGEGLICHENHEIT (f. die) 88594 841 21918 – Eine Eigenschaft des Nervensystems, die das Verhältnis zwischen der Erregung und der Hemmung ausdrückt. Die Begrifflichkeit wurde als eine der selbständigen Eigenschaften des Nervensystems betrachtet, bildet in Verbindung mit anderen Begrifflichkeiten, der Kraft und der Beweglichkeit, den Typ der höchsten Nerventätigkeit.

PROZESS DES NERVENSYSTEMS (m. der): INDUKTION (f. die) 594 841 21918 - Das Auftreten eines vom Zeichen her gegensätzlichen Nervenprozesseses:

1) Anschliessend an den bestehenden Prozess - sequentielle Induktion;
2) Ausserhalb seiner territorialen Grenzen - gleichzeitige Induktion. Induktion wird als positiv bezeichnet, wenn der primäre Prozess, oder das Ausbremsen, gemäss den Gesetzen der Induktion einer Erregung folgt, negativ ist, wenn die Wechselwirkung gegensätzlich ist.

PROZESS KULTURELLER (m. der) 5712 641 91218 – Eine äussere Veränderung des Lebensprozesses unter dem Einfluss einer von Eros und Ananke gestellten Aufgabe, welche das Ziel hat, die Menschen in eine durch ihre Libido miteinander verbundene Gemeinschaft zu vereinigen.

PROZESS PSYCHISCHER (m. der) 498 841 21728 - Sich in der Psyche abspielende Prozesse, spiegeln sich in den sich dynamisch verändernden psychischen Phänomenen wie: Empfindungen, Wahrnehmung, Phantasie, Gedächtnis, Denken, usw. wider.

PROZESS PSYCHISCHER (m. der): DYNAMISCHE CHARAKTERISTIK (f. die) 517 841 21728 (dynamische Charakteristika psychischer Prozesse) - Ein Oberbegriff, der Mengenindikatoren und in erster Linie Geschwindigkeitsindikatoren der Ausführung mancher Handlungen aufzeigt. Es wird angenommen, dass diese Indikatoren eng mit der Funktion unspezifischer Hirnstrukturen auf verschiedenen Ebenen, insbesondere der kortikalen Ebene (Teile der Hirnrinde der frontalen und temporalen Hirnareale) verknüpft sind.

PROZESS PSYCHOANALYTISCHER (m. der): HAUPTZIEL (das) 489 841 21612 – Die Erlangung und Anerkennung der Wahrheit in ihrer psychoanalytischen Dimension, der Wahrheit über die internen Phänomene, die den Unterschied zwischen Gefühlen und der Rationalisierung fixiert und die Bildung von angemessenem Selbstwertgefühl fördert.

PROZESS TELEPATHISCHER (m. der) 298 941 21728 – Die Übermittlung von telepathischen Informationen; geistiger Akt, physischer Prozess, die Anregung des entsprechenden psychischen Aktes bei einer anderen Person oder Personen.

PROZESS UNBEWUSSTER SEELISCHER (m. der) 894 641 21918 - Unbewusste Prozesse der Psychologie, die ihre grundlegenden Inhalte umfassen und die einen außergewöhnlichen Einfluss auf das Individuum und sein Verhalten haben.

PROZESS ÜBERBEWUSSTER (m. der) 512 017 21918 - Die Bezeichnung ist etwas willkürlich. Gemeint sind Bildungsprozesse eines gewissen integralen Produktes einer großen bewussten Arbeit, die anschliessend in das bewusste Leben „eindringt" und es üblicherweise radikal verändert. Ein Beispiel wäre eine langfristige Lösung für ein komplexes Problem, wenn nach monatelangen oder jahrelangen Anstrengungen die Lösung (oft unerwartet) erscheint. Obwohl der vorangegangene Entscheidungsprozess unter der Kontrolle des Bewusstseins stattfand, gab es über seinen Verlauf keine genauen Vorstellungen, aus diesem Grund wurde der Prozess nicht verfolgt.

PRÜFUNG STISTISCHER HYPOTHESEN (f. die) 54861891719 - Besteht in der Prüfung folgender Annahmen:
1) Über die Verteilung der Zufallsvariablen und der zwischen ihnen bestehenden Beziehung;
2) Über die Zugehörigkeit der Daten zu einer generellen Gesamtheit;
3) Über die Glaubhaftigkeit von Unterschieden, etc. Wird überwiegend in experimentellen Studien verwendet, um die Plausibilität der wesentlichen psychologischen Urteile über die Vorteile, Auswirkungen, Ausbildungen usw. einer neuen Methode zu verdeutlichen.

PSEUDOBEGRIFF (m. der) 42189171981 - Das Ergebnis einer zusätzlichen Verallgemeinerung stellt einen Komplex dar, in dem als Grundlage der Verallgemeinerung Bilder und nicht-logische Verbindungen auftreten.

PSEUDOGEDÄCHTNIS (das) 428 64 891 421 7129 - fälschliche Identifikation des zum ersten Mal wahrgenommenen Objekts als bereits bekannt. Liegt daran, dass die individuellen Merkmale dieses Objektes, die das Individuum bereits kennt, schneller wahrgenommen werden, als das Gesamtbild des Objektes gebildet wird.

PSEUDO-LIEBE (f. die): FORM (f. die) 419 317 98906419 – Verschiedene Arten von Pathologien der Liebe einer individuellen Form, welche Leid und Neurosen hervorrufen.

PSEUDO-LIEBE (f. die): NORMALE FORM (f. die) 517 317 98906419 - In der heutigen Gesellschaft gibt es „normale", verbreitete, soziale Modelle der Pathologie der Liebe, die als zwei Formen der Pseudoliebe auftreten:
1) Liebe als gegenseitige sexuelle Befriedigung;
2) Liebe als „Teamarbeit" und eine Zuflucht vor Einsamkeit.

PSEUDOLOGIE (f. die) 419716898491 - Bezeichnet eine pathologische Neigung, auf einem ausreichend hohen Intelligenzniveau zur Verbreitung falscher Informationen und zur Erfindung von Phantasie-Geschichten. Wird in der Regel durch den Wunsch des Einzelnen, die Aufmerksamkeit der anderen durch den „Beweis" seiner eigenen Wichtigkeit zu gewinnen, motiviert.

PSEUDONEUROSE (f. die) 428 641 989 0169 (ein neuroseartiges Syndrom) - Neurotische Zustände, welche bei unterschiedlichen somatischen, organischen, infektiös-toxischen und ähnlichen Krankheiten auftreten.

PSI (das) (ψ) 39164871918 – Ein Buchstabe des griechischen Alphabets, welcher üblicherweise als ein Symbol für Psychologie verwendet wird. Die symbolische Notation der Realität durch Zahlen kann zur Adaption der menschlichen Wahrnehmung der ewigen Entwicklung beitragen, die eine ewige Entwicklung für den Menschen familiär machen. Und als Ergebnis kann die Gewohnheit selbst die Realität der ewigen Entwicklung schaffen. Dafür können die den Buchstaben entsprechenden Reihen aus acht Zahlen verwendet werden. Das Verfahren besteht darin, dass Sie das Steuerungs-Ziel in Wörtern ausschreiben und dann jeden Buchstaben durch die ihr entsprechende Ziffernreihe ersetzen. Die lange Ziffernreihe, die Sie erhalten, lesen Sie ruhig und langsam. An irgendeiner Stelle des Textes sollte man darauf achten, dass die entstandene Funktion der Adaption des Bewusstseins an die lange Reihe, in ihrer Wahrnehmung mit der Wahrnehmung der gewohnten Handlungen gleichartig ist. In diesem Moment und an dieser Stelle der Reihe sollten Sie Ihr Bewusstsein auf die Sphäre der Realisierung des Ziels richten, da in dem psychologischen Aspekt die verlängerte und ruhige Wahrnehmung mit dem Eintritt des für Sie erfreulichen Ereignisses korreliert. Auf diese Art und Weise erreichen Sie mittels der Psychologie mit den Grundsätzen der ewigen Entwicklung das mit Worten geschriebene Ziel. Das Ziel kann sowohl in russischer, als auch in englischer, deutscher oder jeder anderen beliebigen Sprache aufgeschrieben werden.

Die Zuordnung der Reihen aus acht Zahlen, die den kyrillischen und lateinischen Buchstaben entsprechen, ist wie folgt:

А 55464181	A .
Б 78971412	B .
В 31981421	V .
Г 49821751	G .
Д 67889721	D .
Е 59871249	E .
Ё 47861298	
Ж 52106911	
З 50169109	Z .
И 71906129	I .
Й 40921894	
К 49871201	K .
Л 52164801	L .
М 31804391	M .
Н 55801964	N .
О 71290829	O .
П 72931748	P .
Р 89849128	R .
С 73894889	S .
Т 49806429	T .
У 72148964	U .
Ф 52948971	F .
Х 42806148	

Ц 07931864
Ч 89849129
Ш 10429178
Щ 89451968
Ъ 51948806
Ы 60439120   Y .
Ь 91539809
Э 23180619
Ю 50947828
Я 31988918
49804189   C .
59164801   H .
18196488   J .
89841951   Q
68101432   W
71804639   X .

PSYCHASTHENIE (f. die) 495141918 – Eine krankhafte psychische Störung, die durch extreme Unentschlossenheit, Ängstlichkeit, Misstrauen und Neigung zu obsessiven Ideen geprägt ist.

PSYCHE (f. die) 4905910 488 9178 - In der griechischen Mythologie ist dies die Verkörperung der menschlichen Seele; Die Gesamtheit aller mentalen Prozesse. Ein Teil davon ist die Seele, eine begrenzte funktionale Struktur, die sich um das innere ICH bildet.

PSYCHE II (f. die) 459841 21918 - Eine in unterschiedlichen Formen existierende Eigenschaft von hoch organisierten Lebewesen und das Produkt ihrer Lebenstätigkeit, welcher ihre Orientierung und ihre Handlungen gewährleistet. Eine inhärente Eigenschaft aller Lebewesen. Das Zusammenspiel der Lebewesen mit der Außenwelt wird durch Prozesse, Handlungen und psychische Zustände realisiert, die sich qualitativ von den physiologischen unterscheiden, aber untrennbar von ihnen sind. Die Psyche ist eine Systemeigenschaft einer hoch organisierten Materie, die in der aktiven Reflexion der objektiven Welt durch die Person, im Aufbau des unveräußerlichen Weltbildes und des auf ihrer Selbstregulierung basierendem Verhalten und Aktivität, besteht. Die Psyche gewährleistet eine effiziente Anpassung an die Umwelt. Die Reflexion der geistigen Welt geschieht immer bei einer aktiven Tätigkeit. In der Psyche sind Ereignisse der Vergangenheit, der Gegenwart und der möglichen Zukunft dargestellt und geordnet. Die Ereignisse der Vergangenheit treten bei einem Menschen als Daten der Erfahrung, Vorstellungen des Gedächtnisses hervor; die Ereignisse der Gegenwart als eine Gesamtheit von Bildern, Erlebnissen, gedanklichen Tätigkeiten; die der möglichen Zukunft als Motive, Absichten, Ziele, sowie Phantasien, Wünsche, Träume, usw. Die menschliche Psyche ist sowohl unbewusst als auch bewusst; aber auch die unbewusste Psyche unterscheidet sich qualitativ von der Psyche der Tiere. Der Hauptunterschied der menschlichen Psyche von der der Tiere liegt in bewussten Ausrichtungen der psychischen Äußerungen. Das Bewusstsein ist seine wesentliche Eigenschaft.

PSYCHE (f. die): ANALYSE (f. die): EINHEIT (f. die) 459841 21911 1 (Einheiten der Analyse der Psyche) - Strukturelle oder funktionale Gebilde, die als minimale und nicht weiter zerlegbare integrale Bestandteile des Geistes auftreten und den wesentlichen Charakter des Ganzen beibehalten. Dieser Begriff wird in der Psychologie in drei zusammenhängenden Bedeutungen verwendet:
1) als universeller Bestandteil verschiedener mentaler Prozesse;
2) als genetische (ontogenetische) Quelle mentaler Prozesse;

3) als universeller Begriff bei der Beschreibung von mentalen Prozessen; Eine Analyse, die auf der Zuweisung von Einheiten basiert, wird traditionell der Zerstückelung des Ganzen in Elemente gegenüber gestellt, aber grundlegende Eigenschaften können in dem ursprünglichen Ganzen nicht erkannt werden. Die ausgesonderten Einheiten, die während der Analyse entstehen, sollen nicht absolut betrachtet werden, denn ihr Charakter wird durch bestimmte Aufgaben der Studie bestimmt. So hat die Aussonderung in Form von Analyse-Einheiten von lebenden Zellen, oder biologischen Arten in der Biologie, zur Lösung von verschiedenen theoretischen und angewandten Aufgaben/ Problemen geführt.

In der modernen Wissenschaft besteht ein System von Anforderungen an die Einheiten der Analyse der Psyche: sie müssen eine intern verbundene Struktur aufweisen, in der die Eigenschaften des Ganzen, Fähigkeit zur Entwicklung und zur Selbst-Entwicklung, Fähigkeit zur Bildung einer offenen taxonomischen Reihe, usw. vertreten sind.

PSYCHE DES MENSCHEN (f. die): SYSTEM (das) 45959841 21918
- Bestandteile des psychischen Apparats eines Menschen, Teile des dynamischen Modells des Geistes.

PSYCHE (f. die): DYNAMISCHES VERSTÄNDNIS (das) 859841 219181 (dynamisches Verständnis der Psyche) - Eines der grundlegenden Prinzipien und eine der Methoden der psychoanalytischen Forschung, welche darauf ausgerichtet sind, sie als ein sich ständig bewegendes System zu verstehen, das unter dem ständigen Einfluss von verschiedenen externen und internen Faktoren funktioniert, welche unterschiedliche mentale Kräfte darstellen und zielgerichtete, einvernehmlich und entgegengesetzt arbeitende Tendenzen ausdrücken.

PSYCHE (f. die): KULTUR-HISTORISCHE THEORIE (f. die) 519841 819 21918 - Laut dieser Theorie entstehen beim Menschen eine besondere Art von geistigen Funktionen, oder höhere geistige Funktionen, die bei Tieren völlig abwesend sind.

PSYCHE PERZEPTIVE (f. die) 148841 21918 - Ein komplizierterer Aufbau der Handlungen drückt sich bei den Vertretern der perzeptiven Psyche durch Idee der Aussonderung von Operationen aus. In diesem Stadium formiert sich jeder Verhaltensakt in der Ontogenese durch die Umsetzung der genetisch-fixierten Komponenten der Artenerfahrung im Prozess des individuellen Lernens.

PSYCHE (f. die): STRUKTUR (f. die) 519841 219189 48 - Im strukturierten Schemata der Psyche werden drei Ebenen hervorgehoben: die bewusste, unterbewusste und unbewusste.

PSYCHEDELIKA (f. die) 521 618891062417 (Halluzinogen; Psychotrope Substanz) - Natürliche oder synthetische Substanzen, die Halluzinationen oder einen psychedelischen Zustand verursachen können. Sie ähneln den Neurotransmittern, die sie ersetzen, oder ihre Funktion stören können.

PSYCHIATRIE (f. die) 519 516 31814 – Ein Bereich der Medizin, der die Ursachen von psychischen Störungen, ihre Äußerungen und Methoden ihrer Behandlung und Prävention erforscht. Die grundlegende Methode der Psychiatrie ist die klinische Untersuchung, in der die neurophysiologischen, biochemischen, immunologischen, genetischen und psychologischen Methoden angewendet werden. Es wird unterschieden zwischen: 1) Allgemeiner Psychiatrie (oder allgemeine Psychopathologie) – sie erforscht die Gesetzmäßigkeiten von psychischen Störungen; 2) Privater Psychiatrie, die sich mit psychischen Erkrankungen beschäftigt, insbesondere mit Psychopathien, Neurosen, reaktiven Zuständen.

PSYCHISCH (Adjektiv): PROZESSUALITÄT (f. die) 45984118 21918 (das Psychische als Prozess) - Das Konzept zeigt eine grundlegende Existenzart des Psychischen. Es besteht in erster Linie als ein Prozess, oder in anderen Worten lebendig, sehr plastisch, kontinuierlich, nie von vornherein vollständig definiert, aber sich formierend und entwickelnd, Produkte oder Ergebnisse, welche mentale Zustände und Bilder, Konzepte, Gefühle, Lösungen oder keine Lösungen zu einer Aufgabe, usw. erzeugen. Der Begriff des Psychischen als Prozess offenbart die Einheit des Bewusstseins und der Handlungen, weil der menschliche Geist sich in Handlungen manifestiert und formiert.

PSYCHISCHE ANSPANNUNG (f. die) 591 419 - Ein psychischer Zustand, der durch eine Vorwegnahme einer ungünstigen Entwicklung der Ereignisse bedingt ist. Wird von der Empfindung eines allgemeinen Unbehagens, Besorgnis, manchmal der Angst begleitet. Im Unterschied zur Besorgnis, schließt es eine Bereitschaft mit ein, die Situation zu beherrschen, oder in einer gewissen Art und Weise darin zu handeln.

PSYCHISCHE HYGIENE (f. die) 489418 - 1. Ein Bereich der Hygiene, welcher den Einfluss der umgebenden Bedingungen, der Situation auf die psychische Gesundheit der Menschen studiert. Entwickelt auch Maßnahmen zur Erhaltung und Förderung der Gesundheit, sowie zur Vorbeugung psychischer Störungen. 2. Ein Satz oder eine Reihe von Maßnahmen, die auf die Erhaltung der Gesundheit und die Prävention psychischer Erkrankungen ausgerichtet ist.

PSYCHISCHE HYGIENE II (f. die) 489 418 (psychische Hygiene und psychische Prophylaxe) – Bereiche der medizinischen Psychologie, deren Hauptaufgabe folgende Kriterien beinhalten: die Bereitstellung von spezialisierter Hilfe für praktisch gesunde Menschen zur Vorbeugung neuropsychischer und psychosomatischer Erkrankungen, sowie zur Linderung akuter psychotraumatischer Reaktionen.

PSYCHISCHE TOPIK (f. die) 51848931749 (psychische Topik) – Eine schematisierte, „räumliche" Darstellung der wichtigsten Systeme der Psyche als eine Vielzahl von Institutionen.

PSYCHISCHE ÜBERSÄTTIGUNG (f. die) 2184 17488901 – Ein psychischer Zustand, der durch eine einseitige, sinnlose Tätigkeit hervorgerufen wird. Als Anzeichen der Übersättigung gelten: 1) Interessensverlust zur Arbeit, was zu affektierten Ausbrüchen führen kann; 2) Ein unbewusster Drang zur Variabilität der Möglichkeiten der Handlungsausführung.

PSYCHOANALYTISCHE TYPISIERTE BEHANDLUNG (f. die) 519317819478 - Die Gesamtheit und Reihenfolge klassischer therapeutischer Prozeduren.

PSYCHOANALYSE (f. die) 519459498 5284 (psychoanalytische Therapie) - Eine psychologische Richtung. Entstand ursprünglich als eine Methode zur Behandlung von Neurosen; hat sich danach in eine allgemeine psychologische Theorie gewandelt, die die treibenden Kräfte des geistigen Lebens, Motive, Dränge, Bedeutungen in den Vordergrund stellte; wurde später eine der wichtigsten Richtungen der Philosophie des XX. Jahrhunderts. Basiert auf der Idee, dass das Verhalten nicht nur und nicht so sehr vom Bewusstsein, sondern mehr vom Unbewussten bestimmt wird.

PSYCHOANALYSE (f. die): ALLGEMEINES PRINZIP (das) 5129459498 528498 – Eine moderne Psychoanalyse praktiziert zwei Grundprinzipien der Therapie, welche direkt mit der Definition und dem Verständnis der Ziele und der Aufgaben der Psychoanalyse verbunden sind. 1. Das erste Konzept betrachtet die Anpassung des Klienten als Aufgabe der psychoanalytischen Behandlung. Anpassung wird als die Fähigkeit eines Menschen verstanden, so zu handeln, wie die Mehrheit der Menschen einer gegebenen Kultur handelt und gesellschaftlich anerkannte Verhaltensmuster als ein Kriterium der geistigen Gesundheit zu betrachten. 2. Das zweite Konzept versteht die Psychoanalyse als Heilung der Seele und sieht eine optimale Entwicklung der persönlichen Fähigkeiten und die Umsetzung der Individualität als Ziel der Therapie. Es konzentriert sich auf die Heilung der Seele und den Erwerb der geistigen Gesundheit, die untrennbar von einem der grundlegenden menschlichen Probleme ist, nämlich der Erreichung von Lebenszielen: der Moral, der Integrität und der Fähigkeit zu lieben. Diese Therapie hilft innere Stärke, Integrität, Selbstvertrauen, Urteilsvermögen und Fähigkeit zur objektiven Beurteilung zu erzielen, was den Menschen weniger anfällig und abhängig von dem Wandel der Zeit und den Meinungen anderer macht.

PSYCHOANALYSE (f. die): AUFGABE (f. die) 512899498 52984 - Besteht darin, einem leidenden Menschen zu helfen, die wahre Ursache des Leidens, die im Unbewussten verborgen ist, zu verstehen, sich an vergessene traumatische Erfahrungen zu erinnern und sich diese bewusst zu machen und sie sozusagen erneut, was wiederum zum Katharsis-Effekt führt, zu durchleben. Das Verborgene zu offenbaren, das Unbewusste bewusst zu machen, was bedeutet, es damit der Reflexion und zum Teil der Kontrolle zugänglich zu machen, das ist die Aufgabe der Psychoanalyse als therapeutische Methode.

PSYCHOANALYSE DER GRUPPE (f. die) 19819459498 5284317 (Gruppenpsychoanalyse) – Die Verwendung einer psychoanalytischen Therapie für die gleichzeitige Behandlung von einer Gruppe von Menschen, die häufigste Form der Gruppentherapie mit der Anwendung der Prinzipien und Techniken der Psychoanalyse.

PSYCHOANALYSE DIDAKTISCHE (f. die) 519459498 5284482 (lehrende Psychoanalyse, Lehr – Psychoanalyse) - Eine etablierte Form und Tradition der Ausbildung von Fachkräften, die den Abschluss eines psychoanalytischen Kurses durch alle Bewerber für die Qualifikation eines Psychoanalytikers gewährleistet. Beim Studium der didaktischen Psychoanalyse (üblicherweise im Zeitraum von einem Monat) spielen die angehenden Psychoanalytiker die Rolle der Klienten und studieren zusammen den Zusammenhang der erkenntnistheoretischen Grundlagen, Prinzipien, Techniken, Methoden, und die Organisationsformen der psychoanalytischen Therapie.

PSYCHOANALYSE EXISTENTIELLE (f. die) 52851929459498 5284 - Eine der psychoanalytisch orientierten philosophischen Lehrern, die auf die Betrachtung des Menschen als ein mit einer bestimmten Bedeutung erfülltes Ganzes ausgerichtet ist. Existentielle Psychoanalyse ist einer der wichtigen Anwendungswege der klassischen und modifizierten Ideen der Psychoanalyse.

PSYCHOANALYSE (f. die): HAUPTZIEL (das) 519498459498 5284 - Unterstützung bei der Unterscheidung der Wahrheit von einer Lüge in sich selbst; therapeutische Methode, oder die Anwendung der These, dass die Wahrheit den Menschen frei macht.

PSYCHOANALYSE HUMANISTISCHE (f. die) 498459498 5284 – Die humanistische Psychoanalyse hält folgende Aspekte für Hauptprobleme: die Erlangung der psychologischen Freiheit, des wahren Lebens in einer Gesellschaft, die diese Freiheit zu unterdrücken und das Individuum zu nivellieren versucht, wodurch der Mensch üblicherweise von „der Freiheit wegrennt" – denn, sich selbst zu sein bedeutet Risiko, einen Verzicht auf die gewohnte stereotypische Sicherheit. Und der Mensch wird zu einem Konformisten oder autoritär, in der Annahme, dass es sich hierbei um die Freiheit handelt. Und damit verzichtet er auf ein echtes, erfülltes Leben, indem er die wahren Werte durch imaginäre ersetzt, von denen der wichtigste Wert der Besitz an etwas ist.

PSYCHOANALYSE PHÄNOMENOLOGISCHE (f. die) 519517459498 5284498 - Die Gesamtheit von psychoanalytisch orientierten Haltungen und Konzepten, die auf die erweiterte Interpretation phänomenologischer Komponenten der Psychoanalyse und seiner Neuinterpretation auf der Grundlage des phänomenologischen Konzepts des Bewusstseins ausgerichtet sind.

PSYCHOANALYSE STRUKTURELLE (f. die) 519198498 5228918 - Einer der Bereiche der modernen Psychoanalyse, welcher auf der Verwendung von Ideen über die besondere Bedeutung von Sprache zur Charakterisierung des Unbewussten und zur Therapie von psychisch Kranken, sowie auf einer Reihe von Bestimmungen der strukturellen Linguistik, Anthropologie und Philosophie basiert.

PSYCHOANALYSE (f. die): THERAPEUTISCHE EINWIRKUNG (f. die) 512149498 5284 - Besteht darin, dass bei einer Annäherung des Unbewussten an das Bewusste die Verdrängung zerstört wird, die Bedingungen für die Entstehung der Symptome beseitigt werden und sich der pathogene Konflikt normalisiert, der auf diese Weise eine Lösung finden musste.

PSYCHOBIOGRAPHIE (f. die) 51981981914 – 1. Eine Methode der psychologischen Analyse von bestimmten Personen, vor allem Politiker und ihrer Biographien. 2. Entsprechendes Biographien–Genre, welches eine besondere Aufmerksamkeit den psychologischen Faktoren des Lebens widmet. Als Biographie-Genre erfreut sich die Psychobiographie wachsender Beliebtheit.

PSYCHODIAGNOSTIK (f. die) 528414 31918 (psychologische Diagnostik) - Eine psychische Diagnose, oder eine qualifizierte Entscheidung über den gegenwärtigen psychischen Zustand des Klienten im ganzen, oder über etwaige individuelle psychologische Eigenschaften.

PSYCHODIAGNOSTIK (f. die): BERUFSETHIK (f. die) 548617 01019918 - Praktische Psychodiagnostik ist ein sehr komplexes und anspruchsvolles Tätigkeitsfeld. Es erfordert eine entsprechende Ausbildung, Fähigkeiten und kann ernsthaft Schicksale von Menschen beeinträchtigen, wenn auf ihrer Grundlage eine medizinische oder forensisch-psychologische Diagnose gestellt wird, ein Auswahlverfahren stattfindet, oder eine Einstellung in einen Beruf gemacht wird. Aus diesem Grund wird an den Diagnostiker eine Reihe von sozial-ethischen Anforderungen, Prinzipien oder Grundsätze der psycho-Diagnostik gestellt.

PSYCHODIAGNOSTIK (f. die): PROFESSIONELLE ANFORDERUNG (f. die) 54861701918 (berufliche Anforderungen der Psychodiagnostik) - Zur Tätigkeit eines Diagnostikers und der verwendeten Methoden wird eine Reihe von sehr strengen Anforderungen gestellt. So muss der Diagnostiker fundierte Kenntnisse der psychologischen Theorie besitzen, auf denen die von ihm benutzten Methoden basieren; er muss die Fähigkeit besitzen, Menschen für sich zu gewinnen, ihr Vertrauen zu erwecken und Ehrlichkeit in ihren Antworten zu erzielen; er muss über genaue Kenntnisse diagnostischer Verfahren und die Bedingungen für ihre korrekte Anwendung verfügen.

PSYCHODRAMA (das) 548617 31918 (Soziodrama) - 1. Ein Ansatz zur psychologischen Korrektur, Methode und Mittel zur Lösung sozialer Probleme. 2. Von einem anderen Standpunkt aus wird das Psychodrama als eine der projektiven Methoden, die zu der Gruppe der Katharsis-Methoden gehören, betrachtet. Das Ziel des Psychodramas ist die Diagnose und Therapie inadäquater Zustände und emotionaler Reaktionen, deren Beseitigung und Verbesserung sozialer Wahrnehmung, sowie die Vertiefung der Selbsterkenntnis.

PSYCHOGENETIK (f. die) 894712 51918 - Ein an die Genetik angrenzendes Gebiet der Psychologie, welches die genetischen Daten und die Methode der Genealogie verwendet. Der Kern der Psychogenetik ist das Zusammenspiel von Vererbung und des Umfeldes in der Formierung der inter-individuellen Variabilität psychologischer Eigenschaften des Menschen (kognitiver und motorischer Funktionen und des Temperaments), der Ursprung der individuellen psychologischen Eigenschaften eines Menschen, die Erkundung der Rolle vom Genotyp und des Umfeldes in ihrer Entstehung.

PSYCHOGENETISCH (Adjektiv) 495741 91814 - Entsteht infolge psychischen Einflusses, oder als Folge starker emotionaler Gefühle, Stresses usw.

PSYCHOGENIE (das) 548017 918 14 - Verschiedene psychische Störungen, die unter dem Einfluss von kurzfristigen oder langfristigen psychischen Trauma als eine Antwort auf eine schwierige Lebenssituation entstehen, dies im Zusammenhang mit einer simultanen, intensiven, traumatischen Situation, oder als Folge eines relativ schwachen, aber länger andauernden Traumas.

PSYCHOKINESE (f. die) 31941891819 – Der Einfluss eines Menschen auf die umliegenden Objekte ohne bekannte körperliche Mediatoren. So ist es möglich, die elektrische Aktivität der Pflanze, oder die Position von nicht schweren Objekten im Raum zu beeinflussen.

PSYCHOLINGUISTIK (f. die) 4951641 31918 – Ein Bereich der Psychologie, oder eine Disziplin, die das Redeverhalten, die Bedingtheit der Redeprozesse und ihrer Wahrnehmung durch die Struktur der jeweiligen Sprache studiert, oder die Sprache an sich erforscht.

PSYCHOLOGE (m. der) 310648 - 1. Ein Wissenschaftler oder Experte der Psychologie. 2. Kenner der menschlichen Psychologie, Psyche.

PSYCHOLOGE BEI ARBEITSSTELLEN (m. der) 34981 06148 (der Arbeitspsychologe) - Seine Funktion besteht darin, den Mitarbeitern zu helfen, einen Beruf oder Anstellung zu finden, der ihren Interessen und Fähigkeiten am meisten entspricht. Die Empfehlungen basieren meist auf Befragungen oder Tests.

PSYCHOLOGE (m. der): BERUFSGRUNDSÄTZE (f. die) 31064849
- Durch den Psychologen in seiner Tätigkeit realisierte Umsetzung spezifischer moralischer Anforderungen, Verhaltensnormen, sowie der zwischenmenschliche Umgang mit den Kollegen, der wissenschaftlichen Gemeinschaft, so auch mit den Versuchspersonen, Befragten, Personen, die psychologische Hilfe beanspruchen.

PSYCHOLOGE DER ERGONOMIE (m. der) 318140648 (Ergonomie Psychologe) – Seine Funktion besteht darin, die Arbeitsbedingungen so zu verbessern, dass sie so gut wie möglich den Bedürfnissen und Fähigkeiten der Arbeitnehmer entsprechen.

PSYCHOLOGE DER SCHULE (m. der) 219310648 (der Schulpsychologe) - Seine Funktion besteht darin, den Schülern zu helfen einen Beruf oder Anstellung zu wählen, der ihren Interessen und Fähigkeiten am meisten entspricht. Die Empfehlungen basieren meist auf Befragungen oder Tests.

PSYCHOLOGE KLINISCHER (m. der) 310648514 – Dieser arbeitet überwiegend in Krankenhäusern und Zentren für psychische Gesundheit oder bei Beratungsstellen. Am häufigsten hat er mit Menschen zu tun, die solche Beschwerden haben, wie Angstzustände, welche sich in funktionellen Störungen emotionaler oder sexueller Natur äussern, oder Kommunikationsschwierigkeiten, oder Schwierigkeiten bei der Überwindung alltäglichen Sorgen. Der Psychologe muss das Problem durch Gespräche mit dem Klienten oder durch eine psychologische Untersuchung klären und dann die am besten geeignete Therapie anwenden.

PSYCHOLOGE PÄDAGOGISCHER (m. der) 901310648 - Seine Funktion liegt in der Verbesserung der Lernumgebung, damit diese so gut wie möglich den Bedürfnissen und Fähigkeiten der Schüler entspricht. Ein pädagogischer Psychologe beschäftigt sich mit der Entwicklung wirksamer Lehrmethoden, vor allem indem er die Entdeckungen der kognitiven Psychologie und der Theoretiker, die die Lernprozesse studieren, verwendet. In letzter Zeit begannen einige pädagogische Psychologen sich auf dem Gebiet des „classroom management" zu spezialisieren und helfen dabei den Dozenten, solche psychologischen und sozialen Fähigkeiten zu entwickeln, die es ihnen erlauben, in der Schule ein angenehmes und produktives Umfeld zu schaffen.

PSYCHOLOGE PRAKTISCHER (m. der) 321710648 - Zu dessen Tätigkeitsbereich gehört die Psycho-Diagnostik, die Entwicklung von Empfehlungen zur Situationsverbesserung und die direkte Arbeit mit Menschen, welche auf der Verwendung von speziellen psychologischen Techniken basiert. Die Wahl der Techniken hängt hauptsächlich davon ab, auf welches psychische System der Psychologe spezialisiert ist.

PSYCHOLOGIE (f. die) 51849101648891798 – Eine Wissenschaft von den Gesetzen der Entwicklung und des Funktionierens der Psyche als eine besondere Form des Lebens, sie basiert auf dem Phänomen der Selbstbeobachtung von besonderen, der Außenwelt nicht zugehörenden Erfahrungen. Wissensgebiet über die innere psychische Welt des Menschen.

PSYCHOLOGIE II (f. die) 518459101648891798 (Veränderungen in der Psychologie) - Prozesse zur Bestimmung der quantitativen Ausprägbarkeit psychischer Phänomene. Bei den Prozessen werden unterschiedliche Skalen verwendet, die eine Vielzahl von Positionen beinhalten, die in gewisser Kompatibilität mit psychologischen Elementen gesetzt sind.

PSYCHOLOGIE ALLGEMEINE (f. die) 51748891798 - Eine Disziplin, die versucht, Antworten auf die im Ganzen in der Psychologie aufkommenden, grundlegenden Fragen zu finden, theoretische Grundlagen zu erarbeiten, Methoden der psychologischen Erkenntnisse zu rechtfertigen, die grundlegenden Gesetzmäßigkeiten der Existenz und der Entwicklung der psychischen Realität zu formulieren. Die Gesamtheit der theoretischen und der experimentellen Studien, die die allgemeinsten psychischen Gesetzmäßigkeiten, theoretischen Prinzipien und Methoden der Psychologie, ihre grundlegenden Konzepte und den kategorialen Aufbau ermittelt.

PSYCHOLOGIE ANALYTISCHE (f. die) 548459101648891798 289 – Eine Richtung in der Psychologie, einschließlich der Tiefenpsychologie, der Soziologie und der Psychoanalyse. In Bezug auf die Psychoanalyse und Freudismus tritt sie als eine reformistische Richtung auf, die sich von einer Reihe prinzipieller Bestimmungen der klassischen Psychoanalyse abgetrennt hat: über die Natur und das Wesen der psychischen Energie, über den Ort und die Rolle der Sexualität, über die Spezifik und den Wirkungsbereich des Ödipus-Komplexes usw.

PSYCHOLOGIE ANGEWANDTE (f. die) 89811891798 - Verbindet Gebiete der Psychologie, die der Praxis dienen und auf die Hilfe von Menschen mit Schwierigkeiten in ihrem persönlichen Leben ausgerichtet ist.

PSYCHOLOGIE (f. die): ANSATZ (m. der) 51845 (die Richtung in der Psychologie) - In der Psychologie wird eine Reihe verschiedener An-

sätze zum Thema der Forschung, zur Methodik, usw. angewendet. In diesem Zusammenhang können folgende Ansätze bezeichnet werden:
1) biologischer Ansatz;
2) behavioristischer (verhaltens-) Ansatz;
3) humanistischer Ansatz;
4) Handlungsansatz;
5) dualistischer Ansatz;
6) Informationsansatz;
7) kognitiver Ansatz;
8) psychoanalytischer Ansatz;
9) sozial-psychologischer Ansatz;
10) strukturalistischer Ansatz;
11) funktionalistischer Ansatz;
12) eklektischer Ansatz.

PSYCHOLOGIE ASSOZIATIVE (f. die) 910 2981 1648891798 (assoziative Psychologie) - Psychologische Ausrichtungen, in denen die Assoziation als eine Analyseeinheit der Psyche anerkannt wird. Als Grundlage diente ihr das von Spinoza formulierte Gesetz, welches man heute als das Assoziationsgesetz, Gesetz der zwischen zwei Ideen entstehenden spezifischen Verbindung, bezeichnet.

PSYCHOLOGIE BERATENDE / BERATUNGSPSYCHOLOGIE (f. die) 518459101648891798 498 714 - Ein Wissensgebiet, welches eine systematische Beschreibung des Prozesses der psychologischen Hilfestellung, die Beratung, enthält. Basiert auf der Idee, dass mit Hilfe eines speziell organisierten Kommunikationsprozesses beim Klienten zusätzliche psychologische Kräfte und Fähigkeiten aktualisiert werden können, die wiederum das Auffinden von neuen Möglichkeiten für Lösungen von schwierigen Lebenssituationen bieten können.

PSYCHOLOGIE DER ARBEIT / ARBEITSPSYCHOLOGIE (f. die) 5189648891798 – Ein Fachgebiet der Psychologie, welches die Gesetzmäßigkeiten der verschiedenen psychologischen Mechanismen der Arbeit, die Gesetzmäßigkeiten der Bildung von spezifischen Formen dieser Arbeit und die Beziehung des Menschen zur Arbeit studiert. Ihr Forschungsobjekt ist die Aktivität des Individuums in der Arbeitsumgebung und unter den Bedingungen der Reproduktion seiner Arbeitskraft. Ihre Fundamente wurden unter dem Einfluss der Medizin, Physiologie, Technik, Soziologie und der politischen Ökonomie gebildet.

PSYCHOLOGIE DER BÜHNENKUNST (f. die) 5184548891798 18 – Ein Fachbereich der Psychologie, der die künstlerische Arbeit der Bühnenkünstler, solcher wie Schauspieler, der Regisseure und den Prozess der Wahrnehmung der Bühnenwerke durch Zuschauer erforscht.

PSYCHOLOGIE DER COMPUTERISIERUNG (f. die) 219644298648518 – Ein Fachgebiet der Psychologie, das die Erzeugung, Funktion und Struktur der psychischen Spiegelung der Realität in den im Zusammenhang mit der Konstruktion und der Nutzung von Computern, einschließlich der Programmunterstützung, stehenden Aktivitäten von Individuen und Gruppen erforscht.

PSYCHOLOGIE DER ENTWICKLUNG / ENTWICKLUNGSPSYCHOLOGIE (f. die) 5184591 0164 3178891798 – Ein Bereich der psychologischen Forschung, in dem das Wissen über die psychologische Entwicklung und Verhaltensentwicklung der Menschen in der Ontogenese aufgezeigt wird und die dazugehörigen Prozesse und Gesetzmäßigkeiten erforscht werden.

PSYCHOLOGIE DER EXISTENZ / EXISTENZPSYCHOLOGIE (f. die) 891798 4987418 – Ein psychologisches Fachgebiet, welches auf den Grundsätzen der humanistischen Psychologie basiert und von der Urexistenz des Menschen mit den grundlegenden existenziellen Problemen, Stress und Angst organisch verbunden ist, ausgeht.

PSYCHOLOGIE DER FAMILIE / FAMILIENPSYCHOLOGIE (f. die) 51845 318 491 - Eine Teildisziplin der Psychologie, die die Probleme der Familie und der Ehe erforscht; schließt Forschungen auf den Gebieten der Soziologie, Ökonomie, Ethnographie, Geschichte, Recht, Demografie usw., ein.

PSYCHOLOGIE DER FÜHRUNG / FÜHRUNGSPSYCHOLOGIE (f. die) 518459648891798498174891 - Ein Fachgebiet der Psychologie, welches die psychologischen Muster der Führungstätigkeit studiert. Deren Hauptaufgabe ist die Analyse der psychologischen Bedingungen und deren Besonderheiten, mit dem Ziel die Effizienz und die Qualität im Verwaltungssystem zu verbessern.

PSYCHOLOGIE DER GESCHLECHTSUNTERSCHIEDE (f. die) 219473 898 1918918 – Ein Abschnitt der differentiellen Psychologie, der die Unterschiede zwischen den Individuen anhand ihrer geschlechtlichen Zugehörigkeit oder ihrer Verbindung dazu untersucht. Hat eine große praktische Bedeutung für die Berufswahl und die berufliche Orientierung und für die Lösung vieler Aufgaben der medizinischen Psychologie und des Familiendienstes.

PSYCHOLOGIE DER KRIEGSFÜHRUNG (f. die) 5184591648891798
(Kriegspsychologie) – Ein Fachgebiet der Psychologie, welches die psychologischen Merkmale verschiedener Arten von militärischen Aktivitäten, abhängig von den gesellschafts-historischen Bedingungen, dem Niveau der militärischen Ausrüstung, persönlichen Eigenschaften der Soldaten, Besonderheiten des militärischen Kollektivs, Methoden der Kampf- und der politischen Ausbildung, erforscht. Hauptsächlich entwickelt Kriegspsychologie Methoden zur Verbesserung der Befehlsführung, oder der Stärkung der Verbindungen zwischen unterschiedlichen Gruppen. Sie erarbeitet Empfehlungen zur Verbesserung der Theorie und Praxis des Studiums, Aussonderung, Ausbildung, Erziehung der Militärangehörigen, politisch-erzieherische Maßnahmen, psychologische Vorbereitung der Soldaten und des Führungspersonals. Sie befasst sich auch mit dem Studium von Methoden, die von Partisanen verwendet werden und den Möglichkeiten der Eingliederung von Agenten in gegnerische Truppen.

PSYCHOLOGIE DER KINDER / KINDERPSYCHOLOGIE (f. die) 16488988411798 – Ein Fachgebiet der Psychologie, der die Gesetzmäßigkeiten in der geistigen Entwicklung von Kindern untersucht. Die Hauptaufgaben der Analyse liegen in der Untersuchung der leitenden Ursachen und Bedingungen der ontogenetischen Entwicklung, der individuellen psychischen Prozesse bei Kindern, einschließlich der Bildung von verschiedenen Arten der Tätigkeit.

PSYCHOLOGIE DER KREATIVITÄT (f. die) 51845 91016 8194 – Ein Fachgebiet der Psychologie, welches den Prozess der wissenschaftlichen Entdeckungen, Erfindungen, Erschaffung von Kunstwerken studiert; ein Gebiet der psychologischen Erforschung der schöpferischen Tätigkeit von Menschen in der Wissenschaft, Literatur, Musik, der bildenden und darstellenden Kunst, im Erfinden und der Innovation. Ist bestrebt die Erfahrung des Künstlers und deren Bildung beim Individuum zu verstehen. Die methodische Grundlage ist das Prinzip des Historismus. Ein besonderer Abschnitt bildet eine Studie von kreativen Aktivitäten bei Kindern.

PSYCHOLOGIE DER KRIMINALISTIK / KRIMINALPSYCHOLOGIE (f. die) 917985184591016488917 – Ein Fachgebiet der juristischen Psychologie. Studiert die Bildung von rechtswidrigen Handlungen und Möglichkeiten ihrer Vorbeugung, psychologische Mechanismen von Straftaten und die Psychologie der Straftäter, Bildungsprobleme, Strukturen, Funktion und Zusammenbruch von kriminellen Gruppen.

PSYCHOLOGIE DER KUNST / KUNSTPSYCHOLOGIE (f. die) 5184591 01648891798498 – Eine Fachrichtung der Psychologie, die den Prozess der Wahrnehmung und der Schaffung von Kunstwerken erforscht; ihre Themen sind Eigenschaften und Zustände des Individuums, die zur Schaffung und Wahrnehmung von künstlerischen Werten und Auswirkungen dieser Werte auf seine Lebensweise beitragen. Beschäftigt sich mit den Problemen der künstlerischen Tätigkeit und der Persönlichkeit des Künstlers, der Wahrnehmung von künstlerischen Arbeiten, sowie den Besonderheiten der Struktur von Kunstwerken.

PSYCHOLOGIE DER LUFTFAHRT (f. die) 101498191648891798 – Ein Fachbereich der Psychologie, der die Aktivitäten von Fach-Fliegern studiert. Ihr Fach ist die Psyche eines Menschen, der komplexe Flugzeugsysteme steuert. Das Objekt ist die Aktivität des Einzelnen und des Kollektivs, sowie dessen Inhalt, Bedingungen und Organisation. Die Person der Studie ist das Flug-und technisches Personal, usw.

PSYCHOLOGIE DER MASSEN (f. die) 59848891798 – Ein Fachgebiet der Psychologie, das sich mit der Erforschung von einzelnen Personen als Mitglieder eines Volksstammes, Volkes, einer Institution und ähnlichem, oder von Personen, als integraler Teil der Menge, die sich zu einer Masse zu einem bestimmten Zeitpunkt für einen bestimmten Zweck organisiert hat, beschäftigt.

PSYCHOLOGIE DER PROPAGANDA (f die) 459101648891798 312 – Ein Abschnitt der angewandten Sozialpsychologie, dessen Themen die Gesetzmäßigkeiten der menschlichen Interaktion in den durch die Propaganda und das Publikum gebildeten Systemen sind, sowie die Auswirkungen der objektiven und subjektiven Faktoren auf den Verlauf und die Ergebnisse dieses Prozesses.

PSYCHOLOGIE DER RAUMFAHRT / RAUMFAHRT-PSYCHOLOGIE (f. die) 518101648891798 – Ein Fachgebiet der Psychologie (Abschnitt der Arbeitspsychologie), das dem Studium der psychologischen Merkmale der Arbeit eines Astronauten, ihrer Abhängigkeit von einer Reihe von Faktoren, solche wie die Schwerelosigkeit, Bewegungsmangel, relativer sensorischer Deprivation und anderen, sowie Mittel und Methoden der zielgerichteten Organisation der psychischen Aktivität des Astronauten und der Vorbereitung und Umsetzung der Raumfahrten, gewidmet ist. Ist eine Fortsetzung der Luftfahrt-Psychologie; wegen der extremen Lebensbedingungen der Astronauten und der Komplexität der Aufgaben, die sie durchführen, beinhaltet es zusätzlich Abschnitte aus anderen Fachgebieten der Psychologie: Ingenieurs-, Gesundheits-, Sozial-, pädagogischen und anderen.

PSYCHOLOGIE DER RAUMFAHRT UND DES INGENIEURWESENS (f. die) 518891798 4916481 - Gewährleistet die Stadien der Projektierung, Entwicklung und der Herstellung von gesteuerten Raumschiffen, unter Berücksichtigung der Besonderheiten und Eigenschaften des Menschen, der explizit in diesen Gerätschaften leben, mit ihnen arbeiten und sie steuern wird. Zu ihren weiteren Aufgaben gehört die Entwicklung von speziellen Trainingsgeräten und Simulatoren der Aktivitätsbedingungen des Astronauten, mit der höchstmöglichen Anpassung der Simulation an reelle Bedingungen und Faktoren während des Raumfahrtfluges.

PSYCHOLOGIE DER RELIGION / RELIGIONSPSYCHOLOGIE (f. die) 518459101648891798 49812 – Ein Fachgebiet der Psychologie, das die psychologischen und sozialpsychologischen Faktoren des religiösen Bewusstseins, seiner Struktur und Funktion determinieren, erforscht. Versucht das Verhalten der Gläubigen im Allgemeinen und der Vertreter verschiedener Sekten zu verstehen und zu erklären.

PSYCHOLOGIE DER SCHULZEIT / SCHULPSYCHOLOGIE (f. die) 518459 5 548891798 - Eine nichtnormierte Bezeichnung welche hier angenommen wurde, um die Psychologie der Lehre und der Erziehung im Schulalter zu kennzeichnen.

PSYCHOLOGIE DER WERBUNG / WERBEPSYCHOLOGIE (f. die) 89179855819 - Befasst sich mit der Bewertung der Bedürfnisse und Erwartungen der Verbraucher, indem sie eine Nachfrage nach dem zur Verbreitung vorgesehenen Produkt, angefangen mit Zahnpasta bis einschließlich des Wahlprogramms eines Politikers, schafft.

PSYCHOLOGIE DER WISSENSCHAFT (f. die) 894519848891798 – Ein Fachgebiet, das die psychologischen Faktoren der wissenschaftlichen Tätigkeit zur Steigerung ihrer Effizienz erforscht. Legt diese Faktoren aus, indem es von dem Verständnis ausgeht, dass die Wissenschaft ein sozial-organisiertes System einer besonderen Art der geistigen Produktion ist, deren Produkte die Realität in empirisch kontrollierten logischen Formen spiegelt.

PSYCHOLOGIE DER WISSENSCHAFT II (f. die) 898459101648891798178914 - Die Psychologie der Wissenschaft findet solche generalisierenden Konzepte, die nicht nur die Beschreibungen ökonomisieren, sondern es auch ermöglichen, hinter einer Vielzahl von Angaben allgemeine Tendenzen und Gesetzmäßigkeiten der Persönlichkeitsentwicklung und ihre individuellen Charakterzüge zu sehen.

PSYCHOLOGIE DER WISSENSCHAFTLICHEN ORGANISATION DER ARBEIT (f. die) 9179898178917 – Ein Fachgebiet der Psychologie, welches die Gesetzmäßigkeiten der Vervollkommnung der psychischen Komponente des Arbeitsprozesses studiert. Informatik, Theorie und die Praxis der künstlichen Intelligenz hatten einen gewissen Einfluss auf die Entstehung dieses Fachgebietes.

PSYCHLOGIE DES INGENIEURWESENS / INGENIEURPSYCHOLOGIE (f. die) 518459101648891898 – Ein Fachgebiet der Psychologie, das die Prozesse und Mittel des Informationsaustauschs zwischen Mensch und Maschine, die Aktivität im System Mensch-Maschine, die Interaktion zwischen dem Menschen und technischen Geräten untersucht. Sie entstand unter den Bedingungen des wissenschaftlich-technischen Progresses, der die Struktur der gewerblichen Produktion, zu deren wichtigsten

Komponenten die Wahrnehmungsprozesse, die Prozesse der Verarbeitung von operativen Informationen und der Entscheidungsfindung in einer begrenzten Zeit gehören, veränderte. Die Hauptaufgabe der Ingenieurpsychologie ist die Erforschung der durch die Projektion von technischen Anlagen und ihrer Steuerung durch einen Menschen entstehenden Prozesse der Aufnahme, der Verarbeitung und der Speicherung von Informationen.

PSYCHOLOGIE DES LERNENS / LERNPSYCHOLOGIE (f. die)
289101648891798 – Ein Sachgebiet der pädagogischen Psychologie, welches die Bildung der kognitiven Aktivität erforscht. Dessen Grundlage bildet die Idee, dass die Berücksichtigung der Alters- und der individuellen Besonderheiten der Studierenden mittels der Ausrichtung auf das Leistungsniveau, welches für sie in naher Zukunft erreichbar wäre, durchgeführt werden muss, wobei das Studium nicht einfach nur ein Transfer von Wissen ist, sondern die Formierung von Motivation und Persönlichkeit.

PSYCHOLOGIE DES RECHTS / RECHTSPSYCHOLOGIE (f. die)
4896419 71814 – Ein allgemeiner Fachbereich der Psychologie, welcher die Gesetzmäßigkeiten und Mechanismen der geistigen Aktivität im Bereich der durch das Gesetz geregelten Beziehungen, psychologische Manifestationen bei der Anwendung von Rechtsnormen und der Umsetzung gesetzlicher Maßnahmen.

PSYCHOLOGIE DES SPORTS / SPORTPSYCHOLOGIE (f. die)
51648 981648 891 798 – Ein Fachgebiet der Psychologie, das die Gesetzmäßigkeiten der Manifestation und Entwicklung der Psyche, sowie die Wechselwirkungen von Gruppen unter den Bedingungen einer sportlichen und körperbildenden Wettbewerbsaktivität erforscht.

PSYCHOLOGIE DIFFERENTIELLE (f. die) 101648891798 - Ein Fachgebiet der Psychologie, das die individuellen psychologischen Unterschiede zwischen Individuen und Gruppen von Menschen, sowie die Ursachen und Folgen dieser Unterschiede untersucht.

PSYCHOLOGIE DYNAMISCHE (f. die) 01484591016488 31991798 - 1. Ein Abschnitt der Psychologie dessen Thema die Verhaltensmotivation, Triebe, Emotionen, persönliche Konflikte, ein dynamischer (anreizend, affektiv) Aspekt des geistigen Lebens im Gegensatz zu seiner geistigen Manifestationen ist. 2. Eine Richtung der ausländischen Psychologie, welche die gesamte psychische Tätigkeit aus der Perspektive ihrer kontinuierlichen Dynamik und Aktivität betrachtet.

PSYCHOLOGIE FERNÖSTLICHE (f. die) 016518459101648891798 - In der östlichen orientalischen Kultur wird das Leben in dessen Gesamtheit nicht als eine Abfolge von Handlungen betrachtet, die einer Erklärung bedürfen, sondern eher als ein integraler Bestandteil des Universums, zu dessen Einheit das Leben beiträgt.

PSYCHOLOGIE FUNKTIONELLE (f. die) 518459 648179828 - Psychologische Richtung, die sich durch eine vorherrschende Orientierung auf die Studie der adaptiven Funktionen der Psyche, der adaptiven Rolle des Bewusstseins im Verhalten auszeichnet. Untersucht die Prozesse des Bewusstseins im Hinblick auf ihre Funktion bei der Anpassung des Organismus auf die Umwelt.

PSYCHOLOGIE GANZHEITLICHE / GANZHEITSPSYCHOLOGIE (f. die) 518459648891798 8948891798 - Eine Reihe von Teilgebieten in der Psychologie, deren Methodik sich auf die Erforschung der Ganzheit der Strukturen der Psyche und des Bewusstseins orientiert.

PSYCHOLOGIE GENETISCHE (f. die) 648891798 - Versucht zu verstehen, wie sich die menschliche psychische Entwicklung von der ersten Stunde seines Lebens vollzieht. Eine Reihe von Studien hat gezeigt, dass die Lebenszeit eines Menschen im Mutterleib, während des fötalen Lebens, eine sehr wichtige Etappe der psychologischen Entwicklung ist, denn der Großteil der Wahrnehmung des Babys und seine Verbindungen mit der Welt entstehen bereits zu dieser Zeit.

PSYCHOLOGIE (f. die): GESCHICHTSSCHREIBUNG (f. die) 459101 648891798 – Die Gesamtheit von Studien, deren Hauptthema die Geschichte der Psychologie ist. Die Aufgabe der Geschichtsschreibung der Psychologie ist es die Vergangenheit zu rekonstruieren, um eine allgemeine Theorie der Entwicklung von psychologischen Ideen, die Offenlegung der Umstände und der Gründe für diese Entwicklung, Gesetzmäßigkeiten und Mechanismen der Gewinnung neuer Erkenntnisse über die psychische Realität, die Wechselwirkung von Wissenschaft und sozialer Praxis, zu erarbeiten.

PSYCHOLOGIE HISTORISCHE (f. die) 189 518459101648891798 - Untersucht die Besonderheiten der Persönlichkeit, der Weltanschauung, des Denkprozesses, die Bildung von Verhaltensnormen, Beziehungen, Besonderheiten der sich in verschiedenen historischen Epochen und in verschiedenen Kulturen formierenden Gruppen.

PSYCHOLOGIE HORMISCHE (f. die) 498891798 – Ein Teilgebiet der Psychologie. Als Grundlage für alle psychischen Phänomene dient eine besondere immaterielle Kraft - Horme, welche sich in Form von Instinkten manifestiert.

PSYCHOLOGIE HUMANISTISCHE / HUMANPSYCHOLOGIE (f. die) 19518459101648891798 - Einer der führenden Bereiche der modernen westlichen, vorrangig amerikanischen Psychologie. Trägt die Bezeichnung „humanistisch", weil sie das Individuum als ein einzigartiges gesamteinheitliches System anerkennt, das bereits im Vorfeld etwas Gegebenes darstellt, aber die Möglichkeit der Selbstverwirklichung offen ist; basiert auf dem Glauben an die Möglichkeit der Entfaltung des einzelnen Individuums, wenn ihm die Möglichkeit gegeben ist, sein eigenes Schicksal zu wählen und es zu lenken.

PSYCHOLOGIE EXPERIMENTELLE (f. die) 5184597148879891798 - Eine allgemeine Bezeichnung verschiedener Arten von Studien psychischer Phänomene mittels experimenteller Methoden.

PSYCHOLOGIE EXTREME / EXTREMPSYCHOLOGIE (f. die) 5 98456189648891798 – Ein Fachgebiet der Psychologie, welches die allgemeinen psychologischen Gesetzmäßigkeiten des Lebens und der Aktivität des Menschen unter veränderten, ungewohnten Lebensbedingungen studiert: unter den Bedingungen der Luft – und Raumfahrtflüge, des Tauchens, eines Aufenthalts in abgelegenen Gebieten der Erdkugel, eines Aufenthalts in einem Verlies und ähnlichem.

PSYCHOLOGIE FORENSISCHE / GERICHTSPSYCHOLOGIE (f. die) 5184101648891798 – Ein Fachgebiet der juristischen Psychologie, welches eine Reihe von im Zusammenhang mit Gerichtsverfahren stehenden Fragestellungen studiert, sowie Handlungsmuster bei Ermittlungen, forensischen Gutachten und Vorbeugung von Straftaten. Die Hauptaufgabe ist es herauszufinden, welche persönlichen Eigenschaften eine erfolgreiche professionelle Tätigkeit der juristisch-forensischen Ermittler bestimmen und wie man diese Eigenschaften gezielt formen kann.

PSYCHOLOGIE INDIVIDUALE / INDIVIDUALPSYCHOLOGIE (f. die) 58948891798 – Ein Fachgebiet der Psychologie (auch der Tiefenpsychologie), der Soziologie und der Psychoanalyse. Die zentrale Idee ist die unbewusste Sehnsucht der Menschen nach Perfektion.

PSYCHOLOGIE INTROSPEKTIVE (f. die) 5184511648891798 - Eine Reihe von Bereichen in der Psychologie, die als einzige Methode der Untersuchung der Psyche die Introspektion, oder die introspektive Methode benutzen, welche die Beobachtung einer Person bei der Reflexion über den Inhalt und die Handlungen des eignen Bewusstseins verwendet.

PSYCHOLOGIE (f. die): KATEGORISCHER AUFBAU (m. der) 5 18451648891798 – Eine sehr allgemeine, tiefgreifende, sich entwickelnde kognitive Struktur, welche die psychische Realität in ihrer Ganzheit und in für sie spezifischen Eigenschaften darstellt. Sie entsteht unter dem Einfluss von sozialer Praxis, einschließlich der Praxis wissenschaftlicher Forschung. Sie bedingt den Aufbau von bestimmten Theorien und des empirischen Wissens. Um die Komponenten, ihren Entwicklungsstand und Formen der Interaktion untereinander zu identifizieren, benötigt man eine besondere kategorische Analyse.

PSYCHOLOGIE KLINISCHE (f. die) 1648891798 59814 – Ein Bereich der medizinischen Psychologie, der die psychologischen Abweichungen und psychologischen Eigenschaften von Menschen untersucht, die in einen Heilungsprozess integriert sind, sprich die psychischen Faktoren der Entstehung und des Verlaufs der Krankheit, die Auswirkungen der Krankheit auf das Individuum, die psychologischen Aspekte der heilenden Wirkungen.

PSYCHOLOGIE KOGNITIVE (f. die) 518459108891798 512 - Eine der führenden Schulen der zeitgenössischen westlichen Psychologie. Geht davon aus, dass alle Assoziationen zwischen einem Reiz und einer Reaktion zunächst im Gehirn entstehen. Verwendet Daten aus der Informationstheorie und ihre Anlagen zur Informatik, sowie Forschungen zur Sprachentwicklung, die es erlauben, die Mechanismen der Verkomplizierung der psychischen Prozesse neu zu verstehen.

PSYCHOLOGIE KRITISCHE (f. die) 1648 219891798 – Eine Richtung marxistisch orientierter Psychologie, die in Deutschland an der Wende der 60er – 70er Jahre entstanden ist. Einen besonderen Platz nehmen in der kritischen Psychologie die Forschungen der Soziogenesis, die Entwicklung der Psyche in bestimmten Typen der Gesellschaft, sowie die Erforschung der Vertreter bestimmter sozialer Gruppen, Klassen, Gesellschaftsschichten, usw. ein.

PSYCHOLOGIE (f. die): METHODE (f. die) 518459 101648891 - Die in der Psychologie verwendeten Methoden werden wie folgt aufgeteilt: 1) grundlegende Methoden, Beobachtung und Experimente; 2) Hilfsmethoden, die übrigen Methoden: die Methoden der Experten-Einschätzungen, Erhebungsmethoden, die Methode der Selbstbeobachtung, die Methode der Testverfahren, usw.

PSYCHOLOGIE MEDIZINISCHE / GESUNDHEITSPSYCHOLOGIE (f. die) 8891798214 – Ein Fachgebiet der Psychologie, das die psychologischen Aspekte der Hygiene, Prävention, der Diagnostik, der

Therapie, des Gutachtens und der Rehabilitation von Klienten erforscht. Bestimmt die Spezifität der Beziehung zwischen dem behandelnden Arzt und dem Klienten. Begründet die Diagnoseverfahren, Behandlungen, Präventionsmaßnahmen, Rehabilitationsmaßnahmen von Klienten.

PSYCHOLOGIE MUSIKALISCHE / MUSIKPSYCHOLOGIE (f. die) 51845910164889127841 – Ein Fachbereich der Psychologie der Kunst, der die Auswirkungen von Musik auf den Menschen und ihre aktive musikalische Aktivität erforscht.

PSYCHOLOGIE OBJEKTIVE (f. die) 891798 – Eine theoretische Bezeichnung der psychologischen Schulen, die sich auf die Anwendung der sogenannten Methoden der Analyse, welche auf konventionellen Regeln der Fixierung psychischer Phänomene basiert, orientieren. Ist in ihren methodischen Grundlagen der Gegensatz zur subjektiven, oder introspektiven Psychologie. In verschiedenen Bereichen der objektiven Psychologie können folgende Aspekte: Verhalten - im Behaviorismus, Reaktionen – in der Reaktologie, Reflexe - in der Reflexologie, usw., als hervorgehobene Themen figurieren.

PSYCHOLOGIE ÖKOLOGISCHE (f. die) 51845969148891798 (Umweltpsychologie) - Ein vor kurzem entstandenes interdisziplinäres Wissensgebiet über die psychologischen Aspekte der Beziehung zwischen dem Mensch und der Umwelt, räumlich-geographischen, sozialen und kulturellen; ist in die Lebenstätigkeit organisch eingebunden und dient als ein wichtiger Faktor bei der Regulierung des Verhaltens und der sozialen Interaktion. Beschäftigt sich mit der Erforschung der effektivsten Möglichkeiten zur Verbesserung der Lebensbedingungen in besiedelten Gebieten und verschiedenen Arbeits- und Tätigkeitgebieten von Menschen. Ein besonderes Augenmerk wird auf die Probleme der Lärmbelästigung, Umweltverschmutzung durch toxische Stoffe und Abfallaufkommen gerichtet.

PSYCHOLOGIE ÖKONOMISCHE / WIRTSCHAFTSPSYCHOLOGIE (f. die) 5184596491798 48 – Ein Fachgebiet der Psychologie, welches die mit räumlichen Beziehungen verbundenen psychologischen Phänomene studiert.

PSYCHOLOGIE PÄDAGOGISCHE (f. die) 51845910164 498 – Ein Fachgebiet der Psychologie, welches die Gesetzmäßigkeiten des Aneignungsprozesses der sozialen Erfahrung durch ein Individuum erforscht. Und zwar unter den Bedingungen des speziell organisierten Studiums und dem Druck der psychischen Probleme im Studium und der Erziehung.

PSYCHOLOGIE POLITISCHE (f. die) 4219889179 518981 – Ein Fachgebiet der Psychologie, das die psychologischen Komponenten von Stimmungen, Meinungen, Gefühlen, Werteorientierungen, usw., sowie ihre im politischen Leben der Gesellschaft und auf der Ebene des politischen Bewusstseins und des Nationsbewusstseins, der Klassen, sozialen Gruppen, Regierungen und Individuen bildete und entwickelte und in konkreten politischen Maßnahmen umgesetzte Besonderheiten studiert.

PSYCHOLOGIE PROJEKTIVE (f. die) 891798718 - Ihre wichtigsten Bestimmungen sind wie folgt:
1) Die Integrität der Persönlichkeit als einen einheitlichen „Organismus", die Vernetzung ihrer einzelnen Funktionen, ihr Determinismus durch den „persönlichen Kontext";
2) Die Einheit der Persönlichkeit und des sozialen Umfeldes, ihre Zusammengehörigkeit und ständige Interaktion;

3) Das Thema der projektiven Untersuchung ist nicht die objektive Beziehung der Persönlichkeit und des Umfelds, sondern die subjektive Konzeptualisierung dieser Beziehung durch das Individuum;

4) Die Persönlichkeit ist ein sich selbstregulierendes System, deren Ziel die Organisation der subjektiven Erfahrung entsprechend der adaptiven Aufgaben ist;

5) Die Persönlichkeit ist ein einzigartiges System von kognitiven Prozessen, Anforderungen, Eigenschaften und Möglichkeiten der Anpassung, welche ihren individuellen Stil bilden;

PSYCHOLOGIE SOZIALE / SOZIALPSYCHOLOGIE (f. die) 16848891798 – Ein Fachgebiet der Psychologie, das die psychologischen Besonderheiten und Gesetzmäßigkeiten des Verhaltens und der Handlungen von Menschen, basierend auf ihrer Eingliederung in soziale Gruppen und der Existenz in solchen, sowie auf den psychologischen Merkmalen der Gruppen selbst, studiert. Untersucht Gesetzmäßigkeiten der Interaktion zwischen dem Individuum und der Gesellschaft, die Entstehung und Entwicklung von Gruppen. Stellt eines der führenden Fachgebiete der Psychologie dar.

PSYCHOLOGIE SPEZIELLE (f. die) 798217 49064019 – Ein Fachgebiet der Psychologie, das die Menschen studiert, für die eine Abweichung von der normalen psychischen Entwicklung, welche mit angeborenen oder erworbenen Defekten in der Bildung und der Funktion des Nervensystems zusammenhängt, charakteristisch ist. Studiert verschiedene Optionen von Pathologien in der geistigen Entwicklung und Probleme einer abnormen psychischen Entwicklung. Widmet besondere Aufmerksamkeit der Erforschung der Besonderheiten von geistig behinderten Kindern mit zerebraler kortikalen Läsionen und der Kinder mit Störungen der Funktion der Analysatoren, unvollständig ausgebildeter Rede-Funktionen bei gleichzeitig vorhandenem Gehör.

PSYCHOLOGIE (f. die): SPEZIELLES FACHGEBIET (das) 518459101648891798896 - Dazu gehören z.B. Alterspsychologie, pädagogische Psychologie, Psychopathologie, Neuropsychologie, Arbeitspsychologie, Objektpsychologie, Sozialpsychologie, Tierpsychologie, usw. Sie beschäftigen sich mit verschiedenen Phasen und Stufen der geistigen Entwicklung von Tieren und Menschen, mit Defekten und Krankheiten der Psyche, mit ungewöhnlichen Arbeitsbedingungen, etc. So werden von allen Seiten die Struktur und die Organisation der Psyche beleuchtet.

PSYCHOLOGIE TIEFE / TIEFENPSYCHOLOGIE (f. die) 8914101648891798 - Ein Sammelbegriff, der eine Reihe von verschiedenen Bereichen der Psychologie und Psychiatrie bedeutet. Diese Bereiche haben eine ausschlaggebende Bedeutung in der Tätigkeit, sowie in der Organisation des Verhaltens eines Individuums und der Bildung seiner Persönlichkeit, einer Vielzahl von unbewussten Komponenten, welche sich in den „Tiefen" der Psyche verbergen, den irrationalen, affektiv-emotionalen, instinktiven und intuitiven Impulsen, Tendenzen und Anlagen, welche unter der Oberfläche des Bewusstseins, im tiefsten Inneren des Individuums versteckt sind.

PSYCHOLOGIE TRANSPERSÖNLICHE (f. die) 518459648891798 - Entstand in den 60er Jahren des XX. Jahrhunderts. Vorrangig gehört es zu den grenzwertigen Möglichkeiten der Psyche, den sogenannten mystischen Erlebnissen, dem mystischen Bewusstsein usw., den Formen einer besonderen spirituellen Erfahrung, die bei einer Analyse eine Betrachtung aus einem nicht traditionellen wissenschaftlichen Blickwinkel erfordern. Das

Hauptkriterium der transpersonalen Psychologie, „der Psychologie, die über den Rahmen der Persönlichkeit hinausgeht", bilden die so genannten veränderten Bewusstseinszustände, deren Erfahrungen zur Veränderung der grundlegenden Werte, geistiger Wiedergeburt und dem Erlangen der persönlichen Integrität führen können.

PSYCHOLOGIE TOPOLOGISCHE (f. die) 518459101891798129 – Ein gestalterisches Konzept der Persönlichkeit, laut dem die Beschreibung des menschlichen Verhaltens in der Außenwelt durch Verwendung von speziellen mathematischen Konzepten der Topologie (der Wissenschaft, die die räumlichen Transformationen studiert) und der Vektoren-Analyse erreicht werden kann. Für den Aufbau des Modells der Persönlichkeitsstruktur und ihrer Wechselwirkungen mit dem Umfeld wird die Sprache der Topologie verwendet. Als Ausgangsvariable dient der „Lebensraum" des Individuums als ein ganzheitlicher Bereich, innerhalb dessen seine psychischen Kräfte, Wünsche, Absichten und andere Anlagen, die eine bestimmte Ausrichtung, Größe und Angriffspunkte haben, entstehen und sich verändern.

PSYCHOLOGIE (f. die) UND PHILOSOPHIE (f. die)
59101648 9891798 - Psychologie war von alters her ein organischer Teil der Philosophie.

PSYCHOLOGIE (f. die): ÜBERBLICK (m. der) 51845910 648891798 - Um die unterschiedlichen Richtungen und Schulen der Psychologie, sowie verschiedene Ansätze hierzu klarer darzustellen, sind diese hier entsprechend ihren Vorstellungen dazu wie sich das Verhalten eines Individuums bildet „sortiert".

PSYCHOLOGIE VERGLEICHENDE / VERGLEICHSPSYCHOLOGIE (f. die) 51845164889159818 – Ein Fachgebiet der Psychologie, welches der Analyse der Entwicklung der Psyche gewidmet ist; sie umfasst Probleme, die mit der menschlichen Anthropogenese, der Entstehung des menschlichen Bewusstseins und der Studie von Gemeinsamkeiten und Unterschieden in der geistigen Aktivität von Menschen und Tieren (das Problem des Sozialen und des Biologischen im Verhalten eines Menschen) verbunden sind. Untersucht die Probleme der geistigen Entwicklung in der Phylogenese, wobei der Schwerpunkt auf dem Vergleich der Psyche von Tieren und Menschen liegt. In ihrem Rahmen findet eine Integration von Daten aus der Tierpsychologie, der Geschichtspsychologie und der ethnischen Psychologie statt. In der vergleichenden psychologischen Analyse der Ontogenese und der Phylogenese werden Schlussfolgerungen, sowohl über die Ähnlichkeit einer Reihe psychischer Prozesse bei Tieren und Menschen, als auch über die qualitativen Unterschiede, die durch den Einfluss von sozialen und historischen Faktoren, zur Entstehung und der Entwicklung der Arbeitstätigkeit, sozialem Leben, der artikulierten Sprache und des Bewusstseins geführt haben abgeleitet. Die vergleichende, psychologische Analyse basiert auf einer Gegenüberstellung von Daten aus der Tierpsychologie (vor allem die Ergebnisse der Studie von Affen) und der Psychologie.

PSYCHOLOGIE VORWISSENSCHAFTLICHE (f. die) 48891798 - Tatsächlich begann das vorwissenschaftliche Stadium der Entwicklung der Psychologie mit der durch die hellenische Philosophie gestellten Frage: was ist Seele – eine unabhängige Substanz oder eine Eigenschaft einer anderen Substanz (Materie). Diese Etappe endete erst Ende des XIX. Jahrhunderts. Es war eine Zeit der Vorrangigkeit der philosophischen Reflexionen über die Seele: die Seele war der Gegenstand einer intellektuellen Analyse und nicht das der Forschung.

PSYCHOLOGISCHE HILFE (f. die) 4218 819 714 19 – Ein Gebiet der praktischen Psychologieanwendung, das auf die Erweiterung der menschlichen sozialen Kompetenz ausgerichtet ist. Die grundsätzlichen Arten ihrer Hilfeleistung sind individuelle Beratung und Formen der psychologischen Gruppenarbeit. Die Anwendung psycho-prophylaktischer und psycho-korrigierender Ausrichtung in Situationen der Überwindung psychologischer Schwierigkeiten unterschiedlicher Art ist möglich. Psychotherapie als heilende psychologische Einwirkung ist ein individueller Fall psychologischer Hilfe.

PSYCHOLOGISCHE SICHERHEIT (f. die) 598061 319781 - Ein verhältnismäßig standfestes, positives, emotionales Erlebnis und das Begreifen des Individuums der Möglichkeit der Befriedigung von Hauptbedürfnissen und der Sicherstellung der eigenen Rechte in jeder, sogar ungünstigen Situation und beim Erscheinen von Umständen, die dessen Realisierung erschweren oder blockieren könnten.

PSYCHOLYSE (f. die) 489641 31918 - Eine Form der imaginativen Psychotherapie. Beinhaltet die Verwendung von Halluzinogenen, sowie LSD, Psilocybin, Meskalin. Vor dem Übergang in einen narkotischen Zustand wird eine psychoanalytisch strukturierte Diskussion der traumatischen Erfahrungen des Klienten, aus welchen die wichtigsten Szenarien für die Arbeit mit persönlich zugeordneten Bildern formuliert werden, durchgeführt. Dann, in der Phase der Produktion von halluzinogenen Bildern, versucht der Klient, der bei klarem Bewusstsein und in der Lage ist mit dem Therapeut zu kommunizieren, diese Szenarien zu realisieren und damit die traumatischen Erfahrungen zu verarbeiten. Dabei ist es möglich, die assoziative Methode anzuwenden, wobei der Therapeut den Fluss der freien Assoziationen kontrolliert, indem er diese in die richtige Richtung leitet.

Besonders erfolgreich ist die Anwendung dieser Methode bei chronischen Neurosen, Phobien, sexueller Perversion, alkoholischen und angrenzenden psychotischen Zuständen.

PSYCHOMETRIE (f. die) 4988941 71819 – Ein Fachgebiet der Psychologie, welches theoretische und methodische Probleme von psychologischen Messungen studiert. Das wichtigste Merkmal des psychometrischen Verfahrens ist seine Standardisierung, was die Durchführung von Untersuchungen bei möglichst konstanten äußeren Bedingungen voraussieht. Basierend auf den erhaltenen Daten werden verschiedene Skalen individueller Eigenschaften festgelegt und Rückschlüsse über die Zuverlässigkeit und Gültigkeit von einem bestimmten Verfahren oder Test gezogen.

PSYCHONEUROSE (f. die) 498917191814 - Neurosen, deren Ursache rein psychologische Faktoren sind, im Gegensatz zu den Neurosen die durch organische Ursachen entstehen.

PSYCHOPATH (m. der) 31918 - Ein Mensch der unter Psychopathie leidet.

PSYCHOPATHIE (f. die) 918 49132196 - Pathologie des Charakters; eine inadäquate Entwicklung der emotionalen und willentlichen Merkmale, wobei bei einer Person praktisch fast schon eine irreversible Ausprägung von Eigenschaften, die seiner angemessenen Anpassung an das soziale Umfeld verhindern, beobachtet wird. Eine Gruppe von psychischen Erkrankungen, die sich in einer disharmonischen Struktur des Charakters, des Temperaments und des Verhaltens manifestiert, was die Persönlichkeit selbst und die Umgebung leiden lässt. Psychopathen unterscheiden sich hauptsächlich durch Unzulänglichkeit emotionaler Empfindungen und die

Tendenz zu depressiven und obsessiven Zuständen. Es wird zwischen folgenden klassischen Typen von Psychopathen unterschieden:

Zykloider (Psychopath) - 9167981

Schizoider (Psychopath) - 48139517294

Epileptoider (Psychopath) - 8941975647

Astheniker - 8543267918

Psychoastheniker - 598 494 7198 5694

Paranoider (Psychopath) - 514 985714921064

Hysterischer (Psychopath) - 5183174961894

Labiler (Psychopath) - 398691

Organischer (Psychopath) – 89497541

PSYCHOPATHIE (f. die): KRITERIUM (das) 49167548917 (Kriterien für Psychopathie der Psychopathie Gannushkina – Kerbikova) - Ein Charakter kann als pathologisch angesehen und als Psychopathie bewertet werden, wenn er folgende Merkmale aufweist: 1) Eine relative Stabilität im Laufe der Zeit – geringe Veränderungen im Leben; 2) Eine Totalität der Symptome - die gleichen Charaktereigenschaften äußern sich überall, unter allen Umständen; 3) Soziale Desadaptation (wahrscheinlich das wichtigste Merkmal); besteht darin, dass eine Person ständig mit Lebensschwierigkeiten konfrontiert wird, welche entweder sie selbst, ihr Umfeld, oder beide gemeinsam erleben.

PSYCHOPATHOLOGIE (f. die) 496 71859647 – Ein Teilgebiet der allgemeinen Krankheitslehre, das die Ursachen, Gesetzmäßigkeiten und Mechanismen des Aufkommens, Verlaufs und der Entwicklung von Psychosen und anderen psychischen Störungen erforscht. Entwickelt unter anderem Prinzipien zu ihrer Klassifizierung, sowie Behandlungsmethoden, usw.

PSYCHOPATHOLOGIE ALLGEMEINE (f. die) 217 894 798653217
- Eine der Definitionen der allgemeinen Psychopathologie: Eine Disziplin, die die allgemeinen Gesetzmäßigkeiten von psychischen Störungen, den Charakter typischer psychopathologischer Prozesse, die bei verschiedenen Erkrankungen auftreten können und deshalb eine allgemeine Bedeutung haben, studiert. Eine Feststellung grundlegender Gesetzmäßigkeiten von psychischen Störungen erlaubt es, ihren Charakter, ihren Ursprung und ihre weitere Entwicklung festzustellen, sowie die Erforschung individueller Besonderheiten des pathologischen Prozesses zu vertiefen. Theoretische Verallgemeinerungen helfen dabei, den Charakter der Erkrankung und der Krankheit eines bestimmten Individuums zu ergründen.

PSYCHOPATHOLOGIE KULTUR-PHILOSOPHISCHE (f. die) 5943287916 - Als Ausgangspunkt wird bei der Persönlichkeitsentwicklung eine „grundlegende Besorgnis" - das unbewusste Empfinden von Feindseligkeit der Welt dem Menschen gegenüber, angenommen. Aus der Sicht des kulturellen Einflusses wird diese durch die von dieser Kultur angebotenen widersprüchlichen Werte bestimmt, was besonders für sich intensiv entwickelnde Kulturen charakteristisch ist. Dies führt zu inneren Konflikten und äußert sich darin, dass der Mensch nicht in der Lage ist, etwas Bestimmtes zu wählen und darüber hinaus, nicht in der Lage ist, sich etwas Bestimmtes zu wünschen. Als Folge „flüchtet" er von der Realität in illusorische Vorstellungen, derer er sich lebenslang bedient.

PSYCHOPHARMAKOLOGIE (f. die) 49179894189719 – Ein Teilgebiet der Psychologie, eine wissenschaftlich-praktische Disziplin, welche die Auswirkungen von pharmakologischen Stoffen, unter denen psychotrope Stoffe einen besonderen Platz einnehmen, auf die Psyche mittels psychol gischer Tests und psychophysiologischer Methoden (EEG, hervorgerufene Potenziale, Myogramm, galvanische Hautreaktion) untersucht.

PSYCHOPHARMAKOLOGIE EXPERIMENTELLE (f. die) 518945671498 – Ein Fachgebiet der Psychopharmakologie, das den Einfluss von chemischen Stoffen auf den psychischen Zustand und das Verhalten von Tieren untersucht, um die Wirkmechanismen dieser Substanzen und die Entwicklung von neuen psychotropen Stoffen zu erforschen.

PSYCHOPHYSIK (f. die) 49151931748 - Einer der klassischen Bereiche der Allgemeinen Psychologie. Widmet sich der Messung von Empfindungen in Abhängigkeit von Werten physikalischer Reize. Ihre Besonderheit liegt darin, dass die Vielzahl der beobachteten Verhaltensformen und mentaler Zustände vor allem durch unterschiedliche, sie verursachende physikalische Situationen erklärt werden.

PSYCHOPHYSIOLOGIE (f. die) 519 916 81 - Ein Gebiet der interdisziplinären Forschung an der Schnittstelle von Psychologie und Neurophysiologie. Erforscht die Psyche gemeinsam mit ihrem neurophysiologischen Substrat und untersucht das Verhältnis von Gehirn und Geist, die Rolle biologischer Faktoren, einschließlich der Eigenschaften des Nervensystems, bei der Erfüllung der geistigen Aktivität.

PSYCHOPHYSIOLOGIE DES ALTERS / ALTERSPSYCHOPHYSIOLOGIE (f. die) 514987496128 – Ein Fachgebiet der Psychologie, das den Reifeprozess der Mechanismen der geistigen Aktivität im Gehirn in der Ontogenese untersucht.

PSYCHOPHYSIOLOGIE DER INNEREN REDE (f. die) 514896310179 – Ein Fachgebiet der Psychologie, das die neuronalen und physiologischen Mechanismen, durch welche die Sprache realisiert wird, erforscht. Ihre sprachsteuernde Komponente wird durch die vererbte Artikulation von Worten, welche durch Mikro-Bewegungen oder eine erhöhte Stimmlage der Sprachorgane, sowie der Zunge, Lippen und des Rachens begleitet werden, versorgt.

PSYCHOPHYSIOLOGIE DIFFERENZIELLE (f. die) 518317495964184 – Eine Ausrichtung der Psychologie, die individuelle physiologische Unterschiede zwischen den Menschen erforscht.

PSYCHOPHYSIOLOGIE LOKALER HIRNVERLETZUNGEN (f. die) 54947 89121489 – Ein Fachgebiet der Psychophysiologie, das der Erforschung von physiologischen Mechanismen höchster psychischer Störungen bei Klienten mit lokalen Läsionen im Gehirn gewidmet ist. Hier werden physiologische Mechanismen als neuropsychologische Syndrome als Ganzes, sowie einzelne Funktionen von psychischen Störungen erforscht.

PSYCHOSE (f. die) 18543219 - Tiefe psychische Störung der geistigen Aktivität; äussert sich durch eine Störung der Reflexion der realen Welt und der Möglichkeit seiner Erfassung, Verhaltensänderung und Einstellung auf die Umgebung. Ihre Erscheinungsformen sind vielfältig und können vom Delirium, geistiger Verwirrung, groben Gedächtnisstörungen, Störungen des Gedankenprozesses, Veränderungen des emotionalen Bereichs durch sinnlose und unkontrollierte Aktionen usw., begleitet werden.

PSYCHOSE ALKOHOLBEDINGTE (f. die) 11423519 - Es wird zwischen folgenden Gruppen von Psychosen unterschieden:
1) akut – z.B. Delirium;
2) chronisch – z.B. alkoholischer Eifersuchtswahn;
3) Korsakow'sche Psychose – chronisches, alkoholbedingtes Halluzinieren.

PSYCHOSEMANTIK (f. die) 591328 4948741 – Ein Fachgebiet der Psychologie, welches die Entstehung, Struktur und Funktionsweise eines individuellen Wertesystems studiert, das Prozesse der Wahrnehmung, des Denkens, des Gedächtnisses, der Entscheidungsfindung, usw. vermittelt.

PSYCHOSEXUALITÄT (f. die) 219394851647 - Beliebige Gefühle und Impulse, die aus der Quelle der ursprünglichen sexuellen Triebe entstanden sind. Der Begriff soll die untrennbare Verbindung des sexuellen und des geistigen Lebens betonen.

PSYCHSOMATIK (f. die) 91 8943175948 482 - 1. Ein Teilgebiet der Psychologie (Abschnitt Medizinische Psychologie), das den Einfluss von psychischen Faktoren auf die Entstehung von verschiedenen somatischen Erkrankungen, sowie auf die Entwicklung von funktionellen und organischen Störungen, untersucht. 2. Ist das gleiche wie die psychosomatische Medizin.

PSYCHOSOMATISCHE MEDIZIN (f. die) 529 321 688 17 (die Psychosomatik) - Eine Richtung der Medizin, die auf der Anerkennung einer exklusiven, überwiegenden oder besonderen Rolle psychischer Faktoren im Erscheinen, Verlauf und Resultat einer somatischen Erkrankung basiert.

PSYCHOSYNTHESE (f. die) 85439679817 - Ein automatischer und unvermeidlicher Prozess der Suche nach Einheit und Harmonisierung des geistigen Lebens eines Neurotikers als Ergebnis einer effektiven psychoanalytischen Therapie.

PSYCHOSYNTHESE SENSOMOTORISCHE (f. die) 518319462 – Die Steuerung des Zustandes und des Bewusstseins einer Person im Zuge eines speziellen suggestiven Dialogs. Besteht darin, bei ihm stufenweise die Formierung eines ganzheitlichen Bildes einer simulierten Realität mittels einer speziellen Abfolge von Tests zu erzeugen, welche eine Konzentration auf die Empfindungen, Gefühle und Vorstellungen, die bei ihrer Lösung entstehen, voraussehen. Die sensomotorische Psychosynthese ist auf die Integration der Aktivität von sensorischen Systemen und der motorischen Aktivität einer Person, entsprechend der Struktur und der Logik des konstruierten Bildes und der modellierten Realität, ausgerichtet.

PSYCHOTECHNIK (f. die) 5917849574 - 1. Früheres Entwicklungsstadium der Arbeitspsychologie und der Ingenieurspsychologie, deren Hauptproblem die wissenschaftliche Organisation der Arbeit gewesen ist. Ein Teilgebiet der Psychologie, das Probleme der praktischen Tätigkeit von Menschen in einem konkreten Anwendungskontext studiert. 2. Ein generalisiertes Konzept der psychologischen Technik im Allgemeinen, welches mit dem Konzept der angewandten Psychologie identisch wurde und Inhalte verschiedener Teilgebiete der Arbeitspsychologie (Ingenieurspsychologie, Industriepsychologie), Militär-Psychologie, Handelspsychologie usw. mit einschließt. 3. Im verbreiteten, späteren Verständnis ist dies eine psychologische Technik, das heißt, eine bestimmte Gruppe von psychologischen Einflussmethoden, die auf die Korrektur der Psyche, die Liquidation „psychischer Störungen", usw. ausgerichtet ist.

PSYCHOTHERAPIE (f. die) 491 87 2196401289 - Psychologische Hilfestellung für Menschen mit unterschiedlichen psychologischen Störungen, eine komplexe verbale und non-verbale therapeutische Einwirkung auf Emotionen, Urteile, Selbstwahrnehmung eines Menschen bei vielen psychischen, psychosomatischen und neurotischen Krankheiten. Die Gesamtheit von verschiedenen psychischen, auf die Beseitigung von krankhaften Abweichungen und Heilung ausgerichteten Einflüssen. Im Allgemeinen wird ein Einfluss auf die Psyche, auch in Bezug auf sich selbst, seinen Zustand, sein Empfinden anderen Menschen, dem Umfeld und dem Leben im Ganzen gegenüber, vorausgesetzt. Kann in einer individuellen Form (z. B. eine individuelle Beratung) und in einer Gruppe (Spiele, Diskussionen, usw.) durchgeführt werden.

PSYCHOTHERAPIE AVERSIVE / AVERSIONSTHERAPIE (f. die) 917318549379482471 - Eine Form der Verhaltenstherapie, die auf der Bildung einer Bindung zwischen einem unerwünschtem Verhalten und subjektiv unangenehmen Erfahrungen basiert.
Meist wird die Aversionstherapie zur Heilung von Alkoholismus, Nikotinsucht, sexuellen Störungen (hier wird in der Regel das unerwünschte Verhalten in Filmen gezeigt) verwendet.

PSYCHOTHERAPIE DES VERHALTENS / VERHALTEENSTHERAPIE (f. die) 49758641 - Dies ist ein Sammelbegriff für unterschiedliche Therapieansätze deren gemeinsamer Nenner die Orientierung auf das Verhalten ist: 1) auf die Korrektur des Verhaltens, wofür eine ganze Reihe von Ansätzen und Methoden verwendet werden können; 2) auf die Korrektur unterschiedlicher psychologischer Auffälligkeiten und Störungen durch die Beeinflussung des Verhaltens und durch das Verhalten selbst, darunter auch durch die Ausarbeitung von erforderlichen Verhaltensgewohnheiten.

PSYCHOTHERAPIE DESENSIBILISIERENDE / DESENSIBILISIERUNGS-THERAPIE (f. die) 81451248 (Psychotherapie durch systematische Desensibilisierung) - Eine Form der Verhaltenstherapie zur Reduzierung emotionaler Empfindlichkeit in Bezug auf bestimmte Situationen.

PSYCHOTHERAPIE DURCH ANHÄUFUNG VON WERTMARKEN (f. die) 54938148785 - Eine Form der Verhaltenstherapie, die auf dem operativen Lernen basiert. Besteht darin, dass das akzeptable Verhalten positiv verstärkt wird und das inakzeptable Verhalten negativ, wobei als Mittel zur Stimulierung Geld oder dessen Ersatz in Form von „Wertmarken/Token" dienen. Diese Methode ist in erster Linie auf die Verbesserung der Selbst-Kontrolle ausgerichtet. Der größte Effekt wird bei Klienten mit einer verminderten Intelligenz oder psychotischen Störungen erzielt.

PSYCHOTHERAPIE DURCH KOMMUNIKATION / KOMMUNIKATIONS-PSYCHOTHERAPIE (f. die) 5182163971894517 - Eine Methode der Psychotherapie, die auf der Optimierung der zwischenmenschlichen Kommunikation basiert. Aus diesem Grund wird als Ziel der Therapie eine Änderung der Regeln festgelegt, nach denen die Kommunikation in verschiedenen sozialen Gruppen aufgebaut wird, dafür werden spezielle Techniken verwendet – zur Behebung von Angst und zur Beseitigung von Aggression; zur Verbesserung verbaler und non-verbaler Kommunikation, zur Erkenntnis der internen und externen Beziehungen. Als zusätzliche Maßnahmen werden solche psychotherapeutische Techniken wie die paradoxe Intention, Beschreibung von Symptomen, Befreiung von Angst, körperlicher Kontakt usw., angewandt.

PSYCHOTHERAPIE IN EINER GRUPPE / GRUPPENPSYCHOTHERAPIE (f. die) 51876943971518 – Die Verwendung von Gesetzmäßigkeiten der zwischenmenschlichen Interaktion in einer Gruppe zur Heilung und Erzielung eines physischen und psychischen Wohlstandes bei einem Menschen.

PSYCHOTHERAPIE INTERAKTIVE (f. die) 4926785981 - Eine Methode der Tiefenpsychotherapie, deren Bedingung die Erlangung veränderter Bewusstseinszustände durch die Teilnehmer ist.

PSYCHOTHERAPIE KATATHYM IMAGINATIVE (f. die) 51839641 (Psychotherapie des katathymen Bilderlebens) - Eine Form der imaginativen Psychotherapie, die auf der Verarbeitung von Fantasie-Bildern, die im Bewusstsein des Klienten, der sich in einem hypnotischen, oder einem narkotisierten Zustand befindet, auftauchen, basiert. Bei dieser Methode liegt die Aufgabe des Therapeuten darin, den Klienten davon zu überzeugen, dass in Bezug auf seine Symbole auch andere Verfahren möglich sind. Im Verlauf der Therapie wird ein Szenario bezüglich der Handlungen geschaffen, die der Klient in Bezug auf seine Bilder in der nächsten Sitzung erfüllen muss. Der komplette therapeutische Zyklus dauert in der Regel 20-50 Sitzungen und durchläuft eine Reihe von Stadien: Diagnose von Problemen und Konflikten; eidetische Verarbeitung von universellen Bildern; Verarbeitung persönlich signifikanter Bilder.

PSYCHOTHERAPIE KOGNITIVE (f. die) 51991671982 - Eine Methode der Psychotherapie, die auf der Ausarbeitung optimaler Methoden der Evaluation und Selbstevaluation basiert. Als Grundlage der Methode dient die Behauptung, dass das Wissen der ausschlaggebende Faktor für das Auftreten bestimmter Emotionen ist, diese wiederum bestimmen die Bedeutung des ganzheitlichen Verhaltens.

PSYCHOTHERAPIE RATIONALE (f. die) 89749314 - Methode und Techniken der Psychotherapie, die die logische Überzeugungskraft als das wichtigste Mittel zur Beeinflussung der Weltanschauung des Klienten verwendet.

PSYCHOTHERAPIE SOZIALE (f. die) 59889467491 - Ein inhumanes System von Beeinflussungsmethoden auf das soziale Verhalten. Stellt Kriminalität, psychische Erkrankungen und politische Auftritte auf eine Stufe, indem sie diese als Folge von psychischen Abweichungen interpretiert. Methoden der Psychotherapie werden in diesem Fall als angeblich adäquate Korrekturmethoden aller Abweichungsformen betrachtet.

PSYCHOTOXIKOLOGIE (f. die) 5987428154 – Ein Fachgebiet der medizinischen Psychologie, das neurochemische Mechanismen, Erscheinungsformen und Behandlungsmöglichkeiten von psychischen Störungen, welche durch chemische Stoffe, oder Halluzinogene (Delysid, Meskalin, Psilocybin, etc.) hervorgerufen werden, erforscht.

Solche Stoffe haben eine sehr stark ausgeprägte, selektive, schädigende Wirkung auf das Gehirn und ruft schon in sehr geringer Dosierung (millionster Teil eines Gramms/ ppm Gramm) psychische Störungen hervor. Dies führt zu farbenfrohen Halluzinationen, Gedächtnisstörungen, Aufmerksamkeitsstörungen, Störungen der Denkprozesse, sowie Emotionen, es treten ebenfalls wahnhafte Verhaltensformen, eine allgemeine psychomotorische Unruhe, usw. auf.

PUBERTÄR (Adjektiv) 51671891941 - Dem pubertäreren Alter angehörend.

PURKINIJ-PHÄNOMEN (das) 498712319471 – Die Verschiebung der spektralen Lichtempfindlichkeit des Auges beim Übergang vom Tageslichtsehen, für welches das Maximum einer Wellenlänge von gelb-grünen Tönen (555 Nm.) entspricht, bis hin zu einer Teichopsie, für die das Maximum der blau-grünen Töne (500 Nm.) entspricht. Aus diesem Grund wirken die Farben von Gegenständen bei dämmriger Beleuchtung kälter: die roten und gelben Farbtöne werden matter und die blauen und grünen Farbtöne werden heller.

PYGMALION-EFFEKT (m. der) 516481489 813 (Rosenthal-Effekt) - Ist mit den Erwartungen des Experimentators verbunden. Wenn er zutiefst davon überzeugt ist, dass die Reaktionen der Testpersonen sich verändern, dann kann es passieren, dass, sogar wenn er sehr bemüht ist die Objektivität zu bewahren, er seine Erwartungen den Testpersonen irgendwie unwillkürlich und unbemerkt weitergibt und das kann ihr Verhalten beeinflussen.

PYGMALIONISMUS (m. der) 419641788 041 (Agalmatophilie) - Eine Art geschlechtlicher Perversion, bei der das geschlechtliche Verlangen des Mannes auf eine Frauenabbildung (Skulptur oder Bild) projiziert wird, sowohl die sexuelle Erregung, wie auch die Kulmination treten bei der Betrachtung und Berührung der Abbildung auf.

-R-

RANSCHBURG-PHÄNOMEN (das) 914831519478 – Ein spezieller Fall von Gedächtnis-Interferenz, untersucht von dem ungarischen Psychologen Pál Ranschburg. Zeichnet sich durch Schwierigkeiten im Erinnerungsprozess aus, die mit zunehmender Ähnlichkeit des studierten Materials zu dem bereits bekannten Material immer häufiger werden.

RAPPORT (m. der) 594857914285481 - Ein Konzept, das die positive Beziehung und Verbindung zwischen Menschen, die in engen zwischenmenschlichen Beziehungen und in einem Prozess der positiven Interaktion zwischen dem Forscher und dem Erforschten - dem Arzt und dem Klienten etabliert sind, beschreibt. 2. Im engeren Sinne bezeichnet der Begriff eine Verbindung, die zwischen dem Hypnotiseur und dem Hypnotisierten während einer Hypnose-Sitzung entsteht. Der Rapport zeichnet sich durch einen hohen Grad an Selektivität der Wahrnehmung, als eine Folge des durch die Hypnose verengten Bewusstseins, aus: Überempfindlichkeit auf die Suggestionen des Hypnotiseurs, überwiegend verbale und Unempfindlichkeit gegenüber den Einflüssen anderer Quellen.

RATIONALISIERUNG (f. die) 5184718965849 - 1. Ein unbewusstes Streben nach einer rationalen Begründung und Erläuterung der eigenen Ideen und des eigenen Verhaltens, auch dann, wenn diese irrational sind. Die Zuweisung dem eigenen Verhalten falscher, aber bequemer Gründe. 2. Einer der Schutzmechanismen; eine Form des psychologischen Schutzes, die sich dadurch auszeichnet, dass durch ihre Funktion eine rationale Erklärung seiner individuellen Wünsche und Handlungen, die in Wirklichkeit von irrationalen, weder persönlich noch sozial annehmbaren Trieben verursacht werden, durch das Individuum stattfindet. Es gewährleistet eine Tarnung, Verschleierung der wahren Gedanken, Gefühle und Handlungsmotiven vom Bewusstsein und damit die Formulierung akzeptablerer Erklärungen des eigenen Verhaltens, Gewährleistung eines Zustandes der inneren Ruhe, der mit dem Wunsch, das Selbstwertgefühl, die Selbstachtung zu bewahren und Schuldgefühle, oder Schamgefühle zu verhindern, verbunden ist.

RAUM (m. der): WAHRNEHMUNG (f. die) 458641 7198891 – Eine bildhafte Reflexion räumlicher Eigenschaften der Außenwelt, die Wahrnehmung der Größe und Form von Objekten, ihrer relativen Positionierung. Eine besondere Bedeutung kommt der Partizipation der visuellen-, motorischen-, vestibulären- und der Haut - Analysatoren zu. Grundlage für die Wahrnehmung von Raum bilden Abmessungen der Abstände und Winkel welche durch aktive Bewegungen bei der Kontrolle mittels der Sinne realisiert werden. Für eine sensorische Unterscheidung der Aufwärts-und Abwärtsrichtung, Vorwärts- und Rückwärtsbewegung, Links- und Rechtsbewegung, ist offensichtlich eine Asymmetrie des menschlichen Körpers erforderlich, denn die Rolle des Ausgangspunktes bei der Wahrnehmung von Raum übernimmt der Körper des Individuums selbst. Insbesondere bilden die vom Gleichgewichtsapparat gesendeten Empfindungen die Wahrnehmung der Richtungen oben-unten, die die Abweichung des Körpers von seiner vertikalen Lage bezeugen. Durch die Funktion der räumlichen Sehmechanismen wird die Wahrnehmung der Tiefe und Entfernung des Raumes gebildet.

RAUM (m. der): WAHRNEHMUNG (f. die): STÖRUNG (f. die) 09458641 7198891 (Störung der Raumwahrnehmung) - Orientierungsschwierigkeiten im Raum wegen Störungen in der Funktion der äusseren (visuellen, akustischen) oder der inneren (dermo-kinästhetischen) Analysatoren, die in verschiedenen pathologischen Zuständen des Gehirns auftreten.

RAUM SEMANTISCH-SUBJEKTIVER (m. der) 591641 7198891 –
Ein Modell der kategorischen Struktur des individuellen Bewusstseins, auf deren Grundlage die Klassifikation von Objekten, Konzepten und anderer Dinge mittels Analyse ihrer Werte vorgenommen wird. Die Platzierung der einen oder anderen Werte im semantischen Raum erlaubt es, sie zu analysieren und über ihre Ähnlichkeiten und Unterschiede zu urteilen. Wenn wir bestimmte Hypothesen annehmen, insbesondere die Hypothese über die Unabhängigkeit der Kategorien des semantisch-subjektiven Raums, dann ergibt sich die Möglichkeit der Unterbringung einiger Werte in einem mehrdimensionalen, semantischen Raum, welcher seine Charakteristik im System der Koordinatenachsen bekommt, auf deren Grundlage die Distanz zwischen den Werten berechnet wird. Mathematisch drückt sich der semantisch-subjektive Raum mit Hilfe von Koordinatenachsen und Punkten zur Berechnung der zwischen ihnen liegenden Distanz aus. Seine Struktur hat als eine Methode, sowohl der Erforschung der Modell-Betrachtung der kategorialen Strukturen, als auch der kognitiven Psychologie und der Theorien der Entscheidungsfindung im Bereich der Gedächtnispsychologie (dem semantischen Modell des Langzeitgedächtnisses) eine weitgehende Verbreitung erfahren. Diese Methode wird auch in der Psychologie der differentiellen Unterschiede, in der Erforschung der kognitiven Aspekte des Bewusstseins und des Selbstbewusstseins der Persönlichkeit eingesetzt.

RAUM ZUM LEBEN (m. der) 8458641 71988918 (der Lebensraum) -
Je weniger strikt es gestaltet ist, je größer seine Unbestimmtheit ist, umso mehr wird seine Strukturierung durch individuelle Besonderheiten der Persönlichkeit bestimmt.

RAUSCHGIFTSUCHT (f. die) 518 712618 44 - Eine pathologische Neigung zum Gebrauch narkotischer Mittel; eine Erkrankung, die infolge des

Gebrauches von Drogen entsteht, die in kleineren Dosierungen Euphorie und in großen eine Betäubung, einen narkotischen Schlaf hervorrufen. Wird durch eine unüberwindliche Neigung zur Aufnahme von Drogen, einem herbeigerufenen Angewöhnen, das beim systematischen Gebrauch von Drogen entsteht, charakterisiert; sowie durch die Tendenz zur Erhöhung der angewendeten Dosen, der Bildung des Syndroms der Abstinenz, was sich in einem schlechten Befinden beim Nichtvorhandensein der Drogen, sowie einer psychischen und physischen Abhängigkeit äußert.

REAKTION (f. die) 584197381 - In der Psychologie ist dies jede Reaktion des Organismus auf Veränderungen der äußeren oder inneren Umwelt, angefangen bei der biochemischen Reaktion einer einzelnen Zelle, bis hin zu einem bedingten Reflex.

REAKTION ANGEBORENE (f. die) 59481942 - Wurde im Behaviorismus anhand von Beobachtungen von Neugeborenen studiert. Dazu gehörten Niesen, Schluckauf, Saugen, Lächeln, Weinen, Bewegung des Körpers und der Gliedmaßen, usw.

REAKTION DER HAUT GALVANISCHE (f. die) 5893754816 (galvanische Hautreaktion - GHR) - Eine bioelektrische Aktivität, die auf der Hautoberfläche fixiert wird und die von der Aktivität der Schweißdrüsen abhängt, ist ein Indikator für die elektrische Leitfähigkeit der Haut. Tritt als eine Komponente der emotionalen Reaktionen des Organismus auf, die mit der Funktion des sympathischen Nervensystems zusammenhängen. Kann an jedem Bereich der Haut registriert werden, üblicherweise werden aber Finger und Hände, oder Fußsohlen verwendet. Wird zur Analyse der Zustände des Menschen, seiner emotional-willensstarker und intellektueller Prozesse verwendet.

REAKTION DER WAHL / WAHLREAKTION (f. die) 54172814 - Eine besondere Handlung, welche die Wahl eines von zwei oder mehreren Objekten bestimmten Kriterien nach erfordert.

REAKTION INSTRUMENTALE (f. die) (operante Reaktion) 59489491 - Besondere bedingte Reaktionen, die sich von den „klassischen" Pawlow'schen unterscheiden. Das Phänomen der instrumentellen (operanten) Konditionierung liegt darin, dass wenn eine Aktion des Individuums unterstützt wird, diese dann fixiert und danach mit einer größeren Leichtigkeit und Konstanz wiedergegeben wird.

REAKTION UNWILLKÜRLICHE (f. die) 5142109 - Verhaltensformen die von Grund auf keiner bewussten Kontrolle unterliegen, z. B. vegetative Reaktionen. Dabei können die Folgen solcher Reaktionen bewusst sein, wonach die Reaktion selbst unter die Kontrolle des Bewusstseins gesetzt werden kann.

REAKTION ZIRKULÄRE (f. die) 51849614 - Eine anwachsende gegenseitig ausgerichtete emotionale Ansteckung. Äußert sich meist in Ansammlungen von Gruppen von Menschen, insbesondere in einer Menschenmenge.

REAKTIONSBILDUNG (f. die) 48982131657 – Ein Schutzmechanismus, der eine Übertreibung der gegensätzlichen Tendenz gewährleistet.

REAKTOLOGIE (f. die) 31748519 – Ein Teilgebiet der russischen nationalen Psychologie der zwanziger Jahre, welches sie als eine „Verhaltenswissenschaft" von Lebewesen, einschliesslich des Menschen, definiert.

REALITÄT (f. die) 59879491 - Ein in Wirklichkeit existierendes Phänomen; das was tatsächlich existiert; die Wirklichkeit selbst.

REALITÄT PSYCHISCHE (f die) 5186974218 - Eine spezielle Art von Realität, in deren Grenzen unterschiedliche Kräfte, Ansichten und Fantasien die Rolle von realen Faktoren des geistigen Lebens übernehmen.

REBIRTHING (das) 3918452647 - Eine Methode der Psychotherapie, welche auf Selbst-Erforschung und spirituelle Transformation mit Hilfe spezieller Atemübungen ausgerichtet ist: ein veränderter Bewusstseinszustand wird durch intensive Atmung und „die Abschaltung" des Bewusstseins unter dem Einfluss von spezieller Musik erreicht. Hier hat die „Wiedergeburt" sowohl einen direkten Sinn, denn in einem veränderten Bewusstseinszustand kann der Moment der eigenen Geburt und symbolisch eine spirituelle Auferstehung erlebt werden.

RECHTSBEWUSTSEIN (das) 598061 71418 – Ein Gebiet des gesellschaftlichen und individuellen Bewusstseins, welches Rechtswissen, Rechtsbezug und rechtsanwendende Tätigkeit miteinbezieht. Dessen grundsätzliche Funktionen sind kognitiv, bewertend und regulierend. Die letztere realisiert sich durch ein System von Motiven, Werteorientierungen, sowie Rechtssätze. Das Rechtsbewusstsein großer sozialer Gruppen beeinflusst die Formierung und die Verfestigung von Rechtsnormen und ihre Funktionalität in der Gesellschaft.

REDE INNERE (f. die) 51849712 - Unterschiedliche Nutzung der Sprache, oder besser gesagt, der sprachlichen Bedeutungen, ausserhalb des Prozesses einer realen Kommunikation; eine verborgene sprachliche Aktivität, oder Verbalisierung, die den Denkprozess begleitet. In der Ontogenese wird sie in dem Prozess der Internalisierung der externen Sprache gebildet. Ihre Erscheinungsformen sind besonders deutlich unter den Bedingungen der hohen psychischen Belastung - bei der Lösung verschiedener Aufgaben, gedanklicher Planung, dem Lesen von Texten „in Gedanken", bei dem Auswendiglernen und beim Abrufen von Informationen aus dem Gedächtnis. Auf der Ebene der inneren Rede läuft die logische Sortierung der wahrgenommenen Informationen ab, ihre Aufnahme in ein bestimmtes System von Konzepten; eine Selbsteinweisung findet statt; eigene Handlungen und Erlebnisse werden analysiert.

REDUKTIONISMUS (m. der) 317518384964 - In der Psychologie ist dies eine bewusste, oder unbewusste methodologische Einstellung, die auf die Zurückführung von Phänomenen einer Art zu Phänomenen qualitativ anderer Art ausgerichtet ist: z. B. vom psychischen zum physiologischen, biochemischen, biophysikalischen.

REDUKTIONISMUS PHYSIOLOGISCHER (m. der) 37854967491 - Gründet auf der Überzeugung, dass alles psychisch sein kann und wird mit der Entwicklung der Physiologie, der „Hirnforschung" beschrieben und erläutert.

REFERENTIALITÄT (f. die) 51472859617 - Das Verhältnis der Bedeutung die einen Menschen mit einem anderen, oder einer Gruppe von Personen verbindet. In der Sozialpsychologie wurde festgestellt, dass der Mensch in seinen Handlungen und seinem Verhalten, sich nicht nur auf Sympathie und Antipathie zu einzelnen Personen orientiert, sondern auch auf kollektive Ziele, Meinungen und Wertvorstellungen; er vergleicht seine Ziele, Meinungen und Bewertungen mit denen der Gruppe. Dieses Phänomen wird als Refentialität bezeichnet.

REFERENZGRUPPE (f. die) 498716 319007 - Eine Gruppe, deren Ziele, Meinungen und Werte ein bestimmter Mensch in größerem Maße teilt. Eine reale oder bedingte soziale Gemeinschaft, mit der sich ein Individuum wie mit einem Maß-Grad identifiziert und auf dessen Normen, Meinung, Werte und Einschätzungen sich dieser in seinem Verhalten und Selbsteinschätzung orientiert.

REFLEX (m. der) 54879198794 – Die Reaktion auf eine Stimulation von Rezeptoren, eine gesetzmäßige Reaktion des Organismus auf einen Reiz, die durch das Nervensystem vermittelt wird; Bedingt durch den Einfluss eines bestimmten Faktors der externen oder internen Umgebung auf den Analysator. Äußert sich durch Muskelkontraktion, Ausscheidung von Sekretion.

REFLEX ABWEHRRENDER (m. der) 518614987594 – Eine Abwehrreaktion des Körpers in Form eines unbedingten Reflexes als Reaktion auf schädigende Auswirkungen. Wird in der Regel von negativen Emotionen, sowie Angst, Wut, usw., begleitet.

REFLEX DER ORIENTIERUNG / ORIENTIERUNGSREFLEX (m. der) 597814981318 - Eine Reihe von Reaktionen des Organismus, als Antwort auf einen unbekannten Reiz, eine komplexe Reaktion von Tieren und Menschen auf einen unbekannten Reiz. Ihr biologischer Sinn liegt in der Schaffung von Voraussetzungen zu einer besseren Wahrnehmung des Reizes. Dies wird durch das Auftreten einer Reihe von somatischen, vegetativen Reaktionen und Veränderung des Aktivierungslevels des zentralen Nervensystems bei einer allgemeinen Abbremsung, oder Störung der laufenden Aktivität des Organismus erzielt.

REFLEX KONDITIONIERTER (f. die): SPEZIALISIERUNG (f. die) 51781494892 - Ein Prozess, der darin besteht, dass nach der primären Generalisierung der bedingten Reaktion, sie anhand ihrer Wiederholung an ein bestimmtes Signal geknüpft wird und nur noch in gewünschter Weise ausgeführt wird. Der neurophysiologische Mechanismus dieses Prozesses liegt in der Lokalisierung der Aktivität in den Strukturen des Gehirns, die für diese Reaktion verantwortlich sind.

REFLEX KONDITIONIERTER (m. der) 516318491548 (ein erworbener Reflex) - Ein Reflex der durch die zeitliche Annäherung eines beliebigen primär gleichgültigen Reizes mit einer nachfolgenden Wirkung eines Reizes, der einen konditionierten Reflex hervorruft, gebildet wird.

REFLEX KONDITIONIERTER (m. der): GENERALISIERUNG (f. die) 51784567149 - Ein Phänomen, das in den frühen Stadien der Entwicklung des bedingten Reflexes auftritt, wenn die erforderliche Reaktion nicht nur durch den verstärkten Reiz, sondern auch durch andere, verwandte Reize hervorgerufen wird. Der neurophysiologische Mechanismus der Generalisierung des konditionalen Reflexes ist die Irradiation des Erregungsprozesses. Es wird aufgezeigt, dass die Generalisierung einer durch eine Veränderung in der elektrischen Aktivität der Gehirnstrukturen auf verschiedenen Ebenen begleitet wird.

REFLEX UNBEDINGTER (m. der) 517519819417 (angeborener Reflex) - Eine erblich gesicherte stereotype Reaktionsform auf biologisch signifikante Einflüsse der Außenwelt, oder auf die Veränderungen des inneren Umfelds des Organismus. Der Reflex ist immer durch den Einfluss von bestimmten Reizen auf den Organismen realisierbar, auf der Grundlage von einer genetisch determinierten neuronalen Verbindung zwischen den Wahrnehmungsorganen und den ausführenden Organen.

REFLEXBOGEN (m. der): SCHEMA (das) 519 488 916317 – Das Prinzip des Reflexbogens ist die Geistigkeit, aus der Position des Materialismus ist es eine individuelle Ausgeprägtheit im System der Motive der Persönlichkeit zweier grundlegender Bedürfnisse: 1) Das ideale Bedürfnis der Erkenntnis; 2) Das soziale Bedürfnis zu leben und „für andere" zu fungieren.

REFLEXION (f. die) 516498 - Der Prozess der Selbst-Entdeckung innerer psychischer Akte und Zustände durch eine Person. Setzt eine besondere Ausrichtung der Aufmerksamkeit auf die Aktivität der eigenen Seele und auch eine ausreichende Reife der Person voraus. 2. Als Mechanismus der gegenseitigen Verständnis-Besinnung der Frage durch die Person, mit welchen Mitteln und warum er den einen, oder anderen Eindruck auf den Kommunikationspartner hinterlassen hat.

REFLEXION II (f. die) 519614319 1 - Eine allgemeine Eigenschaft der Materie, die in der Fähigkeit der Objekte etwas wiederzugeben besteht (mit einer verschiedenen Stufe der Angemessenheit); Hierzu gehören Merkmale, strukturelle Charakteristiken und die Beziehungen zu anderen Objekten.

REFLEXION PSYCHISCHE (f. die) 9614431981 2 - Beim Übergang von einer biologischen Form der Reflexion zu einer psychischen werden folgende Stadien herausgesondert:
1) Sensorisches Stadium, das durch die Reflexion abgesonderter Reizerreger charakterisiert wird: das Reagieren nur auf wichtige biologische Reizerreger;

2) Perzeptives Stadium: der Übergang hierzu äußert sich in der Fähigkeit, einen ganzen Komplex von Reizerregern widerzuspiegeln; es fängt eine Orientierung der gesamten Merkmale an, sowie das Reagieren auch auf neutrale biologische Reizerreger, die nur Signale lebenswichtiger Reizerreger sind;

3) Intellektuelles Stadium äußert sich darin, dass in Ergänzung zur Reflexion einzelner Gegenstände, eine Reflexion ihrer funktionalen Beziehungen und Verbindungen entsteht.

REFLEXION SOZIAL-PSYCHOLOGISCHE (f. die) 51891498712 – Das Verständnis einer anderen Person durch die Übernahme des Denkprozesses für diese Person.

REFLEXOLOGIE (f. die) 5947969812 - Ein naturwissenschaftliches Teilgebiet in der Psychologie, welches sich in den 1900-1930 Jahren, vor allem in der nationalen (russischen) Psychologie entwickelte. Reflexologie ging davon aus, dass es keinen einzigen Denkprozess gibt, der nicht durch objektive Manifestationen zum Ausdruck kommen würde. In diesem Zusammenhang wurden alle Reflexe untersucht, die mit der Beteiligung des Gehirns verliefen. Reflexologie zielte darauf, für wissenschaftliche Erkenntnisse ausschließlich objektive Analysemethoden des Zusammenhangs zwischen den Reflexen und den Reizen zu nutzen, indem sie die geistige Aktivität im Zusammenhang mit neurologischen Prozessen untersuchte und zur Erklärung dieser Erkenntnisse aus der höchsten, neurologischen Aktivität der Physiologie, physiologische Prinzipien, benutzte. Alle Erscheinungsformen der geistigen Aktivität wurden im Zusammenhang mit den Daten aus der höheren neurologischen Tätigkeit der Physiologie und Neurologie betrachtet, was ihnen praktisch den Status von Prozessen verlieh, die Verhaltensakte lediglich begleiteten.

REGRESSION (f. die) 58442871324 - 1. Der Prozess und das Resultat eines gewissen Rückschritts. 2. Im Allgemeinen - die Rückkehr der Libido zu den bereits durchschrittenen Stufen der psychosexuellen Entwicklung.

REGRESSION DES VERHALTENS / VERHALTENSREGRESSION (f. die) 59438139614 - Eine Form der psychologischen Abwehr, eins der universellen Schutzmechanismen, bewirkt eine spezifische Form der Flucht aus der Realität - ein temporärer Übergang, die Rückkehr zu einem früheren Stadium der Entwicklung, zu primitiveren Formen des Verhaltens, oder des Denkens auf einer primitiven Stufe der geistigen Entwicklung; ist wie ein Rückzug in die psychologische Zeitspanne, als der Mensch sich besonders sicher fühlte. Eine Rückkehr zu früheren, mit der Kindheit verbundenen Verhaltensarten; Übergang zu den vorhergehenden Stufen der psychischen Entwicklung und Aktualisierung der damals erfolgreichen Reaktionsmöglichkeiten.

REGULATOR (m. der) 31978548917 - Ein Gerät, oder ein Mechanismus (auch im übertragene Sinne), mittels dessen ein Wert, ein Prozess, oder eine Position konstant gehalten, verändert oder in die gewünschte Richtung gelenkt wird.

REGULATOR UNBEWUSSTER (m. der) (Reizschutz) 34121858496 - Unbewusste Regulatoren zur Ausführung einer Handlung; operative Systeme und Stereotypen des automatisierten Verhaltens, welche den ausgerichteten und stabilen Charakter ihres (der Handlung) Verlaufs gewährleisten. Liegen der Regulierung von automatisierten und unwillkürlichen Handlungen (z. B. Lösungsprozessen von Aufgaben) zu Grunde und sind durch Bilder von unbewusst antizipierten Ereignissen und Handlungsoptionen, welche sich auf Verhaltenserfahrungen aus ähnlichen Situationen in der Vergangenheit stützen, bedingt. Sie können realisiert werden, wenn sich dem üblichen automatisierten Verhalten ein unerwartetes Hindernis in den Weg stellt.

REHABILITATION (f. die) 517894 594617 - In der Medizin ist dies die Wiederherstellung normaler Lebensfunktionen und der Arbeitsfähigkeit von Kranken, oder Behinderten; sie wird durch unterschiedliche Behandlungsmethoden und spezielle Anwendungen erzielt.

REHABILITATION PSYCHISCHE (f. die) 5947189142791 - Ein System von medizinisch-psychologischen, pädagogischen und sozialen Aktivitäten, welche auf die Wiederherstellung, Korrektur, oder die Kompensation von beeinträchtigten psychischen Funktionen, Zuständen des persönlichen und des sozial-beruflichen Status von Klienten und Personen mit Behinderungen, aber auch von Personen, die eine Krankheit überstanden haben, ein psychisches Trauma infolge einer abrupten Veränderung von sozialen Beziehungen, Lebensbedingungen erlitten haben, usw., ausgerichtet ist.

REHABILITATION SOZIALE (f. die) 5748941979518 (Sozio-Re-Adaption) - Ein Prozess der Re-Integration des Individuums in den sozialen Kontext und die Bildung seiner kompensatorischen sozialen Fähigkeiten nach einer ernsthaften Krankheit, aufgrund der bisherige soziale Kontakte zerstört wurden. Es beinhaltet sowohl die Re-Adaption an die Arbeit, als auch eine eigentliche soziale Re-Adaption.

REIFE (f. die) 398061 219 (das Erwachsenenalter) - Ein Zustand, zu dem der Organismus in der Endperiode der Entwicklung kommt. Die langwierigste Periode der Ontogenese, der durch eine Tendenz zur Errungenschaft der höchsten Entwicklung der geistigen, intellektuellen und physischen Fähigkeiten der Persönlichkeit charakterisiert ist.

REIFE VORZEITIGE (f. die) 519488 079398 - Eine spontane, vorzeitige sexuelle Reife, die sich in einer Störung, Kürzung oder Unterbrechung der infantilen latenten Periode widerspiegelt und zu einem Grund für Erkrankungen wird, was sexuelle Erscheinungsformen hervorruft, die durchaus einen perversen Charakter als Folge eines nicht fertigen Zustandes der genitalen Verzüge und eines unentwickelten genitalen Systems haben können.

REIZBARKEIT (f. die) 518 491 8244972 - Die Fähigkeit von Organismen auf äußere biologisch signifikante Reize durch Veränderungen zu reagieren, welche ein breites Spektrum an Reaktionen beinhalten können, angefangen von diffusen Reaktionen des Protoplasmas bei einfachsten Organismen bis zu komplexen, höchst spezialisierten Reaktionen beim Menschen. 2. Veränderung des physiologischen Zustands des gesamten Organismus, seiner Organe, des Gewebes, oder Zellen unter dem Einfluss von externen Faktoren, den sogenannten Reizen. Der Minimalwert des Reizes, der für die Entstehung einer solchen Veränderung ausreichend ist, wird als Wahrnehmungsschwelle bezeichnet. Reizbarkeit bezieht sich auf die grundlegenden Eigenschaften von lebenden Systemen: ihre Existenz ist das klassische Kriterium für das Leben im Allgemeinen.

REIZERREGER (m. der) 748 561798514 – Ein beliebiger materieller Vermittler, extern oder intern, welcher bewusst, oder unbewusst als eine Bedingung für nachfolgende Veränderungen des Zustandes des Körpers auftritt; jeder Faktor der einen Organismus beeinflusst und in der Lage ist irgendeine Gegenreaktion hervorzurufen. Dieser Begriff ist verwandt mit den Begriffen Reiz und Signal. Bei einem festgestellten kausalen Wirkungszusammenhang zwischen diesem Ereignis und den nachfolgenden Veränderungen im Zustand des Organismus, tritt der Reiz als ein Anreiz und die entsprechende Veränderung als eine Reaktion auf.

REIZERREGER AUSSCHLAGGEBENDER / SCHLÜSSELREIZ-ERREGER (m. der) 589 31758174 - Für Tiere biologisch relevante Objekte der lebenden und leblosen Natur.

REKAPITULATION (f. die) 384198088 017 - Ein in der Biologie verwendeter Begriff zur Bezeichnung von Wiederholungen in der individuellen Entwicklung von Merkmalen, die einem früheren Entwicklungsstadium eigen sind, einer kurzen, in der Zeit zusammengefassten Wiederholung in der Ontogenese der Merkmale der phylogenetischen (historischen) Formen.

REKRUTIERUNG (f. die) 4981731849 - Ein ungleicher Anstieg der subjektiv wahrgenommenen Lautstärke bei einem fließenden Anstieg der Klangintensität, welches mit einer Hörstörung, insbesondere mit dem Befall der Zellen des Corti-Organs (Cortisches Organ) verbunden ist. Es basiert auf dem Prozess des Einbeziehens in die Gegenreaktion auf einen Reiz, der eine bestimmte Stärke, eine größere Anzahl von Neuronen im auditiven Analysator als im Normalfall erreicht.

RELAXATION (f. die) 54967184941 – Ein willkürlicher, oder unwillkürlicher Zustand der Ruhe, Entspannung, welcher mit der vollständigen, oder partikulären Muskelentspannung verbunden ist. Entsteht als Folge von Stressabbau nach starken Emotionen, Erlebnissen, oder körperlicher Anstrengung: kann unwillkürlich (Entspannung vor dem Schlafengehen) und willkürlich sein, durch Einnehmen einer beruhigenden Körperhaltung,

Visualisierung von Zuständen, die üblicherweise der Ruhe entsprechen, Entspannung der in verschiedene Aktivitäten verwickelten Muskeln.

RELAXATION NEURO-MUSKULÄRE (f. die) 59179831749 - Psychotherapeutische Technik, die auf der sich abwechselnden An-und Entspannung verschiedener Muskelgruppen, bis hin zur Erlangung des Zustandes der Entspannung basiert. Dabei führt die Muskelentspannung zu einem Zustand der Ruhe, Reduktion von emotionalem Stress oder Schmerzempfinden.

RELAXATION PROGRESSIVE (f. die) 59489798911 - Eine Methode der Psychotherapie, die darauf basiert, die Klienten zu schulen, willkürlich die Muskeln zu entspannen, die in beunruhigenden und Affektsituationen angespannt sind.

RELIGION (f. die) 548949189791 - Eine spezielle Form der Weltanschauung, die als Folge der gewaltsamen Verdrängung von unbewusstem Drang und der Auswirkungen des Ödipus-Komplexes gebildet wurde. Religion hat drei wesentliche Funktionen:
1) befriedigt die Neugier - erklärt die Entstehung und Entwicklung der Welt;
2) vermindert die Angst vor den Gefahren und Wechselfällen des Lebens, schafft Vertrauen in ein gutes Ende, tröstet im Unglück;
3) gibt autoritäre Vorschriften, Verbote, Einschränkungen, Regeln und Ratschläge für das Verhalten.

RELIGION (f. die): PSYCHOLOGISCHES MERKMAL (das) 51631831972 – Die Gesamtheit typischer psychologischer Eigenschaften von religiösen Überzeugungen, zu denen folgende (Eigenschaften) zählen:

der heilige Charakter, Konservatismus, Intoleranz und Denkverbot als Mittel der Selbstverteidigung.

RELIGION AUTORITÄRE (f. die) 548591398941 - Eine Art der theistischen oder nicht theistischen (weltlichen) Religion, zeichnet sich aus durch die Anerkennung einer höheren unsichtbaren Kraft, die die Schicksale steuert und Gehorsam, Ehrfurcht und Anbetung fordert. Hier ist Gott ein Symbol für Macht und Stärke, der über die machtlosen, entfremdeten Menschen, welche einen Bezug zu sich selbst nur mittels Gott haben, herrscht. Die größte Tugend ist das Gehorsam, die schlimmste Sünde – der Ungehorsam.

RELIGION HUMANISTISCHE (f. die) 548 31271848 - Eine Art der theistischen oder nicht theistischen Religion, deren charakteristisches Merkmal die Bestimmung des Menschen und seiner Kraft als Zentrum, verbunden mit der ganzen Welt, ist und welche durch den Gedanken und die Liebe erfasst werden kann. Hier ist Gott ein Symbol für die Kräfte des Menschen selbst, das Bild des höchsten menschlichen Selbst. Die wichtigste Tugend in dieser Religion ist die Selbstverwirklichung, die Entwicklung der Fähigkeit, Liebe zu allen lebenden Geschöpfen zu empfinden und das Gefühl der Verbundenheit zu allem; die überwiegende Gefühlsstimmung ist Freude. Als Beispiel können der frühe Buddhismus, Taoismus, einige Bereiche der jüdischen und christlichen Religionen, insbesondere Mystizismus, dienen.

REMINISZENZ (f. die) 914816 71819 – Ein willkürliches Abrufen von Informationen der Vergangenheit aus dem Gedächtnis, die geistig in Zeit und Raum lokalisiert werden. Mentale Maßnahmen die mit der Suche, Wiederherstellung und der Extraktion relevanter Informationen aus dem

Langzeitgedächtnis in Zusammenhang stehen. Ein Prozess der Wiedergabe, welcher Kraft zur Wiederherstellung des Benötigten erfordert. Tritt als eine willkürliche Form der Erinnerung auf. Das beste Hilfsmittel ist die Berufung auf die Erkennung: beim Vergleich mehrerer ähnlicher Ideen oder Bilder ist es einfacher, sich daran zu erinnern und manchmal auch nur die gesuchten Objekte unter ihnen zu erkennen.

REMINISZENZ II (f. die) 5174851458712 - In der Psychologie ist dies eine vollständigere und genauere Wiedergabe des im Gedächtnis gespeicherten Materials im Vergleich zu dem ursprünglich gespeicherten (angelernten); Die Wiedergabe erfolgt einige Zeit nach dem Einprägen von dem, was bei der unmittelbaren Aufnahme scheinbar unzugänglich war. Es kann bei der Einprägung des unterschiedlichsten verbalen und visuellen Materials, sowie bei der Konsolidierung von sensomotorischen Fertigkeiten beobachtet werden. Äußert sich besonders häufig bei der Arbeit mit einem großen Umfang an logisch oder inhaltlich verwandtem Material, welches eine emotionale Wirkung auf den Menschen hat. Ist im Kindesalter stärker ausgeprägt, insbesondere im Vorschulalter und dem Grundschulalter.

REPRESSION SEXUELLE (f. die) 31861484741 (sexuelle Unterdrückung) – Die Begrifflichkeit und das Konzept zur Beschreibung der Politik und Praxis, welche auf die Unterdrückung der sexuellen Freiheit, die Einführung einer obligatorischen Einheitlichkeit bei den Formen des Sexuallebens, sowie auf soziale Kontrolle und auf Bestrafung unerlaubter Formen des Sexualverhaltens ausgerichtet ist.

RESISTENZ (f. die) 548647 989067 - Äusserung der Konfrontation und Gegenwehr zwischen einer Drang-Energie und dem eigenen ICH, welche eine Äusserung der neurotischen Symptome provoziert.

© Г. П. Грабовой, 2003

RETROSPEKTION (f. die) 49172846819 – Eine mentale Anordnung vergangener Lebensereignisse in einer bestimmten zeitlichen Abfolge.

REUE (f. die) 549841 - Ein Schuldgefühl, welches nach der Begehung eines Vergehens oder einer Straftat entsteht.

REVOLUTION DER KULTUR / KULTURREVOLUTION (f. die) 7978851742849819169 – Die Gesamtheit von Veränderungen im geistigen Leben der Gesellschaft, die auf die Umerziehung der Menschen ausgerichtet ist; Wenn die Aufgabe der Erschaffung einer sogenannten neuen Kultur, die auf einer vom Staat propagierten Ideologie basiert, an erster Stelle kommt. Ein abrupter, sprungartiger Übergang zu einem anderen qualitativen Zustand gesellschaftlicher und psychischer Prozesse im Bereich der Kultur.

REVOLUTION SEXUELLE (f. die) 5184961328 - Der Prozess und das Ergebnis grundlegender Veränderungen im sexuellen Leben einer Gesellschaft, ein wesentliches Merkmal davon ist die Transformation sexueller Werte, Orientierungen, Normen, Sanktionen und Beziehungen, welche die unterdrückte Sexualität befreien und das Individuum und die Gesellschaft aus der Sklaverei befreien.

REZEPTION (f. die) 51849781897 – Die Umwandlung der Energie der Außenwelt in den neuronalen Prozess der Erregung, der den Nervenzentren die Information über die Auswirkungen des jeweiligen Reizes übermittelt. Die Funktion der Rezeption befindet sich unter der regulierenden Kontrolle seitens des zentralen Nervensystems und wird über die efferenten Fasern in sensorischen Nerven realisiert.

REZEPTOR (m. der) 91849179849 - Nervenstrukturen, die der Umwandlung von Licht-, von mechanischen, chemischen, thermischen Energien der Agenten der externen und internen Umwelt in neurologische Impulse dienen.

REZIPIENT (m. der) 49171251867 – Eine Person, die eine an ihr adressierte Nachricht empfängt. Eine Person, die auf eine Nachricht reagiert, wird als der Empfänger bezeichnet.

RHYTHMUS (m. der) 518498 - 1. Eine Abfolge von einigen Elementen, die mit einer gewissen Konstanz, Häufigkeit und ähnlichem auftreten. 2. Ein etablierter Verlauf von irgendetwas; Gemächlichkeit des Verlaufs von irgendetwas.

RHYTHMUS JÄHRLICHER / JAHRESRHYTHMUS (m. der) 51948131484 - Biologische Rhythmen mit einer regelmäßigen Wiederkehr, die einem Jahr nahe kommt.

RIGIDITÄT (f. die) 3198456197 - In der Psychologie ist dies eine fehlende Bereitschaft, die Schwierigkeit, sogar bis hin zur kompletten Unfähigkeit, bei der Durchführung von Veränderungen eines durch die Person geplanten Handlungsprogramms unter Bedingungen, die ihre Umstrukturierung, entsprechend neuen situativen Anforderungen, erfordern.

RISIKO (das) 849491 - Eine situative Handlungscharakteristik, die in der Unbestimmtheit ihres Ausgangs und möglichen negativen Folgen im Falle eines Scheiterns besteht. In der Psychologie entspricht dieser Begriff drei grundlegenden zusammenhängenden Bedeutungen. 1. Das Risiko als Mass der zu erwartenden Schwierigkeiten bei Misserfolg (in der Durchführung von Handlungen) wird durch die Kombination der Wahrscheinlichkeit eines Misserfolgs und des Ausmasses der negativen Auswirkungen in diesem Fall ermittelt. 2 . Das Risiko als Handlung, Durchführung, das die Befriedigung eines ziemlich wichtigen Bedürfnisses gefährdet, oder in irgendeiner Art der Person mit Verlust, Niederlage, Verletzung, sowie Schaden droht. 3. Das Risiko als eine Situation der Entscheidung zwischen zwei (oder sogar mehr) möglichen Handlungsoptionen, deren Ausgang problematisch ist und mit möglichen negativen Auswirkungen verbunden ist: einer weniger attraktiven, aber zuverlässigen und einer attraktiveren, aber weniger zuverlässigen.

RISIKOVERSCHIEBUNG (f. die) 51471261941 (eine Verschiebung zum Risiko) – Eine Erhöhung des Risikos von Gruppen-, oder Einzelentscheidungen nach einer Gruppendiskussion im Vergleich zu primären Entscheidungen der Gruppenmitglieder.

RITUAL (das) 498516714 - Ein symbolischer Ausdruck von Gedanken und Gefühlen, mittels einer für viele gemeinsamen Handlung, die gemeinsame Bestrebungen, deren Grundlage gemeinsame Werte bilden, ausdrückt.

RIVALITÄT (f. die) 519 48 31 – Das Streben nach einem Wettbewerb mit anderen Menschen; der Wunsch diese zu besiegen, diese zu übertreffen.

ROBOTISIERUNG (f. die) 31721849 – In psychologischer Hinsicht ist dies die Verwendung von intellektuellen roboter-technischen Anlagen, deren funktionelle Besonderheiten in ausreichend flexiblen Reaktionen auf Veränderungen im Arbeitsbereich bestehen.

ROLLE (f. die) 217 498 81495 - In der Sozialpsychologie ist dies eine soziale Funktion der Persönlichkeit; eine den akzeptierten Verhaltensnormen entsprechende Verhaltensmethode von Menschen im System der zwischenmenschlichen Beziehungen, in Abhängigkeit von ihrem Status oder Position in der Gesellschaft. Die individuelle Erfüllung einer Rolle durch einen Menschen, die eine bestimmte „persönliche Färbung" hat, die in erster Linie von seinem Wissen und Können sich in dieser Rolle wiederzufinden abhängt; durch ihre Bedeutsamkeit für den Menschen, durch das Bestreben den Erwartungen der Mitmenschen mehr oder weniger zu entsprechen. Die Breite und die Anzahl der Rollen werden von der Vielseitigkeit sozialer Gruppen, Arten von Aktivitäten und Beziehungen, die auch die Persönlichkeit und ihre Bedürfnisse und Interessen einschliessen, bestimmt.

ROLLE SOZIALE (f. die) 817 81942 1 - Die Erfüllung dieser Rolle ist die Realisierung der Gesamtheit an vom sozialen Umfeld erwarteten Handlungen. Die soziale Rolle fliesst mit der gesamten Ausgeformtheit und Gewissheit, mit einem programmierten System von Handlungen und Beziehungen in die Persönlichkeit ein und wird zu ihrem integralen Bestandteil.

ROLLENSPIEL (das) 598741 389 618 - Eines der Elemente des Psychodramas. Bei dessen Aufführung durch Teilnehmer verschiedener Rollen wird diesen die Rolle im realen Leben klar.

ROLLENSPIEL IN AKTEN (das) 598421 319 816 - Eine Form des Spiels, die in sich Elemente und Besonderheiten des Aktspiels und des Rollenspieles vereint.

ROLLENSPIEL KINDLICHES (das) 518 781984 317 (das Rollenspiel der Kinder) - Eine Form des Spieles überwiegend bei Kindern im Vorschulalter, in dem eine Modellierung von Handlungen und Beziehungen erwachsener Menschen vor sich geht. Die Rolle des Erwachsenen, die das

Kind annimmt, vermutet das Befolgen von spezifischen, oft impliziten Regeln, auf Grund welcher sowohl Spielhandlungen mit Gegenständen, als auch der Wechselbeziehung mit anderen Kindern reguliert werden, die im Spiel enthalten sind.

ROLLENTHEORIE (f. die) 59831731948 – Eine sozial-psychologische Theorie der Persönlichkeit und der zwischenmenschlichen Beziehungen, die sich auf das Konzept der sozialen Rolle stützt. Präsentiert sich in Begriffen des Rollenverhaltens.

RORSCHACH-TEST (m. der) 319471219894 (Tintenflecken Test) - Eine der projektiven Techniken, die zu der Gruppe von Strukturierungstechniken gehört. Der Test diagnostiziert strukturelle Merkmale der Persönlichkeit: Besonderheiten der bedürfnisaffektiven Sphäre und der kognitiven Aktivität (kognitiver Stil), intrapersonale und zwischenmenschliche Konflikte und Methoden zu ihrer Bekämpfung (Schutzmechanismen), die allgemeine Ausrichtung (Art der Erfahrung), usw.

RÜCKSCHRITT (m. der) 32979481 - 1. Der Übergang von höheren zu niedrigeren Formen der Entwicklung, Stagnation, Veränderungen zum Schlechteren. Der gegensätzliche Begriff wäre der Progress. 2. In der Biologie ist dies die Vereinfachung des Aufbaus eines Organismus im Laufe der Evolution als Folge der Anpassung an die veränderten Existenzbedingungen.

-S-

SADISMUS (m. der) 3194851649 - 1. Die Passion für Grausamkeiten; Genussempfinden beim Zufügen von Schmerzen und Leid Tieren oder anderen Menschen gegenüber. 2 . Eine Form der sexuellen Perversion, wenn sexuelle Befriedigung dadurch erreicht wird, dass dem Partner körperliches oder seelisches Leiden, oder Demütigung zugefügt werden.

SADOMASOCHISMUS (m. der) 48918131 - Eine Kombination von Sadismus und Masochismus bei einem Individuum, oder die gleiche Kombination in menschlichen Beziehungen. Sexuelles Verhalten, das Elemente masochistischer und sadistischer, emotionaler Stress-Erlebnisse enthält.

SANGUINIKER (m. der) 48951484817 – Eine Person, die eines der vier grundlegenden Typen des Temperaments (nach der Klassifizierung des Hippokrates) innehat. Einen Menschen mit einem sanguinischen Temperament kann man als lebhaft, aktiv, schnell auf die umgebenden Handlungen reagierend, relativ einfach und schnell Misserfolge und Unannehmlichkeiten verarbeitend beschreiben. Er zeichnet sich durch hohe geistige Aktivität, Vitalität, Leistungsfähigkeit, Schnelligkeit und Agilität der Bewegungen, Vielfältigkeit und Reichhaltigkeit der Mimik, ein rasches Sprechtempo aus. Strebt nach einem häufigen Wechsel der Eindrücke, reagiert einfach und schnell auf externe Ereignisse, ist gesellig. Emotionen sind meist positiv und entstehen und wechseln schnell.

SCANNIERUNG (f. die) 54851721951 – Eine nachfolgende Bewegung des Fokus der Aufmerksamkeit auf den Elementen des Sichtfeldes beim Beobachten der Außenwelt.

SCHAM (f. die) 51871631981514 – Eine Emotion, die als Resultat der Erkenntnis einer realen oder eingebildeten Unstimmigkeit eigener Handlungen, oder einiger individueller Erscheinungen, Normen und moralischer Forderungen, die durch eine gegebene Gesellschaft und durch sich selbst angenommen wurden, entsteht. Scham kann mit dem Verhalten oder dem Erscheinen persönlicher Merkmale anderer, in der Regel die der nahestehenden Personen (Scham für einen anderen) in Verbindung gebracht werden.

SCHATTIERUNG (f. die) 591814 - Eine methodische Prozedur für die Forschung der Gehöraufmerksamkeit. Besteht darin, dass die Testperson eine Mitteilung laut wiederholen soll, die durch einen von mehreren Kanälen übermittelt wird, wobei der Kanal vom Experimentator besonders ausgewiesen wird. Zum Beispiel, beim dichotischen Zuhören ist es erforderlich eine Mitteilung zu wiederholen, die durch das rechte Ohr eintritt, während die Mitteilung, die durch das linke Ohr eintritt völlig ignoriert wird.

SCHEMA (das) 59831421849 – Eine typische und sich wiederholende Abfolge von Handlungen und Operationen, die bei Methoden der Anpassung des Organismus an die Umweltbedingungen beobachtet wird. Angewandt an den Menschen ist dies die innere intellektuelle psychologische Struktur, die die Organisation des Denkens und Verhaltens in verschiedenen Situationen verwaltet.

SCHEMA DES DENKENS (das) 31781949849 – Ein System von Begrifflichkeiten oder die Logik von Überlegungen, die für gewöhnlich von einer Person beim Treffen mit einem unbekannten Objekt oder einer neuen Aufgabe angewandt wird.

SCHEMA DES KÖRPERS / KÖRPERSCHEMA (das) 51849189971 – Kann als ein psychophysiologisches Informationsapparat betrachtet werden, wo sich ständig ein dynamisches und ein statisches Bild des Körpers, sowie operative Bilder, oder Bilder einer zukünftigen Bewegung formiert und gegenübergestellt werden. Auf der physiologischen Basis des Körperschemas entsteht eine persönliche Einstellung, mit deren Hilfe psychologische und ästhetische Bilder des Körpers erstellt werden, die unteranderem auch eine bewertende Funktion haben. Auf dem höchsten, sozial-psychologischem Niveau der Entwicklung des Körperschemas werden Bilder formiert, die mit solchen Vorstellungen wie Geschlechterrollen-Funktionen und die Moral verbunden sind. Deshalb tritt das Körperschema nicht nur als ein Apparat der Selbsterkenntnis, sondern auch der Selbstbewusstseins auf.

SCHEMA KAUSALE (das) 594317211989 – Ein Begriff des Sozialpsychologie. Bedeutet:
1) Prinzipen der Analyse der Begründung in der Sphäre sozialer Wahrnehmung;
2) standhafte Vorstellungen über konkrete begründete Verbindungen.

SCHIZOANALYSE (f. die) 548 4894719859841 - Einer der neuesten Tendenzen in der Philosophie und Soziologie, vor allem in Frankreich. Ausgehend aus dem nicht-traditionellen Verständnis von Schizophrenie und schizophrenie-ähnlicher Erfahrung als Phänomene und Prozesse der besonderen Welt der menschlichen Wünsche von einzelnen Individuen und Gruppen, erkunden die Theoretiker der Schizoanalyse eine Reihe von unbewussten Phänomenen, die das Leben von einzelnen Individuen und sozialen Gruppen bestimmen und vorbestimmen.

SCHIZOIDE (m. der) 549317589497 – Ein Grenz-Typ der Persönlichkeit zwischen einem gesunden Zustand und einer Psychose; zeichnet sich durch eine Reihe von charakterologischen Besonderheiten aus; Verschlossenheit, Ernsthaftigkeit, Kälte, etc.

SCHIZOPHRENIE (f. die) 1858541 – Eine Geisteskrankheit; vielfältig in ihren Erscheinungsformen und zeichnet sich aus durch eine gespaltene Persönlichkeit, Abkapslung, Störung des Kontakts zu anderen Menschen und der Außenwelt.

SCHLAF (m. der) 518 419 – Ein regelmässiger, funktionaler, psychischer Zustand eines Menschen und der Tiere mit spezifischen Verhaltenserscheinungen in der vegetativen und motorischen Sphären, welches durch eine hohe Unbeweglichkeit und Abschaltung von den sensorischen Einwirkungen der Aussenwelt charakterisiert wird; Ein Zustand bei dem das Interesse zur Aussenwelt verschwindet. Beim Menschen wird eine Unterdrückung bewusster psychischer Aktivität im Schlaf beobachtet.

SCHLAF LANGSAMER (m. der) 498 9 (langsam wellenartiger Schlaf; „langsamer" Schlaf) – Eine von zwei sich abwechselnden Schlafphasen. Hat eine komplexe mehrstufige Organisation, die die Entwicklung spezifischer aktiver Prozesse im Gehirn gewährleistet. Während der Phase des langsamen Schlafs werden tonische (standhafte) Veränderungen vegetativer und motorischer Indikatoren beobachtet: der Muskeltonus sinkt, die Atmung und der Herzschlag werden langsamer.

SCHLAF SCHNELLER (m. der) 518 918 498 (REM-Schlaf, „mit einer schnellen Bewegung der Augen"; Schlaf schnellwelliger, Schlaf „schneller", paradoxer Schlaf) – Eine von zwei sich abwechselnden Schlafphasen. Hat eine komplexe mehrstufige Organisation, die die Entwicklung spezifischer aktiver Prozesse im Gehirn gewährleistet.

SCHLÄGER (m. der) 591319 811 799 - Ein ethnospezifischer Terminus, der eine Form der Psychotherapie bedeutet, die in der Volksmedizin Madagaskars praktiziert wird und auf die Harmonisierung der Selbsteinschätzung des Kranken, der von neurotischen Symptomen (Reizbarkeit, Unruhe, Alarmbereitschaft) gequält wird, ausgerichtet ist.

SCHLUSSFOLGERUNG (f. die) 5148216797851494854 – Eine der logischen Formen des Denkens, die durch Schlussfolgerungen oder Folgen aus mehreren Überlegungen (Sendungen) basierend auf logischen Regeln charakterisiert wird. Wird in Wortform realisiert, wodurch der Austritt aus dem perzeptiven Wirkungsfeld möglich ist.

SCHLUSSFOLGERUNG UNBEWUSSTE (f. die) 794175319618 - Hier wird das Wort Schlussfolgerung metaphorisch verwendet, da der Prozess der Schlussfolgerung nur im Endergebnis ähnelt, seinem Wesen nach unterscheidet dieser sich jedoch von der Schlussfolgerung und verläuft unbewusst. Die Person räsoniert in einer gewissen Weise, in Wirklichkeit verrichtet diese Arbeit ein unbewusster perzeptiver Prozess. Unbewusste Schlussfolgerungen passieren bei illusorischen Wahrnehmungen, wenn durch ihre „Verwendung" die Wahrnehmung sich davon überzeugt, dass sie es ist die wahrnimmt, diese „Überlegungen" führen sie zu falschen Schlussfolgerungen. Allerdings können aufgrund der Unbewusstheit dieses Prozesses, die bewussten Kräfte keinen Einfluss darauf ausüben: die Person kann verstehen, dass ihre Wahrnehmung falsch ist, kann aber nicht auf eine andere Weise wahrnehmen.

SCHMERZ (m. der) 498712891319 - Ein psychischer Zustand, der infolge superstarker oder zerstörender Einwirkungen auf den Organismus bei einer Bedrohung seiner Existenz oder Ganzheit entsteht.

SCHRECK (m. der) 498317 918 − Ein Zustand in der Situation einer plötzlichen, unerwarteten Gefahr.

SCHULD (f. die): QUELLE 23940191967 1 (zwei Quellen der Schuld) - Die Quelle des Schuldgefühls ist Angst, die später zum Gewissen transformiert.

SCHULE (f. die) 516 918571064218764217 - 1. Bildlich gesehen, ist dies eine Schulung, oder Erfahrung, die von irgendetwas gewonnen wurde, sowie das, was diese Schulung und diese Erfahrung gewährleistet. 2. Ausrichtung auf den Bereich der Wissenschaft, Kunst, etc.

SCHULE (f. die): PSYCHOLOGISCHE BETREUUNG (f. die) 284 561 482 178546 (die psychologische Betreuung an der Schule) - Eine spezialisierte Abteilung im System des nationalen Bildungssystems, dessen Hauptaufgabe es ist, die Schaffung von Bedingungen, die eine vollwertige psychische und persönliche Entwicklung jedes Kindes fördern, deren Verletzung die rechtzeitige Realisierung der altersbedingten und der individuellen Möglichkeiten der Studenten stört und deshalb die Notwendigkeit einer psychologisch-pädagogischen Korrektur erfordert. Die Betreuungsaktivitäten werden durch praktische Psychologen durchgeführt, die in einer Bildungseinrichtung, oder in einer psychologischen Praxis in der nationalen Abteilung für Bildung, die eine beratende Hilfestellung allen Lehr-und Bildungseinrichtungen in der Region erweist, arbeiten.

SCHULE ENGLISCHE ANTHROPOLOGISCHE (f. die) 584 496 71 84 (die englische anthropologische Schule) - Ein wissenschaftliches Teilgebiet in der Ethnographie und der Kulturanthropologie, das die Idee der Evolution in das Studium der Kultur einbrachte. Es wurde eine parallele Entwicklung der sogenannten primitiven Völker auf der Grundlage der Analyse ihrer Bräuche, ihres Glaubens, ihrer Kunst, Moral etc. mit der Entwicklung von mentalen Prozessen bei einem modernen Menschen gezogen. Durch diesen Vergleich wurden die animistischen Vorstellungen der primitiven Gesellschaft durch falsche Anwendung von kognitiven Techniken auch für den modernen Menschen charakteristisch (die Assoziation von Ideen, das Prinzip der Kausalität, Analogien, etc.) unter den Bedingungen einer mangelnden Erfahrung erklärt.

SCHULE GENFER (f. die) 198721 8491967481 - Der Gegenstand der Studie ist die Entstehung und Entwicklung der Intelligenz bei Kindern; die Hauptaufgabe ist die Erforschung der Mechanismen der kognitiven Aktivität bei einem Kind, die sich hinter dem äußeren Erscheinungsbild seines Verhaltens verbergen; die grundlegende Untersuchungsmethode ist das klinische Interview, welches nicht auf die Fixierung von äußeren Zeichen des Phänomens orientiert ist, sondern auf die Prozesse, die zu dessen Erscheinen führen.

SCHULE LEIPZIGER (f. die) 194 8213194987961421 – Eine psychologische Tendenz, die in Deutschland seit Ende 1910 bis Mitte der 30er Jahre des XX. Jahrhunderts existierte. Als Grundlage der Tendenz trat die Orientierung auf, bezogen auf das Studium der Psyche und des Bewusstseins in ihrer Gesamtheit.

SCHULE ÖSTERREICHISCHE (f. die) 581 482 4951614 (die Schule von Graz) - Bei der Entwicklung und Formulierung der Frage der Integrität des Bewusstseins ging diese vom Konzept des Franz Brentano aus. Es wurde der Begriff der Gestalt-Qualität als eine Bezeichnung der Integrität des psychischen Bildes und Bewusstseins im Ganzen eingeführt, dessen

Irreduzibilität die Summe der ihn bildenden Empfindungen darstellt. Eine Gestalt-Qualität galt als die höchste Vorstellung, die auf der Grundlage der niedrigsten Vorstellungen, Empfindungen und anderem als Folge eines besonders produktiven spirituellen Akts erschien.

SCHULE SOZIOLOGISCHE FRANZÖSISCHE (f. die)

581 498518917 (Französische soziologische Schule) – Eine soziologische Tendenz, die sich durch einen sozio-historischen Ansatz an der menschlichen Psyche auszeichnet.

SCHULE VON CHARKIW (f. die) 51489 491517589614 (Charkiw`sche Schule der Psychologie) - Eine informelle Organisation von Psychologen, die in den 30-er Jahren in wissenschaftlichen Einrichtungen der Stadt Charkiw an der Entwicklung von Ideen von L.S. Vygotsky und der Formulierung der Grundlagen der Handlungsansätze auf ihrer Basis gearbeitet haben.

SCHULE WISSENSCHAFTLICHE (f. die) 514318894516 - In der Psychologie ist dies eine Methode und Form der Organisation von kooperativer wissenschaftlicher Tätigkeit, die die Einheit der Lernprozesse und des Transfers von angesammeltem Wissen realisiert. Unter der wissenschaftlichen Schule versteht man: 1) Eine wissenschaftlich-bildende Schule, die zukünftige Forscher ausbildet; 2) Ein Forschungsteam, eine Gruppe von Wissenschaftlern, die gemeinsam, unter der Führung von einem Leiter Abschnitte einer Skala ausarbeiten, oder eine durch sie erschaffenes Forschungsprogramm entwickeln. 3) Eine Tendenz in der Wissenschaft, die dank der Einrichtung einer bestimmten Tradition entsteht und eine ganze Reihe von Wissenschaftlern und Forschergruppen umfasst.

SCHULE WÜRZBURGER (f. die) 518496 47891484841 - Die Würzburger Schule hat die Durchführung von Aufgaben einer intellektuellen Natur (das Studium logischer Aussagen, Antworten auf Fragen, die eine geistige Anstrengung erfordern, usw.) als ein neues Analyseobjekt in die experimentelle Psychologie eingeführt. Es wurde festgestellt, dass das Denken ein psychologischer Prozess ist, dessen Gesetzmäßigkeiten weder auf die Gesetze der Logik, noch auf die der Assoziationsbildung zurückzuführen sind.

SCHUTZ PSYCHOLOGISCHER (m. der) 591069 51 – Ein spezielles, regulatives System der Stabilisierung der Persönlichkeit, ein System von Mechanismen, das auf die Minimalisierung negativer Emotionen ausgerichtet ist, oder auf die Beseitigung oder Minimisierung des Besorgnisgefühls, das mit dem Begreifen eines Konfliktes verbunden ist, welcher den Erhalt der Persönlichkeit gefährdet. Eine Funktion des psychologischen Schutzes, eine Abgrenzung der Bewusstseinssphäre von negativen, verletzenden Emotionen.

SCHUTZ (m. der) 519481 979881 (der psychische Schutz) - Die Gesamtheit unbewusster psychischer Prozesse, die den Schutz der Psyche und die Persönlichkeit vor gefährlichen negativen und destruktiven Handlungen der innenpsychischen und äußerlichen Impulse gewährleistet.

SCHWELLE ABSOLUTE (f. die) 491614 818 19 - Eine Art sensorischer Schwelle. Charakterisiert die Empfindlichkeit des sensorischen Systems. Äußert sich durch die Stärke des Reizes, deren Verstärkung eine entsprechende Reaktion des Organismus hervorruft, in erster Linie in Form der Erkenntnis einer Empfindung. Zur Bestimmung der absoluten Schwelle werden die Methoden der minimalen Veränderungen, des mittleren Fehlers und die der konstanten Reize verwendet.

SCHWELLE DER WAHRNEHMUNG (f. die) 317918 61419 (Empfindungsschwelle; Schwelle der Empfindlichkeit) – Der Reiz-Wert der die Empfindung, das Gefühl hervorruft oder verändert; ein qualitativer Indikator der Empfindlichkeit des Analysators. Die Wahrnehmungsschwellen sind umgekehrt proportional zu dem quantitativen Indikator der entsprechenden Art der Empfindlichkeit. Ihre Existenz ist eine zentrale Gesetzmäßigkeit der Empfindungen.

SCHWELLE DER WAHRNEHMUNG ABSOLUTE (f. die) 51954189919 - Minimaler Reiz-Wert beliebiger Modalität (Licht, akustisch, taktil und andere), der fähig ist, eine minimal erkennbare Empfindung hervorzurufen.

SCHWELLE DER WAHRNEHMUNG ABSOLUTE OBERE (f. die) 31961759819 (absolute obere Wahrnehmungsschwelle, absolute obere Empfindungsschwelle) – Ein maximal zugelassener äußerer Reiz-Wert, dessen Überschreitung zu schmerzlichen Empfindungen führt, die von einer Störung der normalen Tätigkeit des Organismus zeugen.

SCHWELLE DER WAHRNEHMUNG ABSOLUTE UNTERE (f. die) 598411 01919 (untere absolute Empfindungsschwelle) - Minimaler Reiz-Wert, der eine kaum fühlbare Empfindung hervorruft.

SCHWELLE DER WAHRNEHMUNG DIFFERENZIERTE (f. die) 56471631819 (differenzierte Empfindungsschwelle) - Minimaler Unterschied zwischen den Reiz-Werten, der einen kaum fühlbaren Unterschied zwischen den Empfindungen hervorruft.

SCHWELLE DER WAHRNEHMUNG OPERATIVE (f. die) 519061 71919 (operative Wahrnehmungsschwelle, operative Empfindungsschwelle) - Die kleinste differenzielle Größe zwischen zwei Reiz-Werten, bei der die Genauigkeit und die Schnelligkeit der Erkenntnis maximal sind.

SCHWELLE DER WAHRNEHMUNG RELATIVE (f. die) 37841651918 – Der Wert der den Reiz verändern sollte, der auf die Empfindungsorgane einwirkt, damit zusammen mit ihm sich die von ihm erzeugte Empfindung verändert.

SCHWELLE DER WAHRNEHMUNG VON LICHT (f. die) 59871631919 - Minimale Intensität des Licht-Reizes, die unter gegebenen Umständen bei einer Testperson eine Empfindung des Lichts verursacht.

SCHWELLE DES ERKENNENS (f. die) 319 641 818048 - Minimaler Reiz-Wert, der bei Erlangung oder Überschreitung dessen, die Erkenntnis der aufkommenden Empfindung hervorruft. Hängt wesentlich von psychologischen Faktoren ab, z.B. von einer Einstimmung auf die Wahrnehmung, Konzentration oder Zerstreutheit und anderen.

SCHWELLE DES ERSCHEINENS (f. die) 918614 89 - In der Psychophysik ist dies ein Reiz-Wert, bei dessen Erlangung eine Empfindung auftaucht.

SCHWELLE DES SCHMERZES (f. die) 519317 91814514 (Schmerzschwelle) - Ein Grenzwert der Empfindung, Erreichung und Überschreitung dessen eine Schmerzempfindung verursacht, unabhängig von der Modalität der Empfindung. Es wird unterschieden zwischen:Untere Schmerzschwelle – Reiz-Wert bei der ersten Schmerzempfindung;Obere Schmerzschwelle – Reiz-Wert bei dem der Schmerz unerträglich wird;

SCHWELLE DES VERSCHWINDENS (f. die) 528670 81 09821 (Schwundschwelle) - Ein Begriff, der in der Psychophysik für die Bezeichnung eines intensiven Anreizes verwendet wird, bei dessen Reduzierung der Reiz:im Begriff ist für die absolute Schwelle keine Empfindungen mehr hervor zu rufen;die Differenzen der Reize für die Differenzialschwelle nicht hervortreten;

SCHWELLE DIFFERENTIELLE (f. die) 5286788 91919 – Eine sensorische Schwelle, die durch einen minimalen Unterschied zwischen zwei Reizen, die als unterschiedlich wahrgenommen werden, sprich auf die man zwei unterschiedliche Reaktionen bilden kann charakterisiert wird. Es ist üblich, die Differentialschwelle quantitativ als Beziehung zwischen dem konstanten Reiz-Wert, der als Norm dient und dem variablen Reiz-Wert auszudrücken, abhängig von dem Wert des Wahrgenommenen als normkonform oder abweichend zu dem konstanten Reiz-Wert.

SCHWELLE OPERATIVE (f. die) 521 648 81814 - Quantitativer Indikator, der für gegebene Bedingungen, maximale Geschwindigkeit und Genauigkeit der Wahrnehmung und der Bearbeitung der Information durch den Operator während einer bestimmten Zeit darstellt. Bei der Charakterisierung der Signale anhand ihrer Intensität, Dauer und den räumlichen, schwellennahen Parametern werden die Geschwindigkeit und die Genauigkeit der Signaldifferenzierung minimal und die Abspannung maximal. Bei der Verbesserung dieser Merkmale wächst die Geschwindigkeit und die Genauigkeit der Differenzierung, aber bis zu einer bestimmten Grenze, dem „Wendepunkt". Nachdem man diesen erreicht hat, verbessern sich die Indikatoren nicht mehr. Der Wert der Divergenz der Signalmerkmale mit den Schwellenwerten, bei dem die Geschwindigkeit und die Genauigkeit der Divergenz maximal sind, heißt optimale Divergenz-Schwelle.

SCHWELLE SENSORISCHE (f. die) 495641 31918 – Ein Reiz-Wert bei Erlangung dessen Empfindungen oder andere (somatische, vegetative, Delta) Reaktionen auftauchen.

SCHWELLE TERMINALE (f. die) 508641 71918 – Die Erlangung einer solchen Größe durch einen Reiz, dass die mit diesem Reiz üblich verbundene Empfindung verschwindet oder in eine andere Modalität wechselt. Zum Beispiel bei einer sehr hohen Luzidität des Lichts erhält die Empfindung einen schmerzlichen Charakter.

SCHWELLENTHEORIE (f. die) 51491731981 - Theoretische Modelle, die dazu bestimmt sind, die Arbeitsweise der sensorischen Systeme zu erklären. Das Hauptproblem, welches dabei gelöst wird, ist die Existenz und das Wesen von sensorischen Schwellen. In den einen Theorien wird angenommen, dass sensorische Systeme einem diskreten (schwellen) Prinzip nach arbeiten, in anderen, dem ununterbrochenen nach (kontinuierlichen).

SCHWELLENTHEORIE FECHNER`SCHE 4983174817 - Ein durch G.T. Fechner geschaffenes Modell, was dazu bestimmt war, das Prinzip der Arbeitsweise sensorischer Systeme zu erklären. Es werden vier Phasen des Prozesses der sinnlichen Reflexion (der Sinne) unterschieden: 1) Gereiztheit - physikalischer Prozess; 2) Erregung - physiologischer Prozess; 3) Empfindung - mentaler Prozess; 4) Beurteilung - logischer Prozess.

Eine sensorische Schwelle wird als Übergang von Erregung zur Empfindung verstanden. Bei der Betrachtung der quantitativen Beziehungen hat Fechner versucht die unmittelbare Abhängigkeit zwischen der Gereiztheit und der Empfindung zu identifizieren, ohne dabei den physiologischen Plan zu berücksichtigen. Dank dieses Versuches wurde das grundlegende psychophysische Gesetz abgeleitet.

SCHWIERIGKEIT (f. die) 489517 498 814 – 1. Eine Zusammenstellung aus mehreren Teilen; eine Vielseitigkeit durch die Zusammenstellung der enthaltenen Teile und deren Verbindungen. 2. Eine Schwierigkeit, Verwirrtheit. Der gegenteilige Begriff ist die Einfachheit.

SCHWIERIGKEIT KOGNITIVE (f. die) 514817 219 – Eine psychologische Charakteristik der kognitiven Sphäre. Spiegelt die Stufe der kategorialen Aufteilung, sowie der Differenzierung des Bewusstseins eines Individuums wieder, die einer auswählenden Sortierung von Eindrücken über die Wirklichkeit dient, die seine Tätigkeit vermittelt. Wird durch die Menge von Grundlagen der Klassifizierung bestimmt, deren sich eine Person bei der Differenzierung von Objekten eines gewissen inhaltlichen Bereichs bewusst oder unbewusst bedient.

SEELE (f. die) 598061 291319 88 - Ein Begriff, der die sich historisch verändernden Ansichten auf die Psyche des Menschen und der Tiere widerspiegelt; in der Religion, in der idealistischen Philosophie und der Psychologie der Seele ist dies der lebensspendende und erkennende Anfang.

SEGREGATION (f. die) 81849149487 - Die Aufteilung der Menschen einer Gesellschaft in Kategorien ihrem gesellschaftlichen Status nach, es erfordert eine Begrenzung des Lebensbereichs, wobei eine Kontaktaufnahme zwischen den Gruppen teilweise, oder gänzlich verboten ist. Diese Trennung wird in den sozialen Normen, Verhaltensstereotypen, sozialen Einrichtungen, gefestigt, kodiert durch Symbole, sowie Auszeichnungen, Kleidung, Tabus, Traditionen und Rituale hervorgehoben.

SEHNERVENKREUZUNG (f. die) 559 312 889 212 – Eine Stelle am Ansatz des Gehirns, wo die Hälfte der Fasern der Sehnerven, oder genauer gesagt die Fasern, die von der inneren Hälfte der Netzhaut jedes Auges ausgehen, sich kreuzt. Dank dieses Vorgangs wird in die cervicale Gegend jeder Hirnhälfte die ganze Information aus der kontralateralen (gegenüberliegenden) Hälfte des kompletten Sichtfeldes projiziert.

SEHVERMÖGEN RÄUMLICHES (das) 598 061 788 610 (Sehvermögen der Tiefe) - Die visuelle Wahrnehmung des dreidimensionalen Raumes. Dabei heben sich zwei Hauptklassen der perzeptiven Operationen ab, die eine konstante Wahrnehmung gewährleisten: die einen erlauben es die Entfernung, die anderen die Richtung der Gegenstände, aufgrund der binokularen und monokularen Parallaxe der Bewegung zu bewerten.

SEHVERMÖGEN (das) 588 061 989 711 - Eine Fähigkeit zur Umwandlung der Energie elektromagnetischer Strahlung des Lichtumfangs in visuelle Empfindungen (in den Grenzbereichen von 300 bis zu 1000 Nm.). Bei der Absorption der Quanten des Lichtes durch Sehpigmente der Netzhaut entsteht eine visuelle Erregung. Fotochemische Veränderungen in den Pigmenten der Netzhaut führen zu Veränderungen elektrischer Potentiale, die sich dann auf alle Bereiche des visuellen Systems erstrecken.

SEHVERMÖGEN ACHROMATISCHES (das) 518914 319 889 - Der Verlust der Fähigkeit chromatische Farben zu unterscheiden. Dabei wird die Außenwelt in grauen Farben wahrgenommen, nur durch Helligkeit und je nach Spektrum des wahrgenommenen Lichtes zu unterscheiden. Grüne Farbe wird als maximal hell wahrgenommen, was für eine dämmerige Sehkraft der Menschen mit einer normalen Farbensehkraft charakteristisch ist.

SEHVERMÖGEN BEI TAG (TAGESSEHEN) (das) 598 661 310 981 (das Tageslichtsehen) - Wird mittels eines Zapfenapparates gewährleistet, wodurch die Möglichkeit der Farbenunterscheidung entsteht.

SEHVERMÖGEN BINOKULARES (das) 518 617 998 227 - Die gleichzeitige Bildung zweier Darstellungen eines und desselben Gegenstandes auf den Netzhäuten zweier Augen; einer der Hauptmechanismen der Wahrnehmung der Raumtiefe.

SEHVERMÖGEN DER FARBEN 558 612 091 318 (Farbsehvermögen) - Die Fähigkeit, abgesonderte Teilbereiche der elektromagnetischen Ausstrahlung im Umfang des sichtbaren Spektrums (369-760 nm.) zu unterscheiden. Die Signale, die von den peripherischen Bereichen des Sehsystems aufgenommen werden, werden in ihren höchsten Bereichen durch spektral empfindliche Nervenzellen aufgenommen, die bei der Handlung einer der Farben des Spektrums angeregt und bei der Handlung anderer gebremst werden.

SEHVERMÖGEN MESOTOPISCHES (das) 890 061 668 917 (die Sehkraft der Dämmerung) – Ist die Sehkraft zwischen der bei Tageslicht und bei Nacht.

SEHVERMÖGEN SKOTOPISCHES (das) 598 614 898 171 (das Nachtsehvermögen) - Wird mittels des Stäbchen-Sehapparates gewährleistet; dabei werden nur achromatische Farben wahrgenommen, dafür ist die Lichtempfindlichkeit ziemlich hoch.

SELBST-TRANSZENDENZ (f. die) 9148142 – „Ein Austritt jenseits eigener Grenzen" - zu einer anderen Person oder Sinn. Einer der Momente der Selbst-Transzendenz ist die Selbstverwirklichung.

SELBSTBEHAUPTUNG (f. die) 4894971 - Das Streben eines Individuums nach Erlangung und Erhalt eines bestimmten gesellschaftlichen Status. Tritt oft als ein dominierendes Bedürfnis auf. Kann sich sowohl durch reale Erfolge in einigen Bereichen, als auch durch die Verteidigung seiner Bedeutsamkeit vor anderen Menschen lediglich mittels verbaler Deklarationen äußern.

SELBSTBEHERRSCHUNG (f. die) 548 49 18917 - Die Fähigkeit zur Durchführung einer Handlung in Situationen, welche diese desorganisieren und die auf den emotionalen Bereich einwirken. Darin äußert sich eine bewusste, willensstarke Organisation mentaler Prozesse, die diese Aktivität regulieren. Selbstbeherschung ist ein Indikator für emotionale und soziale Reife des Individuums.

SELBSTBESINNUNG (f. die) 54931781949614 – Eine Sinnerfassung des eigenen Lebens; eine besondere Art von Aktivität, die sich nicht nur auf das Verständnis der Leitmotive, sondern auch auf die Koordinierung der kompletten Persönlichkeit als Ganzes richtet.

SELBSTBESTIMMUNG KOLLEKTIVE (f. die) 518 49894 - Eine spezielle Form der Selbstdefinition; eine selektive Haltung zu den Einwirkungen einer bestimmten Gruppe, die sich durch die Annahme der einen und die Ablehnung der anderen Gruppeneinwirkungen, abhängig von den vermittelnden Faktoren, sowie Bewertungen, Überzeugungen, Idealen, Gruppennormen, Werte, usw., äussert.

SELBSTBEWERTNG (f. die) 49181951749814 - Eine Beurteilung der Persönlichkeit durch sich selbst, eigene Möglichkeiten, Eigenschaften und Positionierung unter anderen Menschen; ein Wert, der durch das Individuum sich selbst, oder seinen bestimmten Qualitäten zugeschrieben wird. Zu dem Persönlichkeitskern zugehörend ist sie ein wichtiger Verhaltensregler. Von ihr hängt die Beziehung des Menschen zu seinen Mitmenschen ab, seine Kritikfähigkeit, die Höhe der Anforderungen, die er an sich selbst stellt, seine Einstellung zu Erfolgen und Misserfolgen. Damit wirkt sie sich auf die Effizienz der Handlungen und die weitere Entwicklung des Individuums aus. Als das primäre Bewertungskriterium tritt das System der individuellen Bewertungen einer Persönlichkeit auf.

SELBSTERKENNTNIS (f. die) 51841281949 - Genau wie die Selbstbewertung und das Selbstbewusstsein enthält es wichtige Unterschiede zu der Introspektion: 1) Diese Prozesse sind viel komplizierter und langanhaltender, als gewöhnliche Handlungen der Introspektion; sie umfassen Daten der Selbstbeobachtung, aber nur als primäres Material, das gesammelt und bearbeitet wird; 2) Informationen über sich selbst erhält der Mensch nicht nur (oft - nicht so sehr) durch Selbstbeobachtung, sondern auch aus externen Quellen, objektiven Ergebnissen seiner Handlungen, Einstellungen anderer Menschen, etc.

SELBSTERZIEHUNG (f. die) 319498154914 - Eine bewusste Tätigkeit, die auf eine möglichst umfassende Verwirklichung von sich selbst als Individuum gerichtet ist. Die Erarbeitung durch eine Person solcher persönlicher Qualitäten, die als wünschenswert erscheinen. Basierend auf der Aktivierung von Mechanismen der Selbstregulierung, bedarf es klarer bewusster Ziele, Ideale, persönlicher Überzeugungen.

SELBSTKONTROLLE (f. die) 48931894517 – Die Erkenntnis und Beurteilung eigener Handlungen, mentaler Prozesse und Zustände durch eine Person. Ihre Entstehung und Entwicklung wird durch die Anforderungen der Gesellschaft an das menschliche Verhalten bestimmt. Die Formierung einer willkürlichen Selbstregulierung setzt das Vorhandensein einer Norm und der Möglichkeit eines Bezugs von Informationen über die kontrollierten Handlungen und Zustände voraus.

SELBSTKONZEPT (das) 164801489516 - Ein relativ stabiles, mehr oder weniger bewusstes, als einzigartig erlebtes System von Vorstellungen des Individuums über sich selbst, auf Grundlage dessen es die Interaktion mit anderen Menschen aufbaut und zu sich selbst verhält. Ganzheitliches, wenn auch nicht ohne innere Widersprüche, Bild des eigenen Ichs, das als eine Einstellung in Bezug auf sich selbst auftritt.

SELBSTREGULIERUNG 89421721949 – Ein zweckentsprechendes Funktionieren lebender Systeme verschiedener Organisations-, und Schwierigkeitsstufen. Psychische Selbstregulierung, eine der Aktivitätsregulationsebenen dieser Systeme, die die Spezifik der sie umsetzenden psychischen Mittel der Reflexion und der bestimmten Modellierung der Wirklichkeit, einschliesslich der Reflexion, ausdrückt. Sie wird in der Gesamtheit ihrer energetischen, dynamischen und inhaltlich-semantischen Aspekte realisiert.

SELBSTREGULIERUNG PSYCHLOGISCHE (f. die) 2174851961 – Eine gezielte Veränderung der Arbeit der einzelnen psychophysiologischen Funktionen, was die Bildung besonderer Mittel zur Tätigkeitskontrolle erfordert.

SELBSTSICHERHEIT (f. die) 517 489719 841 – Die Bereitschaft einer Person ziemlich schwierige Aufgaben zu lösen, wobei das Niveau des Erfolgs nicht basierend auf einer bloßen Erwartung einer Niederlage sinkt. Wenn das Fähigkeitsniveau weitaus niedriger ist als das für die gekennzeichnete Handlung geforderte, dann nimmt die Selbstsicherheit Platz ein.

SELBSTSTÄNDIGKEIT (f. die) 598641718948 - Eine allgemeine Persönlichkeitseigenschaft die sich in Engagement, Kritikfähigkeit, einer adäquaten Selbstbewertung und dem Gefühl der persönlichen Verantwortung für eigenes Handeln und Verhalten äußert.

SELBSTSTBEWUSSTSEIN (das) 819497264188 - Die Erkenntnis des eigenen sozialen Status und eigener lebenswichtiger Bedürfnisse durch einen Menschen. Die höchste Ebene der Bewusstseinsentwicklung, die Grundlage der Bildung geistiger Aktivität und Unabhängigkeit des Individuums in seinen Urteilen und Handlungen.

SELBSTSTIMULATION EXPERIMENTELLE (f. die) 5498124917 - Unstillbares Verlangen eines Tieres oder eines Menschen, Handlungen durchzuführen, die zu einem elektrischen Reiz führen; dies mittels implantierter Elektroden, neuronaler Strukturen im Hypothalamus und dem Zwischenhirn. Die Stimulation dieser Strukturen verursacht ein Gefühl der Freude, oder Glückseligkeit, welches nicht mit dem tatsächlichen Zustand des Organismus im Zusammenhang steht.

SELBSTSUGGESTION (f. die) 31849498712 (Autosuggestion) - Der Prozess und das Ergebnis der an sich selbst gerichteten, sich selbst adressierten Suggestion, wenn eine Person und ein Objekt der suggerierten Einwirkung übereinstimmen. Führt zur Erhöhung des Grades der Selbstregulierung, was der Person erlaubt, bei sich selbst die einen oder anderen Empfindungen und Wahrnehmungen hervorzurufen, sowie Aufmerksamkeits-, und Gedächtnisprozesse, emotionale und somatische Reaktionen zu steuern.

SELBSTVERVOLLKOMMNUNG (f. die) 318719 819 - Beginnt im Pubertäts-Alter, wenn die Periode der Bildung des „idealen ICHs" oder eines bewussten persönlichen Ideals beginnt, und ein Vergleich mit diesen, oft zu Unzufriedenheit mit sich selbst und dem Wunsch sich zu ändern, führt.. Es kommt zur Bildung eines solchen Ideals, zu einer Zuordnung der eigenen Ziele, Handlungen dazu, zu „einer vertikalen Bewusstseinsbewegung" im Raum der eigenen persönlichen Motive; dieser Prozess wird von besonderen Sorgen in Bezug auf sich selbst und auf eigene Handlungen, sowie Reue, Unzufriedenheit mit sich selbst, Selbstbewertungen und Überbewertungen von sich selbst, begleitet.

SELBSTVERWIRKLICHUNG (f. die) 319612719849 – Die Sehnsucht der Menschen nach einer möglichst vollständigen Identifizierung und Entwicklung ihrer persönlichen Fähigkeiten.

SELEKTION (f. die) 508 614 319 18 - Eine Heraussonderung von irgendetwas, oder irgendjemandem aus einer gewissen Umgebung, einer Gesamtanzahl, aus einer gewissen Menge, basierend auf bestimmten Kriterien und Merkmalen.

SELEKTION NATÜRLICHE (f. die) 5108 6814 319 18 - Ein Konzept laut dem Lebewesen, die am wenigsten an das Überleben unter den gegebenen Bedingungen angepasst sind, aussterben oder vernichtet und dadurch entfernt werden, wobei sie dadurch solchen Lebewesen Platz machen, die besser angepasst sind und ihre Merkmale an ihre Nachkommenschaft weitervererben.

SELEKTION PROFESSIONELLE (f. die) 15089 319 18 – Eine Art der psychologischen Selektion, die Entscheidungsfindung bezüglich des Personals basierend auf dem Studium und Prognose der Brauchbarkeit von Menschen für das Erlernen eines Berufs, sowie für die Ausführung professioneller Pflichten und das Erlangen des nötigen Niveaus bei dem gegebenen Beruf. Stellt ein System von Mitteln dar, die eine Prognose-Bewertung der Übereinstimmung des Menschen mit dem Beruf in den jenen Tätigkeitsarten gewährleisten, die unter normativ aufgegebenen gefährlichen Bedingungen (hygienisch, mikroklimatisch, technisch, sozial-psychologisch) geführt werden und eine höhere Verantwortung und Gesundheitsgrad, sowie Arbeitsfähigkeit und Genauigkeit bei der Erfüllung von Aufgaben, ebenso wie eine Standhaftigkeit der emotional-willensstarken Regelung erfordern.

SELEKTION PSYCHOLOGISCHE (f. die) 508 614 418 189 – Das Fällen einer Entscheidung über die Brauchbarkeit der Kandidaten zu einer lehr,- oder beruflichen Tätigkeit, unter Berücksichtigung der Ergebnisse von psychologischen und psychophysiologischen Tests. Wird in der Verwaltung, der Industrie, Luftflotte, Armee, im Sport, sowie bei der Komplettierung einiger Bildungseinrichtungen verwendet.

SELEKTIVITÄT (f. die) 5184978421 - Eine Eigenschaft der Wahrnehmung, die sich durch eine charakteristische selektive Freisetzung im sensorischen Raum einiger gesonderter Besonderheiten äußert. Ein deutlich wahrgenommener Gegenstand, auf den die Wahrnehmung gerichtet ist, wird subjektiv als eine Figur und alle anderen Objekte als ihre Kulisse wahrgenommen. In erster Linie unterscheiden sich Merkmale des sensorischen Feldes, die sich durch eine relativ hohe Intensität, sowie qualitativ von anderen Merkmalen unterscheiden, hervorheben. Bei einer subjektiven Lösung von Aufgaben werden selektiv die Merkmale wahrgenommen, die irgendwie dem Inhalt der Aufgabe entsprechen.

SELEKTIVITÄT (f. die): MECHANISMUS (m. der) 58432849 (Mechanismus selektiver Wahrnehmung) - Die Wahrnehmung eines emotional bedeutenden, aber sozial verbotenen Materials kann unter technisch erschwerten Bedingungen seiner Erkennung einer bedeutenden Fluktuation unterliegen. Das betrifft auch die Bewusstseinsschwelle und den wahrgenommenen Inhalt.

SENSIBILISIERUNG (d. die) 5184974 – Eine Erhöhung der Empfindlichkeit der Nervenzentren unter dem Einfluss eines Reizes. Unter der Einwirkung von Sinnesreizen wird sie in der Regel durch den sich gleichzeitig entwickelnden Prozess der sensorischen Anpassung maskiert. Die Korrelation der Prozesse der Sensibilisierung und der Anpassung können durch eine parallele Messung der Empfindlichkeit auf den elektrischen und den sensorischen Reiz bewertet werden.

SENSIBILISIERUNG II (f. die) 57148514 (Sensibilisierung) - Eine erhöhte apperzeptive Empfindlichkeit auf Objekte und Ereignisse, die den aktuellen Bedürfnissen und Konflikten entsprechen.

SENSITIVITÄT (f. die) 5948317 (Sensitisation) – Eine charakterologische Besonderheit des Menschen; äußert sich durch eine erhöhte Empfindlichkeit auf Ereignisse, in die er verwickelt ist; wird üblicherweise von erhöhter Ängstlichkeit, Angst vor neuen Situationen, Menschen, aller Art von Prüfungen etc. begleitet.

SENSITIVITÄT DURCH ALTER / ALTERSSENSITIVITÄT (f. die) 51849593 – Eine einem bestimmten Alter eigene optimale Kombination von Bedingungen zur Entwicklung von bestimmten geistigen Eigenschaften und Prozessen. Eine zu dem Zeitraum der Alterssensitivität verfrühte oder verspätete Lehre kann sich als nicht effektiv genug erweisen, was sich nachteilig auf die Entwicklung der Psyche auswirkt.

SENSOMOTORIK (f. die) 51789491 - Eine gegenseitige Koordination sensorischer und motorischer Komponenten: der Empfang von sensorischen Informationen führt zum Start einiger Bewegungen, die wiederum zur Regulierung, Kontrolle, oder Korrektur von sensorischen Informationen dienen. Als primärer sensomotorischer Mechanismus gilt der Reflektor-Ring.

SENSORISCHE DEPRIVATION (f. die) 891671 319 064 – Ein langwieriger oder mehr oder weniger kompletter Entzug sensorischer Eindrücke bei einem Menschen, der mit experimentalen Zielen realisiert wird.

SENSUALISMUS (m. der) 5484951312 - In der Psychologie ist es die Lehre und die methodologische Position, die durch die Annahme gewährt wird, dass der gesamte Inhalt des Seelenlebens durch sensorische Eindrücke ausgeschöpft wird, die eine Person während ihrer Lebensdauer empfängt.

SERIATION (f. die) 51 4981 – Die Anordnung von Gegenständen nach einem bestimmten Merkmal - Größe, Farbe usw.

SERVILITÄT (f. die) 51451948 - Eine Art des Masochismus in der eine Person sexuelle Befriedigung empfindet, wenn sie eine Rolle mit einem niedrigeren sozialen Status durchspielt, oder eine Rolle eines aller Rechte beraubten Sklaven, oder sogar die Rolle eines stummen Tiers.

SEX (m. der) 519 916 – Eine Geschlechtsbeziehung, oder eine Reihe von psychischen Reaktionen, Einstellungen und Handlungen, die mit dem Auftreten und der Befriedigung des sexuellen Verlangens verbunden sind.

SEXUALITÄT (f. die) 489191798641 - Dieser Begriff wird genauso breit verwendet wie in der gewöhnlichen Sprache das Wort Liebe. Sexualität wird als einzige Funktion des tierischen Organismus betrachtet, die über die Grenzen eines Individuums hinausgeht und seine Verbindung zu seinem Geschlecht darstellt.

SEXUALITÄT (f. die): GENITALSTADIUM (das) 5183174918 - Eine Stufe der psychosexuellen Entwicklung, die der in der Pubertät auftretenden Geschlechtsreife entspricht. Ein Abschnitt in der sexuellen Entwicklung, bei dem die Geschlechtsorgane eine entscheidende Bedeutung für die sexuelle Befriedigung haben.

SEXUALITÄT (f. die): PRÄGENITALES STADIUM (das) 4914984 - Auf diesem Stadium ist der Geschlechtstrieb nicht auf das Innere des Menschen gerichtet, sondern auf externe Objekte und sexuelle Befriedigung wird mit Hilfe dieser Objekte erreicht. Dauert bis zum Beginn der Geschlechtsreife an.

SEXUALITÄT INFANTILE (f. die) 51949813 (prägenitale Sexualität) – Kindheitssexualität und ihre bei Erwachsenen auftretenden Elemente.

SEXUALITÄT INFANTILE (f. die): „QUELLE" (f. die) 51931849841714912 – Folgende Quellen der Entstehung der konstanten sexuellen Erregung während der Kindheit:
1) Reproduktion der im Zusammenhang mit organischen Prozessen erlebten Befriedigung;
2) Eine entsprechende Stimulation der peripheren erogenen Zonen;
3) Drang nach Voyeurismus, Grausamkeit, etc.;
4) Erogenbedeutende allgemeine Hautempfindlichkeit (Temperaturstimulation);
5) Unterschiedliche mechanische Erschütterungen des Körpers – Schaukeln, Spiele, Fahrten, etc.;
6) Muskelarbeit (Kampf, Prügelei, etc.);
7) Intensive affektive Prozesse – Erregung durch einen Schreck, Angst vor der Prüfung.

SEXUALITÄT LATENTE (f. die) 5148489517 - Ein Abschnitt des verborgenen sexuellen Lebens, in der Regel zwischen fünf und elf Jahren; während dieser Zeit entstehen, durch Stimulationen der erogenen Zonen, im Seelenleben bestimmte reaktive Gebilde, oder kontrastierende Kräfte: Scham, Ekel und Moral.

SEXUALTHERAPIE (f. die) 819 91728 (Sextherapie) - Eine sich in den westlichen Ländern rasch entwickelnde Art der Paartherapie (Ehetherapie) zur Behandlung sexueller Störungen und Verhaltensorientierungen; eine Methode der Psychotherapie, die sich auf die Behandlung von sexuellen funktionellen Störungen auf der Grundlage von Verhaltensmodellierung ausrichtet. In ihrem Rahmen werden einzelne Symptome als individuelle Formen von Fehlverhalten, welches korrigiert werden kann, untersucht. Als Ziel wird auch die Modifikation des Sexualverhaltens selbst, sowie die Festsetzung des gegenseitigen Verständnisses der Partner festgelegt.

SEXUALTHERAPIE NACH MASTERS UND JOHNSON (f. die)
491319 817 - Die ursprüngliche Version von Sexualtherapie. Es wird postuliert, dass sexuelle Dysfunktionen nicht von einer Person abhängig sind, sondern von beiden Partnern. Deshalb setzt diese Methode die Arbeit mit einem Paar und einen zwei-dreiwöchigen Zyklus von Übungen voraus.

SEXUALWISSENSCHAFT (f. die) 51849731948 - Ein interdisziplinäres Wissensgebiet, welches im weiten Sinne des Begriffs die Gesetzmäßigkeiten der sexuellen Differenzierung und im engeren Sinne Sexualverhalten und Motivation studiert. Eine wissenschaftliche Disziplin über biologische, psychologische und soziale Aspekte des Sexualverhaltens.

SEXUELL (Adjektiv) 898411 - Im Allgemeinen beinhaltet es in der Psychoanalyse eine Menge (von Deutungen) und übersteigt allseitig die allgemeingültige Bedeutung. Dazu zählen alle Erscheinungsformen zärtlicher Gefühle, etc., mit allen Arten von Unterdrückung und Substitutionen. Aus diesem Grund ist es vorteilhafter, den Begriff Psychosexualität zu verwenden.

SEXUELL-AUSGEPRÄGTER MASOCHISMUS (m. der)
219401 61914 - Eine Art des Masochismus, bei dem das Objekt eine sexuelle Befriedigung verspürt, wenn es eine Rolle mit einem niedrigen sozialen Status übernimmt – die Rolle eines „Pagen".

SEXUELLE PATHOLOGIE (f. die) 51849131984 - Ein Abschnitt der klinischen Medizin, der dem Studium von sexuellen Störungen und der Entwicklung entsprechender korrigierender Methoden gewidmet ist.

SEXUELLE VERANLAGUNG (f. die) 518876 3184 - Ein Typ der sexuellen Organisation des Individuums, in dessen Bildung den angeborenen Komponenten der Sexualität eine bedeutende Rolle zugeteilt wird. Vielfältige Phänomene des normalen und anomalen Verhaltens, die im Wesentlichen durch den Typ der sexuellen Veranlagung bedingt sind.

SICHTLINIE (f. die) 891489016718 - Eine Linie, die die Pupille des Auges mit dem Punkt der Fixierung des Blickes auf einen Gegenstand verbindet. Vom ergonomischen Standpunkt aus wird die Optimalität der Beobachtung bei der Sichtlinie gewährleistet, wenn diese um 15 Grad nach unten, im Verhältnis zur Linie, die parallel zur Erdoberfläche ist, geneigt ist.

SIGNAL (das) 319714 - Ein Prozess oder ein Phänomen (intern oder extern, bewusst oder unbewusst), der eine Nachricht über ein Ereignis beinhaltet und das Lebenssystem auf dieses Ereignis ausrichtet. Entsprechend der Art der Analysatoren und anderer Detektionssysteme werden optische, akustische, taktile, thermische, elektromagnetische, chemische, biorhythmische und andere Signalen abgegeben.

SIMULATION (f. die) 54891751849 - Ein Verhalten, welches auf die Imitation einer Krankheit, oder einiger ihrer Symptome, mit dem Ziel in die Irre zu leiten, ausgerichtet ist.

SINN (m. der) 48951231984 – Unter Bedingungen der kollektiven Tätigkeit erscheinen erstmalig Operationen, die nicht direkt auf das Objekt des

Bedürfnisses, das biologische Motiv, gerichtet sind, sondern auf irgendein Zwischenresultat im Rahmen einer individuellen Tätigkeit, die zu einem eigenständigen Ziel wird. Für die Person trennt sich das Ziel der Tätigkeit von deren Motiv ab und in der Tätigkeit sondert sich die Tat als ihre neue Einheit ab. Dies wird vom Durchleben des Sinns der Handlung begleitet, denn um die Tat zu vollbringen, was zu einem Zwischenergebnis führt, muss man die Verbindung dieses Resultates mit dem Motiv verstehen, oder für sich den Sinn der Handlung eröffnen.

SINN FÜR HUMOR (m. der) 88 916 01451947 - Im allgemeinen Wortgebrauch ist dies die Fähigkeit, in Phänomenen ihre komische Seite zu bemerken und auf sie emotional zu reagieren. Ist unzertrennlich mit der Fähigkeit, Widersprüche in der Umgebung zu bemerken und zu übertreiben verbunden, zum Beispiel die Gegenseitigkeit von positiven und negativen Eigenschaften bei irgendeinem Menschen, oder die scheinbare Bedeutung von Jemandem und sein unpassendes Verhalten, etc. In Bezug auf das Objekt des Humors, das in gewisser Weise einer emotionalen Kritik unterzogen wird, bleibt Freundlichkeit bestehen.

SINN PERSÖNLICHER (m. der) 51481721959 – Eine subjektiv wahrgenommene erhöhte Wichtigkeit eines Gegenstands, Handlung oder Ereignisses, welche sich im Handlungsbereich des Motivs wiedergefunden haben. Eine der Basiseigenschaften des Bewusstseins, eine individualisierte Spiegelung der wirklichen Beziehung der Persönlichkeit zu Objekten, wegen welchen sich ihre Tätigkeit, die als „die Bedeutung für mich" angeeigneten unpersönlichen Wissens über die Welt erkannt wird, entfaltet; diese schliesst folgendes mit ein: Interpretationen, Fähigkeiten, Handlungen und Taten, soziale Normen, Rollen, Ideale und Werte.

SITTLICHKEIT (f. die) 514 918 719 12 – Die Fähigkeit einer Persönlichkeit eigene Gewissensaufgaben selbstständig zu formulieren und eine sittliche Selbstkontrolle zu realisieren, von sich selber zu verlangen diese zu erfüllen und eine Selbstbewertung der gemachten Handlungen zu machen; eine Art des Ausdrucks einer sittlichen Selbsterkenntnis der Persönlichkeit. Erscheint sowohl in der Form einer rationalen Erkenntnis einer gewissenhaften Bedeutung gemachter Handlungen, als auch in Form von durchlebten Emotionen, z. B. Gewissensbissen.

SITUATION (f. die) 516 21989714 – Ein System von äußeren Bedingungen in Hinsicht auf eine Person, die deren Aktivität wecken und vermitteln. Zu den Elementen einer Situation können ebenfalls Zustände der Person selbst in einem vorherigen Moment in der Zeit gehören, falls diese sein nachfolgendes Verhalten bedingen. Eine komplette Beschreibung der Situation vermutet eine Aussonderung von Forderungen, die dem Individuum von außen präsentiert, oder durch ihn selbst ausgearbeitet werden und die für ihn als Ausgangspunkt auftreten.

SITUATION DER SOZIALEN ENTWICKLUNG (f. die) 51841721918 – Ein für jeden Altersabschnitt spezifisches System von Beziehungen einer Person in der sozialen Realität, die sich in den Emotionen der Person widerspiegelt und durch die Person in gemeinsamer Tätigkeit mit anderen Menschen realisiert wird.

SITUATION DER TESTIERUNG (f. die): RELEVANTE CHARAKTERISTIK (f. die) 514917212518 (relevante Charakteristika von Situation psychologischen Testierens) – Charakteristika von Situationen der Testierung, von denen unmittelbar ihre Ergebnisse abhängen. Diese schliessen folgendes mit ein: die Wahrnehmung der Situation des Testierens durch die Testpersonen, die Ziele und Aufgaben der Testierung, die Persönlichkeit des Experimentators, sein Verhalten und Ähnliches.

SITUATION GRENZENDE (f. die) 5183178191491 – Situationen der individuellen Existenz (des persönlichen Daseins), in denen das Selbstbewusstsein der Persönlichkeit geschärft wird und der Mensch unfreiwillig Erkenntnisse über sich selbst gewinnt.

SITUATION PROBLEMATISCHE (f. die) 51481421951 – Das Begreifen, welches bei der Ausführung einer praktischen oder theoretischen Aufgabe entsteht, dass das vorher erworbene Wissen nicht ausreichend ist und das Erscheinen einer subjektiven Forderung nach neuem Wissen, die in einer wissenswerten, zielorientierten Tätigkeit realisiert wird. Einer der zentralen Begriffe des problematischen Erlernens.

SKALA (f. die) 547 4918645941 - Ein Werkzeug für die Messung von kontinuierlichen Objekteigenschaften eines Objekts; ist ein numerisches System, in dem die Beziehungen zwischen den verschiedenen Eigenschaften von Objekten durch die Eigenschaften einer numerischen Reihe ausgedrückt werden. In der Psychologie und der Soziologie werden unterschiedliche Skalen dazu verwendet, um verschiedene Merkmale soziopsychologischer Phänomene zu studieren.

SKALA DER NOTEN / NOTENSKALA (f. die) 516 91 – Eine methodische Technik, die es erlaubt, die Gesamtheit der erforschten Objekte nach dem Grad der Ausprägung einer ihrer gemeinsamen Eigenschaft verteilen zu können. Diese Verteilung gründet auf subjektiven Einschätzungen der Eigenschaft, gemittelt durch eine Gruppe von Experten.

SKALIERUNG (f. die) 516 28 4914788961 – Eine Methode modellierungsrealer Prozesse mit Hilfe von numerischen Systemen. In den Sozialwissenschaften, sowie der Anthropologie, Soziologie, Psychologie und anderen ist die Skalierung eines der wichtigsten Werkzeuge der Analyse eines mathematisch erforschten Phänomens, sowie eine Methode der Organisation von empirischen Daten, welche durch Beobachtung, Studium von Dokumenten, Umfragen, Experimenten, oder Tests gewonnen werden.

SKOPTOPHILIE (f. die) 54851781949 – Die Liebe zur Anschauung. Diese entsteht erstmalig, wenn ein Kind es sich wünscht ins Zimmer der Eltern zu gelangen, um durch das Betrachten von unbewusst verbotenen Objekten und Verhalten Befriedigung zu erlangen.

SOMATISCH (Adjektiv) 548 498 319517 – Körperlich, dem Körper zugehörig: ein Terminus, der für die Bezeichnung verschiedener Erscheinungen im Organismus angewandt wird, die entgegen der Psyche mit dem Körper verbunden sind.

SOMATOAGNOSIE (f. die) 519 419 819 49 – Eine Art der taktilen Agnosie; äußert sich in einer Störung des Erkennens eigener Körperteile, sowie in der Störung einer Vorstellung des Körperschemata.

SOMATOPSYCHOLOGIE (f. die) 518 419819417 – In den Kreis ihrer Probleme geht die Erforschung der Persönlichkeit, psychologischer Fragen der Diagnostik, der Heilung, der Expertise von Kranken mit verschieden Erkrankungen, die nicht zu neurologischen und psychischen gehören, mit ein.

SOMNAMBULISMUS (m. der) 514819 498516 (Lunatismus, Schlafwandern) – Die Form eines komplizierten, anscheinend zielgerichteten, jedoch unbewussten Verhaltens; Geschieht beim Übergang vom Schlaf zu einem hypnoseähnlichem Zustand.

SOZIALISIERUNG (f. die) 549 4893175481 – Der Prozess und das Resultat des Aneignens und des aktiven Nachbildens sozialer Erfahrung, vor allem des sozialen Rollensystems durch das Individuum. Wird in der Interaktion und der Tätigkeit, in der Familie, Vorschuleinrichtungen, in der Schule, in Arbeitskollektiven und ähnlichem realisiert.

SOZIOBEHAVOIRISMUS (m. der) 481 491 81949 – Hat sich in den 60er Jahren besonders aktiv formiert. Neu in Bezug auf den Behaviorismus tritt die Vorstellung auf, dass sich ein Mensch nicht durch die Methode der Versuche und der Fehler Verhalten aneignen kann, sondern durch das Beobachten der Erfahrung und Verstärkungen anderer, die das eine oder andere Verhalten begleiten („Erlernen durch das Beobachten", „Erlernen ohne Versuche"). Dieser wichtige Unterschied behauptet, dass das Verhalten kognitiv wird, oder dass es eine wissenswerte, unteranderem eine symbolische, Komponente enthält. Dieser Mechanismus erscheint als der wichtigste im Verlauf der Sozialisierung, auf dessen Basis bilden sich Methoden des aggressiven und kooperativen Verhaltens. Beobachtung kann nicht nur neue Verhaltensformen bilden, sondern auch die bereits angeeigneten, vorher nicht auftretende, aktivieren.

SOZIOBIOLOGIE (f. die) 514 987 894 91 – Wird als eine Wissenschaft über biologische Grundlagen aller Formen sozialen Verhaltens definiert. In den Vorstellungen über die Natur des Menschen geht diese um vieles weiter als Ethologie, bis zu der Behauptung, dass in der Basis aller Formen sozialen Verhaltens eingeborene Strukturen liegen, die sowohl dem Menschen, als auch den Tieren eigen sind. Versucht Data zu synthetisieren, die durch die Ethologie und die Evolutionstheorie, welche durch die Genetik bereichert sind, gesammelt wurden.

SOZIODRAMA (das) 518491318491 – Eine Methode sozialer Forschung und Korrektion, die auf das Lösen und die Beseitigung von Widersprüchen, Anspannung und Konflikten, mit dem Ziel einer Harmonisierung zwischenmenschlicher Beziehungen in verschiedenen Gruppen gesunder Menschen gerichtet ist. Den Ideen und Prinzipien der Organisation ist das Soziodrama dem Psychodrama ähnlich.

SOZIOGENESE (f. die) 519 498 497 819 497 – In der Psychologie ist dies der Ursprung, sowie die Entwicklung höchster psychischer Funktionen und der Persönlichkeit, sowie zwischenmenschlicher Beziehungen, die durch Besonderheiten der Sozialisierung in verschiedenen Kulturen und öffentlich-ökonomischen Formierungen bedingt sind. Die Gesetzmässigkeiten der Soziogenese sind Gegenstand empirischer Psychologie, die psychologische Besonderheiten des Zustandekommens des Erlernens, des Weltempfindens, der Persönlichkeitsbildung, der Aneignung von Traditionen und Ritualen verschiedener Epochen und anderem, sowie ein Gegenstand der Ethnopsychologie ist.

SOZIOGENETIK (f. die) 548 214 49851498 – Gemäss ihren Konzeptionen ist ein Individuum bloss eine zeitliche Hülle unsterblicher Gene. Die Hauptbestimmung des Lebens eines Individuums ist demnach die Verwahrung der Gene und ihre Übergabe an die Nachkommenschaft. Alle Errungenschaften der Evolution und alle individuellen Errungenschaften sind bloss Mittel zur Lösung dieser Aufgabe.

SOZIOGRAMM (das) 498 498817514 – Ein graphischer Ausdruck einer mathematischen Bearbeitung von Resultaten, die man mit Hilfe eines soziometrischen Tests bei der Untersuchung zwischenmenschlicher Beziehungen in kleinen Gruppen erhält. Ein Soziogramm erlaubt es die Struktur der Beziehungen in der Gruppe bildlich darzustellen, Vermutungen über den Stil der Führung, sowie über die Stufe der Organisation der Gruppe im Ganzen anzustellen. Beim Erstellen eines Soziogramms werden solche Begriffe, wie Selektion, gegenseitige Selektion, erwartete Selektion, Abweichung, gegenseitige Abweichung, erwartete Abweichung verwendet.

SOZIOLOGISCHER PSYCHOLOGISMUS (m. der) 344810648 712 – Ein Bereich der Soziologie, der als Grundannahme für die Studie und Erklärung sozialer Phänomene die Handlung und Interaktion von sozialen, Gruppen-und individuellen psychologischen Faktoren annimmt.

SOZIOMATRIX (f. die) 51849171849 – Eine spezielle Tabelle, wo die Resultate einer soziometrischer Befragung fixiert werden. Wird als Basis der Berechnung von Indexen, dem Aufbau von Soziogrammen und Graphiken verwendet.

SOZIOMETRIE (f. die) 548917319819 (Mikrosoziologie) – Eine Wissenschaft über die Gesellschaft, eine psychologische Theorie der Gesellschaft und gleichzeitig eine experimentelle Methode, ein sozial-psychologischer Test, welcher das Erlernen und die Regulation zwischenmenschlicher Beziehungen gewährleistet, die für die Bewertung emotionaler zwischenmenschlicher Beziehungen in der Gruppe verwendet werden.

© Г. П. Грабовой, 2003

SOZIOPHOBIE (f. die) 548312498714 – Eine Art der Neurose, die durch Angst vor der Öffentlichkeit, sowie öffentlichen Auftritten charakterisiert wird.

SPEZIELLE PÄDAGOGIK (f. die) 489671 894 1 – Ein Teilgebiet der Pädagogik welches Menschen betreut, für die eine Abweichung von der normalen psychischen Entwicklung, verbunden mit angeborenen oder angeeigneten Defekten in der Formierung und der Funktionalität des Nervensystems, charakteristisch ist.

SPHÄRE EMOTIONALE (f. die) 317489218517 – Eine der Sphären des Erscheinens von Temperament. Hierbei äußern sich dessen Erscheinungen in Form verschiedenartiger Emotionen.

SPHÄRE MOTORISCHE (f. die) 548217319498 – Eine der Sphären des Erscheinens von Temperament. Dessen Erscheinungen kann man hierbei als persönliche Ausdrücke einer allgemeinen Aktivität ansehen. Hierzu gehören Schnelligkeit, Rhythmus, und die allgemeine Anzahl an Bewegungen.

SPIEL (das) 518 006 78967 - Die Aktivität eines Individuums, die auf die bedingte Modellierung einer entfalteten Tätigkeit gerichtet ist. Für den Menschen ist dies die Form einer Tätigkeit in bedingten Situationen, die auf die Wiederherstellung und die Aneignung öffentlicher Erfahrung gerichtet ist, die in sozial festgelegten Weisen der Verwirklichung gegenständlicher Handlungen, Fächer der Wissenschaft und Kulturen fixiert ist.

SPIEL (das): ENTWICKLUNG (f. die) / VORSCHULALTER (das) 519 541 889 317 (die Entwicklung des Spiels im vorschulischen Alter) - Ein Prozess, in dem das Spiel des Kindes eine Form des sozialen Anlernens bekommt.

SPIEL DER AKTE (das) 598064 318 78 - Ein Spiel der Kinder, wo einzelne Akte aus den Ereignissen des realen Lebens, Märchen oder ähnlichem wiedergegeben werden.

SPIEL GEGENSTÄNDLICHES (das) 598 71631 214 - Ein Spiel der Kinder mit Gegenständen einer materiellen und geistigen Kultur oder deren Ersatz, die kulturell-historischen Besonderheiten dieser Gegenstände und ihrer direkten Bestimmung untergeordnet ist.

SPIEL GESCHÄFTSORIENTIERTES (das) 598714 888 91 - Eine Form der gegenständlichen und sozialen Wiedergabe einer geschäftsorientierten Tätigkeit, die Modellierung von Beziehungssystemen, die für die gegebene Art der Praxis charakteristisch ist. Die Durchführung des Geschäftsspieles ist die Entfaltung einer besonderen (spielerischen) Tätigkeit der Teilnehmer auf einem Imitationsmodell, welches die Bedingungen und die Dynamik der Produktion wiederherstellt.

SPIEL PROJEKTIVES (das) 519387 918 499 - Eine projektive Methoden, die zur Gruppe der Methoden der Katharsis gehört.

SPIEL SYMBOLISCHES (das) 598 748 918 3 - Eine Art des Spiels, wo die Realität in Form von Symbolen oder Zeichen wiedergegeben wird und spielerische Handlungen in einer abstrakten symbolischen Form ausgeführt werden.

SPIELTHERAPIE (f. die) 489517 498 21 (spielerische Psychotherapie) - Eine Methode der Psychotherapie, die auf der Verwendung von Rollenspielen, als eine der stärksten Formen der Einflussnahme auf die Persönlichkeitsentwicklung basiert.

SPIELTHERAPIE (f. die): KINDER AUTISMUS (m. der) 514813 498 714 (Spieltherapie autistischer Kinder) - Eine Methode der Psychotherapie, die auf Spielsitzungen mit autistischen Kindern basiert und in erster Linie auf die Schaffung eines positiven emotionalen Kontaktes zwischen den Kindern und dem Therapeuten ausgerichtet ist. Dabei werden Zeichnen, Spiele mit einer Vielzahl von Spielzeug, Wasser und Sand verwendet. Im Verlauf der Therapie werden durch das Kind unterdrückte negative Emotionen (Ängste, Selbstzweifel) korrigiert; es wird kommunikationsempfänglicher; sein Spektrum der verfügbaren Aktionen mit Objekten wird erweitert.

SPRACHE (f. die) 5843718986419 - Ein System von Symbolen, das als ein Mittel der menschlichen Kommunikation, geistiger Tätigkeit, eine Ausdrucksform der Selbsterkennung der Persönlichkeit, Übertragung von Generation zu Generation und Informationsspeicherung dient. Die Sprache ist der Träger des gesellschaftlichen Bewusstseins. Durch das Reden wird die Existenz und Umsetzung der Sprache gewährleistet.

SPRACHE EGOZENTRISCHE (f. die) 5178941 - Eine Sprache, die an sich selbst gerichtet ist, welche die praktische Tätigkeit eines Kindes reguliert und kontrolliert; Reden ohne zu versuchen, den Standpunkt des Gesprächspartners einzunehmen, was typisch für ein Kind ist. Wird im Alter von drei bis fünf Jahren beobachtet und verschwindet beim Eintritt in das Vorschul-Alter. Äussert sich dadurch, dass Kinder laut vor sich hin reden, als ob sie Niemanden explizit ansprechen, insbesondere stellen sie Fragen ohne darauf Antworten zu erhalten, was sie aber nicht weiter besorgt. Mit dem Alter verringert sich der Gebrauch der egozentrischen Sprache und verschwindet im Alter von sechs/sieben Jahren komplett.

SPRACHE MÜNDLICHE (f. die) 519 89471691 - Verbale Kommunikation (mündlich) mittels durch das Gehör wahrgenommener, sprachlicher Mittel. Zeichnet sich dadurch aus, dass die einzelnen Komponenten der Sprachnachrichten sequentiell erzeugt und wahrgenommen werden.

SPRACHE MÜNDLICHE (f. die): WAHRNEHMUNG (f. die) 317894947 – Der Aufbau eines subjektiven Modells einer bewussten Mitteilung auf der Grundlage des Prozesses des aktiven Zuhörens. Die Wahrnehmung der Bedeutung hängt weitgehend von den individuellen, persönlichen Besonderheiten des Zuhörers oder des Lesers, in erster Linie – von der Flexibilität des Denkens und der Orientierung der Persönlichkeit ab.

SPRACHE SCHRIFTLICHE (f. die) 5988172949 - Verbale Kommunikation (mündliche) mittels schriftlicher Texte; eine Sprache, die auf einer visuell wahrgenommenen, stabilen Fixierung sprachlicher Gebilde, in erster Linie in Form eines schriftlichen Textes, basiert.

SPRACHVERMÖGEN (das): EMOTIONAL-EXPRESSIVE FUNKTION (f. die) 5189741 - Die Verwendung von Sprache mit dem Ziel, seine eigene emotionale Beziehung zu einem bestimmten Objekt, oder einer Situation zum Ausdruck zu bringen, insbesondere mit dem Ziel, die Zuhörer zum Handeln zu animieren. Von dem Grad der ausgedrückten Emotion in der Rede des Sprechers und der dem Ansteckungsgrad der Zuhörer hängt die motivierende Effizienz der Sprache ab.

SPRACHVERMÖGEN (das): FUNKTION (f. die) 5173184981 – Eine Besonderheit der Sprache als Tätigkeit, ob bewusst oder unbewusst von einem Individuum verwendet, ist die Erlangung eines bestimmten Ziels. Es wird unterschieden zwischen: der kommunikativen, indikativischen, prädikativen, semantischen und die emotional-expressiven Funktion der Sprache.

SPRACHVERMÖGEN (das): INDIKATIVISCHE FUNKTION (f. die) 51731981651 (anzeigende Sprachfunktion) - Die Verwendung von Sprache zur Übermittlung von irgendeiner Mitteilung an andere Menschen mit dem Ziel eines impliziten, oder expliziten Verweises auf ein Objekt.

SPRACHVERMÖGEN (das): KOMMUNIKATIVE FUNKTION (f. die) 57149819431 - Die Verwendung von Sprache mit dem Ziel, anderen Menschen Informationen zu vermitteln, oder sie zu Handlungen zu animieren.

SPRACHVERMÖGEN (das): PRÄDIKATIVE FUNKTION (f. die) 5145861791 - Die Verwendung von Sprache, mit dem Ziel eigene Beurteilungen über irgendein Thema zu äußern. Eine andere Bezeichnung für diese Funktion – Funktion der Meinungsäußerung.

SPRACHVERMÖGEN (das): SEMANTISCHE FUNKTION (f. die) 5143286741 - Die Verwendung von Sprache, mit dem Ziel den Sinn, der in einem Gedanken versteckt ist und der sinnesbedeutende Eigenschaften von Objekten, Phänomenen, Handlungen und ihrer Beziehungen in der Außenwelt widerspiegelt, zu vermitteln.

SPRACHVERMÖGEN AUTONOMES (das) 51498421 - Eine der frühen Entwicklungsphasen der Sprache eines Kindes, unterscheidet sich dadurch, dass die Wörter oder Silben, die die Kinder nach dem Vorbild der Erwachsenensprache wiedergeben, stark verzerrt werden - zum Beispiel durch Wiederholung. Die autonome Sprache ist situativ, unbestimmt und vieldeutig, weil das Kind noch nicht die Inhalte der Begriffe beherrscht; die Verallgemeinerungen darin basieren auf der Zusammenfassung der Merkmale von nicht verwandten Objekten in einem Wort. Formell hat es keine Flexionen und andere Merkmale syntaktischer Beziehung.

SPRECHVERMÖGEN (das) 517 89471968 - Eine historisch, im Laufe einer sich materiell transformierenden Aktivität der Menschen gebildete Kommunikationsform, die durch die Zunge, mittels sprachlicher Konstruktionen, die auf der Grundlage bestimmter Regeln gebildet werden, vermittelt wird.

STADIUM (das) 514317318418 – Eine Zeitspanne, eine Stufe in der Entwicklung von irgendetwas, beim Erzielen von irgendetwas.

STADIUM PRE-GENITALE (das) 49821731948 – Ein frühes Stadium einer besonderen Art der Organisation kindlicher Sexualität, die für einen hohen Grad an Unbeständigkeit, das Erscheinen sadistischer und analer Neigungen, sowie der Neigung zum genauen Ansehen und Erlernen charakteristisch ist.

STANDARD (m. der) 517318 419 – 1. Ein Muster, ein Vorbild, ein Modell, das als Ausgangspunkt zum Vergleich mit damit ähnlichen Objekten dient. 2. Etwas Schablonenartiges, Aushängeartiges, etwas was nichts Künstlerisches, Originales oder Eigennütziges enthält.

STANDARDISIERUNG (f. die) 061489217218 298 – 1. Das Festlegen einheitlicher Normen und Forderungen, oder Standarte. 2. In der Psychodiagnostik werden zwei verschiedene Formen der Standardisierung unterschieden: a) die Standardisierung und Vereinheitlichung von Instruktionen, Methoden der Untersuchung, Materialien, Methoden der Registrierung und anderen bei der Benutzung irgendeinen Tests; in diesem Sinne sind alle Tests standardisiert; b) die Standardisierung von Daten, die mittels einer konkreten Methodik erfasst wurden, der Vergleich dieser mit einer speziell ausgearbeiteten und begründeten Bewertungsscala.

STANDARDISIERUNG II (f. die) 31481249871 – Bezugnehmend auf Tests versteht man hierunter, dass diese immer und überall gleich angewandt werden sollen, angefangen mit der Situation und Instruktion und endend mit Methoden der Auswertung und Interpretation erhaltener Indikatoren.

STARRE (f. die) 518 471 819317 – Ein Zustand plötzlicher Depression, die sich in absoluter Unbeweglichkeit und Verschwiegenheit äußert. Wird bei manchen Psychosen beobachtet.

STATIK (f. die) 548471 489716 – Ein Zustand der Ruhe und Ausgeglichenheit. Das Antonym hierzu ist die Dynamik.

STATISTIK (f. die) 548471319879 – 1. Eine Wissenschaft, die Indikatoren der Quantität öffentlicher Entwicklung der Gesellschaft und verschiedener öffentlicher Erscheinungen, sowie ihre Vergleichbarkeit und Veränderungen studiert und bearbeitet. 2. Eine Quantitäts-Messung von Massenerscheinungen.

STATISTIK MATHEMATISCHE (f. die) 51931721848 – Ein Bereich der Mathematik, der auf der Möglichkeitstheorie basiert. Beschäftigt sich mit der Suche nach Gesetzen der Veränderung und Methoden der Messung von zufälligen Größen, sowie mit dem Begründen von Berechnungsmethoden für diese Größen. Beschreibt Gesetzmäßigkeiten, die die Wechselwirkung zufälliger Größen charakterisieren. Ihre Methoden werden weitgehend in der Psychologie, für das Aufspüren „statistisch wichtiger" Verbindungen zwischen psychischen und Verhaltenserscheinungen mit anderen Faktoren, die man als dessen Gründe oder Folgen anschaut, angewandt.

STATUS (m. der) 54931781949 – In der Sozialpsychologie ist dies die Lage einer Person im System zwischenmenschlicher Beziehungen, die seine Rechte, Aufgaben und Privilegien bestimmt. Ein und dasselbe Individuum kann in verschiedenen Gruppen einen unterschiedlichen Status haben. Fühlbare Unterschiede im Status, den ein Individuum in Gruppen hat, die sich durch das Niveau der Gruppenentwicklung, den Inhalt der Tätigkeit und Interaktion unterscheiden, werden des Öfteren zu Gründen für Frustration, Konflikte und ähnliches.

STATUS SOZIOMETRISCHER (m. der) 319517819499 – Ein Indikator sozial-psychischer Eigenschaften der Persönlichkeit als einen Objekt der Kommunikation in der Gruppe, der die Position und die Größe des Prestiges eines Menschen bei seiner Interaktion mit anderen fixiert.

STELLVERTRETER (m. der) 514718 914 312 - Ein Seelenimpuls, der aus dem unbewussten ins Bewusstsein gerichtet ist und eine neue Form einer alten verdrängten Idee, die mit einem unvereinbarem Wunsch zusammenhängt, darstellt.

STEREOEFFEKT VON PULFRICH / PULFRICH-EFFEKT (m. der) 41981931941 – Eine visuelle Illusion, die durch ein subjektives Gefühl der Tiefe bei einer ungleichen Belichtung der Augen des Beobachters charakterisiert wird. Insbesondere wenn man mit dem einen Auge durch rotes Glas auf ein flach schaukelndes Pendel schaut und mit dem anderen durch grünes, denn dann wird die Flugbahn des Schaukelns des Pendels als elliptisch wahrgenommen. Der Grund des Effekts verbirgt sich im Unterschied latenter Gefühlsperioden, der durch Einwirkung eines Lichts verschiedener Länge und Welle hervorgerufen wird.

STEREOPSIS (f. die) 548421319417 – Ein subjektives Gefühl der Raumtiefe bei binokularem Sehen, welches durch eine horizontale Diskrepanz der Netzhaut bedingt ist. Unter weiteren gleichmäßigen Bedingungen – je höher die Diskrepanz, desto höher die sichtliche Tiefe.

STEREOSKOP (das) 54189218948 – Eine optisches Gerät, welches es erlaubt dem rechten und dem linken Auge unabhängig voneinander zwei disperse Abbildungen ein und des gleichen Gegenstands zu präsentieren und somit das Gefühl von Volumen der Abbildung eines Gegenstands zu erschaffen.

STEREOTYP (m. der) 54893131848 – Etwas, was in unveränderter Form wiederholt wird; die Schablone einer Handlung, eines Verhaltens und anderem, welche ohne Überlegungen, Reflexionen und sogar unbewusst angewandt wird. Eine charakterisierende Eigenschaft des Stereotyps ist eine hohe Standhaftigkeit.

STEREOTYP DYNAMISCHER (m. der) 54931721848 – Ein Begriff, der eine Integration bedingt-reflexartiger Prozesse in der Rinde größerer

Hemisphären des Gehirns widerspiegelt und die durch eine mehrfache Präsentation ein und dergleichen positiver oder abbremsender bedingter Reize, die in stabilen Zeitintervallen erfolgen, erreicht wird. Ein System bedingter Reflexe, welches als Resultat eines sich stabil wiederholenden Systems bedingter Reize entsteht.

STEREOTYP ETHNISCHER (m. der) 54852131948 – Ziemlich standhafte Vorstellungen über moralische, geistige und physische Eigenschaften, die den Vertretern verschiedener ethnischer Gemeinschaften eigen sind. In dessen Inhalt sind üblicherweise bewertende Meinungen über die benannten Eigenschaften fixiert, es können jedoch auch Vorschriften zu Handlungen in Bezug auf Menschen der gegeben Nationalität enthalten sein.

STEREOTYP SOZIALER (m. der) 21931721848 – Ein ziemlich standhaftes und vereinfachtes Bild eines sozialen Objektes, einer Gruppe, eines Menschen, Ereignisses, einer Erscheinung und anderem, welches unter den Bedingungen eines Mangels an Informationen als Resultat einer Verallgemeinerung persönlicher Erfahrung mit den Vorstellungen, die von der Gesellschaft angenommen wurden, entsteht.

STEREOTYPISIERUNG (f. die) 528517219314 – Die Wahrnehmung, Klassifizierung und Bewertung sozialer Objekte (Ereignisse) mittels der Anwendung darauf von Charakteristika und anderem einer bestimmten sozialen Gruppe, basierend auf bestimmten Vorstellungen, oder sozialen Stereotypen. Als Mechanismus gegenseitigen Verständnisses ist dies eine Klassifizierung von Verhaltensformen und Interpretationen von deren Gründen mittels der Einteilung dieser zu bereits bekannten oder bekannt erscheinenden Erscheinungen, Kategorien und sozialen Stereotypen. Eine der wichtigsten Charakteristika zwischenmenschlicher Wahrnehmung oder der zwischen Gruppen; spiegelt eine Schemata-artigkeit und affektive Farbgebung wieder, die dieser Form der sozialen Perzeption im Ganzen eigen ist. Vom psychologischen Standpunkt aus stellt diese einen Prozess des Zuschreibens ähnlicher Charakteristika allen Mitgliedern einer bestimmten sozialen Gruppe oder Gemeinschaft dar, ohne eine ausreichende Erkenntnis möglicher Unterschiede zwischen ihnen.

STHENIA (f. die) 548312254848 - Die Charakteristik einer hohen Arbeitsfähigkeit, Standhaftigkeit bei verschiedenen Hindernissen, sowie der Fähigkeit zu einer langfristigen, ununterbrochenen Tätigkeit, sogar unter mehrtägigem Schlafentzug eines Individuums. Das Antonym zur Sthenie ist Asthenie.

STIL (m. der) 819817319489 – Eine Methode der Verwirklichung, der Ausführung von irgendetwas, die für eine Gesamtheit eigensinniger Anwendungen charakteristisch ist.

STIL KOGNITIVER (m. der) 54854231948 – 1. Ziemlich standhafte individuelle Besonderheiten wissenswerter Prozesse einer Person, die sich in den von ihr verwendeten wissenswerten Strategien äußern. 2. Die Gesamtheit persönlicher wissenswerter Anlagen oder Arten der Kontrolle, die durch eine Ansammlung speziell ausgesuchter Tests festgelegt werden.

STILES-CRAWFORD-EFFEKT (m. der) 548491198671 - Ein Phänomen des Unterschiedes der subjektiven Lichthelligkeit, das je nach Winkel dieselbe Lichtintensität hat, in dem es auf die Fovea centralis (Sehgrube) der Netzhaut trifft. Das Licht wird als greller wahrgenommen, wenn es durch den Mittelpunkt der Pupille und als weniger grell, wenn es durch ihre peripheren Abschnitte durchfließt.

STIMMUNG (f. die) 898 716 31944 - Verhältnismäßig langwierige, standfeste psychische Zustände von gemäßigter oder schwacher Intensität, die sich als ein positiver oder negativer emotionaler Hintergrund des psychischen Lebens eines Individuums äußern. Diese werden durch Diffusion, die Abwesenheit einer deutlichen begriffenen Anziehung zu bestimmten Gegenständen oder Prozessen und einer ausreichenden Immunität, die es erlaubt die Stimmung für einen abgesonderten Indikator des Temperamentes zu halten charakterisiert.

STIMMUNG ÖFFENTLICHE (f. die) 598 716 31944 (die Stimmung der Massen) – Ein überwiegender Zustand der Gefühle und des Verstandes der einen oder anderen sozialen Gruppe in einem gewissen Zeitraum. Diese ist nicht nur eine der am meisten massenbezogenen Erscheinungen der Sozialpsychologie, sondern auch eine der bedeutendsten Kräfte, die Menschen zu einer Tätigkeit anregt und die sich ins Verhalten verschiedener Gruppen und Völkergruppen, Klassen, Nationen und sogar Völker einprägt. Kommt in allen Sphären der sozialen Lebenstätigkeit vor.

STIMULIERUNG (f. die) 517 489319 849 – 1. Der Prozess und das Resultat einer Anwendung oder des Hinzufügens eines Stimulus, welcher Einwirkungen stimuliert. 2. Die Anregung zu einer Handlung.

STIMULIERUNG AUSLÖSENDE (f. die) 549819317 4498 – Eine Methode der Anregung des Gehirns durch einen visuellen Analysator mittels einer rhythmischen Präsentation von Aufflammen des Lichts mit Benutzung einer rückläufigen Verbindung. Dank der Synchronisierung der Rhythmen des Gehirns und der Lichtreize kann eine verborgene Neigung zur Epilepsie entdeckt werden.

STIMULUS (m. der) 542 489198 174 – Eine Einwirkung, die die Dynamik psychischer Zustände eines Individuums Reaktion) bedingt und die sich als der Grund zur Folge zu ihr verhält. In der Physiologie und Psychologie ist dieser Begriff mit dem Begriff Reiz gleich gesetzt.

STIMULUS (m. der): GENERALISIERUNG (f. die) 548317 819499 – Das Aneignen durch viele Stimuli der Fähigkeit eine Reaktion hervor zurufen, die anfänglich nicht mit dieser bedingten Reaktion in Verbindung standen.

STIMULUS (m. der): NERVENMODELL (das) 819492 498714 – Die Konfiguration einer Spur, die als Resultat der Wiederholung eines Reizes mit fixierten Parametern im Nervensystem hinterlassen wurde. Nach einer mehrfachen Wiederholung des Reizes wird ein selektives Erlöschen des Orientierungsreflexes nur auf diesen Stimulus beobachtet. Auf die Veränderung eines beliebigen Parameters des Stimulus reagiert das Nervensystem mit einer Verstärkung des Orientierungsreflexes. Das Nervenmodell des Stimulus führt die Funktion eines selbstangleichenden mehrfachen Filters aus, welcher den Orientierungsreflex bezüglich des sich mehrfach wiederholenden Stimulus unterdrückt.

STIMULUS SCHLÜSSELARTIGER / SCHLÜSSELSTIMULUS (m. der) 519317319814 – Spezielle Reize, äußere Faktoren, die das „Einschalten" des Instinkts bedingen. Als solche können Signale verschiedener Modalität auftreten: Farben, Gerüche, Laute, visuelle Formen, Bewegungen und andere.

STÖRUNG (f. die) 49871671984 - Ein Fehler in der Formation, oder der Anordnung von irgendetwas. 1. Beschädigung von irgendetwas; negative Beeinflussung der Ordnung, des Normalzustandes von irgendetwas. 2. Vollkommenes Durcheinander wegen eines Bruchs der Ordnung. 3. Ein irreparabler Zustand wegen eines Schadens, schlechten Organisation, eines Bruchs der Ordnung. 4. Eine Erkrankung, die die normale Funktion von irgendetwas behindert.

STÖRUNG DER AUFMERKSAMKEIT / AUFMERKSAMKEITS-STÖRUNG (f. die) 498 611 01931 - Krankhafte Störungen, die im verschiedenen Ausmaß bei Ermüdung und bei organischen Störungen des Gehirns, vor allem der Stirnbereiche, beobachtet werden. Werden durch unangemessene Veränderungen der Ausrichtung und der Selektivität der Tätigkeit, der Koordination einzelner Handlungen charakterisiert. Solche Störungen können sich in der Verengung des Aufmerksamkeitsumfanges, deren Instabilität, sowie der Ablenkung auf nebensächliche Reizerreger äußern.

STÖRUNG DER PERSÖNLICHKEIT / PERSÖNLICHKEITSSTÖRUNG (f. die) 519361 819 41 - Systemstörungen des Verhaltens, vor allem des sozialen, die durch verschiedene psychische Erkrankungen und lokale Verletzungen des Gehirns charakterisiert werden.

STÖRUNG DES DENKENS (f. die) 599 788 319 418 - Störungen in der Ausführung von intellektuellen Vorgängen, bedingt durch verschiedene psychische Erkrankungen, lokale Verletzungen des Gehirns und Anomalien der psychischen Entwicklung.

STÖRUNG DISTANZ-SENSORRISCHE (f. die) 596 714918 48 – Hierzu gehört Sehschwäche, die sich auf Objekte bezieht, die sich auf Distanz, oder außerhalb der physischen Sehkraft oder in anderem Intervall der Zeit befinden.

STÖRUNG PSYCHOSENSORISCHE (f. die) 31758936194 - Störungen die mit der Entstehung von illusorischen Bildern verbunden sind. Treten bei pathologischen Prozessen, die in den modal-spezifischen Bereichen des Gehirns stattfinden, auf. Zu den psychosensorischen Störungen gehören: Photopsien, Plomorphopsien, visuelle,- auditive,- Geruchs- und Geschmacks,- Illusionen, Parästhesien, systematische Schwindelzustände, Verzerrungen in der Wahrnehmung der eigenen Körperteile.

STÖRUNG PSYCHOSOMATISCHE (f. die) 518916 – Eine Funktionsstörung der inneren Organe und Systeme, deren Entstehung und Entwicklung größtenteils mit neuropsychologischen Faktoren, dem Durchleben eines akuten oder chronischen Traumas, oder spezifischen Besonderheiten der emotionalen Reaktion des Individuums zusammenhängt.

STÖRUNG SENSORISCHE (f. die) 596 714918 41 – Hierzu gehören die Taubheit, Schwerhörigkeit, Blindheit, sowie Sehschwäche.

STOTTERN (das) 898071 318 42 - Eine Störung der mündlichen Rede, bei der sie stotternd wird; es passiert eine unwillkürliche Gliederung des Wortes auf Silben oder Laute, es entstehen krampfähnliche Anstrengungen der Gesichtsmuskeln, was zur Schwierigkeit der Kommunikation mit anderen Menschen führt.

STRATEGIE (f. die) 819413 49851 – In der Psychologie ist dies ein allgemeiner Plan, eine Prozedur der Durchführung psychologischer Forschung, Therapie und anderen; die Kunst ihrer Durchführung.

STRATEGIE VON SCHNITTEN (f. die) 514813514814 – Eine Prozedur der Untersuchung der Entwicklung einer bestimmten psychischen Funktion mittels eines Vergleichs der Indikatoren dieser Funktion in Gruppen von Kindern, die ein unterschiedliches Alter haben, jedoch allen anderen Anzeichen nach maximal gleich sind.

STRATUM (das) 54821721931 – 1. In der westlichen Soziologie ist dies eine Gesellschaftsschicht, eine Gruppe von Menschen, die durch eine bestimmte materielle, oder professionelle soziale Eigenschaft, oder Bildungsstufe und anderem verbunden ist. Wird für gewöhnlich dem Verständnis einer öffentlichen Klasse gegenüber gestellt. 2. Eine Schicht, eine Untergruppe, oder Untergesellschaft in Bezug auf eine bestimmte Gruppe, einen Kollektiv oder eine Gesellschaft, die sich durch ein bestimmtes Merkmal heraussondert.

STRESS (m. der) 819471 – Ein Begriff für die Bezeichnung eines breiten Kreises von Zuständen psychischer Anstrengung, die durch das Ausführen einer Tätigkeit unter besonders schwierigen Umständen bedingt sind und als Reaktion auf verschiedene extreme Einwirkungen und Stressauslöser entstehen.

STRESSAUSLÖSER (m. der) 917489718 – Verschiedene extreme Einwirkungen, die zu der Entwicklung eines unerwünschten, funktionalen Zustandes, zum Stress führen.

STRUKTUR (f. die) 819 517816 919 – Die Gesamtheit standhafter Verbindungen zwischen mehreren Komponenten eines Objekts, die dessen Ganzheit und Selbsterhaltung gewährleisten.

STRUKTUR II (f. die) 91861 – Eine Eigenschaft der Wahrnehmung einwirkende Stimuli in ganzheitliche, vergleichsweise einfache Strukturen zu verbinden.

STRUKTURALISMUS (m. der) 498481 819471 – Eine Richtung der Psychologie, die das gleiche Herangehen umsetzt, welches bereits der Chemie und der Physik Erfolge brachte, nämlich das Zergliedern auf die zusammensetzenden Elemente.

STRUKTURIERUNG (f. die) 571 816 917 988514 – Eine Strategie des Beibehaltens, bei der die Elemente der beizubehaltenden Information in ganzheitliche Gruppen, gemäß einer bestimmten logischen Grundlage zusammengeschlossen werden.

STURHEIT (f. die) 548319316891 - Eine Besonderheit des Verhaltens in besonders stabiler Form - ein Charakterzug; wirkt wie ein Defekt des Willensbereichs des Individuums, drückt sich in dem Drang aus, unbedingt nach seinem eigenen Ermessen zu handeln, den vernünftigen Argumenten, Bitten, Ratschlägen oder Verweisen anderer Menschen zum Trotz. Das Verhalten ist durch eine aktive Ablehnung der dem Individuum entgegengebrachten Ansprüche anderer Menschen charakteristisch. Dabei wechselt das Verhalten vom gegenständlichen Hintergrund in den zwischenmenschlichen Bereich und erhält Unterstützung von Motiven der Selbstbestätigung.

SUBJEKT (das) 49106485487148 – In der Psychologie ist dies ein Individuum oder eine Gruppe als Quelle des Studiums und der Umgestaltung der Realität; ein Träger der Aktivität.

SUBJEKTIV (Adjektiv) 317514819917 – 1. Nur der gegebenen Person eigen, persönlich; der Person zugehörig. 2. Einseitig, der Objektivität entledigt, voreingenommen.

SUBJEKTIVITÄT (f. die) 418317814219 – Der Umgang mit irgendetwas, welcher durch eigene Ansichten, Interessen, oder Geschmäckern einer Person bestimmt wird; die Abwesenheit von Objektivität.

SUBJEKTIVITÄT GESPIEGELTE (f. die) 314812219471 – Eine ideale Präsenz eines Menschen in einem anderen, des Dasein von irgendjemanden im irgendjemandem. Dadurch dass sich ein Mensch in anderen widerspiegelt, tritt dieser als ein handelnder Ursprung auf, welcher zu einer Veränderung derer Ansichten, der Formierung neuer Anregungen, dem Erscheinen vorher nicht gekannter Emotionen beiträgt. Somit öffnet sich der Mensch als eine wichtige anderweitige Quelle neuer persönlicher Vorstellungen für andere.

SUBKULTUR (f. die) 548 483319 817 – Ein gewisser, recht besonderer, oder bestimmten Kriterien nach bedingt herausgesonderter organischer Teil einer Gesamtkultur.

SUBKULTUR KINDLICHE (f. die) 517 497 548 814 – Im breiteren Sinne ist dies alles, was durch die menschliche Gesellschaft für Kinder und durch Kinder geschaffen wurde; im engeren Sinne ist dies ein Sinnesraum von Werten, Anlagen, Methoden der Tätigkeit und Formen der Interaktion, die in Kindergemeinschaften in einer gegebenen, konkret-historischen sozialen Situation der Entwicklung realisiert werden.

© Г. П. Грабовой, 2003

SUBLIMATION (f. die) 319 491718 827 (Sublimierung) – In der Psychoanalyse ist dies der Prozess und der Mechanismus der Umgestaltung von Energie sexueller Neigungen, der durch den Ersatz eines sexuellen Ziels durch ein weiter entfernteres und sozial wertvolleres Ziel charakterisiert wird: die Energie sexueller Neigungen wird in sozial annehmbare Formen der Aktivität, im Einzelnen in schöpferische Aktivität, umgewandelt.

SUBPERSÖNICHKEIT (f. die) 514821314 498 – Eine Art recht unabhängiger, mehr oder weniger entwickelter Persönlichkeiten in einem Menschen; diese können den Rollen entsprechen, die der Mensch im Leben spielt.

SUBSTANZ (f. die) 5193618901 - Ein Neuromodulator, der für das Übermitteln von Schmerzsignalen im Nervensystem zuständig ist.

SUBTEST (m. der) 498 381498714 – Ein Teil oder eine Unterscala eines Test, der eine eigene Bedeutung hat und eine bestimmte Eigenschaft bewertet.

SUGGERENT (m. der) 8489417319814 – Das Objekt der Heterosuggestion; dieses kann sowohl ein einzelner Mensch, als auch eine Gruppe, eine soziale Schicht und ähnliches sein.

SUGGESTIBILITÄT (f. die) 594321714 811 - Das Maß oder die Stufe der Aufnahmefähigkeit zur Suggestion, eine erhöhte Nachgiebigkeit in Bezug auf Beweggründe, die durch andere Menschen provoziert wurden, bestimmt und eingeschränkt durch eine Reihe von Faktoren, hauptsächlich einer subjektiven Bereitschaft sich unterzuordnen und sich der suggerierenden Einwirkung zu unterzuwerfen. Eine unkritische Annahme eines fremden Standpunktes und die Bereitschaft sich zu unterzuwerfen (zu gehorchen), wenn ein Mensch sein Verhalten entsprechend einer direkten Order einer gesetzlichen Autorität verändert. Eine Neigung, sich von fremden Stimmungen anzustecken und fremde Gewohnheiten zu übernehmen. Die Charakteristik eines Individuums, die von situativen und persönlichen Faktoren abhängt.

SUGGESTION (f. die) 598712814314 (Suggestion) - Ein zielgerichteter Prozess der direkten oder indirekten Einwirkung auf die psychische Sphäre des Menschen, der auf das spezifische Programmieren des Menschen und die Verwirklichung des eingeflößten Inhalts durch ihn, ausgerichtet ist. Steht im Zusammenhang mit einer Abschwächung des Bewusstseins und der kritischen Einstellung bei der Wahrnehmung und Realisierung des eingeflößten Inhalts, sowie mit der Abwesenheit eines zielgerichteten aktiven Verständnisses, einer entfalteten logischen Analyse und Einschätzung im Verhältnis zur vorigen Erfahrung und dem gegebenen Zustand der Person.
SUGGESTION POSTHYPNOTISCHE (f. die) 319481 918 (nachhypnotische Suggestion) - Ein Phänomen im Verhalten, wenn eine Aufgabe, die im hypnotischen Zustand gestellt wurde, widerspruchslos im normalen Zustand erfüllt wird, wobei die Tatsache des Vorhandenseins der Aufgabe selbst nicht bewusst ist.

SUGGESTOR (m. der) 481319519816 – Die Quelle des Eintrichterns (Suggestion); diese kann ein Individuum, eine Gruppe, oder Mittel der Massenmedien sein.

SUIZID (m. der) 548 491 219 894 – Ein Akt des Selbstmordes, welcher in einem Zustand einer starken seelischen Störung, oder unter der Einwirkung einer psychischen Erkrankung ausgeführt wird; ein bewusster Akt der Selbstbeseitigung aus dem Leben unter Einfluss starker psycho-belastender

Situationen, bei denen das eigene Leben ihren Sinn als der höchste Wert verliert. Die Gründe für Suizid sind vielfältig und finden ihren Ursprung nicht nur in persönlichen Deformationen der Person und psycho-schädigenden Situationen, sondern auch in der sozial-ökonomischen und sittlichen Organisation der Gesellschaft.

SURDO-PSYCHOLOGIE (f. die) 514817914319 (Psychologie von Tauben) – Ein Bereich der Psychologie, der die psychische Entwicklung von Tauben und Schwerhörigen Menschen, Möglichkeiten deren Korrektion unter Bedingungen des Schulens und der Erziehung, vor allem unter den Bedingungen des speziellen Schulens studiert.

SYMBIONT (m. der) 48142 - Ein Teilnehmer der Symbiose.

SYMBIOSE (f. die) 519 918 491 - In der Biologie ist dies ein langes Zusammenleben von verschiedenenartigen Organismen, in der Regel für beide Seiten etwas Vorteilhaftes. In der Psychologie wird der Begriff oft breit ausgelegt.

SYMBIOSE INZESTUÖSE (f. die) 341 48 12 - Ein Phänomen und Grad der höchsten Verbundenheit mit der Mutter oder ihrem Äquivalent (Familie, Stamm), welches sich durch eine bestimmte Unveräußerlichkeit auszeichnet.

SYMBIOSE PSYCHOLOGISCHE (f. die) 5148121 - Eine anfänglich auftretende emotional-semantische Einigkeit zwischen Mutter und Kind, welche als Ausgangspunkt für die weitere Entwicklung seines Bewusstseins und seiner Persönlichkeit dient. Die Entstehung der psychologischen

Symbiose ist durch die physiologische Gemeinsamkeit zwischen der Mutter und dem Fötus während der pränatalen Entwicklung bedingt.

SYMBIOTISCHE VEREINIGUNG (f. die) 519492 498317 – Eine verbreitete Art des Zusammenlebens von Menschen, die in zwei Formen realisiert wird: 1) der passiven Form – Unterwerfung, Masochismus; 2) der aktiven Form – Dominanz, Sadismus.

SYMBOL (das) 519 48917 - Ein Bild, welches als ein Vertreter anderer, üblicherweise sehr vielseitiger Bilder, Inhalte und Beziehungen auftritt.

SYMBOLIK (f. die) 51431951 - Eine Form des Denkens, ein psychischer Mechanismus, der die Substitution von den einen Bildern und emotional gefärbten (libidinösen) Vorstellungen durch andere gewährleistet.

SYMMETRIE (f. die) 314819719841 – Eine Gleichmäßigkeit, eine volle Übereinstimmung der Lage von Teilen eines Ganzen in Bezug auf eine bestimmte Linie oder ein Zentrum; strenge Richtigkeit der Positionierung, oder der Lage von irgendetwas.

SYMMETRIE BILATERALE (f. die) 481519 - Eine genaue Übereinstimmung zwischen der linken und rechten Hälfte des Körpers, von denen jede wie ein Spiegelbild der anderen ist.

SYMPATHIE (f. die) 718411 - Eine beständige zustimmende emotionale Einstellung eines Menschen zu anderen Menschen, ihren Gruppen oder sozialen Phänomenen, die sich durch Freundlichkeit, Wohlwollen, Bewunderung, was zur Kommunikation, Aufmerksamkeit einem anderen gegenüber, Hilfeleistung usw. ermutigt, äußert.

SYMPTOM (das) 498721 - Charakteristische Erscheinungsformen, Anzeichen von psychischen oder organischen Störungen und Erkrankungen, die eine Änderung in den üblichen oder normalen Funktionen des Körpers aufzeigen.

SYMPTOM HYSTERISCHES (das) 51721849 - Eine Reihe von Anzeichen für psychische und organische Störungen, die von einer Hysterie-Erkrankung zeugen.

SYMPTOM NEUROTISCHES (das) 517218498498 - Unterschiedliche Handlungen und Verhaltensweisen, die auf das Vorhandensein von Psychoneurosen, oder Neigungen dazu, sowie charakteristische Erscheinungsformen, Anzeichen für neurotische Erkrankungen, hindeuten.

SYMPTOM NEUROTISCHES (das): ENTSTEHUNG 31851751421 - Der Prozess der Entstehung von pathogenen Symptomen, dessen Wirkung durch Mechanismen, die latente Traumgedanken in manifeste Träume umwandeln, gewährleistet wird.

SYMPTOM PSYCHOGENES (das) 51489758 (psychisches Symptom) - Unter dem Druck eines psychischen Konfliktes gebildete nutzlose oder sogar schädliche Wirkungen, oft unangenehm und schmerzhaft für den Betroffenen, sind sie der Gegenstand seiner Beschwerden.

SYNÄSTHESIE (f. die) 518481512419 - Ein Phänomen, das darin besteht, dass ein Reiz beim Einwirken auf das jeweilige Sinnesorgan, gegen den Willen des Klienten, nicht nur ein für das Sinnesorgan spezifische Gefühl hervorruft, sondern auch noch eine zusätzliche Empfindung oder Idee, die für ein anderes Sinnesorgan charakteristisch ist.

SYNDROM – HERA / HERA-SYNDROM (das) 5148131981 - Ein Begriff, der einen dem klinischen nahen Zustand beschreibt und sich durch eine hypertrophische Zuneigung der Frau zu ihrem Ehemann, wenn sie ihn praktisch anbetet, auszeichnet. Dabei versucht die Frau die führende Rolle in der intimen Beziehung zu übernehmen und verbietet dem Ehemann über das stereotype Bild des „Familien-Ernährers" hinauszugehen.

SYNDROM (das) 51489451872 - Eine Gruppe von Anzeichen, Symptomen, oder eine bestimmte Kombination von Anzeichen, Symptomen eines Phänomens, welche durch einen einheitlichen Entstehungsmechanismus miteinander verbunden sind. Aufgrund des allgemeinen Entstehungsmechanismus vereinen sie sich auf eine gesetzmäßige und reguläre Weise, wobei sie einen bestimmten Krankheitszustand des Körpers charakterisieren. Der Begriff wird in der Pathopsychologie verwendet, wobei er eine bestimmte Kombination von Krankheitssymptomen bezeichnet.

SYNDROM AMNESTISCHES (das) 91831751942 – Das Korsakow – Syndrom.

SYNDROM APATHISCHES (das) 94831271981 – Ein psychopathologisches Syndrom, welches durch einen Zustand der Trägheit, Gleichgültigkeit zu der umgebenden Umwelt, dem Fehlen an Motivation zu Handlungen charakterisiert wird.

SYNDROM ASTHENISCHES (das) 48981271249 – Ein psychopathologisches Syndrom, welches durch einen Zustand allgemeiner Schwäche, extremer Erschöpfung, sowie Reizbarkeit charakterisiert wird. Dabei kommt es zu Störungen der Aufmerksamkeit und des Gedächtnises.

SYNDROM DEPRESSIVES (das) 49121831419 - Ein psychopathologisches Syndrom, welches durch eine verlangsamte psychische Aktivität und einen niedrigen Grad affektiver Erscheinungen charakterisiert wird. Sein extremtes Ausmaß ist ein depressiver Stupor, wenn die Bewegung und die Sprache vollkommen fehlen.

SYNDROM DER ABSTINENZ / ABSTINENZSYNDROM (das) 5148949716 (Syndrom der Abstinenz) – Die Gesamtheit von Symptomen, die in Folge der Einstellung des Drogenkonsums auftreten.

SYNDROM DER ADAPTATION / ADAPTATIONSSYNDROM (das) 51871274891 (Syndrom der Adaptation) – Die Gesamtheit von Adaptationsreaktionen des menschlichen und tierischen Organismus einer allgemeinen schützenden Natur. Entsteht als Reaktion auf durch ihrer Stärke und Kontinuität bedeutende, negative Auswirkungen, oder Aggressoren.

SYNDROM DER ENTFREMDUNG (das) 548 89171918 - Es zeichnet sich durch das Verlustgefühl der emotionalen Verbindung zu anderen Menschen, früher bedeutenden Ereignissen oder eigenen Erfahrungen aus, obwohl ihre Realität bewusst ist.

SYNDROM DER IGNORANZ (das) 51891421819 – Integrale Störungen, die üblicherweise bei Klienten mit Läsionen im unteren Scheitelbereich der rechten Gehirnhälfte auftreten, nicht so häufig treten sie in den tertiären Bereichen des Stirnlappens des Zingulums (Gyrus cinguli) auf. Zeichnen sich durch Nicht-Wahrnehmung von Reizen, die sich in der Hälfte des Raumes befinden, die gegensätzlich zu der Hälfte mit der Störung – der linken, liegt. Dabei nehmen die Klienten nicht nur keine Reize des linken Sichtfeldes, oder von links kommende Geräusche wahr, sondern benutzen auch nicht die linke Hand, lesen nur die rechte Hälfte eines Textes, rasieren sich nicht die linke Gesichtshälfte.

SYNDROM DES KORSAKOW / KORSAKOW-SYNDROM (das) 48131951819 (amnestisches Psychosyndrom) - Ein psychopathologisches Syndrom. Zeichnet sich durch eine Störung bei der Speicherung aktueller Ereignisse, bei relativer Erhaltung der Erinnerungen an alte Ereignisse und erworbene Fähigkeiten aus. Dabei können die Gedächtnislücken mit solchen Ereignissen gefüllt werden, die früher geschahen, oder geschehen konnten.

SYNDROM DES PYGMALION (das) 491819 418217 - Ein Fehler, der beim Prozess der Ontologisierung auftritt. Aus der gnoseologischen Position in beliebiger Wissenschaft wird ein gewisses System von Vorstellungen über die Gesetzmäßigkeiten der Welt ausgearbeitet, aber dann kommt es zu einer Ontologisierung dieser Konzepte: das Objekt wird dazu erklärt, was die Menschen über ihn denken. Es kann von einer realen Welt und einer Welt unserer Ideen und Theorien darüber, einer modellierten Welt, gesprochen werden. Dann wird der Prozess der Ontologisierung als die Umwandlung der modellierten Welt in die reale Welt beschrieben.

SYNDROM DES VERFALLS (das) 491518491 - Eine Kombination aus der Liebe zum Toten, Narzissmus und einem symbiotisch-inzestuösen Drang, der Grundlage einer besonders schädlichen und gefährlichen Form der Orientierung, die dazu verleitet, für die Vernichtung zu zerstören und um den Hasses willen zu hassen.

SYNDROM DES WACHTUMS (das) 491819 219 - Eine Kombination aus der Liebe zum Lebendem, der Liebe zum Menschen und zur Unabhängigkeit - eine Grundlage der Orientierung auf die Bewegung in Richtung des Lebens, des Guten und der Entwicklung.

SYNDROM DIOGENES (das) 51981931691 – Ein Begriff, der einen klinischen Zustand bezeichnet, welcher sich durch eine geringschätzige Einstellung gegenüber den Haushaltsangelegenheiten bei einsamen älteren Menschen auszeichnet. Tritt meistens bei zuvor aktiven Menschen, die in erster Linie auf ihren Beruf ausgerichtet waren und sozialen Erfolg hatten auf. Allmählich, nach dem Austritt aus den üblichen beruflichen und sozialen Aktivitäten, hören sie auf, sich um ihr Aussehen und ihren Haushalt zu kümmern, welches allmählich in Verfall kommt und sich in eine Ansammlung alter und nutzloser Dinge verwandelt; kümmern sich nicht um ihre Ernährung, was zur Unterernährung führen kann.

SYNDROM ELPENOR / ELPENOR-SYNDROM (das) 5148913194 (besser: Elpenor Syndrom) - Ein Begriff, der den klinischen Zustand eines Entzugs bezeichnet, welcher am nächsten Tag nach einer übermäßigen Einnahme von Alkohol oder Schlafmittel auftritt. Zeichnet sich durch Verwirrung, allgemeinen Desorientierung und einem Drang zum ziellosen Herumlaufen aus.

SYNDROM HYPOCHONDRISCHES (das) 51842142812 - Ein psychopathologisches Syndrom, welches sich durch übermäßige unbegründete Ängste um die Gesundheit auszeichnet. Tritt bei Neurosen, reaktiven Zuständen, präsenilen und senilen Psychosen auf.

SYNDROM KANNER / KANNER-SYNDROM (das) 48951271249814 - (Syndrom des frühen Kindes-Autismus) - Seine Symptome sind:

1) Das Fehlen, oder die verminderte Expression des Belebungskomplexes gegenüber Menschen und sein Vorhandensein gegenüber unbelebten Objekten;
2) Sprachdefekte - Mutismus, Echolalie;
3) Die Ambivalenz des Affekts mit einem gleichzeitigem Erlebnis der Lust und Angst;
4) Eine Tendenz zum ritualisieren Verhalten, oder stereotypen Handlungen;
5) Das Fehlen von „ Blickkontakt „ bei der Kommunikation mit nahstehenden Menschen;
6) Perversion der Spielinteressen;
7) Schwierigkeiten beim Erkennen von Gefahren;
8) Erhöhte Aggression usw. Diese Mangelsymptome vereinen sich paradoxerweise mit einer außergewöhnlich guten motorischen Entwicklung, einem präzisen Gedächtnis und hohen Leistungen in bestimmten Bereichen, sowie Rechnen, Tanz(en), Maschinenbau, usw.

SYNDROM KATATONISCHES (das) 51891481917 - Ein psychopathologisches Syndrom, welches sich durch ein Auftreten eines Zustandes der allgemeinen Erregung (motorische Unruhe, absurde Handlungen, inkohärente Rede) und einen ihm folgenden Stupor (Starre / Kataplexie, wächserne Biegsamkeit) auszeichnet.

SYNDROM MANISCHES (das) 51431851412 – Ein psychopathologisches Syndrom; zeichnet sich durch einen Zustand erhöhter, euphorischer Stimmung und Aktivität, sowie durch eine Beschleunigung des Denkprozesses, bis hin zu einem „Pferderennen" von Ideen, aus. Es treten Störungen zielgerichteter Handlungen auf.

SYNDROM NEUROPSYCHOLOGISCHES (das) 514891594 4981 – Stabile Kombinationen von psychischen Störungen beim Vorhandensein von höheren lokalen Hirnläsionen. Beim Befall von den primären Bereichen entstehen elementare Störungen der sensorischen und motorischen Funktionen. Abhängig von der Lage der Läsionen können sowohl primäre, mit einer Störung der physiologischen Funktionen des gegebenen Hirnareals verbundenen Störungen auftreten, als auch sekundäre Störungen, die durch das Wegfallen eines relevanten Gliedes aus dem größeren Funktionssystem bedingt sind.

SYNDROM PARALYTISCHES (das) 514 841 4981 – Ein psychopathologisches Syndrom; zeichnet sich durch Geistesschwäche, eine anhaltende Verbesserung der Stimmung, Störungen der Kritikalität des Verhaltens, sowie einem hohem Zerfall der Persönlichkeit aus. Wird von einer progressiven Paralyse begleitet.

SYNDROM PARANOID-HALLUZINATORISCHES (das) 51842131981 – Ein psychopathologisches Syndrom, welches durch Halluzinationen und Wahnvorstellungen, die anfangen das Verhalten der Kranken zu bestimmen, charakterisiert wird. Kann bei alkoholischen Psychosen, Schizophrenie und anderen Erkrankungen auftreten.

SYNDROM PARANOISCHES (das) 518 481 4917 – Ein psychopathologisches Syndrom, eine Variante des wahnhaften Syndroms. Zeichnet sich durch einen systematisierten Erfinderwahn, Verfolgungswahn, sowie Eifersuchtswahn aus.

SYNDROM PARAPHERENES (das) 548 19 491749891 – Ein psychopathologisches Syndrom, eine Variante des wahnhaften Syndroms. Zeichnet sich durch einen systematisierten, sich oft im „kosmischen Maßstab" manifestierenden Größenwahn, Beeinflussungswahn und Verfolgungswahn aus.

SYNDROM PSEUDO-PARALYTISCHES (das) 491218 498517 – Ein psychopathologisches Syndrom; zeichnet sich durch eine euphorische Stimmung und absurden Größenwahn aus. Dabei fehlen die Anzeichen einer progressiven Paralyse.

SYNDROM PSYCHOPATHOLOGISCHES (das) 517218 419 421 - Stabile Kombinationen von höheren psychischen Störungen, welche durch verschiedene Krankheitsprozesse verursacht werden. Auf der Grundlage der Gesamtheit solcher Syndrome wird ein bestimmtes klinisches Bild von verschiedenen Geisteskrankheiten geschaffen. Es wird zwischen folgenden, am häufigsten auftretenden Syndromen unterschieden: apathisches, asthenisches, halluzinatorisch-paranoides, depressives, hypochondrisches, katatonisches, Korsakowisches (amnestisches), manisches, paraphrenes, paranoides, paralytisches, pseudo- paralytisches.

SYNDROM PUERTO-RICANISCHES (das) 498 491 817 – Ein ethnospezifischer Begriff für syndromartige Manifestationen des Eifersuchtswahns, welche auf dem Glauben an die Untreue des Partners basieren. Wird durch Entwicklung von halluzinatorischen Wahrnehmungen und Katatonie begleitet.

SYNDROM-KZ / KZ-SYNDROM (das) 41851431849812 - Ein Begriff der einen klinischen Zustand bezeichnet, der durch die extremen Bedingungen eines Konzentrationslagers (Verlust der Familie, Verlust der Freiheit und der üblichen Aktivitäten, strenge Regulierung des Verhaltens, konfliktreiche Kommunikation, etc.) hervorgerufen wurde. Dieser Zustand zeichnet sich durch übermäßige Erregung, sowie Sorgfalt aus; es dominieren Gefühle der Angst, Trauer und der Scham; Träume haben einen bedrohlichen und sich obsessiv wiederholenden Charakter; es treten Störungen im Familien-, und Berufsleben auf; es entsteht eine Neigung zum Suizid. Die ersten deutlichen Anzeichen dieser Erkrankung können mehrere Jahre nach der Befreiung aus dem Lager auftreten und Jahrzehntelang bestehen bleiben.

SYNDROM-PERSEPHONES (das) 519 49879151948 – Ein Begriff der den klinischen Zustand einer übermäßigen emotionalen Bindung zwischen Mutter und Tochter bezeichnet, bei der es im Falle ihrer Trennung zur Entwicklung von bei beiden ähnlichen neurotischen Symptomen führt.

SYNDROM–MIDAS / MIDAS-SYNDROM (das) 548519714217 - Ein Begriff, der einen klinischen Zustand einer Frau bezeichnet, der mit einer Veränderung des Weltempfindens nach dem Erreichen der Altersgrenze von dreißig verbunden ist; bedingt durch eine ständig wachsende und chronisch werdende Unzufriedenheit mit der sexuellen Beziehung zum festen Partner.

SYNERGIE (f. die) 58149861941 (Synergismus) - 1. Eine alternative Reaktion des Organismus auf die kombinierte Wirkung von zwei oder mehreren Medikamenten; zeichnet sich dadurch aus, dass die resultierende Wirkung die Alleinwirkung jeder einzelnen Komponente übersteigt. 2. Eine alternative, gemeinsame Reaktion von zwei oder mehreren Mitteln (wirkenden Kräften), die dadurch gekennzeichnet ist, dass die resultierende Wirkung die Alleinwirkung jedes einzelnen Agenten übersteigt – eine Systemwirkungseigenschaft tritt auf.

SYNERGIE DER MUSKELN (f. die) 51891741981 – Die Koordination motorischer Handlungen (Gehen/Laufen, Mimik). Bei einem hohen Grad an Standardisierung behalten diese die Orientierung auf das erzielte Ergebnis der Bewegung.

SYNKRETISMUS (m. der) 54891758941 - In der Psychologie ist dies eine Besonderheit des Denkens und der Wahrnehmung, die Untrennbarkeit der geistigen Funktionen in den frühen Phasen der Entwicklung eines Kindes (im frühen- und Vorschulalter).

SYNTHESE (f. die) 58949131948 – Eine mentale Handlung, ein in die Interaktionshandlung des Organismus mit der Umwelt eingeschalteter Prozess der mentalen oder praktischen Wiedervereinigung des Ganzen aus Teilen, oder die Verbindung verschiedener Elemente, Seiten eines Objekts zu einem Ganzen. Stellt eine wesentliche Phase der Erkenntnisgewinnung dar. Die Synthese ist untrennbar mit der Analyse verbunden, sie ergänzen sich gegenseitig. Wie die den Menschen eigenen Denkprozesse, bilden sich die Synthese und die Analyse historisch im Laufe ihrer materiell-transformierenden Tätigkeit.

SYNTHESE AFFERENTE / AFFERENZSYNTHESE (f. die) 5489172194 - Eine Materialsynthese (gespeichert im Gedächtnis), Synthese der Motivation, der Informationen über die Umwelt und den Auslöser, mit dem Ziel einer Entscheidungsfindung. Hier wird das Gedächtnis als eine Gesamtheit der zusammenhängenden Funktionssysteme verschiedener (im Laufe der Evolution und durch die individuelle Lebenserfahrung gebildeter) Hierarchieebenen definiert, und die Motivation, als die Konkretisierung eines der Bedürfnisse des Körpers. Bei der afferenten Synthese werden dank Motivation sämtliche Systeme aktiviert, deren Aktivität ehemals zum Stillen der gegeben Bedürfnisses führte. Informationen über die Umwelt helfen dabei, die in der gegeben Situation geforderten Resultate zu erreichen. Endgültige Entscheidungen werden getroffen, wenn ein bestimmtes Ereignis, ein Anreiz, einem der bereits unter der Wirkung der Motivation und der Situation ausgesuchten Systeme, Überhang verleiht. Ähnlich wie bei jedem Systemprozess, geht die afferente Synthese nicht in einer bestimmten Struktur des Gehirns von statten, sondern betrifft unterschiedliche Ebenen des Gehirns und des Nervensystems im Allgemeinen.

SYSTEM „MENSCH-MASCHINE" (das): VERLÄSSLICHKEIT (f. die) 219 31748491 (die Verlässlichkeit des Systems „Mensch-Maschine") – Ein langwieriger Indikator der Arbeitsfähigkeit technischer Systeme, die aktuell unter allmöglichen Bedingungen deren Funktionierens von Menschen bedient werden.

SYSTEM (das) 598 217 48 – Ein komplexes Objekt, die Gesamtheit von qualitativ unterschiedlichen relativ stabilen Elementen, die miteinander durch komplexe und dynamische Beziehungen verbunden sind. Das System als Ganzes kann nicht auf die „Summe seiner Teile" reduziert werden, zeigt aber System-Eigenschaften, die kein anderes Bestandteil des Systems hat. Es untersteht besonderen Gesetzen, die man nicht auf die Gesetze der Funktionsweise der einzelnen Elemente oder der individuellen Verbindungen zwischen ihnen reduzieren oder ableiten kann.

SYSTEM DER INDIKATION (das) 517518 49 491 – Eine funktionelle Substruktur des Individuums. Es enthält Eigenschaften, Beziehungen und Handlungen, die die sozialen Gedanken und Gefühle realer Persönlichkeiten widerspiegeln und die ihr Verhalten bestimmen. Dies beinhaltet Humanismus, Kollektivismus, Optimismus und Tüchtigkeit. Alle Komponenten des Anzeigesystems stützen sich in ihrer Entwicklung auf Komponenten anderer Strukturen, Systeme der Regulation, der Stimulation und der Stabilisierung und üben aufgrund der Rückkoppelung einen Einfluss auf sie aus. Weil sie in die Gesamtstruktur des Einzelnen eingeflochten sind, drücken sie nicht nur ihre Einstellung zu den Menschen und der Arbeit aus, sondern treten auch als ein subjektiver Faktor der harmonischen Entwicklung der Persönlichkeit – aller ihrer vier Systeme, auf.

SYSTEM DER NERVEN / NERVENSYSTEM (das) 518 491 894 497 – Die Gesamtheit von Nervenstrukturen bei Wirbeltieren und Menschen, durch die die Wahrnehmung von auf den Körper einwirkenden Reizen, die Verarbeitung der dabei entstehenden Anregungspulse, die Bildung von Gegenreaktionen realisiert wird.

SYSTEM DER NERVEN / NERVENSYSTEM (das): DYNAMIK (f. die) 514 819 497 817 - Eine Eigenschaft des Nervensystems, die durch ein einfaches Auftreten von Erregung und eine Hemmung bei der Ausbildung von konditionierten Reflexen gekennzeichnet ist. Das Verhältnis zwischen den Werten, der Dynamik, der Erregung und der Hemmung wird als Dynamikbalance definiert.

SYSTEM DER NERVEN / NERVENSYSTEM (das): EIGENSCHAFT (f. die) 514 498 819 49 – Ein Begriff zur Bezeichnung von dynamischen, stabilen Besonderheiten des Nervensystems, die, bei gleichen Bedingungen, auf die individuellen psychologischen Eigenschaften einwirken. Zum größten Teil werden sie genetisch festgelegt und bestimmen die individuellen Unterschiede im Verhalten bei Reaktionen auf die Auswirkungen der physischen und sozialen Umwelt.

SYSTEM DER NERVEN / NERVENSYSTEM (das): KRAFT (f. die) 49189 – Eine der Haupteigenschaften des Nervensystems, welche den Umfang der Arbeitsfähigkeit der Zellen der Hirnrinde, oder deren Fähigkeit eine sehr starke, oder langfristig wirkende, wenn auch nicht sehr starke Erregung, ohne in einen Zustand des Abbremsens überzugehen, widerspiegelt.

SYSTEM DER NERVEN / NERVENSYSTEM (das): TYP (m. der) 91849617491 (ein Typ des Nervensystems, ein Typ der stärksten Aktivität der Nerven) – Die Gesamtheit von Eigenschaften des Nervensystems, die die physiologische Basis individueller Eigensinnigkeit der Aktivität eines Menschen und des Verhaltens von Tieren bildet.

SYSTEM DER NERVEN / NERVENSYSTEM PERIPHERES (das) 517 489 472 841 – Wird durch afferente (Gefühlsnerven) Nerven präsentiert, welche Impulse von den Rezeptoren zum zentralen Nervensystem übermitteln, sowie durch efferente (Nerven der Bewegung) Nerven, die Impulse vom Nervensystem zu den Muskeln des Skelets übermittelt.

SYSTEM DER NERVEN / NERVENSYSTEM VEGETATIVES (das) 481 491 471 891 – Strukturen des Nervensystems bei höheren Tieren und Menschen, deren Arbeit die Steuerung vegetativer, oder natürlicher Funktionen des Organismus (Verdauung, Blutkreislauf, Atmung, Stoff,- und Energiewechsel, Aussonderung), basierend auf der Kontrolle über die motorischen und verborgenen Aktivitäten der inneren Organe gewährleistet. Bedient die Muskeln der inneren Organe und die Drüsen.

SYSTEM DER NERVEN / NERVENSYSTEM ZENTRALES (das) 517 489 317 814 (ZNS) – Besteht aus Nervenstoffen des Gehirns und des

Rückenmarks, dessen Hauptelemente Nervenzellen, Neuronen und Gliazellen sind. Die letzteren gewährleisten das Bewahren einer Stabilität der inneren Umgebung des Nervensystems und dessen Atrophie.

SYSTEM DER REGULIERUNG (das) 491 4871 – Eine funktionelle Unterstruktur der Persönlichkeit. Ihre Basis bildet ein bestimmter Komplex sensor-perzeptiver Mechanismen und Prozesse mit einer Rückverbindung, der sich im Verlauf des Lebens eines Menschen gebildet hat. Dieser Komplex gewährleistet eine konstante Einwirkung äußerer und innerer Beweggründe und Bedingungen des Entstehens und der Entwicklung psychischer Aktivität, sowie eine Regulierung des Verhaltens eines Individuums als eine bewusste Person des Erlernens, der Interaktion und Tätigkeit.

SYSTEM DER STABILISIERUNG (das) 51849 1 – Eine funktionelle Unterstruktur der Persönlichkeit. Diese besteht aus der Ausrichtung, den Fähigkeiten, der Selbstständigkeit und dem Charakter.

SYSTEM DER STIMULIERUNG (das) 819 91 918491 – Eine funktionelle Unterstruktur der Persönlichkeit. Enthält relativ standhafte psychologische Formierungen, die bereits in den ersten Jahren einer produktiven Tätigkeit des bewussten Menschen gebildet werden. Hierzu gehören: das Temperament, der Intellekt, das Wissen und die Beziehungen.

SYSTEM ERRATISCHES (das) 517 8149817 – Ein schwieriges zielgerichtetes System, die folgendes mit einschließt: 1) einen Menschen oder eine Gruppe von Menschen; 2) technische Vorrichtungen – Mittel der Tätigkeit; 3) das Objekt der Tätigkeit; 4) die Umgebung, wo sich der Mensch befindet.

SYSTEM SIGNALISIERENDES (das) 518 481 49716 – Eine Eigenschaft, die tierische Organismen aus der lebenden Welt heraussondert; ist charakteristisch für das Erscheinen einer Orientierung auf Signale der äußeren Umwelt. Bestimmt Methoden der Regulierung des Verhaltens von lebendigen Wesen in der äußeren Umwelt, dessen Eigenschaften in Form von Signalen durch das Gehirn wahrgenommen werden.

SYSTEM SIGNALISIERENDES ERSTES (das) 518 491 719 849 1 – Eine Methode der Regulierung des Verhaltens von lebendigen Wesen in der äußeren Umwelt, deren Eigenschaften in Form von Signalen, unmittelbar durch Organe empfangenen Gefühlen, sowie das Gefühl für Farben, Laute, Gerüche und Ähnlichem durch das Gehirn wahrgenommen werden. Bei dessen relativen Übermacht entsteht ein künstlerischer Typ der Persönlichkeit.

SYSTEM SIGNALISIERENDES ZWEITES (das) 514 519 84951 – Eine Methode der Regulierung des Verhaltens von lebendigen Wesen in der äußeren Umwelt, deren Eigenschaften in Form von Signalen, die im System der Zeichensprache vorgestellt werden, durch das Gehirn wahrgenommen werden.

SYSTEM TAYLORISTISCHE (das) 518491 49 – Ein System der Organisation der Arbeit und der Leitung eines Betriebes. Dessen Grundlage bilden die Aufteilung der Arbeit und eine maximale Rationalisierung von Bewegungen. Bei dessen Einbringung in Betriebe wurde erstmalig das einheitliche System der Entlohnung erschaffen und eingeführt.

SYSTEM URSPRÜNGLICHES (das) 481517 49 – Besondere ursprüngliche Mechanismen unbewusster Funktionen, die durch Träume und andere psychische Prozesse wirken.

SYSTEM VESTIBULÄRES (das) (Gleichgewichtsorgan) 514 489 49 – Ein strukturell-funktionelles System, das zur Wahrnehmung und Analyse von räumlichen Informationen bestimmt ist. Ihre Basis bildet das System zur Erkennung der Schwerkraft-Ausrichtung, welche die Mehrheit der wirbellosen Tiere im Laufe der Evolution bereits erworben hat und die zu einem Gebilde von Bogengängen geformt ist, dank dem das Gehirn Informationen über die Position des Kopfes und des Körpers und der Bewegungsrichtung erhält.

-T-

TABU (das) 57432854871 - Ein Verbot oder ein System von Verboten säkularer oder religiöser Natur, welches über ein Objekt, Handlung, Wort, etc. verhängt wird und ein Bruch dessen (mit dem Tabu) hat soziale, oder religiös-mystische Sanktionen in Form von Bestrafung, Krankheit, oder Tod zur Folge.

TACHISTOSKOP (das) 914512319489 - Ein Gerät, welches die Darstellung von visuellen Reizen (Bildern) über eine streng definierte und sehr kurze Zeit ermöglicht.

TAGESEINDRUCK – REST (m. der) 528 614319 12 – Das Übriggebliebene von Tageseindrücken, die der Anlass zur Bildung eines Traums wurden.

TALENT (das) 5984971841 - Ein hohes Entwicklungsgrad von Fähigkeiten, die sich durch kreative Leistungen äußern, die im Kontext der Kulturentwicklung eine wichtige Rolle haben, in erster Linie - spezielle Fähigkeiten. Über das Vorhandensein von Talent, muss anhand von Ergebnissen einer Tätigkeit beurteilt werden, welche durch prinzipielle Neuheit und einen originellen Ansatz herausragen sollten.

TANGOREZEPTOR (m. der) 498171317819 - Eine Art taktiler Rezeptoren, die nur auf Berührung reagieren.

TASTSINN AKTIVER (m. der) 918491 – Eine Art und Weise der Bildung eines Tastsinnbildes eines gewissen Gegenstandes mittels eines absichtlichen Abtastens von diescm. Dabei spielen kinästhetische Empfindungen die führende Rolle.

TASTSINN MITTELS EINES WERKZEUGS (m. der) 528 617 31918 - Ein Prozess der Bildung eines Tastsinnbildes eines gewissen Gegenstandes mit Hilfe von Hilfswerkzeugen, wenn Tastsignale von dem abgetasteten Gegenstand durch das gegebene Werkzeug zur Hand hin übermittelt werden.

TASTSINN PASSIVER (m. der) 91 617 318918 - Ein Prozess der Bildung eines Tastsinnbildes eines gewissen Gegenstandes infolge dessen Umstellung in Bezug auf eine bewegungsunfähige Hand oder Finger. Hierbei spielen taktile Empfindungen eine der führenden Rollen.

TAT (f. die) 21471691819 – Eine bewusste Handlung, die als Akt der moralischen Selbstbestimmung eines Menschen gewertet wird, indem er sich als eine Persönlichkeit in seiner Beziehung zu einem anderen Menschen, sich selbst, einer Gruppe oder Gesellschaft, oder zur Natur im Ganzen, festigt. Persönliche Verhaltensform, in der eine selbstständige Wahl von Zielen und Verhaltensweisen getroffen wird, oft den allgemeingültigen Regeln widersprechend. Eine Tat ist die grundlegende Einheit des sozialen Verhaltens. In ihr äußert und bildet sich die Persönlichkeit des Menschen.

TAT II (f. die) 891719 014 314 - Eine Erscheinungsform der Aktivität einer Person, welche durch ihre sozial wichtigen Resultate bestimmt wird, für welche die Person selbst die Verantwortung trägt, sogar wenn dies über den Rahmen seiner Absichten hinausgeht. Die persönliche Verantwortung der Person der Tat ist aufgrund konkreter, öffentlich-historischer Kriterien der Einschätzung seiner Fähigkeit die Folge der Aktivität vorauszusehen. Die Tat ist eine konkrete Form der psychologischen Einheit und soziologischen Beschreibung der Aktivität der Person und man kann sie als eine Einheit der psychologischen Analyse der Persönlichkeit verwenden. Mittels Taten wird die Personalisierung des Individuums im System der zwischenmenschlichen Beziehungen gewährleistet.

TAT SYMPTOMATISCHE (f. die) 51918 01914 – Handlungen, die als Symptome des verdrängten Komplexes der Vorstellungen dienen.

TÄTIGKEIT (f. die) 598741 998 241 - Ein dynamisches System der aktiven Wechselwirkungen der Person mit der Außenwelt, in deren Verlauf die Person zielstrebig auf das Objekt einwirkt, wodurch sie ihre Bedürfnisse befriedigt; Es geschieht das Erscheinen und die Verkörperung eines psychischen Bildes beim Objekt und die Realisierung der vom Objekt einführenden Beziehungen der Person in die gegenständliche Wirklichkeit.

TÄTIGKEIT (f. die) UND KOMMUNIKATION (f. die) 518741228231
- Im Verlauf einer Tätigkeit werden Beziehungen des Typs „Person zum Gegenstand", eine gegenständliche Welt des menschlichen Daseins offen gelegt und im Verlauf der Kommunikation eine Beziehung des Typs „Person zu Person", zwischenmenschliche Beziehungen, oder eine Beziehung des Menschen zur Gesellschaft. In der Sozialpsychologie gibt es das Postulat über die Einheit der Interaktion und der Tätigkeit. Einerseits wird die Kommunikation als eine Seite einer Tätigkeit betrachtet; auf der anderen Seite wird angenommen, dass Tätigkeit und Kommunikation zwei Seiten des menschlichen Daseins und Lebensweise sind.

TÄTIGKEIT (f. die): INDIVIDUELLE STIL (m. der) 598041788 918
- Ein standfestes, individuell-spezifisches System psychologischer Mittel, Anwendungen, Fertigkeiten, Methoden, Weisen der Ausführung einer gewissen Tätigkeit.

TÄTIGKEIT (f. die): STRUKTUR (f. die) 598714 318 (Makrostruktur) - Von der Position der Struktur in der Tätigkeit ist es üblich Bewegungen und Tätigkeiten heraus zu sondern.

TÄTIGKEIT BESONDERE (f. die) 517 488091499 (eine besondere Art der Tätigkeit) - Die Gesamtheit von Handlungen, die durch ein Motiv herbeigerufen werden.

TÄTIGKEIT DER ARBEIT (f. die) 514518 19898 - Spielt eine bestimmende Rolle im Menschenleben, in welcher Form auch immer diese Tätigkeit ausgeführt wird. Gerade von ihr hängt die Existenz des Menschen und der Gesellschaft ab.

TÄTIGKEIT DES LERNENS (f. die) 514 889 0167891 - Eine führende Tätigkeit des jungen Schulalters, in der eine kontrollierte Aneignung von Grundlagen sozialer und kognitiver Erfahrungen, vor allem in Form von intellektuellen Hauptvorgängen und theoretischen Begriffen geschieht.

TÄTIGKEIT DES OPERATORS (f. die) 599061 899072 - Das Bedienen technischer Geräte, die anstelle des Menschen eine unmittelbare Einwirkung auf das Objekt der Tätigkeit ausüben.

TÄTIGKEIT DES TRAUMES (f. die) 548 0668 917 398 - Ein Prozess des Übergangs des verborgenen Inhalts des Traumes in einen offenen; ein psychischer Prozess aus einer ganzen Reihe, die auch die Herkunft der Entstehung hysterischer Symptome, aufdringlicher Ideen, sowie Wahn- und pathologischer Ängste bedingt.

TÄTIGKEIT DES VERSTANDES (f. die) 519171 819 311 - Ihre Erscheinungsform bahnt sich bei primitiven Säugetieren an, im weiteren wächst sie plötzlich an auf der Stufe der höheren Primate und erreicht ihr Maximum beim Menschen.

TÄTIGKEIT GEGENSTÄNDLICHE (f. die) 981814319 01 - Eine Tätigkeit, die Besonderheiten von Gegenständen einer materiellen und geistigen Kultur unterliegt; praktische Handlungen mit realen Gegenständen einer materiellen und geistigen Kultur entsprechend ihrer funktionalen und kultiviert bedingten Bestimmung. Ist auf die Aneignung von Arten des richtigen Gebrauches dieser Gegenstände und Entwicklung von Fähigkeiten und Fertigkeiten ausgerichtet.

TÄTIGKEIT GEMEINSAME (f. die) 514 966963 019 – In der Sozialpsychologie ist dies ein organisiertes System von Aktivität aufeinander wirkender Individuen, das auf eine zweckmäßige Produktion, Reproduktion von Objekten einer materiellen und geistigen Kultur gerichtet ist.

TÄTIGKEIT HAUPTSÄCHLICHE (f. die) 548769 018 998 - Aus der Position eines funktionalen Herangehens an das Studium der Psyche ist dies diejenige Tätigkeit, mit der in einer gegebenen Etappe der Entwicklung das Erscheinen wichtigster psychischer Neubildungen verbunden ist, in deren Verlauf sich andere Tätigkeitsarten entwickeln und Grundlagen für den Übergang zur neuen Tätigkeit der Leitenden gelegt werden.

TÄTIGKEIT INNERE (f. die) 519 891 419 31891 - Jede Art geistiger Arbeit, nicht unbedingt der eigentliche Denkprozess, aber auch die geistige Wiedergabe bevorstehender Handlungen oder Planung. Es hat eine sehr wichtige Funktion: innere Handlungen bereiten externe vor und ersparen Anstrengungen bei der Wahl wichtiger Handlungen. Außerdem erlauben sie sogar die Wahl der nötigen Handlungen, um grobe und sogar verhängnisvolle Fehler zu vermeiden.

TÄTIGKEIT KINDLICHE (f. die) 488719 816 098 - Eine aktive Wechselwirkung des Kindes mit der Außenwelt, in Laufe dessen eine ontogenetische Bildung seiner Psyche geschieht.

TÄTIGKEIT KOOPERATIVE (f. die) 519317 914899 – Vom sozialpsychologischen Standpunkt, eine Art gemeinsamer Tätigkeiten, die auf dem Gruppeneigentum, Produktionsmitteln und dem finalen Produkt der Arbeit basiert.

TÄTIGKEIT ORIENTIERENDE (f. die) 598761 019311 - Ein Verhalten, das auf der Untersuchung umgebender Gegenstände mit dem Ziel der Bildung eines Bildes des jenigen Raumes basiert, wo die gegenständliche Handlung ausgeführt werden soll; die Gesamtheit der Handlungen einer Person, die auf die aktive Orientierung in einer Situation gerichtet sind, sowie ihre Überprüfung und Planung des Verhaltens.

TÄTIGKEIT PSYCHISCHE (f. die) 598 061719081 - Eine psychologische Analyse lässt es zu, diese Tätigkeit aus der Position der Funktionen, die im Verlauf der Wechselwirkung des Menschen mit der Welt und anderen Menschen ausgeführt werden, zu klassifizieren. Hier kann man über Funktionen einer orientierenden, ausführenden Art sprechen, sowie Funktionen des Vergleiches und der Kontrolle.

TÄTIGKEIT PSYCHISCHE (f. die): DETERMINATION (f. die) 519617 019488 89 - Eine klassische Formel der Psychoanalyse: im psychischen gibt es überhaupt keine Willkür.

TÄTIGKEIT ÜBERNORMATIVE (f. die) 518 141988 051 – Eine freiwillige Tätigkeit, außerhalb festgelegter sozialer Normen, einer Person oder Gruppe, die auf Hilfestellung anderen Menschen gegenüber gerichtet ist.

TATSACHE (f. die) 49851421947 - 1. Tatsächliches, nicht erfundenes Phänomen, Ereignis, Vorfall. 2. Fest etabliertes Wissen, was durch Erfahrung gesammelt wurde und zur Feststellung, Schlussfolgerung, Prüfung von irgendeiner Annahme, Hypothese dient. 3. Die Wirklichkeit, die Realität; etwas, das wirklich existiert.

TATSACHE DER ASSOZIATION (f. die) 514218598318 - Die Wechselbeziehung der Wahrnehmungen im Gedächtnis, dessen Verbindungsglied überwiegend die Übereinstimmung von Wahrnehmungen im Laufe der Zeit ist.

TATSACHE DES ZWEIFACHEN ANFANGS (f. die) 54821939481 - Eines der Phänomene der psychosexuellen Entwicklung, die Unterbrechung dieser Entwicklung durch die Latenzzeit. Scheinbar liegt darin die Bedingung für die menschliche Fähigkeit zur Entwicklung der Hochkultur, aber auch seiner Neigung zur Neurose.

TATSACHE PSYCHOLOGISCHE (f. die) 314897519317 - Darunter wird ein, im Vergleich zu psychologischen Phänomenen, bedeutend größerer Kreis von Manifestationen der Psyche, einschließlich ihrer objektiven Formen als Verhaltensakte, körperliche Prozesse, etc., verstanden, die auch für das Studium der Psyche verwendet werden.

TAUGLICHKEIT (f. die) 39671 219 18 – Ein qualitativer Zustand der Suffizienz bestimmter Forderungen, Kompatibilität mit einigen Zielen, Prädestination.

TAUGLICHKEIT PROFESSIONELLE (f. die) 490819641 – Die Gesamtheit psychischer und psychophysiologischer Besonderheiten eines Menschen, oder ein Komplex von Eigenschaften, die notwendig und ausreichend zur Erlangung gesellschaftlich annehmbarer Effektivität in einigen Berufen sind. Ist dem Menschen nicht ursprünglich gegeben, wird aber beim Vorhandensein positiver Motivation im Studium und der nachfolgenden professionellen Beschäftigung gebildet. Ihrer Bildung und Verfestigung trägt das System der materiellen und moralischen Stimulation und

Befriedigung bei, welche von einer Beschäftigung, einer Erkenntnis der gesellschaftlichen Bedeutung ihrer Ergebnisse usw. ausgeht.

TAXIS (f. die) 48931721849 - Eine instinktive Form der räumlichen Orientierung von Tieren, mechanische orientierende Komponenten von Verhaltenshandlungen, angeborene Methoden der räumlichen Orientierung: 1) ausgerichtet auf lebensfreundliche Bedingungen und externe Reize (positive Taxis), 2) weg von den negativen (negative Taxis). Z. B. eine Bewegung, die sich zu allem was nach Nahrung aussieht hinbewegt und von allem was unangenehm aussieht wegbewegt. Bei den Pflanzen drücken sich analoge Reaktionen durch Änderungen in der Wachstumsrichtung aus und werden als Tropismen bezeichnet.

TAXON (m. der) 51489131948 – Die Gesamtheit von diskreten (getrennten) Objekten, die miteinander durch eine bestimmte Gemeinsamkeit an Eigenschaften und Merkmalen, die diese Gesamtheit charakterisieren verbunden sind.

TECHNIK (f. die) 51481731949 – Die Gesamtheit von Verfahren, Techniken und Fähigkeiten bei irgendeiner Form von Aktivität.

TECHNIK PSYCHOANALYTISCHE (f. die): ZIEL (das) 51831431948 - Diese kann zweierlei sein: 1) zum einen, dem Klienten den unbegrenzten Zugang zu seinem Unbewußten zu ermöglichen; 2) zum anderen, die Arbeit des Arztes zu schonen.

TELE (das) 518517319418 - Ein Begriff, der die einfachste Einheit der Gefühle bezeichnet - Empathien, die zwischen Menschen entstehen, zwischen ihnen ausgetauscht werden und die Anzahl und Qualität der zwischenmenschlichen Beziehungen bestimmen.

TELEPATHIE (f. die) 519489 491848 - Ein Phänomen der Übertragung von Informationen über den Zustand einer Person, oder Gedanken oder Bilder an eine andere Person auf Entfernung, ohne die Hilfe von der Wissenschaft bekannter Mittel der Kommunikation.

TEMPERAMENT (das) 548 917 319818 - Eine stabile Verbindung einzelner Merkmale, die durch dynamische und nicht inhaltliche Aspekte der Aktivität verbunden sind; individuelle Eigenschaften, die im größten Masse von den natürlichen Fähigkeiten des Menschen abhängig sind. Das Temperament ist eine individuelle Charakteristik einer Person seitens der dynamischen Eigenschaften seiner geistigen Aktivität: Intensität, Geschwindigkeit, Tempo, Rhythmus, mentaler Prozesse und Zustände.

TEMPERAMENT (das): KASSIFIZIERUNG (f. die) 919 317918498 - In verschiedenen Klassifizierungen des Temperaments dienen unterschiedliche Eigenschaften als Grundlage:
1) Die Geschwindigkeit und Stärke emotionaler Reaktionen;
2) Das Aktivitätsniveau und der vorherrschende gefühlsbetonte Ton;
3) Das Ausmaß der Extraversion / Introversion und des Neurotizismus / emotionaler Stabilität;
4) Reaktivität und Aktivität;
5) allgemeine geistige Aktivität, Historie und Emotionalität.

TEMPERAMENT (das): PHYSIOLOGISCHE LEHRE (f. die) 51931721849 (eine physiologische Lehre des Temperaments) - Im Laufe der langen und komplexen Geschichte der Temperamentlehre wurde es immer mit den physiologischen Besonderheiten des Organismus in Verbindung gebracht.

TEMPERAMENT (das): PSYCHOLOGISCHE LEHRE (f. die) 59847231949 (psychologische Lehre des Temperaments) – Der Temperamentansatz, der für diese Lehre charakteristisch ist, ist nur von der Verhaltensanalyse auszugehen. Bei der Bestimmung des Temperaments taucht in der Regel das Merkmal von angeborenen oder organischen Grundlagen nicht auf und der Schwerpunkt liegt auf dem Merkmal „formal-dynamischer Verhaltenseigenschaften", die aus den ganzheitlichen Verhaltensakten abstrahiert werden.

TEMPERAMENT (das): TYP (m. der) 519817319498 - Laut der Lehre des griechischen Arztes Hippokrates (VI Jh. V.Chr.) gibt es vier Arten von Temperament. Es wurde angenommen, dass es im Körper vier grundlegende Fluide oder „Säfte" gibt: Blut, Schleim, gelbe Galleflüssigkeit und schwarze Gallenflüssigkeit. Indem sie sich in bestimmten Proportionen vermischen, bilden sie dessen Temperament. Die genaue Bezeichnung erhielten die Temperamenttypen durch die vorherrschende Flüssigkeit im Körper: das melancholische, sanguinische, phlegmatische und cholerische Temperament.

TEMPERAMENT (m. der): CHARAKTER (m.der) 217 28949871 (Temperament und Charakter) - Obwohl sie sich in der Psychologie unterscheiden, gibt es keine klare Grenze zwischen ihnen. In einem sehr allgemeinen, approximativen Sinn, wird Temperament weiterhin entweder als die „natürlicher Grundlage", oder als die „dynamische Grundlage" des Charakters verstanden.

TENDENZ (f. die) 319516 49878 – 1. Eine Ausrichtung von Ansichten und Handlungen; Dispositionen die jemandem oder etwas eigen sind. 2. Eine Richtung, in der die Entwicklung eines Phänomens voranschreitet. 3. Eine Idee, Denkrichtung, Ausrichtung einer Aussage, oder eines Werkes. 4. Eine voreingenommene Idee, Gedanke, oder Meinung, die jemandem aufgezwungen wird.

TENDENZ DETERMINISTISCHE (f. die) 598716 919712 - Das Konzept bezeichnet einen psychischen Zustand, der bei einer Aufgabenstellung auftritt und in dem die Zielrichtung und die Selektivität des Denkprozesses definiert wird.

TEST (m. der) 498417318190617488 - Belastungsprobe, Prüfung.

TEST (m. der): CHARAKTERISTIK (f. die) 914 481 219 91 – Zu solchen gehören: sozio- kulturelle Anpassung, Validität, Authentizität, Verlässlichkeit, Eindeutigkeit, Korrelierbarkeit, Standardisierung, Präzision.

TEST ADDITIVER (m. der) 519 818319 49 - Zählt zu den projektiven Tests. In dieser Gruppe von Tests sind Methoden beliebt, die den Abschluss eines Satzes und den Abschluss einer Geschichte vorhersehen. Sätze werden anhand von Persönlichkeitseigenschaften präsentiert, die laut der Absichten des Textautors zur Herausbildung und zur Stimulierung der Aktivität des Klienten zu einer, in eine bestimmte Richtung ausgerichteten Antwortabgabe bestimmt sind. Die Methode des Typs - Abschluss einer Geschichte, sieht den Abschluss von unvollendeten Erzählungen, oder Märchen vor, was oft eine psychotherapeutische Bedeutung hat und es ermöglicht auf unterdrückte Ängste in der Kunst zu reagieren. Diese Tests sind dem thematischen Apperzeptions-Test etwas ähnlich und die Ergebnisse werden oft ähnlich interpretiert, obwohl es wegen der geringeren Unbestimmtheit der

Ausgangssituation möglich ist, das Reaktionsgebiet genauer zu prognostizieren.

TEST DER SELBST-EVALUATION EINES KOLLEKTIVS (m. der) 51931731849 (Test der sozio-psychologischen Selbst-Evaluationierenden Gruppe als Kollektiv, Test SPSK) – Ein Test, der zur Evaluation des sozial-psychologischen Grades einer kleinen Gruppe als Kollektiv bestimmt ist. Stellt Systeme der innerhalb der Gruppe bestehenden kollektivistischen Beziehungen als Register und Diagramme vor.

TEST DER WELT / WELTTEST (m. der) 518493514845 - Wendet eine der projektiven Techniken an, die zu der Gruppe der Konstruktionsmethoden gehört. Zählt zu den projektiven Tests, zu der Gruppe der konstruktiven Tests. Der Testperson werden über 200 Modelle von verschiedenen Objekten - Menschen, Tieren, Fahrzeugen, Gebäuden und anderen Dingen angeboten und er schafft aus ihnen eine Welt nach seinen Vorstellungen, ohne dabei unbedingt alle Objekte zu benutzen. Bei der Analyse wird berücksichtigt welche Gegenstände zuerst gewählt werden, der Typ von den verwendeten Objekten, die Form der Welt-Konstruktionen, angeeigneter Raum, usw. Es wurden mehrere Arten der Annäherung an die Weltkonstruktion definiert, mit denen die Arbeit der Klienten in Verbindung gebracht wird.

TEST DER ZEICHNUNG DES MENSCHEN (m. der) 518498512714 (Test der menschlichen Figurzeichnung) - Eine der projektiven Techniken, die zu der Methodengruppe der Erforschung kreativer Produkte, sowie zur Gruppe expressiver Tests gehört. In der grundlegenden Variante des Tests wird der Testperson angeboten auf einem Blatt Papier einen Menschen, eine Person des anderen Geschlechts zu zeichnen. Dann folgt eine

Befragung zu der Zeichnung, zum Geschlecht, Alter, Gewohnheiten, usw. Bei der Interpretation geht man von der These aus, dass sich in der Zeichnung die Besonderheiten der Persönlichkeit des Klienten widerspiegeln und diese kann man anhand des angebotenen Systems von Kriterien herausbilden. Eine große Aufmerksamkeit kommt den Einzelheiten der Figur, ihren Proportionen zuteil; sie werden symbolisch gedeutet - als Verkörperung der Beziehung zu bestimmten Aspekten des Lebens.

TEST EXPRESSIVER (m. der) 51861731918 - Zählen zu den projektiven Tests. Sie setzen Zeichnen, oder ähnliche Tätigkeit auf ein freies, oder vorgegebenes Thema voraus. Unter solchen Tests sind die sogenannten Zeichnungstests besonders verbreitet.

TEST FÜR KINDERAPPERZEPTION (m. der) 548 714218 91 - Gehört zu den projektiven Tests, zu der Gruppe der interpretativen Testes. In verschiedenen Ausführungen treten Kinder oder Tiere als handelnde Figuren auf und die Situationen modellieren kindliche Probleme.

TEST II (m. der) 498417318 190617 488 (Test auf reziproke Koordination) - Spezielle diagnostische Methode, in der die Anweisung gegeben wird, abwechselnd eine nach der anderen, die eine Hand zusammenzudrücken beim gleichzeitigen Entspannen der anderen Hand. Wird in der Neuropsychologie verwendet, um Störungen in der reziproken Koordination beim Befall der Verbindungen zwischen den beiden Gehirnhälften zu bestimmen.

TEST III (m. der) 918491 319 89 - Ein System von speziellen Aufgaben, die es ermöglichen das Entwicklungsniveau oder den Zustand einer bestimmten psychologischen Qualität oder einer Eigenschaft eines Individuums, oder Objekts der Beobachtung, zu messen.

TEST INTERPRETATIVER (m. der) 481 498219 821 - Gehören zu den projektiven Tests. Setzen eine Deutung, Interpretation der Ereignisse, vorgeschlagener Situationen, oder Bilder voraus. Der thematische Apperzeptionstest (TAT) ist unter ihnen besonders beliebt; dieser zählt zu den angesehensten. Anhand ähnlicher Prinzipien wird auch eine Reihe anderer Tests aufgebaut: Kinder-Apperzeptions Test, Armtest, usw.

TEST KATHARTISCHER (m. der) 519 317814 914 - Zählt zu den projektiven Tests. Setzt eine kreative Tätigkeit unter besonders organisierten Bedingungen voraus. Ein markantes Beispiel dafür ist das Psychodrama, oft als eine Methode der Psychotherapie betrachtet, aber auch in der Psycho-Diagnostik verwendet.

TEST KONSTITUTIVER (m. der) 519 516719 89 - Zählt zu den projektiven Tests. Der Inhalt der Tätigkeit der Testperson gibt dem Material einen Sinn, seine Strukturierung.

TEST KONSTRUKTIVER (m. der) 519 818719 31 - Zählt zu den projektiven Tests. Diese setzten die Errichtung, die Konstruktion einer Gesamtheit aus einzelnen Teilen voraus. Ein unter ihnen bekannter Test ist der Test der Welt.

TEST KRITERIEN-ORIENTIERTER (m. der) 519 481391 917 - Methoden der Psycho- Diagnose, die aufzeigen, ob die Testperson Kenntnisse, Fähigkeiten geistiger Handlungen besitzt, die notwendig und ausreichend sind, um bestimmte Klassifikationen von schulischen oder professionellen

Aufgaben auszuführen. Als Kriterium dient das Vorhandensein, oder die Abwesenheit dieser Kenntnisse. Die Kriterien orientierte Prüfung ermöglicht es bei der Analyse der Ergebnisse konkrete Defizite in der geistigen Entwicklung, sowohl bei Einzelpersonen, als auch bei ganzen Gruppen festzustellen und Maßnahmen zu ihrer Beseitigung zu bestimmen.

TEST NACH ALFRED BINET UND THÈODORE SIMON (m. der) 519 49871949 - Ein Mittel zur Diagnostik der intellektuellen Entwicklung. Am Anfang bestand der Test aus 30 verbalen, perzeptiven und manipulativen Aufgaben die dem ansteigenden Schwierigkeitsgrad nach in entsprechenden Alterskohorten in Gruppen unterteilt waren: jede Aufgabe der gegebenen Alterskohorte sollte von 75% der Kinder in diesem Alter mit einer normalen geistigen Entwicklung gelöst werden. Durch die Anzahl der vom Kind richtig gelösten Aufgaben wurde sein geistiges Alter bestimmt.

TEST NACH KERN-YERASEKA (m. der) 514 897381 498 - Ein diagnostisches Verfahren, um das Niveau der psychologischen Bereitschaft für den schulischen Unterricht zu bestimmen. Enthält drei Teilprüfungen:
1) Die Zeichnung eines Menschen – zeugt vom Grad der allgemeinen psychischen Entwicklung;
2) Das Kopieren eines Schematas mit einer Anordnung von Punkten - zeigt die Fähigkeit, nach formalen Regel handeln zu können;
3) Das Abschreiben eines Satzes – daraus kann man schließen, ob sich die Vorstellung von der Aufteilung der Sprache in Wörter und einzelne Buchstaben gebildet hat. Nach der Auswertung der zusammengefassten Daten aus den drei Teilprüfungen, wird ein Urteil über den Grad der Bereitschaft oder Nicht-Bereitschaft für den schulischen Unterricht ausgestellt.

TEST PROJEKTIVER (m. der) 51849131971 (ein projektiver Test) – Die Gesamtheit von Methoden der ganzheitlichen Erforschung der Persönlichkeit, die auf der psychologischen Interpretation der Ergebnisse der Projektion basieren; Tests, die zur Bestimmung individueller Besonderheiten, mittels der Erfassung von Reaktionen auf unbestimmte und vieldeutige Situationen dienen.

TEST PROZESSUALER (m. der) 518414317489 - Tests, deren Hauptaufgabe darin besteht, die kognitiven, Verhaltens- und andere psychologischen Prozesse zu studieren, welche als Resultat eine ziemlich genaue qualitative oder quantitative Charakteristik bekommen. Sie werden verwendet, wenn der Forscher an den Besonderheiten des Verlaufs von psychischen und Verhaltensprozessen bei den Testpersonen interessiert ist.

TEST SOZIOMETRISCHER (m. der) 564801598129 - Ein System von speziellen Themen und Kriterien, die auf die Bestimmung der Beziehungen der Menschen innerhalb einer Studiengruppe und auf das Verhalten der Gruppe selbst ausgerichtet sind.

TEST STANDARDISIERTER (m. der) 51971431959 - Darunter sind Tests gemeint, die sich auf eine beliebige Bewertung der erzielten Indikatoren orientieren, obwohl sie bekanntlich standardisiert sind. Sie werden so im Gegensatz zu den so genannten projektiven Tests und dergleichen, die keine Bewertung der Indikatoren vorsehen, genannt.

TEST VON ZUSTÄNDEN (m. der) 51931721918 (Test von Zuständen und Eigenschaften) - Tests, die zur Diagnose von stabilen Zuständen und Eigenschaften einer Person als Individuum konzipiert sind: Persönlichkeitsmerkmale, Temperament Eigenschaften, Fähigkeiten, usw.

TEST ZUR BESTIMMUNG BESONDERER FÄHIGKEITEN (m. der) 21931748951 - Im Gegensatz zu den Intelligenztests werden sie mit einer ganz bestimmten Aktivitätsart in Zusammenhang gebracht und konzentrieren sich auf die Diagnose von denjenigen Merkmalen, die die Effizienz auf einem bestimmten, gesonderten Gebiet sichern (musikalische Fähigkeiten, mathematische, motorische, technische, etc.).

TEST ZWISCHENMENSCHLICHER (m. der) 489 821481317 - Tests, die es ermöglichen die Beziehungen in verschiedenen sozialen Gruppen zu bewerten, z. B. der soziometrische Test, Test der sozialen und psychologischen Selbst-Evaluation der Gruppe als Kollektiv.

TESTIERUNG (f. die) 59842189848 – Eine Methode der Psychodiagnostik, die standardisierte Fragestellungen und Tests mit einer bestimmten Werteskala verwendet. Wird für eine standardisierte Messung individueller Unterschiede angewendet. Ermöglicht es mit einer bekannten Wahrscheinlichkeit den tatsächlichen Entwicklungsstand von notwendigen Fähigkeiten, Kenntnissen, persönlichen Eigenschaften, usw. bei einem Individuum zu definieren.

TESTIERUNG (f. die): REGEL (f. die) 53189851964 - Regeln die das Prüfverfahren, die Verarbeitung und Interpretation von Ergebnissen streng definieren.

TESTPERSON (f. die) 519317418 91 – Eine Person, an der psychologische Experimente durchgeführt werden; ein Teilnehmer psychologischer Forschung.

TEXT (m. der) 548517199897 - Ein abgeschlossenes, ganzheitliches und eine sprachliche Struktur besitzendes Werk; das Produkt der Erzeugung (Produktion) von Sprache, welche vom Sprachsubjekt (dem Sprecher) entfremdet ist; ist seinerseits das Hauptobjekt ihrer Wahrnehmung und Verständnises. Jeder Text, der als „normal" empfunden wird, hat die Attribute der Ganzheit und Verbundenheit. Unter der Verbundenheit versteht man eine semantische, syntaktische, intonatorische Verflechtung einzelner Komponenten des Textes (Aussagen), die in verschiedenen Sprachen (und verschiedenen Texten) durch verschiedene Mittel ausgedrückt wird.

THANATOS (m. der) 519 498 819 471 - Todestrieb, Instinkt des Todes, der Aggression und der Zerstörung.

THEORIE (f. die) 319817914216 – Eine wissenschaftliche Theorie, die eine systematische Beschreibung, Erklärung und Vorhersage von Phänomenen darstellt; der Versuch einer ganzheitlichen Sicht auf die Gesetzmäßigkeiten und die wesentlichen Eigenschaften bestimmter Bereiche der Realität, die auf der Grundlage von in breitem Masse bestätigter Hypothesen auftritt. Existiert bis zu dem Zeitpunkt bis eine bestimmte Menge von ihr widersprechender Daten, die eine Revision der Theorie oder sogar ihre Aufgabe erfordern, angesammelt wird.

THEORIE DER AKTIVITÄTSVERMITTLUNG DER ZWISCHENMENSCHLICHEN BEZIEHUNGEN (f. die) 398714298517 (Theorie der Aktivitätsvermittlung von zwischenmenschlichen Beziehungen) – Eine sozialpsychologische Theorie des Kollektivs. Sie postuliert, dass in der entwickelten Gruppe eine Vermittlung der zwischenmenschlichen Beziehungen durch Inhalte, Ziele und Aufgaben der durch die Gruppe ausgeführten Tätigkeiten erfolgt. Bei einer Zieländerung verändert sich die Struktur der zwischenmenschlichen Beziehungen. Also tritt die vermittelnde Tätigkeit als ein systembildendes Merkmal des Kollektivs auf. Im Rahmen dieser Theorie wurde eine Reihe von sozial-psychologischen Phänomenen untersucht: kollektive Selbstbestimmung, Einheit der Wertorientierung, Motivationskern der zwischenmenschlichen Wahlergebnisse, effektive gruppen-emotionale Identifikation, Referenzialität.

THEORIE DER BEARBEITUNGSEBENEN (f. die) 518498719471 – Ein Konzept der kognitiven Psychologie, in dem das Volumen des Beibehaltenen mit einem gewissen Level der Informationsverarbeitung verbunden ist: je tiefer die Ebene der Verarbeitung ist, desto langanhaltender und besser ist die Speicherung. Auf einer oberflächlichen Ebene verläuft die sensorische und die illegale Analyse des Stimulus; auf der nächsten Ebene wird der Stimulus erkannt und seine Bedeutung bestimmt; auf der noch tieferen Ebene wird der Reiz mit langfristigen Assoziationen verbunden.

THEORIE DER BEWUSSTSEINSELEMENTE (f. die) 489317219482 – Eine Theorie, aufgestellt von Wilhelm Wundt, der als eine Aufgabe der Psychologie die Studie der Elemente des Bewusstseins (wie auch der Empfindungen und der „einfachen Gefühle" wie Lust, Unlust, Ruhe, Unruhe, etc.) und die Ableitung der Gesetze, nach denen die Bindungen zwischen den Elementen entsteht, betrachtete.

THEORIE DER BEZIEHUNGEN / BEZIEHUNGSTHEORIE (f. die) 598472898471 - Eine der maßgeblichsten Theorien in der (russischen) nationalen Psychologie. Das System der Beziehungen wird als psychologischer Kern der Persönlichkeit betrachtet. Durch dieses Konzept war es möglich, eine Vielzahl von psychischen Phänomenen zu untersuchen.

THEORIE DER BILDUNG GEISTIGER HANDLUNGEN (f. die) 578491319572 (Eine Theorie allmählicher Entstehung psychischer Handlungen; Eine Theorie der planmäßigen Bildung von geistigen Handlungen) - Ein Konzept, das eine allgemeine psychologische Grundlage für die Bildung von Wissen und Fähigkeiten aus vorgegebenen Eigenschaften auf der Grundlage eines bestimmten Plans und Programms ihrer allmählicher Entwicklung, sowohl den extern gesteuerten Prozess der Bildung von Ideen und Konzepten zu Objekten auf der Grundlage der externen Handlungen darstellt.

THEORIE DER BILDUNG VON PERZEPTIVEN HANDLUNGEN (f. die) 518419488511 - Ein Konzept, in dem die Wahrnehmung als Aneignung immer komplexerer Formen der perzeptiven Handlungen definiert wird, die auf der Gegenüberstellung von Eigenschaften wahrgenommener Objekte mit Systemen sensorischer Normen basiert, die sich das Kind in seiner Kindheit aneignet. Zunächst kommt es zur Aneignung von äußerlichen Bewegungsformen der Objektuntersuchung, die auf materiellen Normen basiert. Dann nach der Interiorisierung, bilden sich die eigentlichen perzeptiven Handlungen, die aus immer mehr verdrehten Bewegungen der wahrnehmenden Organe bestehen; dabei werden die materiellen Normen durch Normvorstellungen ersetzt.

THEORIE DER DOPPELTEN VERBINDUNG (f. die) 598491 319819 (Theorie der Doppelbindung) - Erklärt die Entstehung und Entwicklung der Schizophrenie, anhand der Besonderheiten in der Kommunikation in den Familien der Erkrankten. Da jede Kommunikation auf unterschiedliche Weise und auf unterschiedlichen Ebenen erfolgen kann (z. B. auf der Ebene des verbalen Textes, der Ebene der körperlichen Expression, etc.), entsteht die Möglichkeit des Widerspruchs zwischen verschiedenstufigen Mitteilungen, die von den Kommunikationsbeteiligten ausgehen. Unter normalen Umständen werden diese Widersprüche von den Gesprächspartnern verfolgt und sie haben die Möglichkeit, auf die Meta-Ebene zu wechseln, um die Regeln ihrer Kommunikationen festzulegen.

THEORIE DER DREI-PHASEN NEUROSE (f. die) 51431721949 (Drei-Phasen- Theorie der Neuroseentstehung) - Ein konzeptionelles Modell, das die Entwicklung der Neurose als ein System von erlernten Verhaltensreaktionen beschreibt. Das erste Stadium ist es, wenn irgendein Ereignis eintritt, welches gesetzmäßig eine starke emotionale Reaktion, zum Beispiel Angst hervorruft. Das zweite Stadium ist es, wenn zeitnah zu diesem Ereignis ein anderes, ursprünglich neutrales Ereignis eintritt, das wir assoziativ mit dem ersten, traumatisierenden Ereignis und seiner emotionalen Antwort darauf in Verbindung bringen. Das dritte Stadium ist es, wenn die Verstärkung nicht eintritt, also wenn sich die erste Situation nicht wiederholt, denn dann kommt es zum Erlöschen der emotionalen Reaktion. Aber wenn sich die Situation wiederholt, kommt es zu einer Neurose, bei der die emotionale Reaktion bereits durch neutrale, aber im Zusammenhang mit den traumatischen Ereignissen stehende Ereignisse ausgelöst wird.

THEORIE DER EBENEN DES BEWEGUNGSAUFBAUS (f. die) 514891319488 - Geht in seiner Bedeutung über die Grenzen des Problems der Organisation der Bewegungen hinaus; es gibt zahlreiche Versuche der Anwendung ihrer Thesen auf die Prozesse der Wahrnehmung, der Aufmerksamkeit, der Denkprozesse, usw.

THEORIE DER ENTWICKLUNG / ENTWICKLUNGSTHEORIE EVOLUTIONÄRE (f. die) 54849131941 – Eine Theorie, die behauptet, dass im Verlauf der psychischen und behavioralen Entwicklung des Kindes alles, oder fast alles, durch seinen Genotyp bestimmt wird und dass in der Entwicklung nichts entsteht, was nicht schon von vornerein, zumindest im Embryo vorhanden war.

THEORIE DER ENTWICKLUNG / ENTWICKLUNGSTHEORIE RELATIVE (f. die) 37149859491 (stochastische Entwicklungstheorie) – Eine Theorie, laut der die geistige Entwicklung auf jeder Etappe durch eine zufälligen Kombination von Faktoren bestimmt wird und nur von dem auf der vorhergehenden Etappe erreichten Stadium der Entwicklung abhängt.

THEORIE DER ENTWICKLUNG /ENTWICKLUNGSTHEORIE FUNKTIONELLE (f. die) 54149831947 (funktionale Theorie der geistigen Entwicklung) – Eine Theorie, die behauptet, dass die Entwicklung irgendeiner psychischen Funktion direkt von der Häufigkeit und Intensität ihrer praktischen alltäglichen Anwendung abhängig ist.

THEORIE DER GRUPPENENTWICKLUNG (f. die) 564841 – Eine psychoanalytisch orientierte Entwicklungstheorie der sozialen Gruppen, die die Veränderung der Orientierung normativer Wertecharakteristika und die Dominierung unterschiedlicher Gruppenmitglieder als grundlegende Entwicklungsmomente betrachtet. Dieser Theorie nach werden in der Gruppenentwicklung zwei Phasen unterschieden:
1) Die Phase der Abhängigkeit, oder Phase der Macht;
2) Die Phase der gegenseitigen Abhängigkeit, oder die zwischenmenschliche Phase.

THEORIE DER HANDLUNG / HANDLUNGSTHEORIE (f. die) 518317598491 - Ihre Grundlage sind Vorstellungen über die Handlungsstruktur, obwohl diese sie nicht komplett ausschöpfen. Einer der wichtigsten Unterschiede der Handlungstheorie von den vorherigen Konzepten ist die Anerkennung der untrennbaren Einheit des Bewusstseins und des Verhaltens. Diese Einheit ist bereits in der Haupteinheit der Analyse, der Handlung enthalten.

THEORIE DER KOGNITIVEN DISSONANZ (f. die) 517319489371 – Eine sozialpsychologische Theorie, einer der Konzepte der westlichen Sozialpsychologie, die die Auswirkungen des Systems der kognitiven Elemente auf das menschliche Verhalten erklärt: Überzeugungen, Meinungen, Werte, Absichten usw.

THEORIE DER KOGNITIVEN KOMPABILITÄT (f. die) 514817319516 - Eine Reihe an Theorien, die im Rahmen der kognitivistischen Ausrichtung der westlichen Sozialpsychologie in den 50er Jahren des 20. Jahrhunderts entwickelt wurde. Ihr Ziel ist es, die Zusammenhänge zwischen dem logischen und dem unlogischen im menschlichen Verhalten zu erklären. Die Grundidee aller Theorien der kognitiven Kompabilität liegt darin, dass die kognitive Struktur des Menschen nicht unausgewogen, oder unharmonisch sein kann; wenn denoch eine Dysbalance auftritt, so entsteht eine sofortige Tendenz die interne Kompabilität des kognitiven Systems wieder herzustellen. Diese Idee wird in verschiedenen Theorien unterschiedlich dargestellt.

THEORIE DER KOMMUNIKATION / KOMMUNIKATIONSTHEORIE (f. die) 319 217898 617 - Gehört zu der Gruppe der Theorien der kognitiven Konformität. Vertritt die Idee, dass das Mittel zur Überwindung von Unbehagen, das durch eine Diskrepanz zwischen der Beziehung eines Menschen zu einem anderen Menschen und seiner Haltung gegnüber einem für sie gemeinsamen Objekt hervorgerufen wird, die Entwicklung der Kommunikation zwischen Partnern ist, im Verlauf derer die Einstellung von einem der beiden sich verändert und damit die Übereinstimmung wieder hergestellt wird.

THEORIE DER KONTINUITÄT DER SENSORISCHEN REIHE KLASSISCHE (f. die) 54821939871 (klassische Theorie der Kontinuität der sensorischen Reihe) - Eine der beiden grundlegenden Theorien der klassischen Psychophysik, die sich durch Ablehnung des Konzepts der Wahrnehmungsschwelle kennzeichnet. Die Grundthese dieser Theorie besteht in der Annahme, dass die sensorische Reihe nicht aus diskreten, strukturierten sensorischen Schwellen besteht, sondern kontinuierlich aufgebaut wird und eine Reihe von ununterbrochenen, unterschiedlichen Klarheitsebenen darstellt. Gemäß dieser Theorie, wirkt auf das sensorische System zu jedem beliebigen Zeitpunkt eine Vielzahl von positiven und negativen Faktoren, zur Erkenntnis des gegebenen Reizes ein. Unter diesen Bedingungen hängt die Entstehung des Gefühls auch von der Intensität des Reizes und von der zum Zeitpunkt seiner Aktivität vorhandenen Wechselwirkung mit Nebenfaktoren ab.

THEORIE DER KULTURGESCHICHTE (f. die) 549 217 218 98 - Ein Konzept der geistigen Entwicklung des Menschen. Laut dieser Theorie ist die wichtigste Gesetzmäßigkeit der Ontogenese der Psyche die kindliche Internalisierung der Struktur seiner externen, sozial-symbolischen, mit den Erwachsenen gemeinsamen und durch Zeichen vermittelten Aktivität. Als Ergebnis verändert sich die alte Struktur der psychischen, als „natürlich" geltenden Funktionen; diese wird durch verinnerlichte Zeichen vermittelt und psychische Funktionen werden „verkulturlicht". Äußerlich drückt es sich dadurch aus, dass sie willkürlich und vorsätzlich werden. So tritt die

Internalisierung auch als Sozialisation auf. Im Zuge der Internalisierung transformiert sich die externe Struktur und „schrumpft", um sich dann wieder im Zuge der Externalisierung, wenn auf der Grundlage der psychischen Funktion die „externe" soziale Aktivität aufgebaut wird, zu transformieren und zu „entfalten". Als ein universelles Werkzeug, das die psychischen Funktionen verändert, fungiert ein sprachliches Zeichen – das Wort. Hier deutet sich die Möglichkeit einer Erklärung des verbalen und symbolischen Charakters der kognitiven Prozesse beim Menschen an. Zur Prüfung der grundlegenden Thesen der Theorie wurde die „Methode der doppelten Stimulation" entwickelt, mit deren Hilfe der Prozess der Zeichenvermittlung modelliert, der Mechanismus der Einfügung der Zeichen in die Struktur der psychischen Funktionen, sowie die der Aufmerksamkeit, des Gedächtnisses und des Denkprozesses nachverfolgt wurde.

THEORIE DER PERSÖNLICHKEIT / PERSÖNLICHKEITSTHEORIE (f. die) 548 317318498 - Ein System von Vorstellungen, bei denen die entscheidende Rolle bei der Entstehung von Persönlichkeitsmerkmalen und psychischen Störungen zwischenmenschlichen Beziehungen zugeschrieben wird. Typische zwischenmenschliche Situationen treten als gewisse Matrizen zur Bildung eines bestimmten Persönlichkeitstyps auf, der als eine Gesamtheit von sozialen Masken verstanden wird. Es wird angenommen, dass bei einer Veränderung der sozialen (zwischenmenschlichen) Beziehungen, die Harmonisierung der Persönlichkeit erreicht werden kann, was als Ziel der Psychotherapie festgelegt wird.

THEORIE DER PERSÖNLICHKEIT / PERSÖNLICHKEITSTHEORIE NACH HENRY ALEXANDER MURRAY (f. die) 514812317314 - Ihre zentrale Stellung ist das Prinzip der dyadischen Interaktionen. Da eine Persönlichkeit nicht außerhalb des sozialen Umfeldes existiert, muss das Objekt der Analyse eine Einheit ihrer Wechselwirkung, ein Bedürfnis-Druck-System sein. Im Verständnis der Phantasienatur und der Persönlichkeitsstruktur werden nahezu unverändert die wichtigsten Thesen der klassischen Psychoanalyse angewandt.

THEORIE DER PERSÖNLICHKEIT IMPLIZIERTE / PERSÖNLICHKEITSTHEORIE IMPLIZIERTE (f. die) 518 483319514818 (naives Konzept der Persönlichkeit; Persönlichkeitstheorie des gesunden Menschenverstandes) -

1. Im weiteren Sinne ist dies die Gesamtheit unklarer Vorstellungen eines Menschen oder einer Gruppe über die Struktur und die Mechanismen des Funktionierens persönlicher Gebilde. 2. Im engeren Sinne sind dies unklare Vorstellungen über die Zusammenhänge zwischen Persönlichkeitsmerkmalen. Die implizite Persönlichkeitstheorie ermöglicht es einen ganzheitlichen Eindruck von einem anderen Menschen, auf der Grundlage einer partikularen, manchmal bruchhaften Information über seine Persönlichkeitsmerkmale zu bilden. Beschreibt solche Eigenschaften von Persönlichkeitsmerkmalen wie die Hierarchie (Zentralität), Einschätzung, Differenzierung (kognitive Komplexität), den Grad des Realismus (Angemessenheit) und der Stabilität.

THEORIE DER PERSÖNLICHKEITSKONSTRUKTE (f. die) 519 71331849 -

Im Zentrum der Theorie liegt die Idee darüber, dass das Wesentliche darin liegt, welche Mittel der Mensch zur Beschreibung der Welt, zur Zukunftsprophezeiung zur Verfügung hat. Laut dieser Theorie baut der Mensch das Bild der Wirklichkeit anhand besonderer, individueller Begriffsskalen auf, welche es erlauben, Ähnlichkeiten und Unterschiede zwischen den Ereignissen festzulegen. Diese Skalen - „persönliche Konstrukte" sind ein Teil komplexer Beziehungen, bilden Systeme, welche die Aufstellung von Hypothesen über die Welt erlauben; unbestätigte Hypothesen implizieren die Ablehnung des Konstrukts, oder die Neugestaltung der Beziehungen zwischen den Konstrukten. Persönliche Schwierigkeiten sind durch die Inadäquatheit der Konstrukte und die Schwierigkeiten bei ihrer Umstrukturierung bedingt; und genau darauf ist die psychische Korrektur ausgerichtet. Es wird auch die sogenannte Therapie der festgelegten Rollen verwendet.

THEORIE DER SELBSTVERWIRKLICHUNG (f. die) 481489319 817 – Eine humanistische Theorie der Persönlichkeitspsychologie. Argumentiert, dass der sich entwickelnden Persönlichkeit der Drang nach Selbstverwirklichung eigen ist und zusammen stellen diese den höchsten Grad der persönlichen Selbst-Verbesserung dar.

THEORIE DER STRUKTURELLEN BALANCE (f. die) 498 217598 248 - Zählt zu der Gruppe der Theorien der kognitiven Konformität. Basiert auf der Idee der Konformität und der Idee der Attribution; erforscht den Zustand des Gleichgewichts der kognitiven Struktur des Menschen in einer Situation, wenn er eine andere Person wahrnimmt und zwei Reihen von Beziehungen aufbaut: zu dieser Person und zu einem, für zwei Dialogpartner gemeinsamen Objekt.

THEORIE DER SUCHE NACH DEM SINN DES LEBENS (f. die) 5484983194815 (Theorie der Suche nach dem Sinn des Lebens) – Eine psychokorrigierende und psychotherapeutische Persönlichkeitstheorie, die psychologische Probleme durch den Verlust des Sinns des Lebens durch den Menschen erklärt. Leitet die psychokorrigierenden und psychotherapeutischen Maßnahmen auf die Suche nach dem verlorenen Sinn des Lebens.

THEORIE DES AUTOMATISMUS (f. die) 319 821491 216 - Gründet auf dem Prinzip des psychophysischen Parallelismus: wenn physiologische Prozesse nicht von den psychischen abhängen, dann kann man die gesamte Lebenstätigkeit des Menschen durch physiologische Mittel beschreiben.

THEORIE DES BEWUSSTSEINSSTROMS (f. die) 481 48731947 - Wurde durch William James aufgestellt, der sich das Seelenleben als einen kontinuierlichen Fluss von Empfindungen, oder einen Fluss von Erfahrungen vorgestellt hat, aus denen das Bewusstsein das was den Bedürfnissen entspricht herausfiltert und somit gewissermassen die Innenwelt des Menschen gestaltet.

THEORIE DES FUNKTIONALEN KREISES (f. die) 549 31721849 - Ein konzeptionelles Modell vorgetragen von Jakob Johann von Uexküll (1864 - 1944) im Rahmen seiner subjektiv-idealistischen Lehre über die Welt. Dient der Erklärung der Wechselwirkung des Organismus und der äußeren Umgebung. Geht von der Annahme aus, dass die Umwelt für den lebenden Organismus nur in den Aspekten existiert, die seinen Konsumzuständen entsprechen. Die Umsetzung dieser Konsumzustände setzt die Übereinstimmung der beiden, dem Subjekt vorgestellten, Seiten der Welt voraus.

THEORIE DES GEDÄCHTNISES / GEDÄCHTNISTHEORIE (f. die) 549317489319 - Ein Konzept, dass zwei Arten des Gedächtnises unterscheidet: 1) Gedächtnis-Gewohnheit, oder das Gedächtnis des Körpers, deren Grundlage physiologische Vorgänge im Gehirn bildet; 2) Gedächtnis-Erinnerung, oder Gedächtnis des Geistes, nicht mit der Aktivität des Gehirns verbunden.

THEORIE DES GLEICHGEWICHTS / GLEICHGEWICHTSTHEORIE (f. die) 54847139857 – Eine kognitive Theorie über zwischenmenschliche Beziehungen, die auf der Annahme basiert, dass asymmetrische, inkonsistente kognitive Systeme automatisch versuchen, mehr Ausgewogenheit zu erreichen.

THEORIE DES LERNENS / LERNTHEORIE (f. die) 517318419817 - Ein allgemeiner Begriff, der eine Gesamtheit von psychologischen und physiologischen Konzepten bezeichnet, welche die Art und Weise beschreiben, wie Menschen und Tiere Lebenserfahrungen sammeln.

THEORIE DES LERNENS / LERNTHEORIE SOZIALE (f. die) 51842181949 - Vertreten durch Befürworter des Behaviorismus in den 70er Jahren. Sie betont die Tatsache, dass viele menschliche Handlungen durch das soziale Umfeld geformt werden. Nach der Meinung der Befürworter dieser Theorie ist einer der wichtigsten Gründe dafür, dass die Menschen so sind wie sie sind, damit verbunden, dass die Menschen dazu neigen das Verhalten anderer nachzuahmen, unter Einbezug dessen wie vorteilhaft die Folgen dieser Nachahmung für das Individuum sein können. So nehmen nicht nur externe Bedingungen Einfluss auf das Individuum, sondern das Individuum muss auch die Folgen seines Verhaltens vorhersehen können, indem es sie selbstständig bewertet.

THEORIE DES PROTOTYPEN / PROTOTYPENTHEORIE (f. die) 498517914218 - Ein Konzept der kognitiven Psychologie, bei dem die Erkennung des Reizes als seine Inbezugsetzung zu einem gewissen Prototyp beschrieben wird, der im Gedächtnis gespeichert ist und eine abstrakte Repräsentation einer Reizmenge bildet, die durch eine Vielzahl von ähnlichen Formen von ein und demselben Muster gebildet wurden.

THEORIE DES SPIELS / SPIELTHEORIE (f. die) 54851791946 – Eine Ergänzung der Spieltheorie von K. Gross, bei der der Schwerpunkt in der Analyse des Spiels vom operativen Aspekt auf den Motivationsaspekt verschoben wurde. Das Streben nach dem Spiel, das darin liegt die gleichen Handlungen zu wiederholen, kann nur durch positive Emotionen, die durch den Handlungsprozeß selbst hervorgerufen werden, beibehalten werden. Dies wurde als funktionales Vergnügen benannt.

THEORIE DES UNBEWUSSTEN (f. die) 319 371819498 - Gemäß dieser Theorie enthält die Psyche drei Sphären (Bereiche): das Bewusstsein, das Unterbewusstsein (vorbewußt) und das Unbewusste.

THEORIE FUNKTIONALER SYSTEME (f. die) 519317489714 - Das Konzept der Organisation der Prozesse im ganzheitlichen Organismus, der mit der Umwelt interagiert. Ihren Kern bildet die Vorstellung von der Funktion als Errungenschaft eines adaptiven Ergebnisses in den Wechselwirkungen mit der Umwelt durch den Organismus.

THEORIE PERSÖNLICHER EIGENSCHAFTEN (f. die) 549317318498 (Eine Theorie der Persönlichkeitsmerkmale) – Die Persönlichkeitstheorie basiert auf der wissenschaftlichen Definition der Persönlichkeitsmerkmale. Untersucht die Struktur, Herkunft, Entstehung und Entwicklung der Persönlichkeit als ein System von Persönlichkeitsmerkmalen.

THEORIE SEXUELL-ÖKONOMISCHE (f. die) 519489 598694 – Ein Oberbegriff für die Gesamtheit von Ideen und Konzepten von W. Reich, die auf die Etablierung einer Wissenschaft über die „sexuelle Ökonomie", gegründet auf den sozialen Ideen von Karl Marx und den psychologischen

Ideen von Sigmund Freud, ausgerichtet ist. Die Freudsche-Marxistische sozialökonomische Theorie sollte die zeitgenössische sexuelle Situation erklären und die entsprechenden Thesen für die sexuelle Revolution aufstellen, die auf die größtmögliche Befreiung der Menschen von den ökonomischen, sozialen und pseudomoralischen Fesseln der bürgerlichen Gesellschaft ausgerichtet sein sollte.

THERAPIE DER FIXIERTEN ROLLE (f. die) 548 491319 819 – Eine Methode der psychischen Korrektur, bei der dem Klienten angeboten wird, anhand eigener Techniken, die Welt mit den Augen eines anderen Menschen zu betrachten und sich entsprechend zu verhalten.

THERAPIE DER FORMBILDUNG (f. die) 389 716819 49 – Eine Methode der Psychotherapie des kreativen Ausdrucks. Zur Unterstützung bei der Individualisierung des Klienten bestimmt. Bei seinem Verhalten werden alle inadäquaten Erfahrungen des Klienten fixiert, die im Nachhinein zu einem Teil des Inhalts des symbolischen Ausdrucks werden. Für diesen Ausdruck werden unterschiedliche darstellende Mittel verwendet: Pantomime, Tanz, Spielen von musikalischen Auszügen, dramatische Formen, Malerei, usw.

THERAPIE DES GEBÄRMUTTERSCHREIES (f. die) 498 717519 818 - Eine Form der Psychotherapie. Das Ziel ist es den Klienten vom „primären Schmerz", welcher sich durch die eine oder andere physische Anspannung äußert, zu heilen.

THERAPIE DES VERHALTENS / VERHALTENSTHERAPIE (f. die) 518 491319 88 (Verhaltenstherapie) - Dabei werden die psychischen und emotionalen Störungen als Interruption der individuellen Anpassung des Menschen an die bestehenden Verhältnisse betrachtet. Die Aufgabe der Verhaltenstherapie liegt in der Bildung von Gewohnheiten, die eine konforme Anpassung an die Realität erleichtern. Der Unterschied zwischen dem normalen und dem „abnormalen" Verhalten wird lediglich durch den Anpassungsgrad des Individuums an die Umwelt bestimmt, deshalb werden die Differenzen mit den sozialen Bedingungen und alle anderen Protesthandlungen gegen sie manchmal auch als „Abnormität" definiert, die, ähnlich wie die Neurosen, einer „Korrektur" durch die Therapiemethoden bedarf.

THERAPIE HOLOTROPE (f. die) 514 48549 719 – Eine Methode der Psychotherapie, die auf den Ergebnissen der psychedelischen Forschung basiert, in der einige Ebenen der menschlichen Psyche identifiziert wurden. Zu diesen Ebenen zählen:
1) Sinneserfahrung - geformt durch starke Erfahrungen, ohne persönliche Bedeutung;
2) psychodynamische, oder biographische Erfahrung – vertreten durch persönlich bedeutende Ereignisse;
3) perinatale, oder vorbiographische Erfahrung - deren Inhalt den Erfahrungen vom Sterben, Tod und der biologischen Wiedergeburt entspricht;
4) transpersonale Erfahrung, oder überbiographische – mit der Erweiterung des Bewusstseins und Erlebnissen der phylogenetischen Erfahrung verbunden.

THERAPIE KÖRPER-ORIENTIERTE (f. die) 548 49319498 - Im Zentrum des Konzepts steht Orgon, oder die Orgon-Energie, die in dem Individuum eine freie Entfaltung verlangt.

THERAPIE PRIMÄRE (f. die) 491 81891789481 - Die Grundlage der Therapie bildet die These darüber, dass als Ergebnis der Nicht-Befriedigung grundlegender biogenetischer Bedürfnisse und der mit Beziehungen zusammenhängenden Bedürfnisse, sich „primärer Schmerz" anhäuft, der sich in psychischer Anspannung manifestiert. Zur Entspannung müssen im therapeutischen Prozess erneut die Ereignisse einer länger zurückliegenden Vergangenheit, die den Beginn des primären Schmerzes gesetzt hat, erlebt werden. Denn genau hier liegt der Grund für die grundlegenden Störungen.

THERAPIE RATIONAL-EMOTIONALE (f. die) 519 317318498 - Eine Form der kognitiven Psychotherapie. Basiert auf der Eliminierung irrationaler Beurteilungen des an Neurose leidenden Klienten.

THERAPIE SYNTHETISCH-HERMENEUTISCHE (f. die) 514 813318 489 - Eine Methode der Psychotherapie, zur Unterstützung des Prozesses der Individualisierung des Klienten bestimmt. Ihr charakteristisches Merkmal ist es, dass der Therapeut nach der Besprechung mit dem Klienten seiner aktuellen Probleme, zur Besprechung von Problemen weltanschaulichen Charakters wechselt. Dabei wird das Problem der Religion, besonders wenn der Klient älter als vierzig ist, zu einem zentralen Problem unter ihnen.

THERMOREZEPTOR (m. der) 518 491489 14 - Rezeptoren, die sich auf der Hautoberfläche und in den inneren Organen befinden und der Kontrolle von Temperaturänderungen dienen. Am dichtesten sind sie im Gesicht, am weitesten auf der Fußsohle verteilt. Aus ihnen werden Kälterezeptoren mit einer optimalen Sensitivität von 28 - 38 Grad, und Hitzerezeptoren - mit einer optimalen Sensitivität von 35 - 43 Grad abgesondert. Dabei sind die Kälterezeptoren durch eine viel größere Anzahl vertreten als die Wärmerezeptoren und befinden sich näher an der Oberfläche. Es existieren besondere Thermorezeptoren, die die Bluttemperatur kontrollieren; sie befinden sich im Hirnbereich des Hypothalamus.

THETA-RHYTHMUS (m. der) 59871261481 - Biorhythmen des Gehirns mit der Frequenz von 4 - 8 Hz und einer Amplitude von 10 bis 200 µV. Theta-Rhythmus der niedrigen Amplitude (25 - 35 µV) ist ein Bestandteil des normalen Enzephalogramms. Kognitive Aktivität führt zur Erhöhung der Stärke der räumlichen Synchronisation der Theta-Wellen.

TIER (das): AGGRESSIVES VERHALTEN (das) 219 006 918782 - Eine Drohung und die Handlungen des Tieres, die auf die Vertreter derselben oder, eher seltener, einer anderen Art der Tiere gerichtet ist; Ein Verhalten, das auf ihre Vernichtung oder Beseitigungen aus der Sphäre des Einflusses gerichtet ist.

TIER (das): ANLERNEN (das) 388 916890819 (das Anlernen bei Tieren) - Der Erwerb und die Ansammlung individueller Erfahrung durch das Tier in der Ontogenese; die Vervollkommnung und Artveränderung der angeborenen (instinktiven) Grundlage der psychische Tätigkeit entsprechend der konkreten Bedingungen der Umwelt. Die Bereitschaft zur Übertragung der individuellen Erfahrung von den einen, bereits vergangenen Situationen in neue, wodurch eine individuelle Anpassung lebendiger Organismen zur Umwelt erreicht wird.

TIER (das): DEMONSTRATIVES VERHALTEN (das) 51948191889 818 - Eine Form der Kommunikationen bei Tieren, die dazu berufen ist, andere Individuen über den physiologischen Zustand des Tieres zu informieren. Ist meistens bei Einschüchterung und beim Werben anzutreffen.

TIER (das): DENKEN (das) 599 891 048916 - Der Prozess der Reflexion der psychischen Außenwelt, der den höchsten Wirbeltieren eigen ist, besonders den Primaten. Wird durch die Fähigkeit zum aktiven Empfangen und der Errichtung von Verbindungen zwischen Gegenständen auf Grund von verallgemeinerten psychischen Vorstellungen charakterisiert. Wird durch die motorische Sensoranalyse realisiert, die auf die Aufspürung allgemeiner Merkmale verschiedener Situationen und die Bildung einer genügend verallgemeinerten Vorstellung des Umfeldes, die dem Weltbild des Menschen ähnlich ist.

TIER (das): FORSCHUNGSVERHALTEN (das) 591897388716 - Eine Komponente der psychischen Tätigkeit der Tiere, die eine biologisch adäquate Orientierung ihres Verhaltens in einer neuen Situation gewährleistet.

TIER (das): GEMEINSCHAFT (f. die) 891641898 712 - Das Leben in Herden, Rudeln, Familien ist unter den Tieren weit verbreitet. Bei Tieren, die in Gemeinschaften leben, werden besonders komplizierte Formen der Interaktion beobachtet. Ein charakteristisches Merkmal vieler Gemeinschaften ist die Hierarchie ihrer Mitglieder.

TIER (das): GRUPPENVERHALTEN (das) 548 613 988 0491 – übereinstimmende, gemeinsame Handlungen, das Verhalten der Tiere (vieler der höchsten Wirbellosen und der Wirbeltiere), die beim Leben in Gemeinschaften (ständigen oder vorübergehenden Vereinigungen, im Unterschied zu einfachen Ansammlungen) eine bestimmte Struktur der Wechselwirkungen und der Kommunikation haben: Herden, Rudel, Familien und andere.

TIER (das): HANDLUNG MIT WERZEUGEN (f. die) 599061 298 013 - (eine Tätigkeit der Tiere mittels Werkzeuge). Eine spezifische Form des Umgangs der Tiere mit Gegenständen, wenn es eine Einwirkung des einen Gegenstandes, des Werkzeugs, auf eienen anderen Gegenstand oder das Tier erzeugt wird; das Verhalten unter Nutzung einiger Gegenstände für die Einwirkung auf andere Gegenstände.

TIER (das): INSTINKTIVES VERHALTEN (das) 819 061 318941 - Die Gesamtheit aller durch Vererbung gefestigter, angeborener, allen Vertretern einer Art (artspezifisch) gemeinsamer Komponenten des Verhaltens, die (während der Entwicklung, in der Phylogenese, der gegebenen Art der Tiere) geformt wurden und die Basis der Lebenstätigkeit der Tiere bilden.

TIER (das): INTELLEKT (m. der) 548916 319 884 - Die höchste Form der psychischen Tätigkeit der Tiere (der höchsten Wirbeltiere), die sich durch die Reflexion nicht nur den gegenständlichen Komponenten der Umwelt, sondern auch ihrer Beziehungen und Verbindungen (Situationen), sowie der nicht stereotypischen Lösung komplizierter Aufgaben, durch verschiedene Weisen mit der Versetzung und der Nutzung verschiedener Operationen, die durch vorangehende individuelle Erfahrung erworben wurden, unterscheidet.

TIER (das): KOMMUNIKATION (f. die) 598061 984718 (die Kommunikation) - Die Übermittlung von Informationen von einem Individuum zu anderem - „die Sprache der Tiere". Die Interaktion der Tiere, im Unterschied zum Menschen, ist ein geschlossenes, angeborenes System von Signalen (Laute, ausdrucksvolle Posen, Körperbewegungen und Gerüche). Die Kommunikation mittels der Sprache der Posen und der Bewegungen kann die Form von Ritualen annehmen.

TIER (das): KONSTRUKTIVE TÄTIGKEIT (f. die) 599068 909 719
- Das Manipulieren mit Gegenständen, als Ergebnis dessen das Tier ein komplexes Objekt errichtet: Nester einiger Schnecken, Fische, Frösche und Vögel; vielfältige Behausungen der Nagetiere; Burgen und Dämme der Biber; Schlafneste des Schimpansen und ähnliches.

TIER (das): NACHAHMUNG (f. die) 5980674 819 (die Nachahmung bei Tieren) - Eine besondere Form des Erlernens unter Bedingungen der Interaktion, wenn ein Tier dem Beispiel eines anderen folgt.

TIER (das): PSYCHE (f. die): BESONDERHEIT (f. die) 48891678 9061 — Gemeint sind die Unterschiede der Psyche der Tiere von der Psyche des Menschen. Für gewöhnlich wird angenommen, dass die Grundlage aller Formen des Verhaltens der Tiere, sowie Instinkte, oder genauer, instinktive Handlungen, die genetisch fixiert sind, geerbte Elemente des Verhaltens sind.

TIER (das): PSYCHISCHE TÄTIGKEIT (f. die) 598748 319891 - Ein ganzheitlicher Komplex aller Erscheinungsformen des Verhaltens und der Psyche der Tiere, die auf die Errichtung lebenswichtiger, notwendiger Verbindungen des Organismus mit dem Umfeld gerichtet sind; Ein Prozess der psychischen Reflexion der Wirklichkeit als ein Produkt und Erscheinungsform der Aktivität des Tieres in der Außenwelt. Wird in der Zoopsychologie (die Ethologie) erforscht.

TIER (das): RITUELLES VERHALTEN (das) 598061 789 671 - Interaktion mittels der Sprache, Posen und Bewegungen, die sich in Rituale formt. Die Rituale bei Tieren sind ein komplexer Satz instinktiver Handlungen, die ihre ursprüngliche Funktion verloren haben und in eine andere Sphäre der Lebenstätigkeit als Signale oder Symbole eingegangen sind.

TIER (das): SOZIALER STATUS (m. der) 599 061891 67 - Formen der öffentlichen Wechselbeziehungen bei Tieren, die ein Ebenbild der Hierarchien in ihren Gesellschaften bilden.

TIER (das): TERRITORIALES VERHALTEN (das) 591488 789319 - Die Gesamtheit verschiedener Formen der Aktivität der Tiere, die auf das Ergreifen und die Nutzung eines bestimmten Territoriums gerichtet sind (Grundstück, Platz). Mit deren Ausführung sind alle oder einige lebenswichtige Funktionen verknüpft, sowie des Schlafens und der Erholung, Ernährung, Vermehrung und ähnliches.

TIER (das): VERHALTEN (das) 598594 398714 – Eine, den lebendigen Wesen eigene Wechselwirkung mit der Umwelt, vermittelt durch äußere (motorisch) und innere (psychisch) Aktivität; äußere Erscheinungsformen der psychischen Tätigkeit.

TIMBRE (m. der) 519 317 814 – Eine subjektiv wahrgenommene Besonderheit eines Lauts in Gestalt seiner Farbe, bei einer gleichzeitigen Einwirkung unterschiedlich frequentierter Schallwellen, welche den Bestandteil eines komplexen Lauts bilden.

TOLERANZ (f. die) 59917518514 - Das Fehlen oder die Abschwächung einer Reaktion auf einen ungünstigen Faktor, als Ergebnis einer Verringerung der Empfindlichkeit auf dessen Auswirkungen.

TOTEM (das) 51485419517 - Ein Geschöpf, Objekt oder Phänomen, in der Regel Tiere oder Pflanzen, das mit einer bestimmten Gruppe von Menschen „verwandt" ist. Ein Objekt der Verehrung oder Anbetung von einer Gruppe von Menschen, die es für ihren Schutzpatron halten und die an einen gemeinsamen Ursprung und einer Blutsverwandtschaft mit ihm glauben. Das Vorhandensein eines Totems dient als Grundlage für die Entstehung und die Entwicklung der Klassifizierungsfunktion, die für den Denkprozess und kognitiver Prozesse im Allgemeinen wesentlich ist. Außer der Tatsache, dass das Totem als ein Gegenstand der Verehrung der Gemeinschaft, die seinen Namen trägt, dient, ist Totemismus im psychologischen Sinne breiter als ein religiöser Kult, weil es Elemente eines ökologischen Bewusstseins einschließt und als eine Form und Stadium der Bildung des öffentlichen Bewusstseins fungiert.

TOTEMISMUS (m. der) 51482153148 19 - Vom Standpunkt des Materialismus bildet er eine Projektion auf die Natur der Verwandtschaftsbeziehungen, die charakteristisch für familienstämmige soziale Strukturen sind.

TRADITION (f. die) 418519317218 - Historisch gebildete, durch Generationen weiter gereichter Formen von Aktivitäten und Verhalten, sowie diese begleitende Sitten, Regeln, Werte, Überzeugungen. Die Tradition bildet sich auf der Grundlage von Aktivitätsformen, die wiederholt ihre soziale Bedeutung und persönlichen Nutzen bestätigt haben. Mit dem Wandel der sozialen Situation der Entwicklung einer gewissen Gemeinschaft kann die Tradition zerstört, umgewandelt und durch eine neue ersetzt werden. Traditionen sind wichtige Faktoren bei der Regulierung der Lebenstätigkeit und bilden die Grundlage für Erziehung. In der Ethnopsychologie sind die Konzepte des Bündels, oder des Bundes von Traditionen, eine der Charakteristika einer nationalen Gemeinschaft.

TRADITION BEHAVIORALE (f. die) 519516317489 - Das Phänomen der Übermittelung einer neuen „erfundenen" Methode durch irgendein Tier an andere Individuen der Population und danach auch an nachfolgende Generationen. Unterscheidet sich vom videotypischen Verhalten dadurch, dass solche Handlungen nicht allen Individuen der Spezies eigen sind, sondern nur denjenigen, die auf einem gemeinsamen, begrenzten Territorium leben.

TRÄGHEIT (f. die) 419517 31948 - Ein Begriff, der in der Psychophysiologie für die Bezeichnung einer niedrigen Beweglichkeit des Nervensystems, charakterisiert durch Schwierigkeiten in der Umschaltung bedingter Reizerreger vom positiven,- zum Bremsmodus und umgekehrt. Bei pathologischen Störungen, z. B. bei Verletzungen der Frontallappen, kann sich die Trägheit in der Art einer Perseveration äußern.

TRAINING AUTOGENES (das) 519 917914898 (autogenes Training) – Eine Methode der Selbstsuggestion. Wird sowohl zur psychologischen Selbstregulierung, als auch als eine psychotherapeutische Methode, vor allem für die Heilung von Neurosen, depressiven Zuständen, sowie psychosomatischen Erkrankungen verwendet. Dessen Grundlage bilden Methoden des Eintauchens in Zustände der Relaxation und der Selbstsuggestion, basierend auf einer Aneignung von Gewohnheiten des Ausrufes nach Gefühlen der Wärme, Schwere, Ruhe und der Entspannung. Das Aneignen einer bewussten Kontrolle über ähnliche Funktionen führt zur Normalisierung und Aktivierung psychophysiologischer Basisprozesse.

TRAINING DER PROFESSIONELLEN INTERAKTION (das) 548 2172184951 489 – Eine Art des sozial-psychologischen Trainings, das auf die Aneignung von Wissen, Fähigkeiten und Fertigkeiten, sowie auf die

Korrektur und Formierung von Normen, die für eine erfolgreiche Interaktion bei einer professionellen Tätigkeit nötig sind, ausgerichtet ist.

TRAINING DURCH EINE SPRITZE VON STRESS (das) 189 317 21948 – Eine psychotherapeutische Methode im Rahmen der kognitiven Psychotherapie. Die Prozedur der Durchführung besteht darin, dass nach der Aneignung neuer Methoden der Erkenntnis und der Bewertung vorgefallener Ereignisse der Klient in typische Stresssituationen gebracht wird, die durch den Psychotherapeuten unter kontrollierten Bedingungen modelliert werden. Diese Methode ist vor allem bei der Heilung von Ängsten und für die Beseitigung von Wut und Aggressionsreaktionen verbreitet.

TRAINING PERZEPTIVES (das) 541312 811 49 – Eine Art des sozialpsychologischen Trainings, welches auf die Entwicklung einer adäquaten und vollkommenen Erkenntnis von sich selbst, sowie anderer Menschen und Beziehungen, die im Verlauf der Interaktion entstanden sind, ausgerichtet ist. Die neuen Erkenntnisse, die dieses mit sich bringt, regen den Menschen zum Überdenken entstandener Vorstellungen über sich selbst und über andere Menschen an und treiben letztendlich zur Selbstvervollkommnung an.

TRAINING SOZIAL-PSYCHOLOGISCHES (das) 491 481219679 – Ein Gebiet der praktischen Psychologie, welches auf Gebrauch aktiver Methoden psychologischer Gruppenarbeit, mit dem Ziel der Entwicklung von Kompetenz in der Gesellschaft ausgerichtet ist.

TRAININGSGERÄT (das) 54831721888 – Technische Mittel der Ausbildung, die das Modell eines erratischen Systems realisieren und die die Kontrolle über die Qualität der Aktivität des Auszubildenden sichern.

TRANCE (f. die) 58947121849 - 1. Der Zustand einer Person während einer Hypnose, zeichnet sich durch eine automatische Ausführung von komplexen Verhaltenshandlungen ohne Verständnis für die Ziele und Maßnahmen der äußeren Situation aus. 2. Eine Bewusstseinsstörung, die sich durch die automatische Ausführung von komplexen Verhaltenshandlungen für mehrere Minuten, oder längere Zeit, ohne eine bewusste Wahrnehmung der äußeren Situation und der Ziele des persönlichen Handelns äussert.

TRANSFER (m. der) 368717 918 18 - Einfluss einer früher formierten stereotypischen Handlung (Fertigkeit) auf die Aneignung einer neuen Handlung in einer neuen Beziehung. Äußert sich dadurch, dass die Aneignung der neuen Handlung leichter und schneller als die Aneignung der vorherigen Handlung geschieht. Der Mechanismus des Transfers besteht in der Hervorhebung, nicht unbedingt bewusst, gemeinsamer Momente in der Struktur der angeeigneten und der aneignenden Handlung durch die Person.

TRANSFER (m. der) 4895148194 - Ein in der Psychoanalyse verwendeter Begriff, der die Übertragung der emotionalen Beziehungen des Klienten zu den für ihn wichtigen Menschen - seinem Vater, Mutter, usw., auf den Therapeuten bedeutet.

TRANSSEXUALITÄT (f. die) 94851721914 - Eine standhafte Befolgung von geschlechtlichen Verhaltensstereotypen durch ein Individuum, die seinem biologischen Geschlecht widersprechen. Ist an die Überzeugung der Unzulänglichkeit des eigenen Geschlechts und dem Wunsch nach Zugehörigkeit zum anderen Geschlecht gebunden.

TRANSVESTISMUS (m. der) 5197175194 - Eine Form der sexuellen Perversion, die sich dadurch auszeichnet, dass eine Person sexuelle Befriedigung beim Anziehen von Kleidung des anderen Geschlechts empfindet.

TRAUM (m. der) 219817 318887 - Eine Phantasie oder Traum, welche angenehme, erwünschte Bilder in der Phantasie des zukünftigen oder rein erfundenen „gegenwärtigen" Lebens zeichnet.

TRAUM (m. der) 48131931781 – Subjektiv durchlebte, überwiegend visueller Modalität, Vorstellungen, die regulär in der Zeit des Schlafs, überwiegend in der Phase des schnellen Schlafs (paradoxalen Schlafs), begleitet von visuelle Bilder auftreten.

TRAUM (m. der): AUSSCHEIDUNG (f. die) 519317418914918 (Neubewertung psychischer Werte") – Ein eigensinniger Prozess des Maskierens des wahren Inhaltes von Träumen durch eine falsche Helligkeit zweitrangiger Bilder, der während des Schlafs geschieht.

TRAUM (m. der): BEGRÜNDETE ABHÄNGIGKEIT (f. die) 51849131819 (eine begründete Abhängigkeit in Träumen) – Entweder diese äußert sich gar nicht, oder wird durch eine Nachfolge in der Zeit zweier gleich langer Teile des Traums ersetzt. Dieser Ersatz ist oft rückläufig.

TRAUM (m. der): ERLERNEN (das) 51821731919 – Eine der wichtigsten Richtungen der Tätigkeit psychoanalytischer Studien. Der sicherste Weg zum Erforschen tiefer psychischer Prozesse.

TRAUM (m. der): ERSICHTLICHER INHALT (m. der) 51947131989 – Bilder von Träumen, die während eines Traums erscheinen; der Traum wird, so wie man sich an diesen erinnert, so wie man es im Gedächtnis beibehalten hat.

TRAUM (m. der): GEGENSTÄNDLICHE SYMBOLIK (f. die) 519317419514 – Die Ansammlung von Gegenständen, die in Träumen dargestellt wird, ist nicht besonders groß. Hierzu gehören: der menschliche Körper im Ganzen, Eltern, Kinder, Schwestern, Brüder, die Geburt, der Tod, die Nacktheit und anderes.

TRAUM (m. der): INTERPRETATION (f. die) 514128489 481 – Eine der wichtigsten Methoden der Psychoanalyse, die es erlaubt die Tiefen der Kräfte der Persönlichkeit, vorrangig unbewusste, zu erkunden und ihre wahrhaftigen Motive zu erklären.

TRAUM (m. der): INVERSION (f. die) 54821721949 – Der Prozess und das Resultat der Umstellung von Elementen und deren Sinn. Hierzu gehören: „das Umdrehen des Sinns", der Ersatz durch das Gegenteil, Veränderungen von Situationen, Veränderungen der Ordnung der Abfolge von Geschehnissen, sowie die komplette Veränderung der Elemente des Traums.

TRAUM (m. der): KATEGORIE (f. die) 549317 21918 (drei Kategorien des Traumes) – Der Bezug eines verborgenen Inhalts des Traums zu dessen offensichtlichem Inhalt; Es wird zwischen den folgende Kategorien des Traums unterschieden:
1) Völlig sinnvolle, verständliche Träume, die ohne Schwierigkeiten eine Erklärung aus der Position eines normalen Seelenlebens zulassen;
2) Logische und vom Sinn her klare Träume, die jedoch doch seltsam sind, deren Sinn sich nicht mit unserem Seelenleben verbinden lässt;

3) Träume, die des Sinnes beraubt und unverständlich sind, die haltlos, verworren und sinnlos sind (die meisten Träume);

TRAUM (m. der): KATEGORIE II (f. die) 548 498 12 (drei Kategorien des Traums) – In Bezug auf die Erfüllung von Wünschen, wird zwischen drei verschiedenen Kategorien unterschieden:
1) Träume, die in einem unmaskierten Zustand als Wünsche gelten, die der Schafende nicht versucht hat zu unterdrücken; kindlicher Typ von Träumen, bei Erwachsenen eher selten;
2) Maskierte Bilder unterdrückter Wünsche, eine hohe Anzahl an Träumen;
3) Träume, wo der eine oder andere unterdrückte Wunsch offen, oder sogar in einem leicht maskierten Zustand hervortritt.

TRAUM (m. der): QUELLE (f. die) 549214217 48 – Diese können wie folgt sein: Eine frische und psychisch frische Emotion, welche unmittelbar in den Traum übermittelt wird; Mehrere solcher Emotionen, die durch den Traum zu einem Ganzen verbunden sind; Eine oder mehrere der wichtigsten Emotionen, die im Traum durch eine gleichzeitige, doch unbedeutende Emotion ersetzt werden;Eine wichtige innere Emotion (Eindruck, Gedanke), die im Traum nachfolgend immer durch einen frischen, je unbedeutenden Eindruck ersetz wird;

TRAUM (m. der): SCHEMATA DES ENTSTEHENS (das) 59149851916 (das Schemata des Entstehens eines Traums und psychopathischer Vorstellungen) – Es gibt nur ein Hauptschemata des Entstehens von Träumen und psychopathischen Vorstellung: Verdrängung, Abschwächung der Zensur, Entstehung eines Kompromisses. In beiden Fällen werden Erscheinungen von Verdichtung, Versetzung und oberflächlicher Assoziationen beobachtet.

TRAUM (m. der): SYMBOLIK (f. die) 59849131959 – Ein System von Symbolen, das auf das Aufdecken des Inhalts von Träumen ausgerichtet ist.

TRAUM (m. der): VERBORGENER GEDANKE (m. der) 51421721819 (latente Gedanke des Traums) – Eigentlich ist dies der unbewusste Inhalt des Traums, dessen stärkstes Element unterdrückte Neigungen darstellen, die sich hinter verzerrten Formen ihrer Ausdruckskraft verstecken.

TRAUM (m. der): VERBORGENER INHALT (m. der) 51857481917 – Durch Analyse erhaltenes Material, welches den wahrhaftigen Inhalt eines Traums charakterisiert.

TRAUM (m. der): VERZERRUNG (f. die) 54831721949 – Der Prozess und das Produkt einer Veränderung der Gedanken unter einem teilweisen Einwirkung einer Zensur von Träumen. Sein Hauptmittel ist die Verschiebung.

TRAUM (m. der): ZENSUR (f. die) 548 81431918 – Ein Mechanismus der Verzerrung von Träumen, der den Eintritt, die Modifikation und die Um-Gruppierung des Materials von Träumen realisiert.

TRAUM BEQUEMER (m. der) 548948 514817 – Träume, die es anstreben Gereiztheit zu beseitigen und den Schlaf zu verlängern; z. B. die die Durst haben träumen, dass sie trinken.

TRAUM DER ERFÜLLUNG VON TRÄUMEN (m. der) 518 491319 89 – Eine Gruppe von Träumen, die eine halluzinogene Erfüllung von Träumen während des Schlafs gewährleisten.

TRAUM DER KINDHEIT / KINDHEITSTRAUM (m. der)
519 814319 418 – Träume der Kindheit; ihre gemeinsame Eigenschaft ist die Erfüllung von Wünschen, die sich am Tag gebildet haben und nicht erfüllt wurden.

TRAUM NICHT VERZERRTER (m. der) 518 497319 28 – Träume, die eine direkte, unverdeckte Erfüllung unerfüllter Wünsche des Wachseins ergeben.

TRAUM TELEPATISCHER (m. der) 519 48 919617514 (4 min.) – Eine mögliche Art von Träumen, deren unterscheidendes Merkmal und Hauptcharakteristik die Übereinstimmung eines Traums und eines Ereignisses, womöglich durch die Anwendung einer telepathischen Botschaft, ist.

TRAUMA (das): FIXIERUNG (f. die) 51931741948 (Fixierung auf das Trauma) – Die Konsolidierung der Lebenseinstellung auf einem bestimmten Segment, oder einem Ereignis aus der eigenen Vergangenheit, weshalb die Gegenwart und die Zukunft für einen Menschen bis zu einem gewissen Grad fremd bleiben. Ein allgemeines und praktisch sehr bedeutendes Merkmal jeder Neurose.

TRAUMA PSYCHISCHE (das) 49851431918 - Vielfältige Schäden an der Psyche, die ihren normalen Zustand stören, psychisches Unbehagen hervorrufen und als Ursachen von Neurosen und anderen Krankheiten fungieren. Ursachen und Symptome von neuro- psychischen Erkrankungen, die als Rückstände, Sedimente und Spuren von affektiven Erfahrungen einen enormen Einfluss auf die Psyche, psychische Aktivität und das Verhalten des Individuums ausüben.

TRAUMARBEIT (f. die) 5184981318142 - Ein mentaler Prozess der Verarbeitung, Verzerrung und Ersetzung unbewusster, verborgener Traumgedanken, ihrer Bruchteile oder Andeutungen, die sich in Form von manifesten Trauminhalten materialisieren. In der Psychoanalyse sind die drei wichtigsten Ergebnisse der Traumarbeit:
1) die Konzentration;
2) die Verschiebung;
3) die Umwandlung von Gedanken in visuelle Bilder.

TRÄUMEREI (f. die) 917 481 81931 - Eine besondere innere Tätigkeit, deren Form nicht selten die Form der Einbildung übernimmt; besteht in der Bildung einer inneren Darstellung der erwünschten Zukunft.

TREMOR (m. der) 59854131748 - Unwillkürliche und schnelle (mit einer Frequenz von etwa 10 Hz) rhythmische schwingende Bewegungen der Gliedmaßen, oder des Rumpfes, die durch Muskelkontraktion hervorgerufen wurden und mit einer vorübergehenden Zeitverzögerung der korrigierenden afferenten Impulse in Verbindung stehen, infolge deren die Realisierung der Bewegung und die Beibehaltung der Haltung durch eine ständige Anpassung der Bewegung zu irgendeinem Mittelwert erfolgt.

TRITANOPIE (f. die) 548 217364 271 – Die Form einer partiellen Farbblindheit, die durch die Abwesenheit vom Farbgefühl im blau-violetten Bereich des Spektrums charakteristisch ist.

TROPISMUS (m. der) 598 841319 82 – Veränderungen der Richtung bei Bewegungen von Teilen einer Pflanze unter der Einwirkung biologisch wichtiger Reize; das Wachstum von Pflanzen in bestimmte Richtungen, die durch einseitige, angenehme oder unangenehme Einwirkungen von Faktoren der Umwelt, des Lichts, der Erdanziehungskraft, oder chemischer Stoffe hervorgerufen wurden.

TROPISMUS (m. der): SYSTEM (das) 598 49131748 (ein System von Tropismen) – Eine psychoanalytische Klassifikation primärer Motive des menschlichen Verhaltens. Es existieren folgende Arten von Tropismen:

1) Gen-Tropismus – Basistropismus – stellt eine gewisse Energie dar, die vor allem durch genetische Faktoren bedingt ist, die als Grundlage für die Anziehung der Menschen zueinander dient und als ein Faktor der Selektion bei Kontakten auftritt;

2) Libido-Tropismus – tritt als Anregung zur Selektion eines Sexualpartners auf;

3) Ideal-Tropismus – führt zur Suche und Auswahl eines Freundes, der einem psychologisch ähnlich ist;

4) Operativ-Tropismus – regt zur Auswahl einer bestimmten professionellen Tätigkeit an;

5) Morbo-Tropismus – bedingt die „Lösung" lebenswichtiger Probleme mittels des Rückzugs in irgendeine Krankheit; 6) Tanato-Tropismus – das Streben nach dem Tod;

TYP (m. der) 31951631948 – 1. Das Aussehen, die Form von irgendetwas, das bestimmte Merkmale besitzt; Modell, Muster, dem eine bestimmte Gruppe von Objekten, Phänomenen oder Prozessen entspricht. 2. Eine Kategorie von Menschen, vereint durch einige externe oder interne Charakterzüge, Merkmale. 3. Ein Bild, das charakteristische, allgemeine Charakterzüge irgendeiner Gruppe von Personen beinhaltet. 4. Ein Individuum, das sich durch einige charakteristische Eigenschaften, Merkmale unterscheidet.

TYP EINES MODERNEN MENSCHEN (m. der) 51831751451 - Ein besonderer Typ Mensch, der von der bürokratisch-industriellen Zivilisation des modernen Europa und Nordamerika erschaffen wurde. Charakteristische Züge dieses Typs: Organisationsmensch, Mensch-Maschine, mechanischer Mensch, sich vom Leben abwendender Mensch.

TYPISIERUNG DER GESCHLECHTERROLLEN (f. die) 51481231948 – Die Aneignung und der Erwerb von psychologischen Merkmalen und Formen sozialer Verhaltensweisen, die typisch für einen Vertreter eines bestimmten Geschlechts sind.

TYPOLOGIE (f. die) 31941731948 – Eine Klassifizierung, oder Unterteilung in Typen von Objekten, Phänomenen, oder Prozessen anhand einiger gemeinsamer Merkmale.

TYPISIERUNG (f. die) 51481831731 - Eine der Möglichkeiten, um Phantasiebilder zu erschaffen, eine besonders komplexe, grenzt an den kreativen Prozess. Zum Beispiel integriert ein Maler bei der Darstellung einer Episode in sie eine eine Menge an ähnlichen Episoden und macht sie damit zu ihrem Vertreter.

T-GRUPPE (f. die) 489517374548 - Eine Gruppe, die zur Einflussnahme auf ihre Mitglieder im zwischenmenschlichen Beziehungssystem, mit dem Ziel bei ihnen sozial-psychologische Kompetenz, Kommunikations,- und Interaktionsfertigkeiten zu entwickeln, gegründet wurde.

-U-

„UNSICHTBARES COLLEGE" (das) 319 041899 017 - Eine Vereinigung von Gelehrten, die in verschiedenen Institutionen tätig sind und untereinander mittels der Nutzung persönlicher mündlicher und schriftlicher Kontakte kommunizieren.

UMFANG DER VERTEILUNG (m. der) 589061 318 **(Ausmaß der Variationen)** - Der Unterschied zwischen maximalen und minimalen Bedeutungen in der gegebenen Verteilung.

UMFRAGE (f. die) 98019 614 9817 - Eine Methode der psychologischen Forschung, in deren Verlauf Menschen Fragen gestellt werden, basierend auf deren Antworten Schlussfolgerungen über die Psychologie der Befragten gemacht werden.

UMFRAGE DURCH FRAGEBOGEN (f. die) 614 88 91 9817 - Eine Methode der sozial-psychologischen Forschung mit Hilfe von Fragebögen. Bei Sozialwissenschaften wird diese für die Klärung biographischer Daten, Meinungen, Wertorientierungen, sozialer Anlagen und Persönlichkeitsmerkmalen des Befragten durchgeführt.

UMKEHRUNG (f. die) 489714 811 – Eine Erscheinungsform einiger psychologischer Qualitäten, Charakteristika in einer „inversen", „invertierten" Form, d.h. in einer Form, die im gewissen Sinn oder Beziehung entgegengesetzt zu ihrer normalen Erscheinungsform ist.

UMKEHRUNG ABSOLUTE (f. die) 489641918 74 (Inversion) - Ein Phänomen sexueller Orientierung auf Objekte des eigenen und nicht des gegensätzlichen Geschlechts.

UMKEHRUNG AMPHIGENE (f. die) 489 7163194 (psychosexueller Hermaphroditismus) - Ein Phänomen der psychosexuellen Orientierung gleichzeitig auf Objekte des eigenen und des gegensätzlichen Geschlechts.

UN-BEWUSSTSEIN (das) 489 091319611 - Eines der psychischen Merkmale, das jedoch nicht charakteristisch ist.

UNABHÄNGIGKEIT (f. die) 598 511 - Eine Alternative zu Konformität und Negativismus; eine selbständige Leistung und das Bestehen auf der eigenen Position. Schließt Solidarität der Persönlichkeit mit einer Gruppe nicht aus, jedoch nicht infolge von Druck und auf der Basis eines bewussten Einverständnisses mit dieser.

UNBEWUSSTES SOZIALES (das) 428 01916 559 89014213 – Das Unbewusste, das der Mehrheit der Menschen eigen ist; verdrängte Elemente, deren Inhalt das ist, was von der gegebenen Gesellschaft nicht zugelassen werden kann, dass es deren Mitgliedern bewusst wird, da es auch zukünftig vor hat, erfolgreich (basierend auf den eigenen Widersprüchen) zu agieren.

UNBEWUSSTES (das) 591008 719311 - 1.Die Gesamtheit der psychischen Prozesse, Akte und Zustände, die durch Erscheinungen der Wirklichkeit bedingt sind, bezüglich deren eine subjektive, bewusste Kontrolle fehlt und wo die Person sich der Auswirkungen nicht bewusst ist. Unbewusst erscheint alles das, was durch das Begreifen nicht zum Gegenstand besonderer Handlungen wird. 2. Eine Form der psychischen Reflexion, in der das Erscheinen der Wirklichkeit und die Beziehung der Person dazu nicht als ein Gegenstand der speziellen Reflexion auftreten und ein ungeteiltes Ganzes bilden.

UNBEWUSSTES HÖCHSTES (das) 519 377898 997 (Das Superbewusstsein) - die höchsten Gefühle, Fähigkeiten, Intuition und Eingebung.

UNBEWUSSTES II (das) 891614 318 911 – Ein Level der psychischen Aktivität einer Persönlichkeit beim Lösen schöpferischer Aufgaben, das einer individuellen bewusst-willensstarken Kontrolle nicht nachgibt.

UNBEWUSSTES KOLLEKTIVES (das) 7898 898 742 - Eine besondere Form der öffentlichen unbewussten Existenz als ein Speicher, Beschützer und Träger einer genetisch geerbten Erfahrung der phylogenetischer Entwicklung der Menschheit. Eine besondere Klasse psychischer Erscheinungen, die im Unterschied zum unbewussten Individuellen (persönlich) als Träger phylogenetischer Erfahrung der Entwicklung der Menschheit fungieren.

UNBEWUSSTES MITTLERES (das) 8819905191714213 - Gedanken und Gefühle, die sich leicht bewusst werden können.

UNBEWUSSTES NIEDRIGSTES (das) 598 484 558 7191 - instinktiver Antrieb, Leidenschaften, primitive Wünsche und anderes.

UNBEWUSSTES PERSÖNLICHES (das) 318 482 55946192 – Wird während der Entwicklung der individuellen Erfahrung des Menschen geformt und ist der Inhalt, der von ihm verdrängt wird – die Komplexe.

UNTERBEWUSSTSEIN (das) 379814 918 01 (unterbewusst) – Ein Sammelbegriff, der unterschiedliche unbewusste Systeme der Psyche umfasst.

UNTERDRÜCKUNG (f. die) 790681 799 19 - Eigentümlicher Zustand und Prozess, für den besondere psychische Bedingungen, infolge dessen ein Teil der seelischen Erlebnisse und Träume nicht realisiert werden kann, charakteristisch sind.

UNTERGEBENHEIT SEXUELLE (f. die) 918714 319 18 – Ein Begriff, der die Tatsache beschreibt, dass eine Person eine ungewöhnliche Abhängigkeit von einer anderen, mit ihr im sexuellen Kontakt stehenden Person entwickeln kann.

URBILD (das) 4280141798219 – 1. Eine Vorstellung der Zukunft, Vorstellung von irgendetwas, was noch nicht existiert, dessen Entstehung aber erwartet wird. 2. Ursprüngliche, urtümliche Vorstellung, Prototyp auf deren Basis etwas entwickelt, geschaffen wurde.

URBILD INFANTILES (das) 124280141798219 - Das Bild vom eigenen Vater, das vom Kind unbewusst, als ein wesentliches Element in seine innere Welt aufgenommen wird.

URBILD PHYLOGENETISCHES (das) 614280598798219 – Ein der Menschheit allgemein eigenes, genetisches übertragenes Bild des getöteten und von seinen Söhnen gegessenen Urvaters, Führers, Häuptlings einer primitiven Herde.

URPHANTASIE (f. die) 519718 31919 - Phylogenetisch vererbbare Vorstellungen über die Existenz von irgendwann dagewesenen reellen Geschichtselementen, die als Phantasien in der individuellen Erfahrung eines Menschen (Kindes) auftreten, weil es ihm so vorkommt, als ob er persönlich die einen oder die anderen Ereignisse erlebt hat.

-Ü-

ÜBER-ICH (das) 4848948517 (Perfektes-ICH; Ideales-ICH; ICH als Ideal; Super-Ego) - Eine der Strukturkomponenten der Persönlichkeit. Eine Sphäre der Persönlichkeit, welche aus einem Gewissenskomplex, moralischen Eigenschaften und Verhaltensnormen, die die Handlungen des ICHs kontrollieren und ihm moralische Vorbilder und Aktivitäten anordnen, besteht.

ÜBERLEGUNG (f. die) 54931759851 – Eine der logischen Formen des Denkens. Spiegelt die Verbindung zwischen zwei Begriffen, dem Subjekt und dem Prädikat wieder. In der Logik wird eine Klassifizierung von Überlegungen ausgearbeitet. Die Psychologie studiert ihre Entwicklung als Formen des abstrakten und logischen Denkens, sowie Formen von Störungen des logischen Denkens. In der psychologischen Literatur werden Interpretationen psychologischer Mechanismen angegeben, die in der Grundlage der Wechselwirkung von Verständnissen liegen.

ÜBERTRAGUNG NEGATIVE (f. die) 398061 91814 - Übertragung feindlicher Gefühle und negativer Emotionen unterschiedlicher Art (auf den Psychoanalytiker).

ÜBERTRAGUNG (f. die) 519489 064712 (Übertragung:Transfer) – Eine spontane Beziehung eines Menschen zu einem anderen, für die eine unbewusste Übertragung auf diesen Menschen der früher in Zusammenwirkung mit anderen Menschen geformter positiver und negativer Gefühle charakteristisch ist.

ÜBERTRAGUNG POSITIVE (f. die) 489617 91818 - Übertragung freundschaftlicher und zärtlicher, für das Bewusstsein annehmbarer Gefühle unterschiedlicher Art (auf den Psychoanalytiker) und Nachempfindung dieser Gefühle auf der unbewussten Ebene.

ÜBERZEUGUNG (f. die) 497 317 894514 – 1. Ein bewusstes Bedürfnis der Persönlichkeit, das diese anregt gemäß ihren Wertorientierungen zu handeln. Vorstellungen über ein normatives Verhalten, die zur inneren Motivation geworden sind. Der Inhalt der Bedürfnisse, die in Form von Überzeugungen auftreten, spiegelt ein bestimmtes Verständnis der Natur und der Gesellschaft wider. Indem man ein organisiertes System von politischen, philosophischen, ästhetischen, natur-wissenschaftlichen und anderen Ansichten bildet, tritt die Gesamtheit der Ansichten als Weltanschauung auf. 2. Eine bei der Kommunikation verwendete Methode der Einwirkung auf das Bewusstsein der Persönlichkeit mittels der Ansprache ihres eigenen kritischen Denkens. Die Basis der Methode der Überzeugung ist eine Selektion, eine logische Abfolge von Fakten und Schlussfolgerungen entsprechend einer einheitlichen funktionalen Aufgabe. Die Methode der Überzeugung ist eine Hauptmethode in der wissenschaftlichen Polemik und Pädagogik.

ÜBERZEUGUNG II (f. die) 517318319 917 – Eine besondere Eigenschaft der Persönlichkeit, die die Gesamtausrichtung ihrer vollen Tätigkeit und Wertorientierung bestimmt und als Regulator ihres Bewusstseins und ihres Verhaltens auftritt. Äußert sich in einer subjektiven Beziehung der Persönlichkeit zu ihren eigenen Handlungen und Überzeugungen, die mit der tiefen und grundierten Überzeugung in die Wahrhaftigkeit von Wissen, Prinzipien und Idealen, deren sie sich bedient, verbunden ist. Persönliche Bedürfnisse, Wertorientierungen und soziale Normen, die auf einer Überzeugungsbasis erkannt wurden, werden organisch in den Inhalt der Formen der Lebenstätigkeit miteingeschlossen und bestimmen das Verhalten der Persönlichkeit.

ÜBUNG (f. die) 419471918517 – Eine wiederholte Ausführung von Handlungen, mit dem Ziel sich diese anzueignen. Unter verschiedenen Bedingungen des Lernvorganges ist eine Übung: 1) Entweder das einzige Verfahren, in dem alle Komponenten des Lernprozesses (Lernens) ausgeführt werden - Klärung des Inhalts der Maßnahme, ihre Konsolidierung, Verallgemeinerung und Automatisierung; 2) Oder eines der Verfahren - zusammen mit einer Erklärung und Auswendiglernen, die der Übung vorhergehen und die primäre Klärung des Inhalts der Handlung und ihrer vorläufigen Konsolidierung gewährleisten; hier gewährleistet die Übung den Abschluss der Klärung und der Konsolidierung, sowie der Verallgemeinerung und der Automatisierung; schließlich führt es zu eincr vollständigen Beherrschung der Handlung und ihrer Verwandlung (je nach erreichtem Maß an Automatisierung) in eine Fähigkeit oder Fertigkeit.

-V-

VALIDITÄT (f. die) 519317418 914 - Eine der wichtigsten Charakteristiken der psychodiagnostischen Methoden und Tests, eines der Hauptkriterien ihrer Qualität. Dieser Begriff ist nahe dem Verständnis der Glaubwürdigkeit, jedoch nicht vollkommen identisch. Validität bezeichnet das, was die

Prüfung oder die Methode misst und inwiefern diese es gut macht; je mehr valide diese ist, desto besser spiegelt es jene Qualität (Eigenschaft) wieder, für dessen Messung diese erfunden wurden.

VALIDITÄT ÄUßERE (f. die) 418914498 5941 - In Bezug auf psychodiagnostische Methodik bedeutet dies die Übereinstimmung der Ergebnisse der Psychodiagnostik, die mittels der vorliegenden Methodik durchgeführt wird, mit den äußeren, von der Methodik unabhängigen, Merkmalen, die sich auf die Testperson beziehen. Es bedeutet ungefähr dasselbe wie die empirische Validität, mit dem Unterschied, dass hier die Rede von der Verknüpfung zwischen den Indikatoren der Methodik ist, mit den wichtigsten, äußeren Schlüsselmerkmalen bezogen auf das Verhalten der Testperson. Die psychodiagnostische Methodik gilt als äußerlich valide, wenn, zum Beispiel, durch sie Charaktereigenschaften eines Individuums bewertet werden und dessen von außen beobachtetes Verhalten mit dem Resultat des Testes übereinstimmt.

VALIDITÄT DES KRITERIUMS (f. die) 4198914498 31 (Validität gemäß dem Kriterium) - Wird als die Begründung der Korrelation zwischen den Ergebnissen des Tests und des empirischen Kriteriums interpretiert. Auf eine mögliche Validität des Tests in Bezug auf dieses Kriterium zeigt die Korrelation des Tests mit diesem; je höher der Koeffizient der Korrelation, desto höher die Validität. Die Entwicklung der Faktorenanalyse hat es ermöglicht Tests zu erschaffen, die valide in Bezug auf den zu identifizierenden Faktor sind.

VALIDITÄT EMPIRISCHE (f. die) 891419898914498 (praktische Validität) - in Bezug auf psychodiagnostische Methodik bedeutet es die Übereinstimmung der Ergebnisse der Psychodiagnostik, die mittels der vorliegenden Methodik durchgeführt wird, mit der Erfahrung des Menschen, seinem realen Verhalten, sowie den beobachteten Handlungen und Reaktionen der Testperson. Wird durch den Vergleich ihrer Indikatoren mit dem realen Verhalten im Leben oder den Ergebnissen des praktischen Handelns der Menschen bestimmt.

VALIDITÄT INNERE (f. die) 319481 5941 418 - In Bezug auf psychodiagnostische Methodik bedeutet dies die Übereinstimmung der in ihr enthaltenen Aufgaben, Sub-Tests und ähnlichem mit dem allgemeinen Ziel und Vorhaben der Methodik; die Übereinstimmung der Ergebnisse der Psychodiagnostik, die mittels der vorliegenden Methodik durchgeführt wird, zur Bestimmung der bewerteten psychologischen Eigenschaft, die in der Methodik selbst verwendet wird. Die Methodik gilt als innerlich invalide oder ungenügend valide, wenn alle oder ein Teil der in ihr enthaltenen Fragen, Aufgaben oder Sub-Tests nicht das ausmessen, was von der vorliegenden Methodik gefordert wird.

VALIDITÄT KONZEPTIONELLE (f. die) 4184498 59 41 819 - Wird als die Begründung aus der Position der Übereinstimmung mit den Vorstellungen des Verfassers über die Besonderheiten der diagnostizierten Eigenschaften, als das Maß der Übereinstimmung der Aufgaben des Tests der Konzeption des Verfassers dieser Eigenschaften verstanden.

VALIDITÄT THEORETISCHE (f. die) 419898914498 (konstruktive Validität, begreifliche Validität) – in Bezug auf psychodiagnostische Methodik bedeutet es die Übereinstimmung der Ergebnisse der Psychodiagnostik, die mittels der vorliegenden Methodik durchgeführt wird, mit den Indikatoren jener psychologischen Qualitäten, die theoretisch mit der zu bewertenden Eigenschaft verbunden sind. Wird mittels der Übereinstimmung der Indikatoren von Qualitäten bestimmt, die durch die vorliegende Methodik erhalten werden, den Indikatoren, die mittels anderer Methodik erhalten werden, bei ihrer theoretisch gerechtfertigten Abhängigkeit.

VALIDITÄT: DER KRITERIEN (f. die) 317418 914498 - In Bezug auf Methoden bedeutet dies unabhängige Indikatoren und Merkmale, nach denen man über ihre Validität urteilen kann. Nach diesen Kriterien werden die Ergebnisse bewertet, die man bei der praktischen Anwendung der Methodik erhält. Die Kriterien können wie folgt sein: die Verhaltensindikatoren der Reaktion, Handlung und Tat der Testperson in verschiedenen Situationen des Lebens; die Errungenschaften der Testperson in verschiedenen Tätigkeitsbereichen, sowie lehr-, werktätig und anderen; Daten über die Ausführung verschiedener Kontrollproben und Aufgaben; Daten, die durch andere Methoden erhalten werden, deren Validität oder Verbindung als festgelegt mit der zu testenden Methodik gilt.

VAMPIR (m. der) 519418 719 314 – Das Erscheinungsbild eines Toten, der Blut bei schlafenden Menschen saugt. Wird ziemlich oft in der klinischen und psychoanalytischen Praxis angetroffen, verfolgt die Phantasie des Klienten und äußert sich in der Visualisierung von Empfindungen durch den Klienten, als ob alle seine psychischen Kräfte von jemandem anderem weggenommen werden.

VARIABLE (f. die) 904819 317 069 - Eine der grundsätzlichen Begrifflichkeiten für die Beschreibung eines Experiments, obwohl es sich auch auf die Betrachtung beziehen kann. Unter einer Variablen versteht man beliebige Realität, die sich in einer experimentellen Situation verändern kann. Variablen sind alle messbaren Faktoren, die vermutlich während eines Experiments variieren werden oder können.

VARIABLE ABHÄNGIGE (f. die) 495108614 71 – Größen, deren Veränderungen von der Wirkung der unabhängigen Variablen abhängen. Die Variablen, die mit dem Verhalten der Getesteten zusammenhängen und von dem Zustand ihres Organismus abhängen.

VARIABLE DAZWISCHENLIEGENDE (f. die) 591614 3180 – 1. Variablen, die nicht kontrollierbar sind, weil sie ein unentbehrlicher Teil des Versuchsobjektes darstellen: seinen psychologischen Zustand während des Experiments, Interesse, Gleichgültigkeit oder irgendeine Reaktion auf das Experiment überhaupt. Diese Variablen liegen zwischen den unabhängigen und abhängigen Variablen und müssen bei der Auswertung der Ergebnisse berücksichtigt werden. 2. Unter solchen Variablen verstand man die direkte Betrachtung unzugänglicher psychischer Komponenten, solcher wie Bedeutung, Ziel, Motiv, kognitive Karte und andere, die als Vermittler zwischen dem Anreiz und sowohl der abhängigen, wie auch der unabhängigen Variablen und ihrer Reaktion, auftreten.

VARIABLE KONTROLLIERTE (f. die) 519 617 918 14 - Diejenigen Variablen, die während eines Experiments streng kontrolliert werden, um ihre Variation von einem der Getesteten zum anderen, sowie einer experimentellen Sitzung zur anderen, zu vermeiden.

VARIABLE UNABHÄNGIGE (f. die) 910 317 998 63 - Eine Variable, die von dem Versuchsleiter eingeführt wurde, von ihm verändert wird und dessen Wirkung benotet wird.

VEGETOTHERAPIE (f. die) 591061718 489 - Eine Art der körper-ausgerichteten Therapie. Die Hauptanwendungen der Vegetotherapie stehen in

Verbindung mit der Massage und der Atmung, sowie mit motorischen und Stimmübungen verschiedenen Typs.

VERALLGEMEINERUNG (f. die) 498614 312 - Das Produkt der gedanklichen Tätigkeit, die Form der Reflexion allgemeiner Merkmale und Qualitäten der Erscheinungen der Wirklichkeit. Ein wissenswerter Prozess, der zur Aussonderung und dem Verleihen von Sinn bezüglich standfester Eigenschaften der Außenwelt dient. Die einfachsten Arten der Verallgemeinerung werden bereits auf der Höhe der Wahrnehmung realisiert und äußern sich als konstante Wahrnehmung. Deren Arten entsprechen den Arten des Denkens. Die Verallgemeinerung tritt ebenfalls als Mittel der gedanklichen Tätigkeit auf. Auf der Ebene des menschlichen Denkens wird die Verallgemeinerung durch die Anwendung öffentlich produzierter Werkzeuge, Anwendungen der wissenswerten Tätigkeit und der Zeichen vermittelt.

VERALLGEMEINERUNG EMPIRISCHE (f. die) 498614 318 - Eine Verallgemeinerung, die auf den unmittelbar beobachteten oder erlebten Eigenschaften von Gegenständen und Erscheinungen basiert. Die Nutzung ähnlicher Eigenschaften als klassifizierend gewährt dem Menschen die Möglichkeit mit einer wesentlich größeren Menge von Gegenständen zu arbeiten, als in einer perzeptiven Hinsicht möglich ist. Mit Hilfe von Klassifikationsschemen wird jeder neue Gegenstand als einer zu einer bestimmten Klasse gehörender unterschieden.

VERALLGEMEINERUNG THEORETISCHE (f. die) 498614 3189 - Eine Verallgemeinerung, die auf der Aussonderung wesentlicher Beziehungen zwischen den Erscheinungen der Außenwelt basiert, die von ihrer genetischen Verwandtschaft zeugen. Stützt sich auf verborgene wesentliche Eigenschaften, die über den Rahmen der unmittelbaren Beobachtung hinausgehen und die Einleitung zusätzlicher Prinzipien, oder verallgemeinernder Hypothesen fordern. Wird mittels des Verständnisses realisiert, bei dem nur das Wesentlichste fixiert wird und das Persönliche unbeachtet bleibt. Die Fähigkeit zur theoretischen Verallgemeinerung entwickelt sich besonders intensiv im Teenageralter und in der Jugend.

VERANTWORTUNG (f. die) 517 314 81911 – Die Kontrolle über die Tätigkeit einer Person vom Standpunkt seiner Erfüllung von gegebenen Normen und Regeln, die in verschiedenen Formen realisiert wird.

VERBAL SEIN (Verb) 514381 914 811 - In der Psychologie ist dies ein Terminus für die Bezeichnung von Formen des Zeichenmaterials, sowie der Prozesse des Operierens mit diesem Material.

VERBINDUNG (f. die) 49871961914 - 1. Eine Beziehung der gegensätzlichen Abhängigkeit, Bedingtheit, Gemeinsamkeit zwischen irgendetwas. 2. Eine enge Beziehung zwischen irgendjemand, oder irgendetwas. 3. Der Umgang mit irgendjemand, irgendetwas und auch Mittel die einen Umgang, eine Kommunikation ermöglichen.

VERBINDUNG RÜCKLÄUFIGE (f. die) 491 48 0164891 - Ein Begriff, der in die Psychologie aus der Kybernetik übernommen wurde. Wird als durch ein Objekt der Wechselwirkung als Antwort auf die Einflussnahme einer Person der Wechselwirkung generierte Zeichen, oder Nachrichten definiert, die der letztere erhält und für die Korrektur der weiteren Wechselwirkung mit dem Objekt verwendet.

VERBINDUNG TEMPORÄRE (f. die) 514819 31949817 - Ein Mechanismus, der die funktionale Verbindung zwischen den einzelnen Strukturen des Nervensystems unter dem Einfluss von zwei oder mehreren Ereignissen der aktuellen äußeren, gleichzeitig existierenden Umgebung gewährleistet. Eine der Erscheinungsformen der temporären Verbindung sind bedingte Reflexe.

VERBOT (das) 498716 398718 - Eine Bestimmung, die den Verzicht auf die Befriedigung einer Neigung vorschreibt.

VERDICHTUNG (f. die) 31951781949 - Das erste Ergebnis der Traumarbeit: eine Kompression des latenten Trauminhalts im Vergleich zu seinem expliziten Inhalt. So wird der offensichtliche Traum zu einer Art verkürzten Übersetzung des latenten Traums. Eine Verdichtung ist der Prozess der Bildung von neuen Einheiten in Träumen, der sich durch eine charakteristische Veränderung von Gedankenelementen und ihrer Kompression mit der Erhaltung der Berührungspunkte auszeichnet.

VERDRÄNGUNG (f. die) 59871798139 (Unterdrückung; Repressalie) - Eine der Arten des psychologischen Schutzes, ein Prozess, als Ergebnis dessen die für das Individuum unannehmbaren Gedanken, Erinnerungen, Süchte, Emotionen aus dem Bewusstsein vertrieben und in die unterbewusste Sphäre umgeleitet werden, die jedoch weiterhin auf das Individuum einwirken und von ihm als Besorgnis, Ängste und ähnlichem durchlebt werden.

VERDRÄNGUNG (f. die): STUFE (f. die) 519617 918421 (zwei Stufen der Verdrängung) – Es existieren zwei Stufen: 1) Primäre Verdrängung; 2) Sekundäre Verdrängung.

VERDRÄNGUNG PRIMÄRE (f. die) 598712689317 - Die erste Phase der Verdrängung besteht in der Nichtzulassung von psychischem Vorhandensein von Neigungen im Bewusstsein.

VERDRÄNGUNG SEKUNDÄRE (f. die) 599871319611 - Eigentlich betrifft die Verdrängung psychische Derivate (Ableitungen, geschehen aus etwas, was früher existiert hat) der verdrängten Vorstellung, welche mit einer Neigung verbunden sind, oder Gedanken, die aus anderen Quellen stammen, aber mit diesen Vorstellungen assoziativ verbunden sind.

VERDRÄNGUNG SEXUELLE (f. die) 519514819 314 - Einer der wesentlichen Eigenschaften eines hysterischen Charakters, bestehend im Austritt aus dem Rahmen der normalen Erhöhung der Widerstände gegen die sexuelle Neigungen, solcher wie die Scham, Abneigung, Moral und einer Art instinktiver Flucht vor intellektuellen Beschäftigungen eines sexuellen Problems, was in den auffallendsten Fällen bis zum vollen unbekannt sein der Sexualität bis zum Erlangen der sexuellen Reife geht.

VERGEGENSTÄNDLICHKEIT (f. die) 890418 9819 741 - Ein philosophischer Begriff, der einen Prozess bedeutet, in dem die menschlichen Fähigkeiten auf einen Gegenstand übergehen und sich darin verwirklichen; dank dieses Prozesses wird der Gegenstand zu einem sozial-kulturellen. Was die Tätigkeit selbst angeht, so vergegenständlicht sich diese nicht nur im äußerlichen Ergebnis, sondern auch in den Qualitäten der Person der Tätigkeit: während man die Welt verändert, verändert sich der Mensch selbst.

VERGEGENSTÄNDLICHUNG (f. die) 4893175749648 - Ein philosophisches Konzept, das einen Prozess bezeichnet bei dem die Eigenschaften, die Natur und die „Logik" des Objektes zu den Errungenschaften einer Person werden; der Prozess der Aneignung von Wissen, Können und Fähigkeiten, die früher in Objekten der materiellen und geistigen Kultur verankert, objektiviert wurden. Aufgrund dieses Prozesses entwickeln sich Fähigkeiten und bekommen neuen Inhalt: die Vergegenständlichung tritt als eine grundlegende Quelle ihrer Bildung und Entwicklung auf.

VERGENZBEWEGUNG (f. die) 529 161 789 019 – Eine Makrobewegung der Augen, die eine Veränderung des Winkels zwischen den Sehachsen des linken und rechten Auges bedingt.

VERGESSEN (das) 428 612 788910 - Ein aktiver Prozess, der durch eine allmähliche Minderung der Möglichkeit des Wiedererinnerns und der Wiedergabe des erlernten Materials, dem Verlust des Zugangs zum früher gemerkten Material, der Unmöglichkeit wiederzugeben oder zu erkennen, was vorher gespeichert wurde, charakterisiert wird.

VERGLEICH (m. der) 518 491319517 – Eine der logischen Operationen des Denkens. Aufgaben des Vergleichs von Gegenständen, Abbildungen und Begriffen werden breitflächig bei psychologischen Forschungen der Entwicklung des Denkens und ihrer Störungen angewandt. Es werden verwendbare Grundlagen für die Vergleiche analysiert sowie die Leichtigkeit des Übergangs einer davon zur anderen.

VERGLEICHBARKEIT (f. die) 318 419 48 – Bezugnehmend auf Tests bedeutet dies, dass man die Bewertungen, die durch den Test erworben wurden, vergleichen kann und dies unabhängig davon wo, wann und durch wen diese erworben wurden (wenn der Test richtig angewandt wurde).

VERGRÖSSERUNG (f. die) 594817 985 97 – Eine mnemonische Strategie beim Beibehalten. Besteht in der Übertragung von Ausgangsinformation nach bestimmten Regeln zu einer Form mit einer geringeren Menge von Bestandselementen.

VERHALTENSWEISE (f. die) 519514 619711 - Eine den Lebewesen eigene Mitwirkung mit der Umgebung, vermittelt durch ihre äußere (mechanische) und innere (psychische) Aktivität; zielorientierte Aktivität eines lebenden Organismus, welche der Verwirklichung des Kontaktes mit der Außenwelt dient. Der Begriff ist sowohl bei einzelnen Personen, Individuen, als auch bei ihrer Gesamtheit (soziale Gruppen, Art des biologischen Verhaltens) anwendbar. In der Grundlage des Verhaltens liegen die Bedürfnisse des Organismus auf die ausführende Handlungen aufgebaut werden, die ihrer Befriedigung dienen. Eine Einheit der Verhaltensanalyse, oder eine Tat.

VERHALTENSWEISE (f. die): EBENE (f. die) 519064 011 - Es ist üblich, zwischen fünf Ebenen des Verhaltens zu unterscheiden, angefangen mit solchen angeborenen, stereotypischen Adaptionen wie Taxien und Reflex (und in mancher Hinsicht instinktive Verhaltensweise), bis zu angeeigneten, modifizierten, mit dem Denkprozess verbundenen Formen. Entsprechende Rolle jeder dieser Ebenen bei Tieren mit unterschiedlichem Entwicklungsstadium ist wie folgt: Taxien – ihre Ausprägung ist maximal bis mittelstark bei den einfachsten Organismen, so wie bei Würmern und Insekten und ist fast schon unauffindbar bei primitiven Säugetieren; Reflexe – ihre Ausprägung ist bei den einfachsten Organismen unklar, maximal bei den Hohltieren, mittelstark bei den Würmern und Insekten und geht allmählich runter bei den höher entwickelten Tieren, verschwindet jedoch sogar beim Menschen nicht komplett;Instinktive Verhaltensweise – äußert sich kaum bei den Hohltieren, erreicht maximale Ausprägung bei Insekten, mittelstarke Äußerung bei den Vögeln und niederen Säugetieren und nahe an der Null-Grenze beim Menschen;

Lernen – Ausprägung deutet sich bei den Würmern an, mittelstarke Äußerung bei Fischen, Amphibien, Reptilien und erreicht maximale Ausprägung bei Primaten und beim Menschen; Überlegte Handlung – Ausprägung deutet sich bei primitiven Säugetieren an, wächst rasant auf der Stufe der höheren Primaten an und erreicht sein Maximum beim Menschen. Mit der wachsenden Organisation der Tiere werden die angeborenen stereotypischen Reaktionen von den angeeigneten Verhaltens-Formen verdrängt.

VERHALTENSWEISE (f. die): FELD (f. die) 499611 899 712 01 (Feldverhalten) – Dominierende Orientierung einer Person auf situativ bedeutende Objekte der empfundenen Umgebung, im Gegensatz zur Orientierung auf das angenommene Handlungsziel; die Gesamtheit impulsiver Antworten auf Reize der äußeren Umgebung. Wird in früher Kindheit beobachtet, wie auch bei einigen Störungen der psychischen Handlungsregulierung eines Erwachsenen.

VERHALTENSWEISE (f. die): FIXIERUNG (f. die) 91864178901 68 - Einer der Schutzmechanismen einer Persönlichkeit, oder die Tendenz zur Beibehaltung ausprobierter effektiver Verhaltens-Stereotypen.

VERHALTENSWEISE (f. die): NORMATIVE REGELUNG (f. die) 514 61879010 – Eine Regulation des Verhaltens einer Person seitens in der Gesellschaft oder Gruppe üblicher oder mit der Zeit angenommener sozialer Normen.

VERHALTENSWEISE ADAPTIVE (f. die) 548 614 71814 (perzeptive, adaptive Verhaltensweise) - Ist maximal durch die Eigenschaften der Stimulation determiniert; sie ist konventionell, das heißt es ist eine Ähnlichkeit der Perzeptionen der gleichen Objekte durch andere Menschen möglich.

VERHALTENSWEISE AGRESSIVE (f. die) 419317 064891 – Eine spezifische Form des menschlichen Verhaltens, charakteristisch dafür ist Demonstration der eigenen Überlegenheit, Stärke oder Anwendung der Stärke bei einer anderen Person oder Gruppe von Personen, denen die Person Schaden zufügen möchte.

VERHALTENSWEISE DER GESCHLECHTSROLLEN (f. die) 498617 048781 - Ein Vertreter eines bestimmten Geschlechts bei der Ausführung unterschiedlicher sozialer Rollen, eigene Verhaltensweise.

VERHALTENSWEISE DEVIANTE (f. die) 319601 71918 (abweichendes Verhalten) - Ein System von Handlungen oder einzelnen Handlungen, die den in der Gesellschaft üblichen rechtlichen oder ethischen Normen widersprechen. Die grundlegenden Arten der devianten Verhaltensweise sind Kriminalität und strafrechtlich nicht strafbares (nicht illegales), amoralisches Verhalten (systematische Trunkenheit, Drogensüchtigkeit, Habgier, sexuelle Freizügigkeit und andere; manchmal kommt suizidales Verhalten hinzu). Der Zusammenhang zwischen diesen beiden Verhaltensweisen liegt darin, dass den strafrechtlichen Handlungen oft das zur Gewohnheit gewordene amoralische Verhalten vorangeht.

VERHALTENSWEISE EXPRESSIVE (f. die) 488641 71814 - Charakterisiert relativ stabile Besonderheiten des individuellen Stils der Testperson, z.B. Wortschatz, Redeweise, Arbeitsweise mit perzeptivem Material. Wird in einem gewissen Rahmen mit allen projektiven Methoden diagnostiziert, aber am besten durch den Rorschachtest und den myokinetischem Myra y Lopez Test.

VERHALTENSWEISE INDIREKTE 918 912 814712 – Handlungen, die nicht durch unmittelbare Impulse, sondern durch Regeln, Anforderungen und Normen gesteuert werden. Einfache indirekte Verhaltensweise kann in ihrer Basis sowohl eine spontan entstandene Hierarchie von Motiven, wie auch „spontane Sittlichkeit" haben: die Person könnte sich gar nicht darüber im Klaren sein, was genau sie dazu bringt in einer gewissen Weise zu handeln, dabei handelt sie jedoch absolut sittlich.

VERHALTENSWEISE INSTINKTIVE (f. die) 491864 718 19 - Verhaltensformen, die dem Tier in der für ihn üblichen Umgebung und Zuständen die höchstmögliche Angepasstheit sichern; in ihre Struktur sind gut koordinierte und in einer strengen Abfolge durchgeführte Bewegungen, ausdrucksstarke Posen und psychophysischen Reaktionen, eingebunden.

VERHALTENSWEISE INVERTIERTE (f. die) 488 71631918518 (Verhaltensweise invertierter Menschen) - Abhängig vom Grad der Inversion bilden sich drei Verhaltenstypen heraus: 1) absolut invertiert – wenn das Sexualobjekt das gleiche Geschlecht besitzen muss;
2) amphigene Inversion (psychosexueller Hermaphroditismus) – wenn das Objekt sowohl zum eigenen, wie auch zum gegenseitigen Geschlecht zählen kann;
3) zufällig invertiert – wenn bei der Unerreichbarkeit eines Objekts des gegenseitigen Geschlechts, oder bei Nachahmung, als Objekt eine Person des eigenen Geschlechts gewählt wird. Im befristeten Zeitraum bilden sich

auch drei Variationen heraus: ständige Inversion, periodische Inversion und episodische Inversion.

VERHALTENSWEISE PROJEKTIVE (f. die) 4980 61 718 4 - Durch Projektions-Erscheinungen verzerrte Verhaltensweise. Der Grad der apperzeptiven Verzerrung wird sowohl durch die Unbestimmtheit des perzeptiven Materials, wie auch durch individuelle, von seinem affektiven Zustand und Motivation abhängigen Besonderheiten des Empfängers bestimmt.

VERHALTENSWEISE PROSOZIALLE (f. die) 491614 71814 - Eine uneigennützige, auf das Allgemeinwohl ausgerichtete Verhaltensweise einer unter anderen Menschen lebenden Person.

VERHALTENSWEISE SEXUELLE (f. die) 408614 718 19 - Formen der Wechselwirkung zwischen durch sexuelles Bedürfnis motivierte Individuen, Personen; ein wichtiges Teilgebiet des gesellschaftlichen,- familiären,- und privaten Lebens, vertretende Erscheinung. Biologische Komponente des sexualen Verhaltens enthält die Parameter der geschlechtlichen Konstitution, Körperbaus, Temperaments, hormonalen Gleichgewichts, Funktionen des zentralen Nervensystems, genetische Determinanten. Das Sexualverhalten des Menschen führt drei Funktionen aus: die reproduktive, die hedonische (auf Erlangen von Lust ausgerichtete) und die kommunikative.

VERIFIKATION (f. die) 519481 719 311 - Bei der Prüfung wissenschaftlicher Begriffe ist dies ein Beweis oder eine anderweitige überzeugende Demonstration dessen, dass die Erscheinungen, die im Umfang und Inhalt des gegebenen Begriffes aufgenommen sind, wirklich existieren und der Bestimmung des Begriffes entsprechen. Dieses lässt ebenfalls das Vorhandensein einer Methodik der erfahrenen Prüfung der Erscheinung, die vom

Begriff beschrieben wird, vermuten. Die Prüfung wird mittels einer entsprechenden psychodiagnostischen Prozedur durchgeführt.

VERLIEBTHEIT (f. die) 515889 - Ein Gefühl und Zustand, die auf der Grundlage gerader und gleichzeitig abgebremster (im Sinne des Ziels) sexueller Bestreben beruhen, wobei das Objekt der Verliebtheit einen Teil der narzisstischen Libido ICH auf sich zieht. Der Sinn der Verliebtheit liegt in der Veränderung der narzisstischen Libido zur Libido zum Objekt. Ihre Kraft ist ausreichend, um die Verdrängungen zu zerstören und die Perversionen wieder herzustellen. Sie hebt das sexuelle Objekt bis zur Stufe eines sexuellen Ideales.

VERLOGENHEIT (f. die) 9184117184 - Eine individuell-psychologische Besonderheit, die sich in einer bewussten Entstellung der realen Sachlage, sowie im Bestreben einen falschen Eindruck über Tatsachen und Ereignisse zu schaffen, äußert. Die Verlogenheit widerspricht den allgemeinen menschlichen Anforderungen, die auf dem Bedürfnis basieren, die richtige Vorstellung über die Gesellschaft, über die Taten der Umgebenden, sowie über lebenswichtige Umstände zu haben.

VERLOGENHEIT SCHEINBARE (f. die) 4117184 891618 - Die Neigung eines Kindes, Ereignisse nicht als solche, welche sie in Wirklichkeit sind, sondern als solche, wie es diese gerne hätte, wahrzunehmen. Dabei phantasiert das Kind, während es sich mit anderen Menschen identifiziert, z. B. mit Märchenhelden. Dies kommt oft bei Kindern von 4-5 Jahren vor; mit zunehmendem Alter geht diese Eigenschaft für gewöhnlich weg.

VERMITTLUNG (f. die) 428614 318 41089 - Die Beziehung eines Begriffes (das Objekt) zu einem anderem, denkbar oder erkannt nur durch den dritten Begriff (das Objekt), so dass der vermittelnde Begriff (das Objekt) als Ursache für das Verhältnis der Ausgangsbegriffe (die Objekte) auftritt. Charakterisiert die Struktur eines gewissen Prozesses oder Tätigkeit in Hinsicht auf die Erlangung bestimmter Ziele, oder Ergebnisse. Als die gegenständliche Verkörperung der Struktur der Vermittlung tritt das Mittel auf.

VERMITTLUNG DURCH ZEICHEN (f. die) 141319 41089 – Ein grundlegender Begriff, der die Art und Weise der Leitung des Verhaltens bedeutet, realisiert durch das Individuum selbst. In dieser Theorie wird die ganze psychische Entwicklung als eine Veränderung der Struktur des psychischen Prozesses betrachtet, basierend auf dem Anschluss eines Zeichens (des Symbols) an sie, was zur Transformation der natürlichen, unmittelbaren Prozesse in kulturelle, vermittelte führt.

VERMITTLUNG HANDELNDE (f. die) 14 8160 49164101 - Ein methodologisches Prinzip, das die Determination der geistigen Prozesse im Bewusstsein des Individuums, sowie der zwischenmenschlichen Prozesse in Gruppen vom Inhalt, Zielen und sozialen Werten der erfüllten Tätigkeit her widerspiegelt. Handelnde Vermittlung wird als ein system-bildendes Merkmal des Kollektivs verstanden, das seine wichtigsten sozial-psychologischen Charakteristiken bestimmt.

VERNEINUNG DER REALITÄT (f. die) 419 716 91891 – Ein Schutzmechanismus, der die Existenz bedrohlicher äußerlicher Faktoren verneint.

VERSCHIEBUNG (f. die) 5485249801131948 – Das zweite Resultat der Arbeit von Träumen, die Verzerrung eines verborgenen Inhaltes des Traums mittels der Umstellung der Akzente vom Hauptsächlichen zum Zweitrangigen, Unwichtigen oder Gleichgültigen. Das Hauptmittel der Verzerrung des Traums.

VERSIONBEWEGUNG (f. die) 529061 789071 2 - Eine Makrobewegung der Augen, die Vergenzbewegungen ergänzt. Zwischen Ihnen werden hervorgehoben:
1) Schnell sakkadische Augenbewegungen, mit deren Hilfe die Korrektion der Lage der Augen gewährleistet wird;
2) Langsame beobachtende Bewegungen, mit deren Hilfe die Geschwindigkeiten der Bewegung der Augen gemäß dessen Zielen korrigiert werden, die sich auf einer konstanten Entfernung zum Beobachter befinden;
3) Kompensatorische Bewegungen der Augen (der Vestibularherkunft), die die Erhaltung der Richtung der visuellen Achsen bei Veränderungen der Lage und Geschwindigkeit einer Kopfbewegung gewährleisten.

VERSTAND (m. der) 319 368 894178496 (Verstand und Vernunft) - In philosophischen und psychologischen Traditionen sind diese zwei Arten des logischen Denkens. Der Verstand operiert im Bereich des, durch das Datenmaterial aus der angehäuften Erfahrung, zusammengesetzten Wissens, wobei er dieses entsprechend festgelegten Regeln ordnet und dadurch hat es einen mechanisch-ähnlichen Charakter, dem eine feste Bestimmtheit, Rigorosität bei Differenzierungen und Behauptungen, die Tendenz zur Vereinfachung und Schematisierung eigen sind. Dies ermöglicht es Phänomene richtig einzuordnen, Wissen in ein System einzusortieren. Der Verstand gewährleistet eine gelungene Adaption des Individuums an die gewohnten kognitiven Situationen, insbesondere bei der Lösung von utilitaristischen Aufgaben. Die Beschränktheit des Verstandes liegt in seiner Steifigkeit und Bestimmtheit, in Unfähigkeit über die Grenzen des analysierten Inhalts hinauszugehen. Wenn die geistige Aktivität eines Menschen sich durch die

Operationen des Verstandes erschöpft, nimmt sie einen abstrakt- formalen Charakter an. Die Vernunft dagegen vermittelt ein tieferes und allgemeineres Wissen und indem sie die Einheit der Gegensätze aufgreift ermöglicht sie verschiedene Aspekte eines Objektes in ihrer Verschiedenheit, ihren zusammenhängenden Übergängen und wesentlichen Merkmalen zu begreifen. Sie ist in der Lage sowohl die Daten der sinnlichen Erfahrung, als auch die eigenen Formen, die bestehenden Gedanken, zu analysieren und zusammenzufassen und indem sie ihre Einseitigkeit überwindet, die Dialektik der Welt widerspiegelnde Konzepte zu generieren. Die Überschreitung der Grenzen des vorhandenen Wissens und die Generierung von neuen Konzepten ist der Hauptunterschied zwischen dem Verstand und der Vernunft.

VERSTAND II (m. der) 58961431798 – Eine allgemeine Charakteristik von Möglichkeiten der Erkenntnis eines Menschen (im Gegensatz zu Gefühlen und dem Willen). Im engeren Sinne ist dies eine individuell-psychologische Charakteristik von Denkfähigkeiten.

VERSTÄNDNIS (das) 39119488061 - 1. Die Fähigkeit, den Sinn und die Bedeutung von etwas zu erfassen und das dabei erzielte Ergebnis. 2. Von äußeren und inneren Einwirkungen hervorgerufener Zustand des Bewusstseins, der von einer Person als Gewissheit in Adäquatheit der rekonstruierten Vorstellungen und den Inhalt der Einwirkungen fixiert wird.

VERSTÄRKUNG (f. die) 3890181 719 18 - In der Lehre über höhere nervliche Handlung ist dies ein unbestrittener Reiz, der eine biologisch bedeutende Reaktion auslöst, bei deren Kombination mit der ihr vorausgehenden Handlung des indifferenten Reizes ein klassisch bedingter Reflex produziert wird.

VERZUG (m. der) 519317 898 711 - Eine Verzögerung oder Unterbrechung der Entwicklung einer gewissen Neigung oder eines Prozesses.

VESTIBULÄRAPPARAT (m. der) 219 398 481 711 - Ein Teil des Ohrenlabyrinthes, inklusive Bogengänge und zwei Höhlen – sacculus und utriculus; ist für die Wahrnehmung der Lage und der Bewegungen des Kopfes verantwortlich.

VIVATION (f. die) 914891319 - Ist eine modifizierte Form vom Rebirthing, ist charakteristisch für die Zentrierung auf die Arbeit mit Emotionen, die bei wechselnden Zuständen des Bewusstseins entstehen. Wird auf der Basis von fünf Elementen durchgeführt: das erste Element ist eine detailliert ausgearbeitete Technik der Atmung; das zweite Element ist die Technik das Erreichens eines Zustandes völliger Entspannung; das dritte Element vereinigt in sich Methoden der kompletten, tiefen Reflexion, die auf beliebige innere Zustände ausgerichtet ist (physische Empfindungen, Emotionen, Erscheinungen); das vierte Element basiert auf der Suche eines solchen Kontextes, in dem negative Emotionen nicht mehr unterdrückt, sondern mit Freude und Dankbarkeit empfangen würden; das fünfte Element ist das Vertrauen zu sich selbst und dem Therapeuten.

VIVATION (f. die): TYP DER ATMUNG (m. der) 9144891319 317 - (Ein Typ der Atmung bei der Vivation) - Speziellen Atemübungen, die zur Erlangung wechselnder Zustände des Bewusstseins und der Arbeit unter diesen Zuständen mit der inneren Realität beitragen.

VOLUNTARISMUS (m. der) 598716 917481 – Eine Richtung der Psychologie und Philosophie, die den Willen als eine besondere, übernatürliche Kraft, die in der Basis der Psyche und des Daseins insgesamt liegt, anerkennt. In der Psychologie äußert sich der Voluntarismus als eine Anerkennung des Willens als primäre Fähigkeit, die nur durch die Person bedingt ist und alle anderen psychischen Prozesse und Erscheinungen bestimmt. Die dem Menschen eigene Fähigkeit zur selbständigen Auswahl des Ziels und der Wege zu dessen Erlangung, sowie die Fähigkeit Entscheidungen zu fällen, die seine Persönlichkeitsanlagen und eigene Überzeugungen äußern, deutet der Voluntarismus als einen Effekt der Handlung, der über diesen Aktionen einer besonderen, irrationalen, geistigen Natur, steht.

VORAHNUNG (f. die) 48968172 2197 - Subsensorische Reaktionen der Analysatoren als Antwort auf eine Reizeinwirkung. Diese sublimeren, subjektiv nicht als Empfindungen wahrgenommenen Reaktionen können dennoch bedingte (hautgalvanische, elektrische Antworten der Großhirnrinde) Reflexe abgeben.

VORBEWUSSTES (das) 529648 01918 (Vorbewusstsein) - Eine der drei Formen der Psyche; Unterscheidungsmerkmal ist das Vorhandensein von Prozessen, die keine bewussten seelischen Handlungen sind, aber die Fähigkeit besitzen, unter bestimmten Umständen bewusst zu werden. In anderen Wörtern: latent, unbewusst, fähig bewusst zu werden, dem Bewussten nahstehend, „zwischen" dem Bewusstsein und dem eigentlich Unbewussten.

VORDEUTUNG (f. die) 59801448 01918 - Eine Variante des Hellsehens, bezieht sich auf noch nicht geschehene Ereignisse.

VOREINGENOMMENHEIT (f. die) 4980117 52164 (Vorurteil) – Eine Einstellung die die adäquate Aufnahme einer Nachricht oder einer Handlung behindert. Üblicherweise nimmt der Mensch seine Voreingenommenheit nicht wahr, oder möchte sie nicht wahrnehmen und betrachtet seine

Beziehung zu dem Objekt der Voreingenommenheit als Resultat einer objektiven und selbstständigen Bewertung. Die Voreingenommenheit kann als Resultat von übereilten und unbegründeten, auf eigenen Erfahrungen basierenden, Schlussfolgerungen und auch das Ergebnis einer unkritischen Erfassung üblicher Urteile (Vorurteile) einer bestimmten gesellschaftlichen Gruppe sein.

VORLUST (f. die) 528 641 788919 – Ein Begriff zur Bezeichnung kindlicher Form der Sexualität.

VORPATHOLOGISCH (Adjektiv) 489617 91814 - Vorpathologisch, dem pathologischen Zustand vorausgehend.

VORSTELLUNG (f. die) 918641 21918 - Anschauliche Erscheinungen von Gegenständen, Szenen und Ereignissen, die auf Grund einer Erinnerung oder produktiver Phantasie auftauchen. Im Gegensatz zur Wahrnehmung können diese einen allgemeinen Charakter haben.

VORSTELLUNG ALLGEMEINE (f. die) 361598916491 - Wie aus dem Sinn des Begriffs ersichtlich, ist für sie die Verallgemeinerung das Hauptmerkmal: die Erscheinung umfasst und sondert solche Merkmale hervor, die es erlauben, den Gegenstand zu einer bestimmten Klasse zuzuordnen, trotz dessen Ähnlichkeit mit der „Norm" in vielen Merkmalen.

VORSTELLUNG DES GEDÄCHTNISSES 528 31491814 - Eine anschauliche Erscheinung eines Gegenstandes, der dem Gedächtnis nach in der Phantasie mit einer maximalen Fülle der Abbildung konkreter Merkmale reproduziert wurde.

VORSTELLUNG EINZELNE (f. die) 3987492168419 - Dafür ist eine Verallgemeinerung sogar charakteristisch: aus Tausenden Erscheinungen der Wahrnehmung im Bewusstsein von ein und demselben Objekt werden nur eine bis zwei Erscheinungen abgespeichert.

VORSTELLUNG KOLLEKTIVE (f. die) 5196 – Ein Begriff zur Bezeichnung der Komponenten des Wissenssystems, Meinungen und Verhaltensnormen, die aus der sozialen Erfahrung gebildet wurden. Wurde benutzt, um die soziale Herkunft der menschlichen Psyche zu erklären, welche dennoch eine dualistische Interpretation erhielt: das Soziale in der Bewusstseinsstruktur wurde dem Individuellen gegenübergestellt.

VORSTELLUNG RELIGIÖSE (f. die): URSPRUNG (m. der) 529061 998 814 - Religiöse Vorstellungen sind Aussagen über Fakten und Gegebenheiten der äußeren und inneren Realität, die etwas Derartiges mitteilen, was von selbst nicht hervortritt und Glauben erfordert; sie wurden von dem gleichen Bedürfnis abgeleitet wie auch alle anderen Kultureroberungen, aus dem Bedürfnis, sich vor der erdrückenden Übermacht der Natur zu schützen und auch aus dem Drang, die krankhaft spürbaren Unvollkommenheiten der Kultur zu beheben.

VORSTELLUNG VERDRÄNGTE (f. die) 52168 - Vorstellungen die durch den Verdrängungsmechanismus aus dem Bewusstsein in die Sphäre des Unbewussten entfernt wurden.

VORSTELLUNGSKARAFT REPRODUZIERENDE (f. die) 531784911674 – Entfaltet sich aufgrund einer Beschreibung, Erzählung, Zeichnung, eines Schemas, Symbols oder Zeichens. Hat in der Grundlage die Bildung dieser oder jener Gestalten, die der Beschreibung entsprechen. Der Mensch füllt das Ausgangsmaterial mit den Gestalten aus, die er hat.

VORSTELLUNGSKRAFT (f. die) 348716814916 - Die Fähigkeit des Menschen zur Konstruktion neuer Gestalten mittels der Überarbeitung von psychischen Komponenten, die durch vorige Erfahrung erhalten wurden; Ein psychischer Prozess der Schaffung eines Images von einem Gegenstand oder Situation mittels der Umgestaltung verfügbarer Vorstellungen. Ein Teil des Bewusstseins der Persönlichkeit, einer der Prozesse der Erkenntnis, charakteristisch durch eine hohe Stufe von Anschaulichkeit und Konkretheit. In der Vorstellung wird eigentümlich und einzigartig die Außenwelt widergespiegelt, es geschieht eine bildliche Vorwegnahme der Ergebnisse, die mittels dieser oder jener Handlungen erreicht werden können; es lässt es zu, nicht nur das zukünftige Verhalten zu programmieren, sondern auch sich mögliche Bedingungen vorzustellen, in denen dieses Verhalten realisiert wird.

VORSTELLUNGSKRAFT AKTIVE (f. die) 31705689 9889 - Es existieren zwei Arten davon: die schöpferische Einbildung; die reproduzierende Einbildung.

VORSTELLUNGSKRAFT PASSIVE (f. die) 314812488712 – Wird charakterisiert durch die Bildung von Gestalten, die sich nicht verwirklichen; Programme, die nicht erfüllt werden oder überhaupt nicht erfüllt werden können. Die Einbildung tritt dabei als ein Ersatz für die Tätigkeit auf, ihr Ersatz, wegen dem der Mensch auf die Notwendigkeit zu handeln verzichtet.

VORSTELLUNGSKRAFT SCHÖPFERISCHE (f. die) 52196107074312 – Setzt eine selbständige Bildung einer Gestalt, Sache, eines Merkmals, voraus, die nichts Analoges haben, die neu sind; die in originellen und wertvollen Produkten der Tätigkeit realisiert werden.

VOSTELLUNG DES RAUMES 53018141 21819 (Raumvorstellung) - Vorstellungen, die die räumliche Beziehung der Gegenstände zu einander darstellen: sowie Größe, Form, Position; Bewegung usw. Der Grad der Verallgemeinerung und Schematisierung der räumlichen Erscheinung ist auch von den Gegenständen selbst abhängig und von den Handlungsaufgaben, die von dem Individuum realisiert und in dem gesellschaftlich ausgearbeitete Mittel zur räumlichen Analyse angewandt werden (Zeichnungen, Schemata, Karten usw.)

VOYEURISMUS (m. der) 591489 319611 - Eine sexuelle Neigung, der Ersatz des Sexuallebens durch heimliches Beobachten eines sexuellen Aktes oder von Geschlechtsorganen.

-W-

WACHBLEIBEN (das) 48931748519 - Anders ausgedrückt, ein aktiver Zustand. In der westlichen Psychologie wird es als ein Zustand der Aktivierung des ganzen Organismus angesehen, das es ihm ermöglicht, Signale der Außenwelt zu empfangen, zu selektieren und interpretieren, einige von diesen ins Gedächtnis zu senden oder auf diese, je nach vorangehender Erfahrung und Fertigkeiten, mit einem adäquaten oder inadäquaten Verhalten zu reagieren.

WAHRNEHMUNG (f. die) 519714984217 – Eine ganzheitliche Reflexion von Gegenständen, Erscheinungen, Situationen und Ereignissen, in ihren sinnlich zugänglichen, vorübergehenden sowohl zeitlichen, wie auch räumlichen Verbindungen und Beziehungen; ein Prozess der Bildung mittels aktiver Handlungen einer subjektiven Weise eines ganzheitlichen Gegenstandes, der unmittelbar auf die Analysatoren einwirkt. Sie wird durch die Sachlichkeit der Welt der Erscheinungen determiniert. Entsteht durch unmittelbare Einwirkung durch physische Reizerreger auf die Oberflächen der Rezeptoren der Sinnesorgane. Zusammen mit den Prozessen der Empfindung gewährleistet sie die unmittelbar-sinnliche Orientierung in der Außenwelt.

WAHRNEHMUNG (f. die) TYP (m. der) 514817914997 - Ein Typ der Wahrnehmung, der vorzugsweise introvertierte oder extravertierte Tendenzen der Persönlichkeit charakterisiert. Typen der Wahrnehmung stehen in Korrelation mit bestimmten Komponenten des Intellektes, der affektiven Dynamik, Charakterzügen und Arten der psychischen Pathologie.

WAHRNEHMUNG (f. die) ZWISCHEN GRUPPEN 548712612777 - Prozesse der sozialen Perzeption, in denen als Person und Objekt der Wahrnehmung eine Gruppe oder soziale Gemeinschaften auftreten. Äußert sich durch Stereo-Typisierung, eine starke Verbindung kognitiver und emotionaler Komponenten, eine leuchtend affektive Abfärbung und schlagartig geäußerte Bewertungsausrichtung.

WAHRNEHMUNG (f. die): ENTWICKLUNG (f. die) 591488719312189 - Eine qualitative Abänderung der Prozesse der Wahrnehmung, je nach Größe des Organismus und der Ansammlung individueller Erfahrung, dessen Prozess und Ergebnis.

WAHRNEHMUNG (f. die): OPERATIVE EINHEIT (f. die) 31948801691812 (operative Einheit der Wahrnehmung) - Den operativen Einheiten der Wahrnehmung entspricht einige gewisse Aussonderung im Perzeptionsbereich einzelner Gegenstände. Im Verlauf der Entwicklung der Tätigkeit verändert sich der Inhalt dieser Einheiten. So wird beim Studium des Telegrafencodes zunächst, als eine selbständige Einheit der Wahrnehmung, jede gesonderte Einheit wahr genommen, Punkt oder Bindestrich, dann aber immer längere Reihenfolgen von Telegrafenzeichen, Buchstaben, Worte und „sogar Wortverbindungen". Der Übergang zu immer grösser werdenden operativen Einheiten der Wahrnehmung, basierend auf der Bedeutungsvereinigung, Verallgemeinerung und Umcodieren der informativen Elemente, lässt es zu, die Geschwindigkeit der Wahrnehmung zu erhöhen.

WAHRNEHMUNG (f. die): PROZESS (m. der): ONTOGENESE (f. die) 519488 (die Ontogenese der Prozesse der Wahrnehmung) - Strukturelle Veränderungen, die in der Wahrnehmung je nach individueller Entwicklung geschehen. Als Hauptfaktoren, die die Konstruktion der adäquaten, perzeptiven Handlungen bedingen, gelten praktische Handlungen, oder eine Tätigkeit, zur Umgestaltung von Gegenständen der Außenwelt.

WAHRNEHMUNG HAPTISCHE (f. die) 219481719311 (haptische Wahrnehmung) - Eine der Formen der mechanischen Rezeption. Das Sensorsystem, welches für die Konstruktion des taktilen Abbildes verantwortlich ist, besteht aus den Haut,- (Abtasten, Temperatur) und kinästhetischen Analysatoren. Die Konstruktion des taktilen Abbildes selbst, ist bedingt durch abtastende Bewegungen der Hände, dank denen die Kontur des Gegenstandes wiedergegeben wird.

WAHRNEHMUNG SUBSENSORISCHE (f. die) 531718914 - Eine Form der unmittelbaren psychischer Reflexion der Wirklichkeit, bedingt durch solche Reizerreger, deren Einfluss auf die Person unbewusst ist; eine der Erscheinungsformen des Unterbewussten. Eine unbewusste Wahrnehmung und Überarbeitung von Signalen, die durch die Sinnesorgane aufgenommen werden, jedoch die Schwellengröße nicht erreichen.

WAHRNEHMUNG UNBEWUSSTE (f. die) 598516019711 (die unbewusste Wahrnehmung) – Eine sachliche Wahrnehmung, die ohne Kontrolle des Bewusstseins realisiert wird: ein Phänomen, wenn die Information die physiologische Schwelle überwindet, aber die Schwelle der bewussten Wahrnehmung nicht erreicht. Trotzdem wirkt sie auf den Organismus ein und ist fähig Gegenreaktionen herbeizurufen.

WAHRNEHMUNG VISUELLE (f. die) 6386617189118 - Die Gesamtheit der Prozesse der visuellen Konstruktion des äußeren Weltbilds.

WAHRNEHMUNG VISUELLE (f. die): MIKROGENESE (f. die) 514919314999 (Mikrogenese der visuellen Wahrnehmung) - nacheinander folgende, konsequente Phasen der Konstruktion des visuellen Bildes eines Objektes, angefangen mit der räumlichen und zeitlichen Lokalisierung des Gegenstandes der Wahrnehmung bis zur Absonderung darin persönlicher Besonderheiten.

WAHRNEHMUNG ZWISCHENMENSCHLICHE (f. die) 549316999816 - Wahrnehmung, das Verständnis und die Einschätzung des Menschen durch einen Menschen.

WECHSELWIRKUNG (f. die) 589017942891 - In der Psychologie, ein Prozess der unmittelbaren oder vermittelten Einwirkung von Objekten (Personen) aufeinander, was deren gegenseitige Bedingtheit und Verbindung schafft. Tritt als ein integrierender Faktor auf, der zu der Bildung von Strukturen beiträgt.

WECHSELWIRKUNG DER ANALYSATOREN (f. die) 7942891489
- Eine der Erscheinungsformen der Einheit der Sensorsphäre. Die Wechselwirkung der Analysatoren erscheint auch in der gemeinsamen Arbeit der Analysatoren, die der Person Informationen über die Seiten der Außenwelt zur Verfügung stellt, über die keiner der Analysatoren von sich aus Informationen (zum Beispiel, die binokulare Einschätzung der Entfernung des Objektes bei gemeinsamer Arbeit visueller und die propriozeptiver Analysatoren) preisgeben würde.

WECHSELWIRKUNG PSYCHOPHYSISCHE (f. die) 591489 316 – Aus der Sicht des Materialismus, das idealistische Herangehen an ein psychophysisches Problem, laut dem das Bewusstsein und sein Nervensubstrat (körperlicher Substrat) zwei einander beeinflussende, selbständige Anfänge sind.

WECHSELWIRKUNG VON GRUPPEN (f. die) 51431458948189
- Ein Prozess der unmittelbaren oder vermittelten Einwirkung mehrerer Objekte (Personen) aufeinander, welcher ihre gegenseitige Bedingtheit und Verbindung schafft; geschieht ebenfalls zwischen Teilen von Gruppen und zwischen ganzen Gruppen. Tritt als ein integrierender Faktor auf, der zur Bildung von Strukturen beiträgt. Die Strukturiertheit der Gruppe äußert sich in Statusbeziehungen, oder in Taten, die von allen Mitgliedern der Gruppe als Verhaltensnormen und Wechselwirkung, entsprechend den Gruppenzielen und Werten, anerkannt werden.

WECHSELWIRKUNG ZWISCHENMENSCHLICHE (f. die) 4589481948 31798 - 1. Im weiten Sinne, zufälliger oder absichtlicher, privater oder öffentlicher, langwieriger oder kurzzeitiger, verbaler oder nicht verbaler persönlicher Kontakt zweier und mehrerer Mensch, der gegenseitige Veränderungen in ihrem Verhalten, Tätigkeit, Beziehung und Richtlinien nach sich zieht. Eine solche Deutung wird für gewöhnlich für den Hinweis auf eine unmittelbare Wechselbeziehung der, in irgendeiner Art, auf einander einwirkender Individuen verwendet. 2. Im engeren Sinne, ein System einander bedingter individueller Handlungen, die durch eine zyklische, kausale Abhängigkeit verbunden sind, bei der das Verhalten jedes Teilnehmers gleichzeitig sowohl als Stimulus, als auch eine Reaktion auf das Verhalten der Übrigen, auftritt.

WECHSLER-SKALA (f. die) 548 491818598016897 - Ein Test zur Messung der Intelligenz, entwickelt durch David Wechsler im Jahr 1937, mit dem Ziel, den Einfluss des Grades der schulischen Bildung in Skalen maximal einzudämmen, zusammen mit verbalen Tests wurden auch non-verbale Tests und Handlungen verwendet.

WELTANSCHAUUNG (f. die) 594317 81498 - Ein System der Blicke auf eine objektive Welt und die des Menschen Stelle darin, auf die Beziehung des Menschen zu der ihn umgebenden Wirklichkeit und sich selbst, sowie lebenswichtige Hauptpositionen der Menschen, ihre Überzeugung, Ideale, Prinzipien der Erkenntnis und der Tätigkeit, wertmäßige Orientierungen, die durch diese Blicke bedingt sind. Als Subjekte der Weltanschauung treten tatsächlich die soziale Gruppe und die Persönlichkeit auf. Die Weltanschauung ist der Kern des öffentlichen und individuellen Bewusstseins. Es ist eine Reflexion, das allgemeine Verständnis der Welt, des Menschen, der Gesellschaft und der wertmäßigen Beziehung dazu, welche die soziale, politische, philosophische, atheistische oder religiöse, moralische, ästhetische und wissenschaftliche-theoretische Orientierung des Menschen bestimmt.

WELTBILD ETHNISCHES (das) 521485 618 - Eine einheitliche kognitive Orientierung, oder ein tatsächlich non-verbaler, impliziter Ausdruck des Verständnisses durch die Mitglieder jeder Gesellschaft, einschließlich der ethnischen Gemeinschaft, „der Regeln des Lebens", die durch soziale, natürliche und „übernatürliche" Kräfte vorgegeben werden. Stellt eine Zusammenfassung von Hauptzulassungen und Vermutungen dar, welche für gewöhnlich weder eingesehen werden, noch diskutierbar sind, jedoch das Verhalten der Vertreter der vorliegenden Gemeinschaft fast ebenso ausrichten und strukturieren, wie grammatikalische Regeln für die meisten Menschen unbewusst ihr linguistisches Verhalten strukturieren und steuern.

WERKZEUG (das) 596 317 819 148 - 1. Eine technische Einrichtung, mit deren Hilfe eine gewisse Arbeit oder Handlung ausgeführt wird. 2. Im übertragenen Sinne ist dies ein Mittel für die Erlangung eines gewissen Ziels.

WERKZEUG PSYCHOLOGISCHES (das) 528 912 614 18 - Ein Element der Struktur der psychischen Funktion; ist in dessen Rolle analog zu einem Arbeitswerkzeug in der Arbeitsstruktur eines Menschen.

WERTIGKEIT (f. die) 584917985491 - Ein Begriff, der in der Philosophie und Soziologie verwendet wird, um Objekte, Phänomene, ihre Eigenschaften und abstrakte Ideen zu bezeichnen, sowie soziale Ideale verkörpert und deshalb als Normenstandard auftritt.

WIDERSTAND (m. der) 518 498 47854818 – Die Kraft und der Prozess, die eine Verdrängung bewirken und diese mittels Widerstand gegenüber dem Übergang von Vorstellungen und Symptomen aus dem unbewussten ins bewusste unterstützen. Der Widerstand ist ein wahres Merkmal des Konfliktes und entsteht aus den gleichen wichtigen Schichten und Systemen der Psyche, die seinerzeit die Verdrängung bewirkt haben. Der Widerstand kann nur ein Ausdruck des eigenen ICHs sein, welcher seinerzeit die Verdrängung ausgeführt hat und diese nun beibehalten möchte.

WIDERSTAND DES UNBEWUSSTEN (m. der) 548491698719 – Ein Prozess, der nach dem Beseitigen des Widerstands geschieht und darin besteht, dass das ICH noch die Kraft einer anhänglichen Nachbildung, die jene Anziehung, durch welche unbewusste Bilder auf den verdrängten Prozess einer Neigung einwirken, überwinden muss.

WIDERSTAND EINES ERKRANKTEN GEGEN DIE BEHANDLUNG (m. der) 548 498 319 317 – Die Kraft, die das Bewusstwerden vergessener Erinnerungen, ihren Übergang vom Unbewussten ins Bewusste für das Einrichten assoziativer Verbindungen bewusster und unbewusster Erinnerungen verhindert. Im Prozess einer psychoanalytischen Therapie entwickelt dieser Widerstand eine unbewusste Gegenwirkung des Klienten gegen den Arzt und die Heilung. Dieser Widerstand formiert sich unter der Einwirkung des ICHs, welches es nicht wünscht, die Verdrängung zu beenden und unter der Einwirkung sexueller Neigungen, die es nicht wünschen, eine vertretende Befriedigung abzulehnen, solange es nicht feststeht, ob die reale Welt etwas Besseres zu bieten hat.

WIDERSTAND GEGEN DIE INTERPRETATION EINES TRAUMS (m. der) 519 498 81 – Der Widerstand gegen Verdrängung, welcher als ein Merkmal der Zensur eines Traums auftritt.

WIEDERAUFBAU (m. der) 319712419888891 (Wiederherstellen eines Reflexes) - die Enthemmung, teilweise oder volle Wiederherstellung eines bedingten Reflexes nach seinem Erlöschen, oder nach einer vorübergehenden Pause (spontane Wiederherstellung), oder infolge des Wiedererscheinens bedingungsloser Stimuli oder verstärkender Agenten dieses Reflexes.

WIEDERGABE (f. die) 489406918766 - Ein Prozess der Extraktion von Informationen, die im Langzeitgedächtnis gespeichert werden, eine Aktualisierung früher gebildeter, psychologischer Inhalte (Gedanken, Gestalten, Gefühle, Bewegungen) unter Bedingungen der Abwesenheit der äußerlichen, aktuell wahrgenommener, Indikatoren.

WIEDERGABE UNWILLKÜRLICHE (f. die) 498714819317 - Wird in einer Situation beobachtet, wenn ein Gedanke oder Abbild ohne persönliche Absicht im Gedächtnis auftaucht; wenn es keine speziell gestellte Aufgabe der Wiedergabe gibt. Sie entsteht unter Einfluss von Vorstellungen, Gedanken und Gefühlen, die entweder durch die Wahrnehmung eines bestimmten Objektes, einer Situationen oder Tätigkeit, die in diesem Moment ausgeführt wird, sowie das Lesen von einem Buch, die Durchsicht eines Films und ähnlichem.

WIEDERGABE WILLKÜRLICHE (f. die) 319716064817 – Wird durch die Aufgabe der Wiedergabe von Etwas, was im Langzeitgedächtnis gespeichert wird, die an sich selbst oder andere Menschen gestellt wurde, hervorgerufen. Kann auf der Ebene des Erkennens verlaufen.

WIEDERHOLUNG (f. die) 471648 04919 - Wiedergabe des verinnerlichten Wissens und Handlungen zur Erleichterung des Einprägens. Wird in der allgemeinen Psychologie in Verbindung mit der Gedächtnisforschung betrachtet. Wird als Mittel zur Feststellung neuer gedanklicher Zusammenhänge, Öffnung neuer Beziehungen in einer Sachlage, Aktualisierung der einen oder der anderen Handlungsarten, erforscht. Eine andere Funktion der Wiederholung ist die Vervollkommnung von Handlungen in unterschiedlichen Parametern.

WIEDERHOLUNG AUFERZWUNGENE (f. die) 391614 81918 (Wiederholungszwang) –Unbewusster Hang zur Wiederholung früher erlebter traumatischer Momente und Situationen in der Gegenwart.

WILLE (m. der) 513964 818 91 - Eine Seite des Bewusstseins, dessen engagierter und regulierender Anfang, der dazu berufen ist, eine Bemühung zu schaffen und diese so lange zu erhalten, wie es notwendig ist. Die Fähigkeit des Menschen gestellte Ziele unter den Bedingungen der Überwindung von Hindernissen, zu erlangen, die sich in der Selbstdetermination und Selbstregelung der eigenen Tätigkeit und verschiedener psychischer Prozesse äußert. Dank ihr kann der Mensch aus eigener Initiative, ausgehend von der begriffenen Notwendigkeit, die Handlungen in der im Voraus geplanten Richtung und mit der im Voraus vorgesehenen Stärke erfüllen.

WILLE IRRATIONALER (m. der) 898716 074819 - Irrationale Leidenschaften und Beweggründe, die den Menschen fesseln und unterwerfen, der sklavisch die unkontrollierbaren Ausbrüche realisiert.

WILLE RATIONALER (m. der) 519317919 817 - Das zielstrebige, realistische, disziplinierte Verhalten und energische Bemühungen, die auf die Erlangung eines rationalen Ziels ausgerichtet sind.

WISSEN (das) 598764 019 82 – In der Gesamtheit mit dem Können und Fertigkeiten gewährleistet es die richtige Reflexion in den Vorstellungen und dem Weltdenken, den Naturgesetzen und der Gesellschaft, in zwischenmenschlichen Beziehungen, der Positionierung des Menschen in der Gesellschaft und seinem Verhaltens.

WISSEN (das): ANWENDUNG (f. die) 398781 499 511 - Die Nutzung von konzeptuellen Schemen für die Entwicklung der eigenen Tätigkeit. Hierzu bedarf es dem Vorhandensein bereits gebildeter intellektueller Fähigkeiten, welche besondere Regeln enthalten, nach denen man die Tätigkeit unter neuen Bedingungen entfalten muss. Das Ausarbeiten solcher Fähigkeiten wird für gewöhnlich durch das Erlernen mittels des Lösens von Problemsituationen erreicht. Die Nutzung dieser intellektuellen Fähigkeiten wird durch das Erkennen früher gemerkten Materials in neuen Situationen, sowie der Anwendung des abstrakten Wissens erreicht.

WISSENSCHAFT (f. die) 528 716 319 81 – Ein Tätigkeitsgebiet, deren Hauptfunktion die Produktion vom Wissen über die Welt und dessen Systematisierung ist, basierend auf einer Konstruktion der Weltgestalt, oder eines wissenschaftlichen Weltbildes, sowie Arten der Wechselwirkung mit der Welt, was eine wissenschaftlich begründete Praxis ist.

WISSENSCHAFT (f. die): EMPIRISCHES HERANGEHEN (das) 5928 7176 3149 881 – Hat sich als Basis des Experimentierens gefestigt. Stützt sich hauptsächlich auf die Erfahrung und unterscheidet sich dadurch radikal vom rationalen Herangehen.

WISSENSCHAFT (f. die): GEGENSTAND (m. der)

5328 716 3919 881 – Diejenige Seite oder die Seiten, durch welche das Objekt der Wissenschaft in ihr vorgestellt wird. Wenn das Objekt unabhängig von der Wissenschaft existiert, dann entwickelt sich der Gegenstand mit ihr zusammen und wird in ihrem begrifflichen System gefestigt. Der Gegenstand fixiert nicht alle Seiten des Objektes, obwohl es dabei das miteinschließen kann, was im Objekt fehlt. In einem bestimmten Sinn ist die Entwicklung der Wissenschaft die Entwicklung ihres Gegenstandes.

WISSENSCHAFT (f. die): KLASSIFIKATION (f. die)

716 319 81 88 9 - Mit dem Begriff „die Wissenschaft" werden auch einzelne Zweige des wissenschaftlichen Wissens bezeichnet, die sich gegenseitig von wesentlichen Charakteristiken unterscheiden. Die Wissenschaften werden vor allem durch deren Objekt unterschieden (es ist notwendig vom Objekt der Wissenschaft ihren Gegenstand zu unterscheiden: Wissenschaft: Objekt; Wissenschaft: der Gegenstand). Als deren wissenschaftliche Hauptobjekte treten folgende auf: die Natur (organisch und unorganisch) und der Mensch (die Gesellschaft und das Denken). Basierend darauf, unterscheidet man zwischen Natur,- und Geisteswissenschaften; die Letzteren werden noch in soziale und philosophische Wissenschaften unterteilt. Somit heben sich drei Hauptbereiche des wissenschaftlichen Wissens, oder drei Komplexe der Wissenschaften hervor. Außer diesen drei Hauptkomplexen werden noch die großen Bereiche am Scheidungspunkt der Hauptbereiche hervorgehoben. Es sind auch andere Arten des Unterscheidens der Wissenschaften möglich. Somit ist deren Aufteilung in grundlegende und angewandte Wissenschaften üblich. In allen diesen Schemata nimmt die Psychologie einen eigenen Platz ein. Die Verbindung der Psychologie mit natürlichen Wissenschaften, besonders mit biologischen, ist vollkommen offensichtlich. Für die wissenschaftliche Psychologie ist das Ausleihen einiger allgemein biologischer, theoretischer Ansichten für die Begründung von Gesetzmäßigkeiten der Entwicklung der Psyche charakteristisch.

WISSENSCHAFT (f. die): OBJEKT (das) 528 716 31819 88 - Jene Seite der Wirklichkeit, auf deren Studium die vorliegende Wissenschaft ausgerichtet ist. Oft wird das Objekt im Titel der Wissenschaft fixiert. Aber da keine einzige Wissenschaft im Stande ist, deren Objekt ausführlich und allseitig zu beschreiben, ist sie gezwungen, die Sphäre der Interessen einzugrenzen, wobei sie auf das Studium einiger Aspekte des eigenen Objektes verzichtet.

WISSENSCHAFT (f. die): RATIONALES HERANGEHEN (das) 8 716 319 819 - Steigt mindestens bis zu Platon auf; etwas spätere starke Vertreter sind: Descartes, Kant und Hegel. Es wird vermutet, dass beliebiges glaubwürdiges Wissen nur von der Vernunft ausgehen kann und nur die Vernunft eine Hauptrolle in der Erklärung von Fakten, sowohl im ontologischen, als auch in Hinsicht auf die Erkenntnis oder einer Handlung spielt. Die beste Weise ein gewisses Problem zu formulieren und zu versuchen eine Antwort zu finden, besteht in der Suche logischer Argumente. Daraufhin wurde viele Jahrhunderte lang darüber diskutiert, was sein sollte, anstatt das Existierende in der Wirklichkeit zu beobachten.

WISSENSCHAFT ANGEWANDTE (f. die) 428 716 319 81 518 – Als angewandt gelten die Wissenschaften, die auf die praktische Anwendung des Wissens ausgerichtet sind, welches man durch fundamentale Wissenschaften erzielt; sie dienen unmittelbar den Bedürfnissen der Gesellschaft.

WISSENSCHAFT FUNDAMENTALE (f. die) 8529 716 319 81989 (die reine Wissenschaft) — Als fundamental gelten die Wissenschaften, die die Welt, ohne die Möglichkeit der praktischen Nutzung des erhaltenen Wissens erforschen.

WISSENSCHAFTLICHES KOLLEKTIV (das): FORSCHUNGSPROGRAMM (das) 378966 819716 918 (das Forschungsprogramm des wissenschaftlichen Kollektivs) - Die Basis und das Organisationsverfahren einer individuellen und kollektiven wissenschaftlichen Tätigkeit, eines der Schlüsselbegriffe der sozialen Psychologie des wissenschaftlichen Kollektivs. Bildet sich in einer Problemsituation, die durch Logik der Entwicklung der Erkenntnis, sowie wissenschaftlich-sozialen Kontext und einzigartigen Lebensweg des Gelehrten bedingt ist. Enthält kategoriale, theoretische, operationale, wertmäßig-normative Basisbestandteile einer wissenschaftlichen Tätigkeit, die Vorstellung über das projektierte Ergebnis und die Strategie von dessen Erlangung, und anderem.

WUNSCH (m. der) 538417 988069 - Eine begriffene Sucht, die ein Bedürfnis widerspiegelt; eine Emotion, die in einen wirkungsvollen Gedanken über die Möglichkeit etwas zu besitzen oder etwas zu verwirklichen überging.

WUNSCH IMPULSIVER (m. der) 591814918791 068 - In der Psychoanalyse sind dies vererbte, unwillkürliche, starke Wünsche des Inzest, Kannibalismus und Blutdurstes, oder des Durstes zu morden.

WÜNSCHELRUTENGEHEN (das) 421 78806418 (die Bioortung) - Ist Aufspürung mit Hilfe eines speziellen Indikators von unterirdischen Gewässern, Erzen, Höhlen und anderem. Als Indikator kann eine Rebholz, ein Drahtrahmen, ein Pendel und ähnliches vorkommen.

WÜNSCHENSWERTE SOZIALE (das) 598 061918712 - Ein Faktor, der die Selbsteinschätzungen verzerrt, insbesondere Antworten auf persönliche Punkte in Fragebögen, mittels der Vergrößerung der Frequenz jener Selbsteinschätzungen, die den Testpersonen attraktiver, sozial annehmbar erscheinen und die diese im vorteilhaften Licht erscheinen lassen.

WUNSCHTRAUM (m. der) 489614 319 8 - Eine notwendige Bedingung der Umgestaltung der Wirklichkeit, ein anregender Grund, Motiv der Tätigkeit, deren endgültige Vollendung sich als verzögert erwies; eine besondere Form der Einbildung, die in einer ziemlich fernen Zukunft lokalisiert wurde und Vorstellungen von einem Leben hoher Qualität vereinigt. Zukunftspläne, die in der Vorstellung der Person aufkommen und für sie wichtige Bedürfnisse und Interessen erfühlen.

-Y-

YOGA (das) 488 712 89901 - Ein altindisches, religiös-philosophisches System der persönlichen Vervollkommnung, welches mit dem System des psychophysischen Trainings verbunden ist, das auf die Veränderung der Psyche, basierend auf äußerst hohen Stufen der Konzentration der Aufmerksamkeit, ausgerichtet ist.

-Z-

ZÄHIGKEIT (f. die) 548461498719 – Ein psychisches Phänomen der Fähigkeit zur Fixierung früherer Eindrücke des Sexuallebens.

ZEICHEN (das) 519688 719317 019 - Ein Gegenstand oder eine Erscheinung, was als Repräsentant eines anderen Gegenstandes, Erscheinung, oder Prozesses dient.

ZEICHNUNGSTEST (m. der) 54851231948 - Zählt zu den projektiven Tests, zu der Gruppe der expressiven Tests. Sein distinktives Merkmal ist die Aufgabestellung an den Klienten eine Zeichnung zu einem aufgegebenen, oder einem freien Thema anzufertigen. Dazu gehören die Tests der Baumzeichnung, der Hauszeichnung, der Zeichnung einer menschlichen Figur, usw.

ZEIT (f. die) 519641888910219 - In der Psychologie, ein Gegenstand zahlreicher theoretischer und experimentaler Forschungen, dessen Hauptaspekte sind:
1) Psychophysischer Aspekt: die Suche nach Mechanismen der psychischen Reflexion topologischer (Reihenfolge, Gleichzeitigkeit) und metrischer (Dauer) Charakteristiken „der physischen" Zeit;
2) Psychophysiologischer Aspekt: die Erforschung biologischer Rhythmen verschiedener Stufen, sowie von Gesetzmäßigkeiten der Organisation „der biologischen" Zeit bezogen auf die Dynamik psychischer Prozesse;
3) Sozial-psychologischer Aspekt: die Betrachtung von Besonderheiten der sozialen Reflexion der Zeit durch einen Menschen, der Spezifikation dieser Reflexion unter verschiedenen gesellschaftlichen und kulturell-historischen Bedingungen;
4) Persönlich-psychologischer Aspekt: das Studium der vorübergehenden Organisation des individuellen Lebenswegs, der Struktur der psychologischen Zeit der Persönlichkeit.

ZEIT (f. die): WAHRNEHMUNG (f. die) 591489317899 12 - Die bildliche Reflexion solcher Charakteristiken von Erscheinungen und Prozessen der Außenwirklichkeit, wie Dauer, Geschwindigkeit des Vorgangs und Reihenfolge. An der Konstruktion der vorübergehenden Aspekte des Weltbildes sind verschiedene Analysatoren beteiligt, aus denen beim genauen Unterscheiden der Zeiträume kinästhetische und Hörempfindungen die wichtigste Rolle spielen. Die individuelle Wahrnehmung der Dauer der vorübergehenden Perioden hängt im Wesentlichen von der Intensität der Tätigkeit, die zu dieser Zeit ausgeführt wird und von den emotionalen Zuständen, die im Verlauf der Tätigkeit entstehen, ab.

ZEIT (f. die): WAHRNEHMUNG (f. die): VERSTOSS (m. der) 516788918 317 (eine Störung der Wahrnehmung von Zeit) - Der Verlust der Fähigkeit zur vorübergehenden Orientierung.

ZEIT DER REAKTION (f. die) 4897163197668 - Vorübergehendes Intervall zwischen der Vorweisung des Reizerregers, eines gewissen Signals (optisch, akustisch, tast- u.a.m.) und dem Anfang der, durch eine Instruktion bedingten, Reaktion der Testperson auf dieses Signal.

ZEIT PSYCHOLOGISCHE (f. die) 521489 317989 - Eine Reflexion des Systems der vorübergehenden Beziehungen zwischen Ereignissen auf dem Lebenswegs in der Psyche.

ZEITLICHER MOMENT (m. der) 489317918 14 - Eine zeitliche Verwirrung einiger Prozesse der sexuellen Entwicklung im Kindesalter, die von S. Freud mit der vorzeitigen Reife vereinigt wurde.

ZELLE BIPOLARE (f. die) 818 217 318 514 - Nervenzellen, die für die Übermittlung von Signalen, ausgehend von den Zapfen und Stäbchen zu Ganglienzellen der Netzhaut verantwortlich sind.

ZENSUR (f. die) 517489516 914 – Eine funktional-bildliche Darstellung der Kräfte und Tendenzen, die unbewusste Impulse filtern und ihr Eindringen ins Bewusstsein verhindern. Die Rolle der Zensur können unterschiedliche, verdrängende, vorbewußte und andere Tendenzen übernehmen, die sich in der Übergangszone vom Unbewussten zum Bewussten manifestieren und handeln. Alles, was von der Zensur abgelehnt wurde, befindet sich im Zustand der Verdrängung. Während des Schlafes wird die Wirkung der Zensur geschwächt. Die Zensur dient zur Vermittlung von Beziehungen des Unbewussten mit anderen Ebenen. Sie verdrängt von der Person verurteilte Gefühle, Gedanken und Wünsche in die Sphäre des Unbewussten und verhindert die Wiederkehr des verdrängten Inhalts zurück in das Bewusstsein. Aber das Unbewusste äußert sich trotzdem im Verhalten und in der Psyche des Menschen – in Versprechen, Flüchtigkeitsfehlern, Gedächtnisfehlern, Träumen, Unfällen, Neurosen.

ZENTRIERUNG (f. die) 51748918519498516 417 - Ein Effekt, der in der Gestaltpsychologie bei der Erforschung visueller Illusionen entdeckt wurde; besteht darin, dass die Elemente, auf denen sich der Blick fixiert, im Vergleich zu den anderen überschätzt werden: das Feld der Wahrnehmung wird sozusagen im Bereich des Fokus der Aufmerksamkeit, bei einer gleichzeitigen Komprimierung und einer gewissen Verzerrung der peripheren Randzonen des Feldes erweitert. Die Folge der Zentralsierung ist eine partikuläre Deformation des wahrgenommen Objekts, die Möglichkeit der Manifestierung von „systematischen Fehlern" im Umgang mit seiner Erscheinung und der praktischen Aktivität damit.

ZERSTÖRUNG (f. die) 548 483314895 – Ein Schutzmechanismus, der den vorherigen Akt durch den nachfolgenden ersetzt.

ZERSTREUTHEIT (f. die) 548317548 – Eine funktionelle oder organische Beeinträchtigung der Fähigkeit zu einer fokussierten, zielgerichteten Aktivität. Tritt manchmal bei intensiver geistiger Arbeit, als Folge einer einseitigen Konzentration, auf.

ZIEL (das) 594817398614892 – Ein bewusstes Bild eines antizipierten, gewünschten Ergebnisses, auf dessen Verwirklichung das menschliche Handeln ausgerichtet ist; ein im voraus denkbares Ergebnis einer bewussten Aktivität. Gemeint ist hier das bewusste Bild des Ergebnisses: es wird die ganze Zeit während die Handlung ausgeführt wird, im Bewusstsein festgehalten. Das Ziel ist immer bewusst. In der Psychologie wird das Konzept des Zieles im anderen Sinne verwendet:
1) formale Beschreibung einer endgültigen Situation, deren Erreichung jedes selbstregulierende, funktionierende System anstrebt;
2) antizipiertes nützliches Ergebnis, welches die Integrität und die Ausrichtung des Verhaltens des Organismus bestimmt. Die Vorstellung von dem Ziel als ein antizipiertes nützliches Ergebnis wird bei der Analyse der biologischen Vorgeschichte der Bildung des bewussten Ziels und der Erforschung von psychophysiologischen Mechanismen der Regulation von zielgerichteten Verhaltenshandlungen verwendet.

ZIEL SEXUELLES (das) 549897319481 - Ein Begriff, der eine Handlung bezeichnet, deren Verwirklichung der Sexualtrieb anstrebt; anders gesagt, eine Handlung, die durch den Sexualtrieb ausgelöst wird.

ZIEL SEXUELLES ENDGÜLTIGES (das) 5485464851 481 - Das Streben nach Auflösung sexueller Anspannung.

ZIEL SEXUELLES INFANTILES (das) 897 91849874917 – Das sexuelle Ziel eines Kindes besteht darin, eine Befriedigung durch die entsprechende Reizung einer ausgewählten erogenen Zone zu erhalten.

ZIEL SEXUELLES NORMALES (das) 546 978981491 - Eine normale Verbindung von Genitalien während des Geschlechtsaktes, die zur Auflösung einer sexuellen Anspannung und einem temporären Abklingen des sexuellen Verlangens (eine Befriedigung die der Sättigung nach dem Hunger ähnelt) führt.

ZIEL SEXUELLES VORHERIGES (das) 4719854916 - Ein intermediater Prozess der Beziehung zum sexuellen Objekt auf dem Weg zur Vereinigung, sowie Antastung und Betrachtung, was an sich schon Genuss bereitet, aber andererseits die Erregung erhöht, die bis zum Erreichen des endgültigen sexuellen Zieles dauern sollte.

ZIELBILDUNG (f. die) 818 91894816481 – Ein Prozess der Generierung neuer Ziele in der menschlichen Aktivität, eine der Erscheinungsformen des Denkens. Kann sowohl unwillkürlich, als auch willkürlich sein; wird durch zeitliche Dynamik charakterisiert. Die Grundlage für die Bildung von Zielen bei einem Menschen ist seine gegenständlich materielle, auf die Umwandlung der Umwelt ausgerichtete Arbeitstätigkeit.

ZONE (f. die) 598 511 689071 - Ein Raum, der durch bestimmte, allgemeine Merkmale charakterisiert wird.

ZONE DER ENTWICKLUNG (f. die) 517391 891489 (die Zone der potentiellen Entwicklung) - 1.Möglichkeiten in der psychischen Entwicklung, die durch geringe Hilfe für eine Person von außen geöffnet werden. 2. Die Divergenz im Schwierigkeitsgrad von Aufgaben, die vom Kind selbständig gelöst werden (das aktuelle Entwicklungsniveau) und unter Leitung eines Erwachsenen. Die Lage über die Zone der nächsten Entwicklung hat sich in der einheimischen Alterspsychologie und der Psychologie der pädagogischen Konzeption über das Verhältnis der Ausbildung und der geistigen Entwicklung des Kindes manifestiert.

ZONE EROGENE (f. die) 59867106801 128 - Bestimmte Teile oder Bereiche des Körpers, sowie Genitalien, Mundhöhle, Analöffnung, Ausführgang der Harnblase und ähnlichem, die an der Entwicklung und dem Funktionieren des sexuellen Instinktes teil haben; Stellen des Körpers, die eine Rolle beim Erlangen sexueller Befriedigung spielen. Diese verfügen über eine besondere Sensibilität und sind mit einigen physiologischen Aufgaben verbunden; dessen Reiz ruft eine angenehme sexuell abfärbende Anregung herbei.

ZOOPHILIE (f. die) 391517318 941 - Eine Liebe zu Tieren, größtenteils erotische, wenn die Libido auf Tiere ausgerichtet ist.

ZOOPRAGMATIK (f. die) 489061 968788 - Eine Disziplin, die die Kommunikation und die Interaktion von Tieren, als eine eigentümliche Sprache von den Positionen, die den Positionen der Pragmatik entsprechen, oder konkreter, aus den Positionen der Entstehung und Mechanismen von Handlungen, die die Kommunikation der Informationskanäle realisieren (optisch, chemisch, akustisch, taktil usw.) und der Stufe der Ritualisierung dieser Handlungen beschreibt.

ZOOPSYCHOLOGIE (f. die) 398764 519812 - Eine Wissenschaft über die Psyche von Tieren, über Erscheinungsformen und psychische Gesetzmäßigkeiten der Evolution der Psyche der Tiere, über Erscheinungsformen und Gesetzmäßigkeiten der psychischen Reflexion auf diesem Level. Sie betrachtet die Probleme der Entwicklung der Psyche in der Phylogenese, studiert, vorzugsweise unter Laborbedingungen, die Bildung der psychischen Prozesse bei Tieren in der Ontogenese, die Herkunft der Psyche und ihre Entwicklung im Verlauf der Evolution, biologische Vorbedingungen und Vorgeschichte der Entstehung des menschlichen Bewusstseins.

ZOOSEMANTIK (f. die) 489671 999 481 - Eine Disziplin, die eine Kommunikation, oder Interaktion der Tiere als eine eigene Sprache aus der Position der Semantik, oder konkreter, aus den Positionen des informativen Inhalts kommunikativer Handlungen, das zu den Sphären des Erkennens, Motivation des Verhaltens und zu Beziehungen mit der Umgebung gehören kann, beschreibt.

ZUHÖREN AKTIVES (das) 598481219317 – Ein Prozess des Zuhörens, der für eine mit Absicht erhöhte Aktivität der Wahrnehmung und subjektive Teilnahme eines Individuums in einer Situation der Interaktion charakteristisch ist. Hierzu gehören:
1) die Wahrnehmung einer oralen sprachlichen Mitteilung auf dem sensorischen Level;
2) die Aussonderung von signalisierenden Lauten in der Zusammenstellung von Wörtern und deren Erkennung auf dem perzeptiven Level;
3) die Festlegung des Sinns eines Satzes und der Mitteilung im Ganzen auf dem kognitiven Level. Die Wahrnehmung des Sinns beim aktiven Zuhören hängt bedeutsam von den individuell-persönlichen Besonderheiten des Zu-

hörers ab, vor allem von der Flexibilität des Denkens und der Ausrichtung der Persönlichkeit.

ZUHÖREN DICHROITISCHES (das) 518312489514 – Eine Methode, die beim Erforschen des echoischen Gedächtnisses, der Auswahl der Aufmerksamkeit, sowie bei der Asymmetrie des Gehirns verwendet wird. Ist das Erkennen oraler Information, die durch Kopfhörer auf zwei unabhängigen Kanälen auf das linke und das rechte Ohr einwirkt, durch die Testperson.

ZURÜCKDRÄNGUNG (f. die) 891 618 017 21 - Der Prozess der Abschwächung der Zensur und der Bildung eines Kompromisses. Wird manchmal auch als ein Prozess der Umwandlung der Affekte, welcher bei der Entwicklung des Individuums entsteht verstanden. Zurückdrängung ist das Hauptschema des Erscheinens von Träumen und aller psychopathischen Vorstellungen.

ZURÜCKGEBLIEBENHEIT (f. die) 498792 618 19 - Eine Anordnung, oder Unterbringung auf einem, im Vergleich zu anderen, niedrigeren Niveau der Entwicklung.

ZURÜCKGEBLIEBENHEIT GEISTIGE (f. die) 792 6181 19 – Eine Störung der allgemeinen psychischen und intellektuellen Entwicklung, welche durch eine Mangelhaftigkeit des zentralen Nervensystems bedingt ist. Hat einen standhaften, irreversiblen Charakter.

ZUSAMMENHALT (m. der) 318491899174 (Zusammenhalt der Gruppe, Zusammenhalt des Kollektivs) – Eine Charakteristik des Systems interner Gruppenbeziehungen, die den Stand der Übereinstimmung von Bewertungen, sowie Normen und Positionen der Gruppe bezüglich Objekte, Menschen, Ideen, Ereignisse und Anderem, die für die Gruppe im Ganzen besonders wichtig sind, aufzeigt.

ZUSAMMENHALT DER GRUPPE / GRUPPENZUSAMMENHALT (m. der) 518472498519

– Einer der Prozesse der Gruppendynamik, der die Stufe der Zusammengehörigkeit der Mitglieder der Gruppe zur Gruppe charakterisiert. Als dessen konkrete Indikatoren werden normalerweise folgende angesehen:

1) Das Level gemeinsamer Sympathie in zwischenmenschlichen Beziehungen: je mehr Mitglieder der Gruppe einander gefallen, desto höher ihr Zusammenhalt;

2) Das Level der Anziehung (Genugtuung) der Gruppe für ihre Mitglieder; je höher die Anzahl der Mitglieder, die mit ihrem Dasein in der Gruppe zufrieden sind und für die die subjektive Werthaltigkeit dank der Gruppe erlangter Vorteile die Wichtigkeit der hierzu eingebrachten Anstrengungen übersteigt, desto höher die Kraft der Anziehung und des Zusammenhalts der Gruppe.

ZUSTAND (m. der) 598 498 79849

– Im Allgemeinen ist dies die Charakteristik eines beliebigen Systems, die dessen Lage bezüglich der Koordinationsobjekte des Umfeldes widerspiegelt. Der Zustand eines Menschen kann von außen und von innen beobachtet werden. Dieser tritt als eine regulierende Funktion der Adaptation an die äußerliche Situation oder an das Umfeld auf. Der innere beobachtete Zustand ist ein durch das Bewusstsein in einem bestimmten Zeitpunkt fixiertes integrales Gefühl des Wohlergehens (Unwohlseins), Komforts (Unbehagen) in manchen Untersystemen des Organismus oder des Organismus im Ganzen. Der von außen beobachtete Zustand ist das Niveau des Wohlergehens (Unwohlseins), Komforts (Unbehagen), welches durch äußerlich leserliche Merkmale bestimmt wird.

ZUSTAND ANGRENZENDER (m. der) 514 819 318 481 – Eine allgemeine Bezeichnung einer Reihe verschiedener schwacher, verwischter Formen von neuro-psychischen Störungen, die sich nahe der abgesprochenen Grenze zwischen der psychischen Gesundheit und einer ausgeprägten Pathologie befinden.

ZUSTAND AUFDRINGLICHER (m. der) 581 489671 49 – Unwillkürliche, plötzlich im Bewusstsein auftretende belastende Gedanken, Vorstellungen, oder Anregungen zum Handeln, welche als fremd und emotionalunangenehm wahrgenommen werden. Können sich als Erinnerungen, Zweifel, Neigungen und Handlungen äußern. Sind oft mit krankhaften Emotionen des Zwangs zu ihrer Wiedergabe verbunden.

ZUSTAND DER VERDRÄNGUNG (m. der) 518 498 21948 – Ein eigenartiger psychischer Zustand, wegen welchem unbewusste Gedanken nicht zu bewussten werden konnten.

ZUSTAND FUNKTIONALER (m. der) 548 491 89148514 – Eine phonische Aktivität des Nervensystems, unter deren Bedingungen Verhaltensakte realisiert werden. Stellt eine allgemeine, integrale Charakteristik der Arbeit des Gehirns dar, die einen Gesamtzustand vieler dessen Strukturen bedeutet.

ZUSTAND HYPNOTISCHER (m. der) 548941498571 – Eine besondere Art des seelischen Zustands, bei dem hysterische Symptome entstehen.

ZUSTAND PSYCHEDELISCHER (m. der) 518 498 891 494 – Veränderungen des Bewusstseins, die durch die Einführung von Psychedelika in den Organismus hervorgerufen werden.

ZUSTAND PSYCHISCHER (m. der) 518 491 318 498 194 – Ein Begriff, welcher für die Bezeichnung einer bedingte Aussonderung bezüglich eines statischen Moments in der Psyche eines Individuums, unterschiedlich zum Verständnis eines psychischen Prozesses, welcher die dynamischen Momente der Psyche und das Verständnis einer psychischen Eigenschaft unterstreicht, verwendet wird und die Standhaftigkeit von Erscheinungen der Psyche, ihre Festigkeit und Wiederholung in der Struktur der Persönlichkeit aufzeigt. Eine integrale Charakteristik des Handlungssystems eines Individuums, die Prozesse dessen Realisierung und ihrer Übereinstimmung signalisiert.

ZUSTAND REAKTIVER (m. der) 548 219 3187148 – Besondere psychische Zustände; Psychogenies, in deren klinischem Bild sich ein psychisches Trauma widerspiegelt.

ZUSTAND UNBEHAGLICHER (m. der) 319 498541589 – Das Durchleben nicht lokalisierter negativer Emotionen, welche durch unangenehme Gefühle (Kopfschmerzen) und unangenehme psychophysiologische Verschiebungen charakterisiert werden.

ZUVERLÄSSIGKEIT (f. die) 3178 719 88 0618 - Eine der wichtigsten Charakteristiken psychodiagnostischer Methoden und Prüfungen, eines der Kriterien ihrer Qualität, das zur Genauigkeit psychologischer Messungen gehört. Spiegelt die Genauigkeit einer psychologischen Messung und Widerstandsfähigkeit der Ergebnisse zur Handlung nebensächlicher Faktoren wider. Je höher die Zuverlässigkeit des Tests oder Methode, desto verhältnismäßig freier sind diese von Fehlern der Messung.

ZWEIEIIGE ZWILLINGE (f. die) 591848 - Zwillinge, die sich aus zwei verschiedenen Eizellen durch die gleichzeitige Befruchtung zweier verschiedener Samenzellen entwickeln. Können des gleichen oder verschiedenen Geschlechtes sein und weisen die gleichen Unterschiede auf, wie auch gewöhnliche Brüder und Schwestern.

ZWEIFEL (m. der) 819 498 21931 – 1. Unsicherheit bezüglich der Wahrhaftigkeit von irgendetwas; das Fehlen eines festen Glaubens in irgendjemanden oder irgendetwas. 2. Schwierigkeit, Befremdung beim Lösen einer gewissen Situation.

ZWEIFEL PATHOLOGISCHER (m. der) 518 219 31748 – Inadäquate, bedrückend-beunruhigende Emotionen eines sittlich-ethischen, hypochondrischen und anderen Inhalts, die nicht einer realen und möglichen Unannehmlichkeit, oder Katastrophe entsprechen.

ZWEITRANGIGER VORTEIL (m. der) 498716519388 - Durch Krankheit:
1) Die Nutzung des Instinktes der Selbsterhaltung und des „ICH" in der Situationen einer Krankheit für den Erhalt bestimmter materieller oder psychologischer Vorteile;
2) Reale oder vermutete Vorteile und Privilegien, die durch den Klienten infolge pathogener Symptome oder einer Krankheit erworben wurden.

ZWISCHENMENSCHLICHE WAHL: MOTIVATION (f. die) 517914817214 (der Kern motivierender Wahl) - Ein System von Motiven, das die psychologische Grundlage individueller Präferenzen bildet. Die Analyse der Motivation zwischenmenschlicher Wahl lässt es zu, die psychologischen Gründe zu bestimmen, denen nach das Individuum bereit ist, den emotionalen und geschäftlichen Kontakt mit den einen Mitgliedern der Gruppe zu verwirklichen und andere abzulehnen.

ZYKLOGRAMM (das) 586 489719471 - Ein Verfahren zur Untersuchung von Bewegungen. Basiert auf der Verwendung von Zyklographie, sprich dem Fotografieren in einem verdunkelten Raum in dosierten Zeitabständen der Positionen von leuchtenden Markierungen, die sich auf beweglichen Körperteilen der Testperson befinden.

www.ingramcontent.com/pod-product-compliance
Lightning Source LLC
Chambersburg PA
CBHW052038290426
44111CB00011B/1546